中国科学技术协会　主编

HISTORY OF CHINESE PHARMACY

中国药学学科史

中国学科史研究报告系列

中国药学会 / 编著

中国科学技术出版社

·北　京·

图书在版编目（CIP）数据

中国药学学科史 / 中国科学技术协会主编；中国药学会编著 . —北京：中国科学技术出版社，2020.5
（中国学科史研究报告系列）
ISBN 978-7-5046-8052-5

I.①中…　II.①中…　②中…　III.①药学史—中国
IV.①R9

中国版本图书馆 CIP 数据核字（2018）第 110294 号

策划编辑	吕建华　许　慧	
责任编辑	赵　佳	
封面设计	李学维	
版式设计	中文天地	
责任校对	焦　宁	
责任印制	李晓霖	
出　　版	中国科学技术出版社	
发　　行	中国科学技术出版社有限公司发行部	
地　　址	北京市海淀区中关村南大街 16 号	
邮　　编	100081	
发行电话	010-62173865	
传　　真	010-62179148	
网　　址	http://www.cspbooks.com.cn	
开　　本	787mm×1092mm　1/16	
字　　数	480 千字	
印　　张	19.75	
版　　次	2020 年 5 月第 1 版	
印　　次	2020 年 5 月第 1 次印刷	
印　　刷	北京华联印刷有限公司	
书　　号	ISBN 978-7-5046-8052-5 / R · 2252	
定　　价	108.00 元	

（凡购买本社图书，如有缺页、倒页、脱页者，本社发行部负责调换）

本 书 编 委 会

丛书序

　　学科史研究是科学技术史研究的一个重要领域，研究学科史会让我们对科学技术发展的认识更加深入。著名的科学史家乔治·萨顿曾经说过，科学技术史研究兼有科学与人文相互交叉、相互渗透的性质，可以在科学与人文之间起到重要的桥梁作用。尽管学科史研究有别于科学研究，但它对科学研究的裨益却是显而易见的。

　　通过学科史研究，不仅可以全面了解自然科学学科发展的历史进程，增强对学科的性质、历史定位、社会文化价值以及作用模式的认识，了解其发展规律或趋势，而且对于科技工作者开拓科研视野、增强创新能力、把握学科发展趋势、建设创新文化都有着十分重要的意义。同时，也将为从整体上拓展我国学科史研究的格局，进一步建立健全我国的现代科学技术制度提供全方位的历史参考依据。

　　中国科协于 2008 年首批启动了学科史研究试点，开展了中国地质学学科史研究、中国通信学学科史研究、中国中西医结合学科史研究、中国化学学科史研究、中国力学学科史研究、中国地球物理学学科史研究、中国古生物学学科史研究、中国光学工程学学科史研究、中国海洋学学科史研究、中国图书馆学学科史研究、中国药学学科史研究和中国中医药学科史研究 12 个研究课题，分别由中国地质学会、中国通信学会、中国中西医结合学会与中华医学会、中国科学技术史学会、中国力学学会、中国地球物理学会、中国古生物学会、中国光学学会、中国海洋学会、中国图书馆学会、中国药学会和中华中医药学会承担。六年来，圆满完成了《中国地质学学科史》《中国通信学学科史》《中国中西医结合学科史》《中国化学学科史》《中国力学学科史》《中国地球物理学学科史》《中国古生物学学科史》《中国光学工程学学科史》《中国海洋学学科史》《中国图书馆学学科史》《中国药学学科史》和《中国中医药学学科史》12 卷学科史的编撰工作。

上述学科史以考察本学科的确立和知识的发展进步为重点，同时研究本学科的发生、发展、变化及社会文化作用，与其他学科之间的关系，现代学科制度在社会、文化背景中发生、发展的过程。研究报告集中了有关史学家以及相关学科的一线专家学者的智慧，有较高的权威性和史料性，有助于科技工作者、有关决策部门领导和社会公众了解、把握这些学科的发展历史、演变过程、进展趋势以及成败得失。

研究科学史，学术团体具有很大的优势，这也是增强学会实力的重要方面。为此，我由衷地希望中国科协及其所属全国学会坚持不懈地开展学科史研究，持之以恒地出版学科史，充分发挥中国科协和全国学会在增强自主创新能力中的独特作用。

前　言

  中国是一个有着五千年悠久文明历史的国家。在人类文明演绎和科学发展的过程中，广大中国人民经过长期的医药活动，结合理论与实践，积累了丰富的药学知识，形成了漫长而光辉的药学发展史。从原始社会蒙昧的用药方法发展到现在完整的科学体系，药学学科的形成、发展的过程，正是我国科学文化发展过程的一个缩影和至关重要的组成部分，是人类宝贵的财富。通过对大量药学发展史料的整理研究，可以从中提取有益的经验与教训，从而促进药学事业和各相关学科的长远发展。

  1907 年，以王焕文、伍晟等一批有着远大理想和远见卓识的爱国青年学子，为推动中国药学事业的繁荣和发展，在日本东京成立了中国最早的全国科技社团——中国药学会。时光荏苒，岁月如梭，至今中国药学会已走过 110 年的光辉历程，广大药学工作者历经艰苦卓绝的持续拼搏和努力奋斗，大力弘扬海纳百川、追求真理的科学精神，与时俱进，开拓创新，为中华民族药学事业的发展和保障公众健康做出了卓越贡献，中国药学会已经成为推动我国医药卫生事业发展的一支重要社会力量。

  中国药学会对学会史和药学发展史研究有着光荣传统。中国药学会药学史专业委员会成立于 1983 年，至今，药学史专业委员会组织了 18 届全国药学史及本草学术会议，并多次举办带有地方鲜明特点的专题学术活动。同时，药学史专委会积极推动我国高等药学院校开设药学史课程，组织力量对中国药学史进行系统研究，编辑出版《李时珍研究论文集》《药史及本草研究专辑》，有力地推动了我国药学史学科的发展。20 世纪 80 年代以后，出版的重要学术专著有《中国药学会史略（1907—1986）》（薛愚主编，1987 年）、《中国药学会八十年纪要》（陈新谦撰写，1987 年）、《中华药史纪年》（陈新谦编著，1994 年）、《中国药学年鉴》（彭司勋主编，1982—2015 年）等。特别是在 2007 年中国药学会百年庆典之际，中国药学会组织编辑出版发行了《中国药学会百年史》（中国药学会编著，2007年）、《中国学会史丛书》之《中国药学会史》（中国药学会编著，2008年）。而中国科协组织编写的《2006—2007药学学科发展报告》《2008—2009药学学科发展报告》《2010—2011药学学科发展报告》（中国药学会编著）的顺利出版，也从不同角度阐述了新时期中国药学学科的发展历程。

2008年，中国科协启动了学科史研究试点项目。2010年，中国科协选择中国地球物理学会等3个学会继续开展学科史的研究和编写工作。2012年中国科协批准中国药学会等6个学会进行学科史研究和编写工作。中国药学会副理事长兼秘书长丁丽霞担任研究项目课题负责人。

2012年7月12日，中国科协召开2012—2013年度学科史研究项目第一次会议。2012年7月31日，在学会理事长桑国卫院士主持召开的中国药学会专业委员会主任委员工作会议上，研究《中国药学学科史》编写计划，讨论并初步制定《中国药学学科史》编写篇目规范。确定首席科学家为学会理事长桑国卫院士，编写组成员由中国药学会所属专业委员会专家组成，学术秘书组由相关专业委员会专家及秘书组成，药学史专业委员会主任委员郝近大教授为总撰稿人。

2012年8月13日，学会药学史专业委员会主任委员郝近大教授等参加中国科协学科史项目启动会，并汇报了《中国药学学科史》编写计划。初步确定全书总字数40万字，引言主要介绍《中国药学学科史》的定位、概貌及相关内容。第一部分为中国药学学科在中国构建的本土文化背景和国际学术背景，研究时段为古代至鸦片战争以前；第二部分为近代药学学科在中国的构建，研究时段为1840—1949年；第三部分为药学学科在当代的发展，为全书重点，研究时段为1949年至今。附件为药学学科大事记。

2012年11月5日，在学会23届理事会理事长办公会第一次会议上，《中国药学学科史》编撰研究项目作了情况汇报，理事长桑国卫院士对研究和编写工作提出了具体要求。2012年11月19日，在学会第23届理事会第二次会议上，就本项目研究进展情况向各位理事作了书面汇报。2012年11月27日，召开《中国药学学科史》编撰研究项目汇报会，副理事长兼秘书长丁丽霞主持会议并作重点介绍。

此后，中国药学会共召开四次《中国药学学科史》研究项目专题会议：分别是 2013 年 5 月 14 日，召开《中国药学学科史》研究项目中期汇报会；同年 7 月 16 日，召开《中国药学学科史》研究项目研讨会；同年 11 月 12 日，召开《中国药学学科史》研究项目及编写工作统稿会议；2015 年 12 月 23 日，召开《中国药学学科史》研究项目审稿统稿会议。2016 年 8 月，汇总修改完善书稿。2016 年 9 月至 2017 年 10 月，全部书稿交由沈阳药科大学田丽娟副教授及其团队，进行认真细致校改修订。

《中国药学学科史》分别从古代药学学科史（远古—1840 年），近代药学学科史（1840—1949 年）及当代药学学科史（1949 年至今）3 个大的历史时期，对中国药学学科的历史背景及自身形成、发展、完善的过程进行全面系统的总结。本书的重点在于 1949 年以来，随着国家经济实力的增强、人民健康需求及卫生事业发展需要，现代药学各个分支学科不断深化、快速发展并取得了一系列重大科研成果。本书第一次从药学学科角度全面总结了中国药学从古代、近代至现代的发展脉络及其传承关系，比较全面系统地总结了现代药学各个分支学科的形成、发展与完善的过程，填补了化学药物传入我国历史研究的空白。

《中国药学学科史》编写工作，始终得到了中国科协及有关部门领导、中国药学会及所属专业委员会专家、出版社编辑等社会各界的大力指导、关心和支持，并提出了许多宝贵意见和建议，为顺利完成这项工作打下了重要基础。中国药学会及药学史专业委员会、有关专业委员会及编写专家不辞辛劳，多易其稿，为最终书稿的编写完成付出了辛勤劳动，在此一并表示衷心感谢！

因本书编写任务繁重，难免挂一漏万，尚存不完善之处，欢迎广大专家学者批评指正。

中国药学会

2017 年 11 月

目　录

第一章　古代药学学科史概论（远古—1840 年）………………………………………………1

第一节　原始社会药物的萌芽（远古—前 21 世纪）………………………………………1
　一、原始社会的政治、经济、文化背景……………………………………………………1
　二、原始社会药物的萌芽……………………………………………………………………2

第二节　夏、商、周及春秋时期的药学（前 21 世纪—前 475 年）………………………2
　一、夏、商、周及春秋时期的政治、经济、文化背景……………………………………2
　二、传统药物学（本草学）研究进展………………………………………………………3

第三节　战国、秦、汉及三国时期的药学（前 475—265 年）……………………………4
　一、战国、秦、汉及三国时期的政治、经济、文化背景…………………………………4
　二、传统药物学（本草学）研究进展………………………………………………………5

第四节　两晋、隋、唐至五代时期的药学（265—960 年）………………………………8
　一、两晋、隋、唐至五代时期的政治、经济、文化背景…………………………………8
　二、传统药物学（本草学）研究进展………………………………………………………8
　三、医药教育…………………………………………………………………………………11

第五节　宋、辽、金、元时期的药学（960—1368 年）…………………………………12
　一、宋、辽、金、元时期的政治、经济、文化背景………………………………………12
　二、传统药物学（本草学）研究进展………………………………………………………12
　三、医药教育…………………………………………………………………………………16

第六节　明、清（鸦片战争前）时期的药学（1368—1840 年）………………………16
　一、明、清（鸦片战争前）时期的政治、经济、文化背景………………………………16
　二、传统药物学（本草学）研究进展………………………………………………………17
　三、医药教育…………………………………………………………………………………20

第二章　近代药学学科史概论（1840—1949 年）······21

第一节　近代社会的政治、经济、文化背景······21

第二节　中药学研究进展······22
一、传统药学的继承与发展······22
二、运用西方科学技术开展中药研究······26
三、中医药遭受歧视、摧残的厄运与中医药界的反抗斗争······29

第三节　西方医药的传入和发展······30
一、鸦片战争前国外医药的传入······30
二、鸦片战争以后西方医药的大量传入和广泛传播······31
三、近代西药学科研究进展······32
四、西药工业发展与科学技术应用······33
五、中西药房的开设······34

第四节　中西医药的汇通与融合······34

第五节　药学教育······35
一、中医药教育······35
二、西医药教育······36

第六节　留学运动和留学生的作用······40
一、资本主义国家吸收留学生学习西方的医学知识······40
二、清政府派遣留学生出国学习医学······40

第七节　中国药学会的成立与发展······41
一、药学会的成立及历届年会······41
二、各地分会及其学术活动······43
三、开展药学研究与学术交流活动······44
四、编辑出版期刊······45
五、关心时政，建言献策······45
六、推进药学教育······45

第三章 药学学科在当代的发展（1949年—现在）·················· 47

第一节 药物化学学科 ·· 48
一、药物化学学科的定义、范畴及主要研究对象 ·················· 49
二、20世纪现代药物化学学科发展的趋势与重要变化 ·············· 49
三、我国现代药物化学学科体系的构建与形成 ·················· 51

第二节 药理学学科 ·· 60
一、药理学学科的定义、范畴及主要研究对象 ·················· 60
二、学科创立与发展 ·· 61
三、中国药理学会的成立 ·· 62
四、学科拓展与发展 ·· 64
五、学科发展与展望 ·· 76

第三节 中药学与天然药物学 ······································ 80
一、中药资源学 ·· 81
二、中药鉴定学 ·· 89
三、中药制剂 ·· 100
四、中药药理学 ·· 106

第四节 医院药学学科 ·· 108
一、医院药学学科的形成与发展 ·································· 108
二、医院药学学科的建设与成果 ·································· 114
三、医院药学学科的未来与趋势 ·································· 120

第五节 微生物药物学科 ·· 125
一、抗生素学科建立的时代背景 ·································· 126
二、抗生素机构的设置与布局 ···································· 127
三、我国抗生素研究取得丰硕成果的黄金时期 ················ 128
四、"抗生素学科"发展为"微生物药物学科" ················ 130
五、教育与人才培养 ·· 132
六、国家对微生物药物学科的支持 ······························ 133

第六节 军事药学学科 ·· 134
一、军事药学学科的定义、范畴及主要研究对象 ·············· 134
二、20世纪军事药学科学及学科发展的趋势与重要变化 ········ 134
三、国家对军事药学科学技术研究的支持 ······················ 136

四、大科学研究模式的产生及对军事药学学科的影响 …………………… 136

五、军事药学新理论、新成就、新方法 …………………………………… 136

六、军事药学与药学学科交叉渗透发展 …………………………………… 138

七、我国现代军事药学学科体系的构建与形成 …………………………… 138

八、军事药学分支学科的布局 ……………………………………………… 138

九、军事药学研究机构与学科力量 ………………………………………… 140

十、军事药学家在不同时期所关注的主要问题及相关工作 ……………… 142

十一、军事药学学科在我国政治格局以及国民经济发展进程中的地位和作用 …… 143

十二、军事药学学科成果产出的统计分析 ………………………………… 144

十三、军事药学学科人才培养及评价机制 ………………………………… 146

十四、军事药学学科发展展望 ……………………………………………… 146

第七节　药物流行病学学科 ………………………………………………… 146

一、药物流行病学学科的定义、范畴及主要研究对象 …………………… 147

二、国际药物流行病学学科的创立和发展 ………………………………… 148

三、药物流行病学在我国的创立和发展过程 ……………………………… 152

四、药物流行病学发展的各个阶段所产生的新理论、新方法 …………… 159

五、药物流行病学学科的人才培养 ………………………………………… 163

六、药物流行病学学科发展展望 …………………………………………… 164

第八节　药剂学学科 ………………………………………………………… 164

一、药剂学学科的定义及主要任务 ………………………………………… 164

二、现代药剂学学科在当代的发展 ………………………………………… 164

第九节　老年药学学科 ……………………………………………………… 171

一、老年药学学科的主要研究内容 ………………………………………… 171

二、大科学研究模式的产生及对老年药学学科的影响 …………………… 171

三、新理论、新成就、新方法 ……………………………………………… 172

四、我国现代老年药学学科体系的构建与形成 …………………………… 174

五、研究机构与大学内老年药学学科力量的分布 ………………………… 174

六、在不同时期所关注的主要问题及相关工作 …………………………… 175

七、在我国政治格局以及国民经济发展进程中的地位和作用 …………… 176

第十节　药物分析学科 ……………………………………………………… 178

一、药物分析学科的形成与发展 …………………………………………… 179

二、药物分析学科的人才培养 ……………………………………………… 180

三、科学研究 ………………………………………………………………… 184

四、药物分析新技术和新方法 ……………………………………………… 186

　　五、学术交流 ·· 188

　　六、国家对药物分析学科的支持 ································ 191

　　七、药物分析学科的发展趋势 ··································· 192

　　八、药物分析专业委员会历届领导 ···························· 193

第十一节　药事管理学学科 ·· 193

　　一、药事管理学学科的定义、范畴及主要研究对象 ········· 194

　　二、药事管理学学科的产生、发展 ···························· 195

　　三、我国现代药事管理学学科体系的构建与形成 ··········· 205

　　四、药事管理学学科成果产出的统计分析 ···················· 206

　　五、药事管理学学科人才培养 ··································· 210

第十二节　制药工程学学科 ·· 213

　　一、现代制药工程学科体系的构建与形成 ···················· 214

　　二、研究机构与大学相关学科的分布及人才培养现状 ······· 226

　　三、对制药工程学科发展趋势的理解 ························· 227

第十三节　海洋药物学学科 ·· 228

　　一、海洋药物学学科的定义、范畴及主要研究对象 ········· 228

　　二、20 世纪现代海洋药物学科学及本学科发展的趋势与重要变化 ··· 229

　　三、国家对海洋药物学学科的支持 ···························· 230

　　四、海洋药物学新的理论成就、方法 ························· 231

　　五、海洋药物学学科与其他学科的学科交叉及新学科与分支学科的产生、发展 ··· 232

　　六、我国现代海洋药物学学科体系的构建与形成 ··········· 232

　　七、现代海洋药物学学科发展进程中的重要事件 ··········· 233

　　八、研究机构与大学内海洋药物学相关学科力量的分布 ···· 237

　　九、具有独特意义的中国海洋药物学学派和研究传统 ······ 239

　　十、海洋药物学学科人才的培养及存在的问题 ·············· 240

　　十一、对海洋药物学学科发展趋势的理解 ···················· 240

第十四节　生化与生物技术药物学科 ······························ 242

　　一、生化与生物技术药物的定义、范畴及主要研究对象 ···· 242

　　二、20 世纪现代生化与生物技术药物科学及学科发展趋势与重要变化 ··· 243

　　三、国家对生化与生物技术药物学科的支持 ················ 245

　　四、大科学研究模式及对生化与生物技术药物学科的影响 ·· 246

　　五、生化与生物技术药物新理论、新成就、新方法 ········· 248

　　六、生化与生物技术药物学科与其他学科的学科渗透及新学科与分支学科的产生、
　　　　发展 ·· 250

七、我国生化与生物技术药物学科体系的构建与形成 ·································· 252

八、生化与生物技术药物学科发展进程中的重要事件 ·································· 253

九、研究机构与大学内生化与生物技术药物学科相关学科力量的分布 ·········· 253

十、生化与生物技术药物中具有独特意义的中国学派和研究传统 ·············· 254

十一、生化与生物技术药物学科成果产出的统计分析 ·································· 255

十二、生化与生物技术药物学科人才的培养及存在的问题 ·························· 255

十三、对生化与生物技术药物学科发展趋势的理解 ·································· 256

十四、其他 ··· 257

中国药学大事记 ·· 258

参考文献 ·· 287

中国是一个有着五千年文明历史的国家。人类在文明演绎和科学发展过程中，经过长期的医药活动，结合理论与实践，积累了丰富的药学知识，形成了漫长而光辉的药学发展史。从原始社会蒙昧的用药方法发展到现在完整的科学体系，药学学科的形成、发展的过程，正是我国科学文化发展过程的一个缩影和至关重要的组成部分。

中华人民共和国成立以来，特别是改革开放以来，在党中央、国务院的正确领导下，经过全国药学工作者的不懈努力，我国药学事业发生了翻天覆地的变化，取得了世人瞩目的成就。药学各学科也呈现蓬勃发展的态势，成绩斐然，如抗疟药青蒿素的问世、人工合成牛胰岛素、维生素 C 二步发酵法等。众多药学工作者通过研究积累了丰富的智慧与经验，形成了大量的药史资料，是人类宝贵的财富。通过对药学学科发展史料的整理研究，可从中提取有益的经验与教训，从而促进药学事业和各相关学科的长远发展。

第一章　古代药学学科史概论
（远古—1840 年）

古代药学学科的发展，主要以本草学——即我国传统药物学的发展为主。"本草"一词，已沿用两千多年。究其含义，既是中药的总称，也指中国传统药物学或是记载传统药物学的专著，如《本草纲目》。研究我国古代药学学科发展史，也就是研究本草学的发展历史。

综观我国古代本草学发展历史，我们可以看到，它的发展轨迹基本上遵循着由简单到复杂，由低级到高级的规律发生发展，并与社会各个时期的政治、经济、科学、文化密切相关，是系统的、科学的实践经验的总结，是一个伟大的宝库。

第一节　原始社会药物的萌芽（远古—前 21 世纪）

一、原始社会的政治、经济、文化背景

我国是发现早期人类化石和文化的重要地区之一。曾先后在云南元谋、陕西蓝田、北京周口店等地，发现有猿人化石。其中 1965 年云南省元谋县出土的猿人化石，是我国迄今发现的最早的人类化石，距今已有 170 多万年。这说明在远古时期，我们的祖先就已经劳动、生息、繁衍在伟大祖国的广阔土地上。他们集体采集、出猎，共同享用得来的食物。

这一时期的人类除了能够使用天然火以外，还从打制石器摩擦生热的启发下发明了人工取火。同时逐渐形成语言，对于原始人之间的交流沟通和思维发展起了很大的促进作用。

距今约 2 万年前，人类社会进入母系氏族公社时期。随着母系氏族公社的逐渐繁荣，原

始畜牧业和原始农业开始出现，制陶、纺织、编织、木工等原始手工业逐渐形成。到原始社会末期，制陶技术不断改进，冶铜业开始出现，劳动产品有了剩余，这为少数人剥削多数人的剩余果实提供了可能，私有制便应运而生。原始公社解体，人类进入了奴隶社会。

原始人类在生产生活实践中，逐渐发现了一些解除病痛的方法和药物，经过不断地探索、总结和积累，形成了原始医药知识。

在原始社会中，还出现了"酒"这个对医药起巨大作用的物质。据古代文献记载，以仪狄、杜康造酒说，流传最广。通过考古发掘，发现新石器时代中期，即仰韶文化时期就已开始酿酒。到了新石器时代晚期的龙山文化时期，更有了专用的陶制酒器。这些反映了原始社会解体的前后（尤其是夏代），谷物酿造已有了进一步发展，从其应用方面对人类的健康起了"药"的作用。

二、原始社会药物的萌芽

药物是人类在劳动生产中与疾病作斗争而萌生的，是与物质生活联系在一起的，是凭着人类的本能而选择必需的物质抑制各种疾病而产生的。人类最早发现的药物是植物药。原始人类在长期的采集和植物栽培过程中，逐渐认识、鉴别出哪种植物对人体有益、哪种植物对人体有害，逐渐积累了许多药物知识，进而有意识地加以利用，如泻下、呕吐、发汗等药相继出现，治病之药由此而得。

关于药物的起源，流传较广且实际影响较大的当属"神农尝百草，始有医药"一说。《淮南子·修务训》记载："神农乃始教民播种五谷，……尝百草之滋味，水泉之甘苦，令民知所辟就，当此之时，一日而遇七十毒。"司马贞《史记·补三皇本纪》有神农氏"以赭鞭鞭草木，始尝百草，始有医药"。上述记载形象生动地概括了人们认识药物的实践过程。神农用"神鞭"打百草使其显示药性，教会百姓用药，被中华民族尊为药祖。诚然，作者以为，这里所说的"神农氏"其实并不是某一个具体人物，而是广大劳动人民的统称，他们在长期与疾病作斗争的过程中，积累了丰富的药物知识并代代相传。可见，药物的起源是与人类的生产实践活动密不可分的。且由于当时人们对自然界的认识有限，药物因为具有不同程度的毒性而被称为"毒药"，一直到周初，人们仍把有效药物称作"毒药"。

至渔猎时代，原始人在食用动物类食物的过程中，逐渐发现一些动物的肌肉、脂肪、血液、骨髓以及内脏的治疗作用，人民开始用动物药医治疾病。

而矿物药的使用则是在原始社会末期，随着人类采矿和冶炼时代的到来而逐渐摸索总结出来的。

药学就是在原始人类的生产生活实践中，不断积累而逐渐萌芽、发展的。

第二节　夏、商、周及春秋时期的药学
（前 21 世纪—前 475 年）

一、夏、商、周及春秋时期的政治、经济、文化背景

我国的夏、商、周三代及春秋时期，经历了奴隶制从兴起到衰亡的历史发展全过程。这

一时期，农业生产始终占有十分重要的地位，而牛耕的使用和畜牧兽医的出现又进一步促进了农业的发展。夏代已经开始使用少量的铜制工具，商代冶铜技术不断提高，到西周时期，青铜器的制作达到全盛。手工业生产也因种类多、分工细而有"百工"之称，其中建筑、纺织、制陶、酿酒等行业的发达，还直接或间接地促进了医药的发展与进步。农业生产的进步与手工业生产的发达，对社会政治、经济、文化的发展产生了举足轻重的影响。

商周时期，部分以经验科学为特点的科学知识逐渐从生产技术中分化出来：天文和历法知识不断积累和进步；数学方面的十进制、奇、偶、倍数概念产生并运用；商代文字出现，到周代又进一步发展，为记述和总结生产技术和文化知识奠定了基础。

这一阶段的思想文化内容也十分丰富。随着社会生产力的提高和科学文化的进步，人们开始注重自然与现实。虽然没有完全脱离宗教神学的束缚，但如阴阳、五行等朴素唯物自然观逐渐酝酿形成。

夏商时期，随着祖先崇拜、宗教意识的日益浓厚，自称能"通鬼神"的巫在社会上逐渐居于权威地位。当时人们相信疾病是由于鬼神或祖先作祟引起的，因此需要依靠巫的祈祷活动来治病消灾。当时医疗活动主要为巫所掌握，巫也是医，医巫不分。有的巫医在祈祷的同时不得不吸取和运用民间关于辨别、采集、制备药物的知识和治疗经验。医药的成果，反成了巫医施展骗术的重要手段之一。其结果，无疑会大大阻碍医药的正常发展。直至春秋时期，天文、历算以及对自然界的观察研究逐步摆脱了迷信鬼神的桎梏，巫医的势力才日渐衰落。一些医家开始向巫祝挑战。如秦国的医和提出：疾病的发生是由于"六淫"太过，与巫术治病的观点显然是对立的。著名医家扁鹊更提出病有"六不治"："信巫不信医"便是其一。后来，随着医巫斗争的深入展开，医学逐渐摆脱了巫术的禁锢，取得了一定的优势。这对于澄清医药的本来面目，维护医药发展的科学性和对战国至秦汉时期医学理论体系的初步形成，无疑都具有十分重要的意义。

这一时期也是医药卫生知识的积累和提高阶段。对疾病的认识、诊疗经验不断丰富，在病因学说和预防医学思想方面取得了巨大的成就；气、精、神、阴阳、五行、八卦等早期哲学思想，在医学理论和经验的整理中起着潜移默化的影响和作用。

在药物知识的掌握和积累方面，不仅有药物的采集、种类、功用、用药方法等的积累，而且通过酒的应用，进一步补充了用药的经验。商代谷物酿造更为普遍，甲骨文和金鼎文中，都保存着许多有关殷王室以酒祭祀祖先的记载，饮酒治病较为普遍。后来，随着医药知识的不断丰富，用药经验和药物品种的日益增多，人们从用酒治病发展到制造药酒。

二、传统药物学（本草学）研究进展

奴隶社会以后，人类在长期的生产和医疗实践中，逐渐积累了丰富的药物知识。早期的药物学知识基本依赖于口耳相传，直到商朝文字出现以后，人们开始把对药物采集、产地、性状及功用等方面的认识用文字记录下来。这样做，既有利于传统药物知识的积累和传承，也为后世学习研究我国古代药物发展状况提供了宝贵的历史资料。

（一）药物学发展总述

商代甲骨文中未见药物知识方面的明确记载，这与商人治病之道是祭祖先求巫术而不求医药有关。在先秦文献《周礼》《诗经》和《山海经》等中则有不少有关药物的资料。

《周礼·天官》记载："以五味、五谷、五药养其病。""五药"也就是草、木、虫、石、谷5种药材。这是目前所知对药物进行的最早的分类。《诗经》中记载了许多动植物，包括植物药50余种，多为后世常用药物。《山海经》是先秦文献中以记载我国早期名山大川及地理物产等为主的文化典籍，也是收载药物最多的典籍。一般认为收载药物126种，包括动物药67种、植物药52种、矿物药3种、水类1种、不详类3种。同时，明确指出了药物的产地、效用和治疗性能，堪称最早记载药物功用的书籍，对后世药物学的发展有着十分密切的关系。

（二）药学分支学科萌芽与发展

1. 最早出现的药学分支学科——生药学

从《诗经》《山海经》等早期文献所记载的药物来看，商以前，人们习用单味生药，且用重剂。如《尚书·说命》记载："若药弗瞑眩，厥疾弗瘳。"即用药以后，如果达不到头晕目眩的程度，病是治不好的。由此可见，生药学应该是最早出现的药学分支学科。

2. 方剂学开始萌芽

到了商代，由于药物品种的增多和对疾病认识的加深，人们开始根据不同病情，选择多种药物配成复方，经煎煮后应用于临床。这样便由生药转向熟药，由单味药转向复方药，不仅服用方便，药效容易发挥，且可减弱药物的副作用，方剂学由此诞生。

3. 最早的药物制剂——汤剂

进入奴隶社会以后，手工业逐渐发达，陶器、青铜器等工具普遍使用，为汤剂的创制提供了条件。相传商代伊尹创制了汤液。伊尹既精烹调，又通医学。《史记·殷本纪》内有"伊尹……以滋味说汤"的记载。晋初皇甫谧《黄帝针灸甲乙经·序》称："伊尹以亚圣之才撰用《神农本草》，以为汤液。"《资治通鉴》更称许伊尹"闵生民之疾苦，作汤液本草，明寒热温凉之性，酸苦辛甘咸淡之味，轻清浊重阴阳升降走十二经络表里之宜"。上述著作认为：伊尹既精于烹调，又通医道，他把加工食物的经验，用于加工药物，创制了汤液（即汤剂）。

实际上，汤液的创制发明，绝非是伊尹一个人，也非一个时期。汤液的发明，是无数先民通过千百年的生活实践，从采药用药与烹调中长期经验积累的结果。而汤液的发明，是世界医药发展史上的一次跃进，标志着药剂学的诞生，是药学史上一项重要的发明。

4. 原始药理学科出现

另外，这一时期药物知识日渐丰富，对某些药物的性能和副作用已有所了解，对多种毒药有了认识，如乌头、莽草、芫花、矾石等，并且对选择、采集、储藏药物的时节和用药经验也相当重视。原始药理学亦开始萌芽。

第三节　战国、秦、汉及三国时期的药学
（前 475—265 年）

一、战国、秦、汉及三国时期的政治、经济、文化背景

战国时期出现了"诸子蜂起、百家争鸣"的思想解放局面，诸子百家纷纷著书立说，对中国日后的思想、科技、文化都产生了深刻影响。

在生产技术上，发明了耕犁、耧车、翻车等生产工具，这对提高播种和灌溉的效率很有

帮助；秦国蜀郡太守李冰父子主持修造了都江堰；蔡伦改进造纸术并得以推广；天文历法方面张衡发明了地动仪；数学方面有《周髀算经》《九章算术》等；农学方面有西汉成帝时写成的《氾胜之书》，是西汉前期农业生产经验和知识的总结；文学方面有屈原的《离骚》和汉"乐府诗"；史学名著有《史记》《汉书》等。

在医药学方面，这一阶段较春秋时有显著进展，并已有了君臣佐使配合的复方。涌现出一大批著名医家及所著的医书，如《黄帝内经》为祖国医学奠定了理论基础；长沙马王堆汉墓出土了 14 种简帛医书，有相当一部分成书早于《黄帝内经》，填补了我国医学史上的某些空白；战国名医扁鹊医术高超，且医德高尚，故中医经典著作之一的《难经》，也被托名为扁鹊所著；西汉初期著名医家淳于意创《诊籍》，是现存最早的医案；东汉末年杰出医学家华佗精通各科，发明"麻沸散"，可以说是世界上第一个使用麻醉术做腹腔手术的人。东汉时期成书的《神农本草经》，是我国现存最早的药物学专著；东汉魏伯阳的《周易参同契》最早论述了炼丹的方法，已经涉及药物化学的内容；张仲景著《伤寒杂病论》，为我国临证医学奠定了基础。从此，辨证论治有了依据。这些都标志着我国医学已经发展到了一个比较成熟的阶段。

二、传统药物学（本草学）研究进展

从战国到三国时期，医药学有了全面的发展。无论是基础理论，还是临证用药，均有了很大的进步。战国时著名医生扁鹊，首创四诊：切脉、望色、听声、写形；也主张用药，尤其强调用药要及时，不要错过治疗的时机。同一时期的著名医学著作《黄帝内经》中，也系统论述了疾病预防和养生保健学说，表明当时的人们已经开始注重预防疾病和养生保健。

（一）药物学发展总述

战国以后，医学开始脱离巫术的影响，传统药物学知识有了新的发展，收载药物的文献显著增多，药物品种和数量也明显增加，并且已经出现了君臣佐使配合的复方药物了。

《黄帝内经》是我国战国至秦汉时期的一部医学总集，虽托"黄帝"之名，实际是由许多医家广泛搜集当时的医疗经验和理论，不断予以整理、补充而成。该书内容十分丰富，包括现存的《素问》和《灵枢》两部分，共载方剂 12 首。它全面系统地论述了人与自然的关系，人的生理、心理、病理、诊断、治疗和疾病预防等。该书的问世，标志着我国医学已经由单纯积累经验发展到系统的理论总结，为中医学的发展提供了理论指导与依据。国内的历代医家，都把《黄帝内经》奉为经典教科书；历代医学著作及理论，也都是从《黄帝内经》中寻求理论渊源。

汉代帛书《五十二病方》，出自长沙马王堆三号汉墓，其成书年代早于《黄帝内经》，是我国已发现的最古老且首尾完整的医方专书。全书分 52 题，每题都是治疗一类疾病的方法，共收载药物 247 种，药方 283 个，以植物药为主，110 余种；动物药次之，50 余种；矿物药最少，20 余种；器物、物品类药 30 余种；还有五谷、鸟卵等泛称类药物 10 种和待考证药物14 种。

1972 年甘肃武威出土的《治百病方》，比较真实地反映了西汉至东汉早期的医药学水平。在所收载的 30 多个方剂中，共收集了近百味药物，包括植物药 63 种、动物药 12 种、矿物药16 种、其他药物 9 种。

这一时期还出现了我国最早的药物学专著《神农本草经》，约于东汉初年成书。该书集东汉以前本草学之大成，全面、系统、可靠地记载了数百年的临床用药经验。书中共收载药物365种，多为临床常用药物。并提出了上、中、下三品的药物分类法：上药120种，为君药，无毒，多服、久服不伤人；中药120种为臣药，有些无毒，有些则有毒，斟酌其宜；下药125种为佐使，多有毒，不可久服。书中较为系统地论述了中药学的基本理论，如君臣佐使的组方原则；药物的性味及采集加工方法；用药原则和服药方法；药物的功效和主治等。该书不仅为我国古代药物学奠定了基础，且对后世药物学的发展产生了深远的影响，起到了承前启后、继往开来的作用。后世历代药物学著作，无不以《神农本草经》所载药物为基础，并随着时代的进步把后期防病、治病和用药的经验添加进去编写而成。

东汉时期，著名医学家张仲景著《伤寒杂病论》，是现存比较完整的中医古籍，也是我国医学史上影响最大的著作之一，为历代医家所推崇。该书分为《伤寒论》和《金匮要略》两部分，其中《伤寒论》主要内容是论述伤寒一类急性传染病，全书共113方，用药80多种。这些药物经过现代科学地分析研究，认为大部分是有疗效的。《金匮要略》则以论述内科杂病为主，兼及外科、妇产科、急救及食禁等内容，共分为3卷，25篇，包括40余种疾病，载方剂262首，总结了汉以前治疗杂病的经验，对后世内科学的发展有深远的影响。

炼丹术是近代化学之前身，实际就是炼药或制药的技术。汉代时出现了魏伯阳的一部炼丹著作《周易参同契》，是谈外丹炉火的主要著作，被道教奉为"丹经王"。

（二）药学分支学科发展

1. 方剂学的空前发展与提高

这一时期，方剂学研究飞速发展。《史记·扁鹊仓公列传》中有"越人（即扁鹊）之为方也"。战国时期医方并不多，操于医家或巫祝、方士之手，秘密传授，称为"禁方"。如扁鹊传长桑君禁方，以后仓公（淳于意）传公孙阳庆禁方等。而《黄帝内经》所载医方中，已经对半夏汤的配伍、煎法和服法提出了明确的要求，并已提及君臣佐使和"七方"（大、小、缓、急、奇、偶、复）的组方原则；《五十二病方》中，每类疾病少则附方1～2个，多则附20余方，现存医方总数283个；《治百病方》中也记载很多方剂，一个方剂少则2～3味药物，多则可达15味，可见当时已能较好地掌握复方的运用；《神农本草经》论述了君臣佐使等组方原则，一直为后世医家所遵循。

到了东汉末年，张仲景所著《伤寒论》和《金匮要略》，总结了汉以前临证用药的经验，使方剂学取得了空前的发展和提高。该书共载方剂近400首（除去重复，两书实际收方269首），代表方有白虎汤、大青龙汤、肾气丸、酸枣仁汤、茵陈五苓散等，使用药物214种，基本上涵盖了临床各科的常用方剂，因此被誉为"方书之祖"。该书对后世方剂学的发展亦具有深远的影响。

2. 许多药物新剂型的创制与使用

药剂学方面，《五十二病方》中虽然存在汤剂、丸剂和散剂，但却只提到丸剂的制法，有以酒制丸、以油脂制丸、以醋制丸等。《黄帝内经》中记载有汤剂、膏剂、酒剂、丸剂、熨剂、敷剂等。《史记·扁鹊仓公列传》中有火齐汤、苦参汤等。《治百病方》中有汤、散、丸、膏、醴等不同剂型，并以酒、米汁、豆汁、酢浆等多种饮料作为引子，还用蜂蜜和动物脂肪作为赋形剂，说明当时的制剂技术已经达到相当可观的水平。《神农本草经》中还有用汞剂和砷剂治疗疾病的记载。

而药剂学发展的最新成就，则在张仲景的《伤寒论》和《金匮要略》中体现最充分。此二书中所创造的方剂剂型种类之多，更是远远超过以往医学文献及竹简帛书中所载的内容。据初步统计，书中所载制剂大致有：汤剂、丸剂、散剂、酒剂、洗剂、浴剂、熏剂、滴耳剂、灌鼻剂、软膏剂、肛门栓剂等不同类型。以《金匮要略》中记载的"妇人杂病脉证并治第二十二篇"为例，除了记载常用的剂型外，还提到"红蓝花酒主之""蛇床子散方、温阴中坐药""阴中蚀疮烂者，狼牙汤洗之"。从这些不同剂型及其不同使用方法来看，也说明了治疗手段的不断丰富。这不仅是制剂学的巨大进步，也是临证医学不断得到发展和提高的标志之一。

3. 药理学研究进展

药理学研究方面，《黄帝内经》已经对药物应用有了基本的理论基础，如以药物的气味规定其性质和作用部位，指出"五味"的作用，即"辛散、酸收、甘缓、苦坚、咸软"，还规定"五味"的作用部位，即酸入肝、辛入肺、苦入心、咸入肾、甘入脾、辛走气、咸走血、苦走骨、甘走肉、酸走筋等。这些至今仍为中医药理学说的基础。

《神农本草经》较详细地记载了药物的性能、功效和主治，所载主治病症约 170 多种。该书所载药物的主治功效，大多是从临床实践中总结而来，如麻黄平喘、常山截疟、黄连止痢、瓜蒂催吐、黄芩清热、大黄通便等，已被后世临床实践和科学实验所验证，显示出不可磨灭的科学意义。

另从《五十二病方》中有关处方的主治，可以看出不少药物的适应证与后世医药文献和临床实践是相符的，如芒硝溶液有消毒杀菌的作用；石韦、葵子有利尿的作用等。该书中还有关于配伍禁忌的记载，如"脉者"方中，有服药时勿食彘肉、鲜鱼的记载。

4. 药物炮制学研究进展

药物炮制（早期叫炮炙）就是把各种天然药物存在的药性刚烈或不易发挥药效的缺点，给以必要的加工，用人工的方法加以克服。我国的药物炮制起源很早，最古的药方《五十二病方》和《黄帝内经》等医药著作中都有关于药物炮制的论述。

《神农本草经》强调加工炮制药物必须遵循一定的法度，从配料到操作规整都有一定的讲究，均不可违背药性。《五十二病方》中对某些药物的炮制方法也有较详细的描述，还出现用水银治病的记载。《治百病方》中所记载的炮制药物数目达百种，较《神农本草经》为多；还具体记载了半夏、狼毒两种毒性药物的炮制法，与现今使用方法极为相似，表明这一时期人们已经认识到毒性药物炮制加工的重要性，并已达到一定的水平。

5. 药物化学的萌芽

古代劳动人民在冶炼金属的过程中，积累了丰富的化学知识和矿物药的使用知识。《神农本草经》中已经记载了相当丰富的化学知识，例如丹砂条记载"能化为汞"，表明当时已经认识到丹砂（硫化汞）加热后可分解为汞；曾青条记载"能化金铜""石胆能化铁为铜"（曾青和石胆都是铜盐），表明当时已经发现铜盐中的铜离子能被铁置换而析出金属铜，虽不可能说清楚原理，但从现象上已有所认识。

炼丹术是由很早的采矿和冶金技术发展而来的一门学问，是药物化学的前身。目前世界化学史学家一直认为炼丹术在 2 世纪出现于中国，是东汉人魏伯阳开创的。他撰写了世界最早的炼丹著作——《周易参同契》。其中已有汞和锡炼制方法的记载；并已知道氧化铅被还原为铅的氧化还原实验；还可以用几种不同的金属制成合金，是世界上最早的制药化学的记载。

在两千多年前，我国劳动人民对化学能有这些认识是难能可贵的，值得全世界研究科学史的人们尊重。

6. 生药学研究进展

生药学方面，《神农本草经》论述了药物的性味和采集加工方法，对于药物的真伪新陈及质量优劣要善于鉴别。成书约于公元一二世纪的《桐君采药录》是一部药用植物专书，书中对植物的根、茎、叶、花、石的形态、颜色、花期、果期、采药时月、药用部分等均有所介绍。

第四节　两晋、隋、唐至五代时期的药学
（265—960 年）

一、两晋、隋、唐至五代时期的政治、经济、文化背景

这一时期，科学文化的进步引人瞩目。祖冲之求得圆周率，创制"大明历"并改进闰法，使其更符合天象实际。北魏郦道元的《水经注》，是我国最早的地理专著；东魏贾思勰的《齐民要术》，是我国现存最早的一部完整农书；造纸手工业遍及全国；雕版印刷术的发明，更直接促进了文化的总结与传播；唐朝开明宽容的文化政策，造就了大批诗人，其中李白、杜甫等的作品千古流芳。

在意识形态领域，随着佛教兴起和道教盛行，两汉时期独尊儒学的局面被打破，形成儒、佛、道并兴格局，并有玄学的流行。我国的宗教文化的丰富，也对医学的发展产生颇为重大的影响。

这一时期，医学理论得到系统的整理。医学著作有王叔和整理编次《伤寒论》并撰写《脉经》；皇甫谧编著《针灸甲乙经》。药物学著作有汉末的《名医别录》，辑者佚名，由秦汉医家在《神农本草经》基础上补记药性功用及新增药物品种而成；南北朝时期著名医学家陶弘景撰《本草经集注》；东晋时期著名医药学家、道教学者葛洪编著《抱朴子》；南北朝时期刘宋时药学家雷敩撰著《雷公炮炙论》等。隋唐时期，政府开始组织专人编撰医药学专著，其中以《诸病源候论》和《新修本草》最负盛名。此外，注重应用、以记述经验之方为主要内容的方书大批出现，其中，葛洪的《肘后救卒方》、孙思邈的《千金要方》和《千金翼方》等，都代表了当时临证医学的发展水平。

医学教育，在唐代已经发展到比较成熟的阶段。624年，唐政府设立"太医署"培养学生，并在许多州建立了地方性的医学教育机构，唐代医药的繁荣，与其医学教育的开展密切相关。

这一时期，社会的稳定、经济的繁荣，也促进了中外医学的沟通交流。中国的医药知识曾传播到朝鲜、日本及东南亚诸国；而佛教的传入，也给我国带来了印度的医药知识，丰富了中国的医药学。中外医药交流，在这一时期处于繁盛阶段。

二、传统药物学（本草学）研究进展

此阶段的药物学知识较之前有很大的进步，对药物的形态和功能也有了许多新的认识。出现了陶弘景的《本草经集注》，以及《新修本草》《本草拾遗》《蜀本草》等药物学著作。此外，服石和炼丹风气日盛，在一定程度上促进了药物化学的发展。

（一）药物学发展总述

这一时期，由于战争的破坏和多次的传抄与错简，《神农本草经》已经残缺不全，不再适应临证用药的需求，因此重新整理和注解《神农本草经》显得尤为重要，陶弘景的《本草经集注》便应时而生。

陶弘景，南北朝时期著名医学家、道家。他在《神农本草经》的基础上撰著《本草经集注》。该书是从《名医别录》中选出365种药物，整理补充《神农本草经》的365种，合在一起编写而成的一部药物学著作，共7卷，载药730种。陶弘景在撰写此书时，为了使新旧内容不致混淆，用朱字标写《神农本草经》药物，且进行了逐一整理，纠正了许多原书或传抄中的错误；同时用墨字标写《名医别录》药物。该书分类也有所改进，不是单纯地将药物分为三品，而是按自然属性分为玉石、草木等7类，每类再分为上、中、下三品。这对后世本草的分类方法产生积极的影响。该书无疑又是一次药物学的整理和提高，为本草学进一步发展做出了巨大的贡献。

至唐朝，随着经济的迅速恢复和发展，更由于之前西北少数民族的内迁，西域和印度文化不断输入，使唐代药物的数目和种类不断增加，丰富了我国药物学的内容。而当时被医家奉为经典的《本草经集注》，由于陶氏编著时存在的种种不足，加之历代传抄错误，已不适应当时形势的需要，因此有必要把药物知识加以总结和整理。657年，唐朝政府指派长孙无忌、苏敬、李勣等主持编修《新修本草》，于659年完成。这是我国和世界第一部由国家编撰颁行的带有药典性质的本草权威著作。全书包括正经20卷、药图25卷、图经7卷以及目录2卷，共54卷，载药850种，分玉石、草木、禽兽、虫、鱼、果、菜、米谷、有名未用9类。在《本草经集注》基础上增加了山楂、芸苔子、人中白、鲜鱼、砂糖等114种新药物。全书内容丰富，取材精要，既增加了作为镇静剂的阿魏、泻下剂的蓖麻子及杀虫剂的鹤虱等现代常用、确有疗效的药物，更吸收了不少外来药物，如安息香、龙脑香、胡椒、诃黎勒等，大大丰富了祖国的药物学。在当时及以后很长一段时间内，该书在国内外医药学领域都发挥了举足轻重的作用，唐朝政府还将其规定为医学生的必修课之一，对我国药物学的发展起了推动作用，影响达300年之久，直到宋《开宝本草》问世后，才逐渐被取代。

另外，唐本草学家陈藏器以收集《新修本草》遗漏的药物为主著《本草拾遗》10卷，对丰富我国药物学有一定贡献。五代时期韩保昇以《新修本草》为蓝本，著成《蜀本草》20卷。除增加新药外，还配上了图经，尤其是图形绘制极其精细，后人编纂本草著作时常常引用。唐朝孟诜著有《食疗本草》，是集唐以前饮食疗法之大成，为我国第一部专收食品药性的著作。五代时期李珣著有《海药本草》，主要记述一些香药和海外进口药品，对我国吸收和利用国外药物学知识有一定贡献。

755年，藏王赤松德赞、僧医玛哈亚纳等人以中医药学经典著作为蓝本，把藏医的经验和藏医的理论增编进去，同时又吸收了天竺医药学的内容和理论，编成《月王药诊》。该书阐述了藏医的生理、病理，藏药的性味、功用、配伍方剂、炮制加工、制剂等方面的基本理论。书中记载的藏药共有780种，其中植物药440种、动物药260种、矿物药80种。绝大部分是藏族人民沿用已久的高原特产药物，是我国现存最早的一部藏医药古典文献。

此后，著名藏医学家宇妥·元丹贡布深入实践，总结藏医药临床经验，吸收《医学大全》《月王药诊》等著作的精髓，并参考中医药学、天竺和大食医药学的理论，用了近20年（约

748—765 年）的时间编著而成《四部医典》。至今仍为藏医、蒙医必读的经典著作。全书共收载藏药 1002 种，藏药方 443 个，对藏药的生长环境、采集加工、性味、功能主治、方剂配伍、炮制、制剂等均有论述，是藏医药学的一部重要经典著作。

（二）药学分支学科发展

1. 方剂学研究进展

方剂学方面，东晋时期著名的医药学家、道教学者葛洪所著《肘后救卒方》（又名《肘后备急方》）3 卷，86 篇，是一部简单实用的小型方书。书中针对内、外、妇、儿各科的常见病，选取了许多民间验方、单方，其药方有简、便、廉的优点。体现出葛洪讲求实用、方便贫苦百姓，为穷困患者着想的精神，值得世人赞许。

到南北朝时，陶弘景将《肘后救卒方》加以整理，将原有的 86 篇改编为 79 篇，又增补了 22 篇，合成 101 篇，并将书名改为《肘后百一方》。

至唐代，药王孙思邈撰著《备急千金要方》（简称《千金要方》和《千金翼方》，各 30 卷），汇集的医方 6400 余首，包括了中医各科以及解毒、急救、食治、按摩、脉学、针灸等内容。该书既有前代著名医家用方，又有各地民间百姓之验方。在继承前人成方、验方的基础上，他还有所创新。如对张仲景的羊肉汤方做了增补，变为 4 个方剂：羊肉汤、羊肉当归汤、羊肉杜仲汤、羊肉生地黄汤，不但扩大了治疗范围，而且大大提高了疗效。同时，注重吸收外来药物，如来自兄弟民族地区的西州续命汤、蛮夷酒、匈奴露宿丸；来自印度的耆婆丸、耆婆万病丸、耆婆汤、阿伽陀圆；来自波斯、大秦的悖散汤等。总之，孙思邈这两部方书，是集我国七世纪以前"方剂学"之大成，堪称我国现存最早的医学百科全书，对我国医药学的发展起了重大的推动作用。

唐代王焘所著《外台密要》一书中，共收有 6000 余方，不仅包括古方古论，还收集许多民间单方、验方，对保存祖国丰富的医药资料，推广民间用药方面有很大贡献。在藏医药古典文献《月王药诊》中，记载了一千多种单药、方剂，归为寒性与热性两大类，并与临床的寒性病与热性病而成对治，大大丰富并促进了藏医药学的发展。

2. 药剂学研究进展

陶弘景所编的《本草经集注》对合药、分剂、汤酒、膏药、丸、散药的制作，提出了规程，称之为"法则"。对丸散药合剂，强调要搅拌均匀，保证质量；需要用蜜的，先煎一下去其沫，等色微黄，制成丸药经久不坏；需要用蜡的，化之以拌蜜中，然后和药，以保证丸药固护其气味、药力。关于膏药，先用苦酒腌渍密封，到指定日期再煎，用布绞去渣淬；膏中如加雄黄、朱砂、麝香等药，需先捣成面，待膏煮绞完毕，加劲迅速搅拌；巴豆、杏仁、胡麻等，要熬黄，然后捣成膏。关于其他剂型，也都有详细的记述。

此外，孙思邈的《千金要方》中提到的剂型也有很多，仅就"少小婴儒"篇所用的剂型就有煎汤、酒、散、蜜丸、蜜膏、油膏等。另外，《月王药诊》中对散剂、膏剂、汤剂、泻下剂、催吐剂、舒脉剂、酥油药剂等十余种剂型也做了记述。

3. 药理学研究进展

两晋至五代时期，通过广大人民和医家的共同努力，许多药物的疗效得到了进一步地肯定，又发现了多种对某些特定疾病有特殊疗效的新药物，拓展了药理学的研究范围与成果。如发现常山、蜀漆能治疟疾；粳米治疗脚气；海藻、昆布等疗瘿（甲状腺肿大）；动物肝脏可治愈青盲和雀盲；胎盘补益治虚劳；砷剂治疗牙齿疾病等。

　　4. 药物炮制学研究进展

　　最初的、简单的炮制，还没有总结和概括为炮制理论。汉代以后，通过长期实践，中药的炮制方法不断完善，经验也不断积累。

　　刘宋时期，出现了我国，也是世界上最早的制药专书——《雷公炮炙论》。作者雷敩，南北朝刘宋时药学家，在总结南北朝及其以前的药物炮制经验基础上编写而成。原书 3 卷，载药 300 种，论述了药物的性味、炮制、熬煮、修治等理论和方法。书中的若干制药方法和选药要求，至今仍对药业人员产生实际影响。书中所记载的炮制方法，如蒸、煮、炒、炮、煅、浸（包括酒浸和醋浸）、飞等，经过现代科学证明，大都是正确的。后世的药物学著作中，关于药物修治、制药、炮制等方法，无不是以该书为准则的。可惜原书已经亡佚，但书中内容散见于后世本草文献，如《证类本草》和《本草纲目》等中。

　　5. 炼丹术（药物化学）研究进展

　　魏晋南北朝时期，炼丹风气盛行，其中最著名的炼丹家当属葛洪。他在继承前人炼丹理论和经验基础上，编写而成炼丹著作《抱朴子》，包括内篇 20 卷，外篇 50 卷，其中包括金丹、仙药、黄白等部分。"金丹"篇是以讨论无机物质炼出的所谓"仙丹"为主；"仙药"篇则以讨论"五芝"而延年益寿为主；"黄白"篇主要讨论炼制黄金白银的技术。葛洪继承和发扬了前人的炼丹经验，而且把炼丹的理论系统化、方法具体化，一方面扩大了药物的应用范围，另一方面也促进了制药化学的发展。

　　南北朝陶弘景也擅长炼丹，他曾用朱砂、曾青、雄黄等炼出"色如霜雪"的"飞丹"，又把一些炼丹经验记录下来，著成《合丹法式》《集金丹黄白药方》等炼丹著作。

　　唐代时，炼丹术又有所发展，无论是用于炼丹药物的种类和数量，还是对化学反应的认识和总结都较以前丰富许多。唐代炼丹术的主要成就之一，是通过实践炼制一些可供医疗上应用的药物，如轻粉、升汞、红升丹、白降丹等。《新修本草》记载有一种用白锡、银箔和水银合制而成的"银膏"，类似现代牙科用的填充剂。孙思邈兼通炼丹术，他所著的《备急千金要方》中也有许多关于炼丹的内容，如"飞水银霜法"，即制取甘汞（氯化亚汞）法；并且他还著有《丹房诀要》，专门讨论炼丹术。

　　以上炼丹著作不仅扩大了矿物药的应用范围，还提供了丰富的资料，对后来药物化学的发展有极其深远的影响，其中葛洪被誉为制药化学先驱者，英国自然科学史专家李约瑟曾提出"医药化学源于中国"的论述。

三、医药教育

　　南北朝时期，当时的南朝刘宋王朝在大兴学馆，各聚门徒授业的基础上，于 443 年，太医秦承祖奏置医学，以广教授，这是我国最早由政府设置的医科学校。

　　隋朝，改设"太医署"，署内有太医令、太医丞、医师、医博士、助教、主药、药园师等职。为全国最高医疗及医学教育机构。在专业设置方面，当时实际上已有了医与药的分工，药园师和主药负责药物的收采种植，炮制贮存，以备应用。

　　唐代扩大了太医署，并开始设中央和地方两类医科学校，中央为太医署，地方为医学。太医令是太医署中的最高官职。另外，太医署还在京师设置有药园，招收 16 ~ 20 岁的民家子弟为药园生，教授学生药物的栽培、采集、炮制、制剂、使用等方面的知识，是我国历史上最早的官办药用植物园。

第五节 宋、辽、金、元时期的药学（960—1368年）

宋代药物学、方剂学研究的成就特别突出，出现了许多规模宏大的本草和方剂著作，药物炮制也取得了很大成就。"惠民药局"的设立，使成药能被广泛地推广应用。

一、宋、辽、金、元时期的政治、经济、文化背景

这一时期，各地区的政治形势不同，经济的发展也差异很大。农业生产快速发展；在手工业方面，矿冶、纺织、制陶、造船、造纸、制盐等也有显著进步；商业繁荣，纸币出现，行会产生；这些都标志着中国封建经济发展到一个新的阶段。

科技的发展同样引人瞩目。包括北宋沈括著《梦溪笔谈》，较全面地反映了当时天文、历法、地理、地质、数学、物理、化学、医学等方面的成就。特别是具有世界意义的三大发明——火药、指南针、印刷术，均最后完成或实际应用于此时期。正是科学技术的蓬勃发展，为医药学取得突出的成就创造了条件。

这一时期，国家重视医药事业，官方组织专人编纂、出版许多医药学名著，如《太平圣惠方》《圣济总录》《太平惠民和剂局方》《开宝本草》《嘉祐本草》《本草图经》等。基础理论的研究也非常兴盛，解剖图谱《欧希范五脏图》、脉学专著《脉决》《诊家枢要》、本草学专著《经史证类备急本草》《珍珠囊》相继问世。更出现了很多整理、研究、注释《伤寒论》的专著，补充并发展了中医学理论。

另外值得一提的是，1247年，宋慈写成《洗冤录》。该书不仅是我国历史上第一部系统的司法检验专书，也是世界上最早的法医学著作。

南宋时期，朝廷于熙宁九年（1076年）创设卖药所（又名熟药所），出售药物，隶属太医局管辖，这是我国历史上、也是世界医学史上最早开设的官办药局。后设修合药所，专门加工制造丸散膏丹等成药供卖药所出售，为我国最早的制造中成药的官办机构。至南宋绍兴二十一年（1151年），全国卖药所均改称医药惠民局，修合药所改称医药和剂局。惠民局不仅出售丸散膏丹，而且诊病付药，此制度一直沿袭到元明两代。宋代官办药局的开设在历史上曾发挥过积极的作用，在协定国家处方，实行医药统一，进行救济施药等方面的功绩值得肯定。

元朝至元二十六年（1289年），松江府置官医提领所，并于大德三年（1299年）设惠民局；泰定年间（1324—1328年），嘉定州也置医学提领所和惠民局，官营药物制作及销售。

二、传统药物学（本草学）研究进展

宋、辽、金、元时期，是中国医药学的一个重要发展阶段，在医药教育、医药理论、临证各科乃至本草、局方等方面，都有突出的成就。

（一）药物学发展总述

宋代一个最突出的特点就是官修本草的兴起。先后七部官修本草问世，对宋以前本草文

献的整理做出了巨大的贡献，促进了我国药物学的发展和进步。其中，宋初于开宝六年（973年）朝廷诏令刘翰、马志等重修本草，定名为《开宝新详定本草》，初稿 20 卷，收载药物 984种；974 年整理后，定名为《开宝重订本草》，共为 21 卷，载药 983 种。

嘉祐二年（1057 年），宋廷令掌禹锡、林亿、苏颂等增订《开宝本草》，于嘉祐六年（1061 年）颁行，定名为《嘉祐补注神农本草经》（简称《嘉祐本草》）。该书共收载新旧药物1082 种，新增药物 99 种。全书体例严谨、引文广博、选录了大量古本草资料，对保存古代医药文献做出一定贡献，也为后世辑佚和研究古代本草提供了重要参考资料。

嘉祐三年（1058 年），宋廷向全国征集各州郡所产药物标本及实物图形，并令注明开花结实、收集季节及功用等。共征集到全国 150 多个州郡的标本和药图，是一次全国规模的药物大普查。这些标本药图由苏颂等人研究整理，于嘉祐六年（1061 年）编成《图经本草》（又名《本草图经》）。全书 21 卷，载药 780 种，其中增加民间草药 103 种，在 635 种药名下共绘制933 幅药图，对后世本草图谱的绘制很有影响。

此外，官修本草还有大观二年（1108 年），医官艾晟等编修并由宋廷刊行《大观经史证类备急本草》（简称《大观本草》）；政和六年（1116 年），医官曹孝忠等奉令编修《政和新修经史证类备急本草》（简称《政和本草》），由朝廷刊行；绍兴二十九年（1159 年），医官王继先、高绍功等将《大观本草》加以重修，增方 500 余首，对药性药效有所考订，插图较原书精致，定名为《绍兴校订经史证类备急本草》（简称《绍兴本草》）。

宋代除以上官修本草外，私人编写的本草书也很多，但其中最宏伟精湛的还属唐慎微于宋元丰五年（1082 年）编著的《经史证类备急本草》（简称《证类本草》）。该书共收载药物1558 种，附载古今单方验方 3000 余首、方论 1000 余首，为后世保存了丰富的民间方药经验，是宋代药物学的最高成就。

宋代由私人收集材料编写而成的另一部伟大著作，当数寇宗奭于 1116 年编著而成的《本草衍义》。全书共为 20 卷，辨证药品 472 种。其内容丰富详尽，在药理、药性、药物鉴别和临证应用等方面，都有重要贡献。

此外还有后梁—后唐时期，吴越天宝年间编成的《日华子诸家本草》、陈承于 1092 年编撰的《重广补注神农本草图经》、张存惠于 1249 年编撰的《重修政和经史政类备急本草》以及郑樵的《本草成书》、王炎的《本草正经》等。

金太宗时，张元素所著《珍珠囊》是金代的医药名著。该书虽然只讨论了 100 余种药物，但内容却很丰富，对发展中药药理学说颇有贡献。此时期与营养学有关的饮食疗法著作，有《日用本草》和《饮膳正要》。

总之，宋金元时期的本草学资料非常丰富，除专门的本草著作外，在其他有关书籍中也载有大量的本草学内容。如《梦溪笔谈》中记载了许多药物，该书作者沈括纠正了许多前人的错误，对植物不同部分的不同疗效做了论述，对采药的季节和方法提出了很正确的见解。宋慈于 1247 年编著的《洗冤录》中还记载了大量有关毒药方面的知识，对不同毒药中毒的表现、检验毒物的方法及解毒措施等均有论述，反映了宋代毒药学的发展成就。

（二）药学分支学科的发展

1. 方剂学的研究进展

宋代政府自太宗开始就很注意药方的收集和研究，翰林医官王怀隐等人在广泛搜集民间验方的基础上，吸取宋代以前各种方书的有关内容，于992年编成《太平圣惠方》百卷，1670门，16834个验方。每门均先引《诸病源候论》的理论为总论，然后列举方药，是一部具有理、法、方、药的成体系的医书，内容极为丰富。1046年，经何希彭选出6000余首，辑为《圣惠选方》60卷，作为标准医方颁发各地，应用了数百年。

《圣济总录》是在《太平圣惠方》的基础上，广泛征集当时的民间验方，并结合内府所藏秘方，由政府召集全国名医加以整理而成。历时8年，于1117年编成。全书共200卷，按病分门，据经立论，随论附方，共分71门，收载药方近2万个。该书在理论和实践上均较丰富，文字优美，叙述简要，可以说是集历代治疗学之大成，故深受后世医药界重视。

宋元丰年间，太医局将卖药所使用的配方加上从各地征集来的验方，进行整理成册，于1080年正式刊行《太医局方》。至大观年间，朝廷命陈师文、陈承等在《太医局方》基础上，结合各地常用有效方剂，加以增补修订，编成《和剂局方》5卷，分21门，录方297首。每首方剂下，对其主治症候、药物组成、单味药炮制、成药制作方法、服法、用量、禁忌等各项均有具体规定。所载方剂均为可供大量生产和销售的丸散膏丹等成药。1151年，卖药所改名惠民局后，《和剂局方》经许洪校订后改名《太平惠民和剂局方》，颁行全国。此后又经过多次修订，内容扩充为10卷，14门，录方788首。

《局方》自宋代开始至金元时期，一直为各级政府在药品加工上必须遵守的法定规范，具有药典的法令性质及其基本特征和职能。与《新修本草》相比，更具有法律上的约束力。

此外，还有贾黄中等于981年编纂而成的医方书《普济方》、沈括的《苏沈良方》、张锐的《鸡峰普济方》、王衮的《博济方》、许叔微的《普济本事方》、严用和的《济生方》等方书，对以后方剂学和药物学发展产生重要的影响。

金元许多医家对方剂学的发展都有重要的贡献。如金代成无己曾著《伤寒论方》1卷，共20篇，为方论之始，系统阐述了方剂学的理论原则，对后世方剂理论研究具有积极的作用。刘完素著《宣明论方》（1172年）共15卷，分17门，每门各有总论、辅以治方，著名的"防风通圣散""双解散"等即为刘氏所首创。张从正著《儒门事亲》，其中附有《经验方》2卷、《秘录奇方》2卷。其他如杨用道撰《附广肘后方》8卷、元好问辑《元氏集验方》、朱震亨《局方发挥》等。

总之，这一时期，不仅医方数量空前之多，而且方剂理论也日益丰富。宋金元医家撰著的大批方书，或存或佚，但在历史上都对医学的发展和满足当时临证需要起到重要作用。

2. 药剂学的研究进展

这一时期，在制剂理论和技术方面有了很大的进步，出现了药物制作的职能部门——药肆和作坊。宋朝政府颁布的《和剂局方》为药剂生产提供了规范，所收载297首方中，有丸剂（圆）136首，散剂70首，丹剂28首，膏剂、锭剂、饮子、饼子等11首，此外尚有汤剂50余首。《本草集议》有"猪胆合为牛黄"的记载，可以推知当时已有人工牛黄。北宋已有"升华法"制取龙脑的记载。丸剂在技术和理论上都有了新发展，创造了湖丸、水泛丸和化学丸剂。金银箔丸衣的传入促进了多种丸衣的发展，如朱砂衣、青黛衣、矾红衣、麝香衣等。宋代，人们已普遍使用蒸馏器进行抽汞、取露、蒸酒，说明宋代已经掌握了露剂的制法。

3. 药理学的研究进展

寇宗奭的《本草衍义》中非常重视药理研究与阐发。他不仅指出了一些前人记载药理药性方面的错误，还根据自己的经验，补充了对药物功用和性味的认识。他还主张正确认识和使用人工冶炼的化学药品，极力反对炼丹家的迷信说法，指出滥用人工冶炼化学药品以求长生不老的严重错误。

金元医家在药理研究上则颇有建树。张元素的《珍珠囊》是金元时期的本草名著，该书虽只讨论了 113 种药物，但内容丰富，辨药性之气味、阴阳、厚薄、升降、沉浮等随证用药，特别是药物归经学说和脏腑虚实标本用药式的讨论，为后世所遵循。之后，李杲撰《用药法象》、王好古撰《汤液本草》，朱震亨撰《本草衍义拾遗》，都对法象药理、各病主治药、用药等做了系统的论述。

4. 药物炮制学的研究进展

宋金元在炮制方法上基于前人的基础，取得较大的进步，使得过去为了减少副作用而进行的"炮炙"，一变而成制成药品的"炮制"，炮制的目的已开始从减少副作用而进入增加和改变疗效的崭新阶段。

《证类本草》收载了《雷公炮炙论》中的药品 300 多种，并收载了《本草经集注》中的"合药分剂料理法则"，为后世保留了炮制学的原始文献，不致因原书散佚而失传。

《苏沈良方》收集了当时许多行之有效的炮制方法。如：煨制有湿纸煨和面裹煨、煅制、泥裹烧通赤，炮醋制、酒制、姜汁制、蜜制、碳制、微火炒、纸包炒、麸炒、黑豆蒸、水飞等。

《和剂局方》中的炮制方法比《雷公炮炙论》进步许多，且书中用专章讨论了炮制技术，选择了当时通用的方剂和炮制方法，又经政府颁行，所以对后世药物炮制学的发展影响很大。书中收载了 185 种中药饮片的炮制标准，并指出药材如炮制不当，将会直接影响到临床疗效。自此，中药饮片的炮制法被列为法定的制药规范。直到现在，很多的中药炮制方法，特别是配置成药所用的方法，很多都是以《和剂局方》为依据的。

寇宗奭的《本草衍义》中，对炮制的理论和实践也有所发挥。如"厚朴有油味苦，不以姜制则棘人喉舌"。金元四大家之一的李杲在炮制理论上也有所发挥，如他在《用药法象》中说："黄芩、黄柏、知母，病在头面及手稍皮肤者，需用酒炒之，借酒力以上腾也。咽之下，脐之上，需酒洗之。在下生用……""大凡生升熟降，大黄需煨，恐寒则损胃气，乃至川乌、附子，须炮以制毒也。"

附子的炮制，最早是采用高温"炮"法来处理，至宋开始用水浸漂和煮制等法；半夏的炮制方法很多，最早用"汤洗""水煮"等法，宋代开始用加辅料的白矾浸渍法，实验证明，白矾确实能消除生半夏的毒性。由于宋代成药盛行，丸散膏丹中的药料都需要粉碎成粉末，所以粉碎技术也成了当时的炮制方法之一。为了保存药品，必须进行干燥，于是出现了"烘""焙"等炮制方法，如焙水蛭、烘菊花等，已在当时文献中记载。

此外，元代齐德之所著《外科精义》，介绍了 360 种药品的炮制方法。从药物炮制方法记载之多和理论实践上的重大改进来看，此时的中药炮制可谓达到了历史上的兴盛时期。

5. 炼丹术（药物化学）的研究进展

至宋代以后，炼丹术逐渐走入下坡路，不仅被怀疑，而且遭到很多科学家、医药学家的反对。如宋代沈括就提出对炼丹术"不可不戒"；元代朱震亨曾著《局方发挥》，批评宋元时期好用矿物药硫黄、水银、金银等治中风的风气。他指出这是受炼丹思想的影响，是一种容易引起中毒、弊多益少的方。随着我国唯物主义哲学和自然科学的发展，自 16 世纪以后，炼丹术逐渐趋于衰落。

炼丹术是近代化学的先驱，宋以后药物化学从炼丹术中脱离出来获得了真正的发展。宋代《证类本草》和《苏沈良方》二书中均记载了药物有效成分的提炼方法。如"秋石"（尿甾体性激素）阳炼和阴炼两种制备法，其中阳炼成功地应用了皂苷沉淀再提取这一特异反应，为已知世界上提炼性激素的最早记载。另外，寇宗奭所著的《本草衍义》中亦有升华法精制砒霜、结晶法精制芒硝的记载。

6. 生药学的研究进展

在生药鉴别方面，自《神农本草经》以来的各种本草著作中都有所论述，但未见专著。直到北宋时期，寇宗奭著《本草衍义》，用调查和实验的方法，辨析药物的来源，生态和真伪优劣，据实得出结论，对临床用药有很大帮助。如"常山蜀漆根也，如鸡骨者佳""葶苈用子，子之味有甜苦两等，其形则一也，经既言味辛苦，既甜者不复入药也。"他又提供了许多辨识药物特征的知识，纠正了前人记载的一些错误。他根据文献，参考事实，究其情理，援引辩证，实地验证，独立阐发自己见解的精神受到后世医家的推崇。

三、医药教育

北宋之初，当时的医学教育机构太医署（992 年改为太医局）负责制定规划和管理教学。熙宁年间（1068—1077 年），宋神宗任命大政治家王安石为相，主张改革学校制度，造就德才兼备的人才。这种制度很快就推广到医学。熙宁九年（1076 年），太医局从太常寺中分出，成为医学教育专门机构，开医学教育独立发展的先河。通常每年春季招收学生，以 300 人为准，采取"三舍法"分级教学，外舍（低年级）200 人，内舍（中年级）60 人，上舍（高年级）40 人。外舍生经月考、年考，合格者可升为内舍生；内舍生经考试合格者可升为上舍生。优等者奖以官禄，劣等者给予处罚，乃至罢黜。

王安石变法失败后，"三舍法"也被废弃，之后医学教育出现低潮。1101 年，徽宗即位，崇尚熙宁之治，学校重新恢复"三舍法"。南宋建都后，颁布若干诏令，很快恢复了北宋医学秩序。太医局于 1148 年依旧制建成，但此时国力有限，太医局中医学生仅百余人。

金代一切制度均仿宋制，医学亦不例外，太医院兼有医疗教学之职，医学设十科，每月考试一次，以成绩优劣给予奖惩。元代不仅重视医药，更加重视医药教育。太医院不再具有医学教育的职能，而设有专门管理医学教育的医学提举司。挑选世医子弟入学习医，是元代医药学教育的一大特点，还规定学医必须精通四书，不能精通者不得行医。

第六节　明、清（鸦片战争前）时期的药学
（1368—1840 年）

一、明、清（鸦片战争前）时期的政治、经济、文化背景

这一时期，是中国封建社会的后期。封建经济高度发展，商品经济的发展促使资本主义出现萌芽。文化科学亦取得多方面的成就，尤其是造纸业和印刷术的进步，为医书的大量刊

印，尤其是大型医书的印刷创造了条件，推动古代医药学发展至鼎盛时期。

明清中医学术取得的最重要创新和突破当属本草学、温病学以及解剖生理学。明代吴有性著《瘟疫论》，创立"戾气"学说，对温病病因提出了卓越的见解。到清代，温病学发展到鼎盛时期。著名医家叶天士、薛雪、吴鞠通、王孟英等建立了较为系统的温病学理论，是中医面对急性传染病另辟蹊径的创新发展。对天花的认识和人痘接种术的运用，是明代医学发展的又一突出创新。

惠民药局自宋代开设以来，历经金元而不衰。至明开国之初，朝廷于洪武三年设置惠民局于南京，有相当于门诊部和药店的药局及卖药所，为军民医治疾病并出售药物。明万历三年（1575年），奚述山在川沙镇开设"长生药材"中药店，是上海有文字记载最早的民间中药店，自制的紫金锭在明代后期名播江南。至清康熙、乾隆年间，仅上海就有数十家中药店，全国有几十家。如：清康熙八年（1669年）乐显扬创办同仁堂药室、康熙三十四年（1695年）始建的姜衍泽堂药铺；乾隆四十八年（1783年）的童涵春堂中药店等，此外乾隆年间还出现大型中药店自发组成的行会组织——和义堂。康熙二十二年（1683年），中国开放四口通商（粤、闽、浙、江四海关）以后，拥有鸦片专卖权的英国东印度公司对华贸易额就与日俱增。1820年，东印度公司医生皮尔森和英国人李文斯顿合伙在澳门开设"澳门药房"，这家药房就是屈臣氏的始祖。

明代李时珍对药物学的钻研、总结及《本草纲目》的问世，对我国和世界药物学以及其他有关学术的发展，均有巨大贡献和深远影响。清代赵学敏的《本草纲目拾遗》和吴其濬的《植物名实图考》，进一步发展了这一时期的药物学。《串雅》的问世，显示出民间医疗经验的丰富和可贵。

此外，这一时期还出现了我国最早的医学杂志《吴医汇讲》，先后出版11卷，共登载41位作者的94篇文献，成为我国最早具有医学杂志性质的刊物。还有最早的民间医学团体——一体堂宅仁医会。

在医药对外交流方面，明代经济发展，商业繁荣，郑和曾七下西洋，促进了经济、文化和医药的对外交流。当时中国与朝鲜、日本、东南亚诸国、欧洲诸国都有医药交流，李时珍的《本草纲目》曾译成法文、英文、日文、德文等在国外刊行。此时，欧洲一些国家已经进入资本主义社会，随着资本主义的对外扩张，一些外国传教士来到中国，西方医药学开始传入。如葡萄牙传教士石振铎曾编著《本草补》，书中记述了西方的药物，赵学敏所著的《本草纲目拾遗》加以引用；传教士熊三拔1606年来到中国，编著《泰西水法》，为西药制造法传入中国的伊始。明清医药的对外交流和西方医药的传入，极大地丰富了祖国的医药学内容，为国人防病治病做出了积极的贡献。

二、传统药物学（本草学）研究进展

明代对于医药学的研究，投入的人力和时间是相当可观的，其规模也是空前巨大的，在深度和广度上，都有了很大的提高和发展，在我国医药史上是一个蓬勃发展的重要历史阶段。

（一）药物学发展总述

明初的药学家在继承宋、辽、金、元时期药学成就的基础上，根据当时的客观需要，编写了各种不同类型的本草著作。其主要包括：

《本草发挥》，为明初徐彦纯编，他把金元医家张元素、朱震亨、成无己等的本草学著作汇编起来，正讹补缺。全书共4卷，卷1～卷3收药270种，分为金、石、草、木等十类，各药下简介性味、功能、主治；卷4为药物总论，内容多录自金元大家张元素、李杲、王好古、朱震亨等著述中对药物的阐析与经验。该书特点为偏于药理的叙述，明代初年行医者大都依此为用药的依据。

《救荒本草》，是朱元璋第五子朱橚所撰。他为了防备灾荒，咨访田夫野老，采草木之根、苗、花、果实等可备荒species种，画出本草图形，标注其产地及苗、叶、花、子的性味食法，颇详明可据。全书收载植物药414种，其中276种是以往本草书所未收载者。《救荒本草》是15世纪初我国一本食、药两用的植物学著作，也是一本植物学图谱，在植物学与农、医方面均有较大价值。

《滇南本草》，编撰者兰茂，约成书于1476年，但并未刊行，仅以手抄本在小范围内流通。嘉靖年间，滇南范洪由于应用《滇南本草》所载附方获得疗效，因此将其抄本进行整理，并结合自己所学本草，于嘉靖三十五年（1556年）重新编成《滇南本草图说》。目前所流通的《滇南本草》分3卷，载药458种，记述其正名、别名、性味、功效、主治，并绘有图样。是我国古代内容最丰富、保存最完整的一部地方性本草学专书，很有特色和价值。

明代唯一由朝廷命令编纂的本草专书当为《本草品汇精要》。明朝弘治年间，朝廷命刘文泰、王綮等编修《本草品汇精要》，定稿于弘治十八年（1505年），共42卷，分为玉石、草、木、人、兽、禽、虫鱼、果、米谷、菜共10部，载药1815种，分上、中、下三品。该书稿编成后并未刊行，仅收藏于内府，所以对明清时期的本草学发展影响甚微。但此书列目详细，绘图考究、不失为一部有价值的参考书，还可以从中了解16世纪初本草学所达到的成就，因此具有一定的历史意义。

在众多明代本草著作中，最著名的当属李时珍的《本草纲目》（1578年成书）。全书共52卷，载药1800余种，比《证类本草》增加了300余种；附有药图1000余幅；附方11000余个，分列于有关药材之后，说明该药在临床上的实际应用。书中纠正了以往本草著作的某些错误，系统地记述了各种药物的知识，从药物的名称、历史、形态、鉴别，到采集、加工、功效、方剂等，论述详明；尤其是新增"发明"一项，主要是李时珍对药物观察、研究以及实际应用的新发现和新经验，极大地丰富了药物学的知识。该书还提出了当时最先进的药物分类法：一是按照"从微至巨、从贱至贵"的原则，即从无机到有机、从低等到高等，基本上符合进化论的观点，因而是当时世界上最先进的分类法；二是"物以类从、目随纲举"，以纲辖目、使各种药物依其性质归类，既条理清晰，又便于寻觅查阅。此外，还对人体生理、病理、疾病症状、卫生预防等做了不少正确的叙述；介绍了许多珍贵的民族与民俗史料。由于该书在摘录古代医药学家著作时都标明了原出处，因此辑录保存了大量的古代本草文献。《本草纲目》一书集本草学之大成，对我国16世纪以前药物学进行了相当全面的总结，为后世本草学的研究与应用提供了很有益的资料与经验，是我国药学史上的重要里程碑。

至清代前期，赵学敏所著《本草纲目拾遗》是补充修正《本草纲目》的一部具有重要价值的药学专著，代表了清代本草学的最高成就。本书共分10卷，收载药品921种，其中716种是《本草纲目》中未收载或记述不详的药物。书中还收载了很多民间特效药物，如治疗蛔虫病的鹧鸪菜，治疗痢疾的鸦胆子，治疗跌打损伤的接骨仙桃，补血行血、舒筋活络的鸡血藤等；同时，还吸收了一部分国外药物知识，如治疗疟疾的金鸡勒（又名金鸡纳），治疗咽喉肿痛的胖大海以及外用药日精油、冲鼻水（氨水）、刀创水（硝酸）等。赵学敏的另一部名著《串雅》，收集、挖掘、整理了民间医药学术资料和文献，记载了许多卓有成效的走方医经验。

另有王纶于 1492 年编著《本草集要》、陈嘉谟于 1565 年所编入门性本草《本草蒙筌》、1664 年刘若金编撰《本草述》、汪昂于 1694 年编著《本草备要》、1757 年吴仪洛编著《本草从新》、1761 年严洁等编著《得配本草》、1832 年杨时泰编著《本草述钩元》等。

（二）药学分支学科的发展

1. 方剂学的发展

明清时期的方剂学，继续有较大的发展，既表现为方剂学著作数量之众多和内容之丰富；同时也表现为对理、法、方、药研究和论述的提高。主要成就有：

《周府袖珍方》亦称《袖珍方大全》《袖珍方》。1392 年，朱元璋第五子周定王朱橚收集验方，命太医院周府良医李恒编撰而成。李恒博览医药典籍，精选良方，编为 4 卷，81 门，方 3077 个。到永乐十一年（1413 年），复令良医再次校正，终刊行于世。此著作对明代方剂学的发展做出了重要贡献。

《普济方》，刊于 1406 年，亦由周定王朱橚主持，教授滕硕、长史刘醇等人执笔汇编而成的巨著，是我国古代最大的一部方书。分为 1960 论，2175 类，收方 61739 首。书中各种病症，有论有方，除记载药物和针灸治疗方法外，还介绍了按摩、导引、气功治疗等经验。该书搜罗广泛、资料丰富，不仅在中医方剂史上有着重要价值，而且对保存古代医药文献也颇有贡献。

《奇效良方》，全名为《太医院经验奇效良方大全》，由明代太医院使董宿编辑，并经太医院判方贤继续补充而编成。书中依症候分门，还有则依病因、疾病部位、治疗方法而分门，共 64 门，载方 7000 余首。此书因系太医院的院使、院判等所编，资料较为丰富，对保存宋、金、元三代至明、清的方剂有重要价值，同时也有助于了解当时的用药经验。

清代以前的本草学著作，"成方"均附于"本草"之后。到了清代，由于方剂学的发展和科学性的增强以及疗效的提高，方剂学在药学著作中的地位也发生了巨大的变化，出现了单独以"方剂"作为分门别类依据的药学著作。如清代黄元御曾著《长沙药解》，以药名药性为纲，以某方用药为目，说明因病治疗。即以成方为基础，分述药物的纲目。清代沈金鳌所著《要药分剂》，也是以方剂为据，组合药物。这些都表明，清代的方剂学发展已经达到相当完善的水平。

此外还有明代张时彻辑《摄生众妙方》、施沛编《祖剂》，明末清初汪昂著《医方集解》，清代吴仪洛辑《成方切用》、徐大椿著《伤寒类方》等。

2. 药物炮制学的发展

值得一提的是明代缪希雍所著《炮制大法》。该书以简明文字论述了 400 余种药物的炮制方法，并述及药物产地、采药时节、药质鉴别、用于炮制的材料、药物炮制后的性质变化等。还简述药物配伍应用时的相须、相畏关系。《炮制大法》是自《雷公炮炙论》之后又一部在炮制学方面对后世影响较大的著作。

而《本草纲目》的编撰，是以《经史证类备急本草》为蓝本，对每种药材都详细研究了性味、产地、形态、采集方法、生药鉴定、炮制过程、药理研究、方剂配合等，更极大地促进了药物炮制学的发展。

另一部药物炮制著作《雷公炮制药性解》，李中梓编撰，着重论述药物的性味，对药物的炮制、功效及用法论述也较详尽。

3. 药物化学的发展

明代陈嘉谟所著《本草蒙筌》中卷四"五倍子"项下载有"百药煎"的制备方法。"百药煎"即化学药物没食子酸，是一种有机酸。在李时珍《本草纲目》中也有三种制备"百药煎"的方法。这比瑞典药学家舍勒（Karl Wilhelm Scheele）制备没食子酸的记载早了二百多年。

明清西方医药开始传入中国。早期传教士中，意大利传教士熊三拔于 1606 年来华，著有《泰西水法》一书，其中涉及消化排泄等生理知识、温泉疗法以及药露蒸馏法，为西药制造法传入中国的开始。此外，艾儒略 1613 年来华，著有《西方问答》一书，里面也载有制药露法。自此，西方医生用药露治病之法介绍于中国。药露有苏合油、丁香油、檀香油、桂花油、冰片油等。

三、医药教育

明代的最高医学机构为太医院，它除为皇室服务外，还兼管医学教育。太医院医生主要从各地世业医生中考选。明代注重医生的继续教育，充任医士、医生后，还要继续学习专科并参加考试。

清初在医学教育机构太医院内设教习所教育训练医生，分为内教习和外教习两种。内教习教授御药房的太监学习医书；外教习教授初进太医院教习所肄业生及医官子弟学习医学。此外，清代的医药教育中，尤其重视医德教育，在清代的医学著作中，几乎都要论述作为一名医生必须具有的道德修养，教育后人。

第二章　近代药学学科史概论
（1840—1949 年）

　　鸦片战争是我国药学发展史的一个重要转折点，同时它又揭开了我国西药史的序幕。中国近代药学学科的发展，是在半殖民地半封建社会的时代背景下，在帝国主义侵略中国和中国人民反侵略过程中不断发展的。药学学科的发展既有古代本草学和药物学研究的发展和延续；也有对西医药的不断认识、学习、理解和接受。

第一节　近代社会的政治、经济、文化背景

　　清朝末期，中国封建制度已进入衰落时期，清政府政治腐朽，经济、科技和文化落后，国力日渐衰弱，社会矛盾加深，人民生活困苦；同时由于清政府顽固推行闭关锁国的政策，使得明末以来西方先进的科学技术无法传入中国。而此时的欧洲，资本主义制度已经兴起，自然科学的发展和应用达到空前的规模。贫弱的中国成为西方列强瓜分的对象，他们通过各种方式对我国进行疯狂的侵略和掠夺。

　　1840 年，英国以中国人民禁烟为借口发动鸦片战争；1857 年，英法联军发动侵华战争。此后的中法战争、中日战争、八国联军侵华战争的失败以及其后签订的一系列不平等条约，使中国逐渐沦为半殖民地半封建社会，中国人民生活在水深火热之中。

　　在帝国主义侵略和民族危亡关头，一些有识之士和爱国人士，如严复、康有为、谭嗣同等主张变法维新，遭到了封建反动势力的阻挠和镇压。变法虽然以失败告终，但这些先进的思想和理念仍对后人产生了积极的影响。

　　鸦片战争以后，随着西方资本主义国家的入侵，大量工业商品涌入中国，冲垮了中国自给自足的自然经济。外国资本家在中国开办工厂，客观上促进了中国民族资产阶级的诞生，中国开始出现一批具有民族资本主义性质的近代企业。

　　19 世纪 60 年代，随着近代工业的建立和资本主义的发展，介绍和学习西方科学技术日益受到重视。到 19 世纪后半期，学习西方科学技术已经形成一种风气，中国近代科学技术开始萌芽，出现了中国近代第一批有成就的自然科学家和工程技术人员。其代表人士有李善兰、华蘅芳、徐寿、詹天佑、章鸿钊、竺可桢、李四光等，在物理学、数学、化学、铁路建设、地质勘探等方面取得突出成就。但总体而言，当时中国的科学技术水平已失去在世界的领先地位，远远落后于欧美发达国家。

随着资产阶级革命思想的迅速传播，资产阶级革命团体在各地纷纷建立。1905年，以孙中山为首的资产阶级革命政党中国同盟会成立；1911年，辛亥革命爆发；1912年在南京成立中华民国临时政府，结束了在中国延续两千多年的封建君主专制制度。

1921年，中国共产党成立。在中国共产党的领导下，广大人民经过28年的艰苦奋斗，先后经历了第一次国内革命战争、土地革命、抗日战争和解放战争，终于推翻了国民党政府，1949年10月1日中华人民共和国成立，揭开了中国历史的新纪元。

在医药学发展上，这一时期中医学发展缓慢甚至遭到致命的打击。由于国民党政府主张废除中医，出台了一系列不利于中医药传承和发展的政策法案，使得近代中医药学的发展遇到了巨大的阻力，几乎濒临消亡的境地。近百年间，中医药的成果较少，其主要包括：整理、收集、修订、考证古典医籍如《内经》《神农本草经》等；在中医临症各科取得一定新成就，但缺乏理论创新；药物学和方剂学有一定的新进展；提出了中西汇通的学术主张；近代中医药教育逐渐兴起等。

而此时西医药发展迅速，客观上为我国带来了新的医学科学知识，为我国人民的防病治病和医药卫生事业的发展发挥了巨大的作用。

第二节　中药学研究进展

一、传统药学的继承与发展

鸦片战争以后，国外医药学的传入与发展虽然日渐壮大，但从中国的整体范围而言，在保证国人的身体健康方面，传统的医药学仍然占据着主导的地位，并继续发挥着重要的作用。同时，在传统药学的继承与发展方面也取得一定的成就。

这一时期，在考据学的影响下，对于古本草著作的研究和整理取得一些成就。与此同时，人们对药物学更注重实际效用的研究以及药物真伪优劣的辨别，反映出这一时期药物学研究的特色。

（一）古本草著作的研究和整理

《神农本草经》是我国古代一部使用价值较高的本草专著，原书约在公元八到九世纪亡佚。南宋、明、清曾有多种辑本。在中国近代，辑佚、注释、研究《神农本草经》的著作约有20余种，代表人物有顾观光、仲学辂、蔡陆仙、阮其煜等。

顾观光，字尚之，清代晚期较著名的医家。为了较好的恢复《神农本草经》的原貌，顾观光以临证实用为出发点，对该书进行了认真的考订，于道光二十四年（1844年）编成《神农本草经》（重辑本）4卷。该书出现较晚，但颇有特色。书中收载药物365种，其中经顾氏考订的药物达94种，以药物性味、功效为多，并涉及药名、品类、文字考证等方面，如防风、续断、泽兰、胡麻、牛膝、翘根等。

仲学辂，字昂庭，清末医家。他对《神农本草经》《伤寒论》等著作有较为深入的研究。编纂《本草崇原集说》3卷，书稿尚未完成，仲氏不幸病故，后由他的弟子曹炳森、王绍庸、林良琦汇集参校，于宣统二年（1910年）刊行。书中收载药物291种（包括附药52种），是一部资料较为丰富的《神农本草经》节录集注本，虽对《神农本草经》阐发不多，但在整理、汇纂集注本方面做出了一定的贡献。

蔡陆仙，近代著名的中医和医药教育家。他潜心钻研医药数十年，在医学理论上的造诣颇为深厚。曾率领众弟子，选取《内经》以来古今医籍数百家，择其精要加以系统汇编，分为经、史、论说、药物、方剂、医案、针灸 7 部，名为《中国医药汇海》，成书于 1937 年，是近代中国一部较为出色的综合性医药著作。其中经部首列《神农本草经》，收载药物 297 种，系统汇集了历代医家对《神农本草经》的论注，阐发经意和医理。提出医家必须充分了解药理、生理、病理原因，在治疗用药中才不致失误，反映了蔡陆仙注意沟通中西医药学的学术倾向。

阮其煜，民国早期出色的西医师和医药教育家。受恽铁樵等汇通中西医学的影响，他提倡编写一部新的药物书籍，使一般西医能够了解中药的功效并正确地使用中药。于是，他与王一仁、董志仁合作，根据中医临证用药经验，选取《神农本草经》中 200 余种药物，并运用西医理论系统注释和阐发中药的性味、功效，于 1933 年 10 月编成《本草经新注》，1935 年刊行。书中收载药物 280 种，按照西医病理、药理对书中所记药物的性味、主治功效逐句注释和阐发，并说明用药剂量、禁忌和注意事项，便于临证应用。他坚持按照中药的特点来沟通中西医药，强调不能单纯依靠化学分析的方法来确定中药疗效，这种观点对当代中医药的发展仍有指导意义。

此外，研究、辑注《神农本草经》的著述尚有叶志诜的《神农本草经赞》（1850 年）、姜国伊的《神农本经》（1892 年）、孙子云的《神农本草经注论》（1929 年）、刘复的《神农古本草经》（1942 年）等，对研究和运用《神农本草经》都有一定的参考价值。

（二）药物效用的研究

近代，人们对药物学更注重实际效用的研究，以及药物真伪优劣的辨别，陆续出版了数十种著作，其中代表人物包括：

屠道和，清末医家，他广泛收集《本草经》《本草经集注》《新修本草》等名家本草著作 20 余种，辑其精要，校正纂抄，于 1863 年编成《本草汇纂》一书，共收载药物 560 种。书中对药物的性味、归经、主治功效、药性宜忌等分别做了较为详尽的阐述，可供临证选用，是一部切合实际的药物专书。

周岩，清末医家。他十分推崇《伤寒论》和《金匮要略》二书，根据自己的用药心得，他选取其中常用药物 128 种，结合书中的方义，并吸取历代本草的有关论述，对各药的性味、功效进行了较为详尽的阐释，于 1904 年编成《本草思辨录》4 卷，是近代研究药物功效较好的著作之一。

丁泽周，清末民初著名医家和医药教育家，于 1917 年年初编成《药性辑要》一书，收载药物 366 种。该书重点叙述各药的主要功效，对药物的配伍、真伪、优劣、宜忌等均有较为详尽的论述，是一部简明实用的药学教材。

丁福保，早年留学日本，兼通中西医药，曾翻译日文西医书籍百余种，向医学界介绍西医药知识，并吸取日本学者研究中药的方法和成就，编成《中药浅说》，于 1933 年 3 月出版。书中记载药物 136 种，按药物功效分为 10 类，并对 51 种中药据化验分析说明其成分，有助于人们对这些药物成分和功效的认识。

其他药物学的著作还有：文晟辑的《药性摘录》（1850 年）、张希白的《药性蒙求》（1856

年）、温敬修《实验药物学》（1935 年）、蒋玉伯的《中国药物学集成》（1925 年）、赵体乾的《中药新说译解》（约 1936 年）、周志林的《本草用法研究》（1941 年）等。

（三）药物鉴别与炮制法的研究

药物鉴别与炮制是古老而复杂的专科学问，它涉及中药学、植物学、药物化学等多方面知识。近代医药界很多有识之士致力实地考察药材和进行炮制研究，积累了许多宝贵的鉴药、制药经验。主要著作有：

有关中药鉴别研究的著作有郑肖岩 1901 年编撰的《伪药条辨》，对 110 种中药的形态、气味、色泽、产地等异同进行了较详细的辨析，鉴别药物的真伪优劣。此后，曹炳章在与其合作者共同考订药材的基础上，对《伪药条辨》逐条作了增补订正，于 1927 年编成《增订伪药条辨》一书，从药物产地、形态、气味、功效等加以分析和对比，鉴别药物的真伪、优劣和不同品种，是一部切合实用、水平较高的药物鉴别专著。另有陈仁山的《药物出产辨》（1931 年）、沈家征的《中国药物形态学》（1931 年）、汪雪轩的《鉴选国药常识》（1936 年）、周复生的《（增订）药业指南》（1942 年）等，都是鉴别药物的专著。

总而言之，近代药物鉴别的经验更加丰富，有关药物真伪品种、形态与功能的对比更为细致和全面，并在小范围内引用了彩绘、摄影和理化鉴定等新技术，弥补了宏观写生的不足。但从整体上看，近代鉴药工作仍处于传统经验观察阶段，使药物鉴定学的发展受到不少限制。

在中药制剂和炮制方面，吴尚先所撰《理瀹骈文》（1864 年）是一部以膏药为主的外治法专书，书中对膏药的药物配伍、熬制操作等均有较详细的记载。杨叔澄于 1938 年 7 月编写《制药学大纲》（又名《中国制药学》），分上、下编，共 18 章。上编包括制药学总论、制药通义、简要介绍古代药物炮制和发展概况，并列举炮制药物的注意事项；下编介绍各种生药炮制法，分为水制、火制、酒制、药制、自然制法 5 种，书后附古今制药器具。该书汇集了古今药物炮制法的经验，是一部药物炮制和制药的好教材，对近代制药学产生了深刻的影响。此外，还有尉稼谦的《国药科学制造法》（1949 年）等。

（四）药用植物、图鉴及其他

中草药种类繁多，分布地区又广，流传日久，则同名者很多。有一药而数名，或数药而一名，名称不定，来源不清，常有误用。因此，研究整理中药，必须要从鉴别植物的种别开始。

随着近代生药学、药理学等学科的发展，不少学者、药学家注重对药用植物、常用药物做实地考察汇集，并对药物科属、形态、成分等进行较深入的研究，拓宽了药物学的研究领域，其中成绩较突出的包括：

吴其濬，曾任清政府兵部侍郎及湖南、湖北、云南、贵州、福建、山西等省巡抚。他参考古代本草及有关文献 800 余种，用 6 年时间编撰完成《植物名实图考》（1848 年）。该书共38 卷，收集植物 1714 种，主要论述植物的形色、性味、产地、功用等，并附插图。他著录每种植物均经本人亲自观察、考证，修正了过去本草书中的许多错误，植物图也较为精确，有的可据以鉴定植物的科和目。该书是一部科学价值比较高的药用植物志，在药用植物学史上的地位，早已为古今中外学者所公认。吴其濬还编有《植物名实图考长编》22 卷，收植物 838种，系辑录古代植物文献编成。

赵燏黄，1907 年留学日本，东京帝国大学药学科毕业，1911 年回国。他从事中药研究甚有成就，在国内外享誉盛名，被誉为我国近代生药学的奠基人。编有《中国新本草图志》

（1931—1932 年）、《现代本草——生药学》（1934 年）、《祁州药志》（1936 年）等。

裴鉴，1925 年清华学堂预科毕业，同年赴美国斯坦福大学留学，1931 年获博士学位。主要从事植物分类研究，有较深造诣。著有《中国药用植物志》（第一册，1939 年），该书以后陆续出版，1958 年出至第六册。他还著有《中国植物志》（马鞭草科、薯蓣科等），是我国近代著名植物分类学家和药用植物学家。

此外，还有杨华亭编《药物图考》（1935 年）、经利彬等著《滇南本草图谱》（第一集，1945 年）等，反映出近代对药物形态、功效等研究的深入。

中药栽培及资源调查方面也进行过一些研究，但著作少见，报道的论文有：周梦白、於达准的《蓖麻子试种之研究》（1935 年）、陈新谦的《贵州安顺附近药材的调查》（1942 年）、刘式乔的《黄常山六种田间试验初步报告摘要》（1947 年）、於达准的《常山之生药与栽培法》（1947 年）等。

（五）方剂学的研究

中国近代，随着医学理论研究和临床各科医学的进展，方剂学也取得一定成就，集中表现在对方剂学理论的探讨、方书的整理编辑以及单、秘、验方的收集汇编等方面，其中有代表性的方论专著有：

费伯雄，近代著名医学家，于 1865 年编成《医方论》4 卷。该书选取汪昂所著《医方集解》中 355 方，逐方加以评论叙述，反映出他在方剂学理论研究方面的见解和成就，颇有学术价值，是近代一部较著名的方论。

蒋文芳，近代较著名的医家和医学教育家。《时方论》是其编著的医药讲义之一。该书以阐明方理为主要内容，所列 87 方（例案），方论紧密结合，书末系统介绍医案 17 例，论述简明透彻。此书不仅是一部简明实用的教本，也是当时较好的方论著述。

吴克潜，近代较著名的中医和医学教育家。他精通中医药，潜心著述，收集古代至清代方书 170 余部进行系统的整理汇编，于 1936 年编成《古今医方集成》。全书汇集医方一万余首，每方之下分主治、功效、药物及用量、炮制、服法等项，其中有许多方名相同，药物和功效互异的方剂，便于查阅和区别使用，反映出编者严谨的治学态度。

蔡陆仙，近代著名中医和教育家。他取《内经》以来古今医籍数百家，择其精要汇编为《中国医药汇海》（1937 年），其中方剂部收载历代有关方理的论述，附有内、外、妇、儿、五官各科方剂 470 余首，对方剂理论、常用方剂及其组织原理、施用规法等多方面，进行较详尽的论述，是近代整理总结方剂学成就最突出的著作。

其他比较重要的方剂著作还有唐宗海的《六经方证中西通解》（早期为手稿，1983 年刊行）、文晟编辑的《医方十种汇编》（成书约 19 世纪中叶）、曹绳彦的《古今名医万方类编》（1920 年）和徐士銮的《医方丛话》（1886 年）等。

这一时期，单方、秘方、验方的收集汇编也取得较突出的成就。据不完全统计，先后编纂刊印的各种方书约达 300 多种，其中有一些是流传较广和具有特色的著述，如鲍相璈的《验方新编》（1846 年）、龚自璋等的《医方易简新编》（1851 年）、李克蕙等的《验方辑要》（1936 年）、丁福保的《中西医方汇通》（1910 年）、王世雄的《潜斋简效方》（1853 年）和《四科简效方》（1854 年）等。

二、运用西方科学技术开展中药研究

国外科学家研究中药及其他天然药物则已有一二百年的历史。在 18 世纪末，传入日本的中药已开始成为荷兰植物分类学家的研究对象，故至今一些中药的植物学名中仍遗留着通贝里（Thunberg）、西博尔德（Siebold）等学者的名字。1803 年，德国药师泽尔蒂纳（Sertürner）自阿片中提炼出吗啡，以后其他生物碱如士的宁、依米丁、烟碱、奎宁、阿托品、可待因、可卡因、筒箭毒碱、毛果芸香碱等相继发现。鸦片战争以后，我国海禁开放，各国传教士与学者来华者渐多。他们采集中药和药用植物标本，或者就地研究，或者送回本国请专家鉴定。至 19 世纪后期，对中药及其他天然药物进行成分分析及药理研究者逐渐增多，最初是欧洲学者，后来是日本学者。同时，散在我国内地的欧美教会医生，往往就地取材，以中药代替西药试用于临床，其研究结果偶尔在早年医学杂志中有片段的报道。

自 19 世纪末至 20 世纪初，国外学者从事中药及其他天然药物研究者更见增多，例如：扬斯（E.Jahns）、长井长义、朝比奈泰彦、费歇尔（E.Fischer）、近藤平三郎、中尾万三等从事中药及天然药物的化学研究；猪子吉人、酒井和太郎、久保田晴光、施密特（C.F.Schmidt）、伊博恩（B.E.Read）等从事中药的药理学研究；藤田直市、木村康一开展生药学研究等。经他们研究过的中药及其他天然药物有高良姜、槟榔、百部、商陆、麻黄、苍术、人参、龙胆、芍药、防己、钩藤、蟾酥、丹参、芫花、全蝎、益母草、川芎、木通、车前、甘草、大黄等。

我国学者应用西方科学技术研究中药主要开始于 20 世纪初叶。早期从事中药科学研究的，主要是一些自欧美或日本留学回国的留学生，如陈克恢、赵承嘏、赵燏黄、经利彬、朱恒璧、刘绍光、庄长恭、黄鸣龙、曾广方等。研究内容，先是中药化学，其后是药理学、生药学及临床研究，与当时国外研究情况基本相似。

从 20 世纪初至中华人民共和国成立前约 40 年间，我国学者共研究中药百余种，其中研究比较深入、系统或获得较多成绩的，有麻黄、当归、延胡索、防己、贝母、三七、芫花、蟾酥、使君子、常山、鸦胆子等 10 余种。此外对羊角拗和黄花夹竹桃的研究也取得一定的成就。这 40 余年间，就其研究历程来看，大致可分为三个时期：初始期（1909—1927 年）、继长期（1927—1937 年）和艰难挣扎期（1937—1949 年）。

（一）初始期（1909—1927 年）

20 世纪初，国人从事中药研究者还不多，研究水平亦较一般，多系单纯中药化学方面的研究。一些留学日本的药科学生曾对中药加以研究，其中发表科研论文最早者当推王焕文。他是中华药学会（中国药学会的前身）的创始人和组织者，曾任该会首任会长。他于 1909 年在日本《药学杂志》327 号上发表《关于茯苓的成分》一文，分析我国四川产茯苓含有与淀粉类似的糖。

1909—1912 年，赵燏黄曾在日本东京举行的中华药学会一次学术会议上宣读《川厚朴挥发油的结晶成分研究》《胡麻油之分析化学》等论文，不过未见发表。1917 年，於达望在日本《药学杂志》420 号上发表《中药使君子的研究》，报告毛使君子的一般分析结果及醚、醇提取的成分。1918 年，《中华医学杂志》4 卷 3 期刊载俞凤宾的论文《中药红升丹之制法、功用及其化学成分》，报告红升丹的制备方法及成分分析结果。

进入 20 世纪 20 年代以后，国内学者开始进行中药药理方面的研究。北京协和医学院经过整顿，充实设备，延聘师资，在设备及人力方面都具备了研究中药的条件。该院药理科教学及研究人员中，有英美学者施密特（C.F.Schmidt）、伊博恩（B.E.Read）以及自美留学归国的陈克恢。1923 年陈克恢与施密特、伊博恩等着手研究中药当归和麻黄。次年，他们三人联名发表论文，报道用国产当归粗制浸膏作动物试验的结果，证明对子宫、小肠、动脉血管等平滑肌有兴奋作用。经分析，当归中含有大量糖，并有一种中性物质，后者有兴奋平滑肌的作用。这一研究工作虽在药理方面做得比较深入，但由于化学工作做得不够，论文发表后并未引起国际学术界的重视。

1924 年，陈克恢与施密特联名发表关于麻黄研究的文章。文中指出，麻黄的有效成分麻黄碱的生理作用与肾上腺素类似而较持久，其效能完全与交感神经兴奋剂相同。该论文在美国达拉斯医学会年会上宣读以后，立刻引起轰动。至此麻黄素一跃而成为国际瞩目的一个拟交感神经新药。1930 年，陈克恢与施密特合著《麻黄素及有关化合物》一书在美国出版，为国际上公认的权威著作。同年，麻黄素被收载入《中华药典》；以后相继为日本、美国、英国、苏联等国的药典所收载，并和其他交感神经兴奋药一起在教科书中出现。

除麻黄、当归、茯苓、红升丹等外，这一时期经过国内学者研究的中药尚有草乌、莽草、五倍子、闹羊花、昆布及海藻等。

草乌：朱恒璧从长沙药肆购得的乌头（草乌）中提出乌头碱，并进行药理实验，其论文发表于 1926 年出版的《中国生理学杂志》1 卷 1 期。

莽草及闹羊花：赵承嘏曾从莽草果实中提得莽草毒，试验其急性毒性。赵氏又发现闹羊花所含毒素为两种中性物质，其一与木毒的性质很相似。此两项研究结果均于 1927 年在《中国生理学杂志》1 卷 2 期上发表。

五倍子、昆布与海藻：其工作均属于一般化学分析。

（二）继长期（1927—1937 年）

本时期包括南京国民党政府成立至抗日战争全面爆发这一段时间。国民党政府执政后，成立了几个药物研究机构，主要从事中药的药理、生理、生药、化学成分分析和制药工艺研究。经过科研人员的努力，研究工作取得一定成绩。

1. 研究机构

研究院：当时全国有两个研究院，一个是中央研究院，设在上海；一个是北平研究院，设在北京。两院南北对峙，分别由蔡元培、李石曾主持。

中央研究院的有机化学组与生物化学组曾对一些中药如紫苏、独活、柴胡、前胡、淫羊藿、桔梗、防己、益母草等作过化学成分的研究，研究人员有纪育沣、许植方、杨树勋等。赵燏黄曾先后在中央研究院和北平研究院工作，对甘草、黄芪及祁州药材进行过生药学研究。

北平研究院之下设有生理学研究所和药物研究所，都从事中药的研究。生理学研究所由经利彬主持，他与石乐皋、李登榜等人曾研究防己、党参、川芎、柴胡、半夏等活性成分和生理、药理作用，其研究结果多在该所出版的中西文报告会刊上发表。药物研究所由赵承嘏负责，工作内容包括研究与制造两部分。研究部从中药除虫菊、细辛、麻黄、木防己、钩吻等中提取出活性成分，研究结果大多发表在《中国生理杂志》上。制造部主要生产少量的麻黄素、大风子油等，供国内一些医院试用。

中央卫生实验处：原隶属全国经济委员会，1938 年改隶卫生署。其下设 9 个系，其中之一为化学药物系。该系之下又分药物研究、化学实验、药品试制三个室。这些研究室进行一些中药如贝母、防己、远志、益母草、黄芩的研究；同时试制一些化学药品等。

其他研究机构：如英国人办的上海雷士德研究所、日本人办的上海自然科学研究所以及上海医学院、山东大学化学系等。这些机构也从事中药研究，有时亦有相关的论文发表。

2. 研究内容

本时期研究的中药，主要有防己、贝母、延胡索、蟾蜍、黄花夹竹桃、三七、芫花等。其次还有针对川芎、山茱萸、车前、瓦松、牛膝、玄参、玄精石、半夏、石斛、地龙、地黄、当归、紫苏、吴茱萸、皂荚、何首乌、陈皮、兰草、泽泻、炉甘石、昆布、知母、细辛、前胡、鸢尾、柴胡、香附、秋石、威灵仙、钩吻、益母草、浮萍、桑叶、槲寄生、党参、射干、狼毒、淫羊藿、黄芩、黄芪、黄连、蛇床子、寒水石、辣椒、雷公藤、槟榔、槐角、酸枣仁、熊掌、闹羊花、醉鱼草、藏红花等50余种中药的研究结果提出了报告。参加这些研究工作的，在化学方面有赵承嘏、朱任宏、许植方、庄长恭、汤腾汉、赵幼祥、陈克恢、曾广方、李兴隆、黄鸣龙、纪育沣、薛愚、吴荣熙、李士毅、雷兴翰等；在药理方面有陈克恢、凌淑浩、经利彬、刘绍光、张耀德、张发初、马闻天、倪章琪、侯祥川、徐佐夏、朱恒璧、张昌绍等。

（三）艰难挣扎期（1937—1949年）

1937年抗日战争全面爆发后，我国处于战争艰苦阶段，研究条件很差。1941年以后，处境更为艰难，原来留在上海、北平等地勉强从事研究工作的科研人员，由于经费来源断绝，只好停下手中的工作，中药研究陷于停顿。当时抗战后方能从事中药研究工作的仅有昆明、重庆、成都等处。昆明有刘绍光领导的中央卫生实验处药物研究室（原属卫生署，以后改隶教育部，名称为"中央药物研究所"），曾进行过数年的中草药研究。重庆主要有两个中药研究机构，一个是中央卫生实验处药理室，由于经费少、设备缺、工作条件艰苦，依靠科研人员的努力，才做出一些成绩；另一个是中央政治学校校医室，因为人员和经费比较充足而发展较快，不久即由一个校医室扩建为研究所。成都、安顺（贵州）等地靠几个药学系（科）的教师零星地搞了一些中药研究，他们研究热情虽高，但由于设备简陋、文献资料短缺，使其研究水平及深度均受到不利影响。不过那时由于西药来源断绝，迫切需要在中草药中寻求新的药源，特别是由于西南各省疟痢流行，抗疟抗痢药物的研究尤其受到重视，因此常山、鸦胆子等抗疟抗阿米巴痢疾中药遂成为当时研究的重点。1945年抗日战争胜利后，各研究机构均忙于复员，多数研究工作陷于停顿，1947年以后才逐渐恢复正常。但又因国民党发动大规模内战，通货恶性膨胀，研究经费短缺，中药研究实际上又陷于停顿。直到1949年以后，情况才有了彻底改变。

本期研究的中药计有50余种，其中主要有常山、鸦胆子、使君子、羊角拗、大戟、大蒜、土茯苓、三七、万年青、木鳖子、云实、五加皮、五灵脂、开喉箭、见血封喉、丹参、银杏、冬虫夏草、仙鹤草、冰片、地椒、百部、夹竹桃、防风、延胡索、杏仁、远志、花椒、皂荚、松香、胖大海、蚕沙（旧称为"蚕砂"）、旋复花、黄精、朱砂莲、雪上一枝蒿、山萆薢、曼陀罗、啤酒花、葶苈子、番木鳖、榧子、槟榔、槐米、熊胆等。

20世纪初至1949年中华人民共和国成立这段时间，基本上是在北洋军阀和国民党统治之下，当时政府腐败，战祸频繁，经费短绌，科研条件极差，中药研究工作经常处于困难重重之中，因此缺少有影响力和创造性的科研成果。可喜的是，由于科研人员坚持不懈的努力，还是取得了一定的成绩，为中华人民共和国成立后中药研究的开展奠定了初步的基础。

三、中医药遭受歧视、摧残的厄运与中医药界的反抗斗争

中医药学是我国各族人民数千年来同疾病作斗争而积累起来的宝贵遗产，是一个伟大的宝库。不仅对中华民族的生存繁衍做出了巨大的贡献，也是对世界医药科学的补充和完善，对世界医药学的发展也起到了积极的促进作用。但是，不幸的是，在中国近代，传统中医药学却遭受了极大的歧视、摧残与破坏，使其濒于被消灭的境地，严重影响了中医药的传承与发展。这一阶段，歧视、废除中医药思潮与中医药界的反抗斗争一直在延续。虽然经过中医药界的多次奋起抗争，使国民党政府"废止中医药"的举措未能得逞，但直至中华人民共和国成立前夕，中医药始终没有得到国民党政府的重视和真正的发展。

（一）帝国主义对中药的掠夺与摧残

鸦片战争以后，伴随着欧美传教士的活动，西方医药大量传入我国，加上帝国主义对中药资源的疯狂掠夺，直接打乱了中药的正常产销秩序，使中药市场遭到排挤和破坏，对中医药科学的发展起到了严重的摧残和破坏作用，也极大地扼制了中药产业的发展。

八国联军进入北京时，首先使老字号"同仁堂"药厂遭受严重破坏，长久不能恢复正常生产。在帝国主义的长期掠夺下，中药生产遭受空前浩劫。1887 年英帝国主义在华的传教士华因和斐贝尔博士，到峨眉山 14 天内带走药物 70 多种；美国也于 1903 年派专员威尔逊来华进行中药调查。1929 年东北人参年产 150 万斤（1 斤 = 0.5 千克，下同），到 1938 年降到 100 万斤。1944 年东北药材仅运出 610 万斤，是 1931 年"九一八"事变以前的 35%，而且大部分被掠夺至日本，国内市场上东北药材奇缺，尤其是人参、鹿茸，几乎全被日本掠夺殆尽。1937 年 8 月 13 日，日军进攻上海，约有百家中药店变为废墟，3 万件药材被抢劫烧毁，大批药店被迫关门或搬迁。享有"天下第一"药市之称的安国，在日本帝国主义的盘踞摧残下，由 2000 多户药店减少至 30 户，从业人员仅剩下百余人，整个药业濒临灭绝。

另外，帝国主义还利用中国廉价的原料和劳动力，将中药加工提炼，高价售予中国。将中国稀有、贵重和疗效好的中药移植本国，用本国劣等药材换取我国的优质药材。如日本曾把本国产的劣等黄连、当归售予我国而换取中国的优质黄连和当归。

帝国主义的残暴侵略和恣意掠夺，激起了各地人民的强烈反抗，中医药从业人员也纷纷参加抗击帝国主义的斗争。如 1938 年日本占领安国后，安国的药业人员行动起来，冲破日伪政权的严密控制和封锁，在艰苦的战争环境中，积极为抗日军民提供药品，为夺取抗日战争的胜利做出了积极的贡献。

（二）北洋政府歧视、排斥中医药

在北洋军阀统治时期，歧视、排斥中医药活动已经揭开帷幕。1912 年，北洋政府颁布的《医学教育规程》中，根本没有把中医药的内容列入，因而引起全国各地中医药界的反对。1914 年，北京中医派代表向北洋政府教育部申请准予北京中医学会注册，教育总长汪大燮等以"吾国医术毫无科学根据"为理由，决定禁止中医开业和废除中草药，并把中医排斥于医学课程之外，遭到中医药界的强烈抗议。各地中医亦组织"医药救亡请愿团"，派出代表到国务院和各部，请求保存中医中药，当时政府采取敷衍手段，终不了了之。1925 年 11 月，全国教育联合会提交决议《请教育部明定中医课程并列入学校规程案》，但是教育部对此并不重

视，在拖延几个月后，又以提案"不合教育原理，未便照办"而再次拒绝。

（三）国民党政府"废止中医案"

1927 年 4 月，蒋介石发动反革命政变，在南京另立"国民政府"，次年 11 月成立卫生部。在国民党政府统治期间，歧视、摧残中医药的活动达到高潮，逐步形成了一套消灭中医的反动政策，其中影响最大的是余云岫等关于废止中医的提案。

其实早在北洋政府时期，余云岫就已从多方面向中医药学发动攻击，提出了"国药实效，应该研究，旧医谬说，应该打倒"的主张。即所谓的"废医存药论"，其实质仍是"废除中医药"。因为如果中药离开了祖国医学理论和中医临床经验，只不过是把中药变成提炼西药的原材料而已，就不再是真正意义上的中药。中药只有在中医理论体系指导下，按中药的性味互相配伍灵活运用，才能发挥疗效，中医、中药自古以来就是密不可分的。

1929 年 2 月，国民党政府召开第一届中央卫生委员会议。余云岫等在会议上公然提出："废止旧医以扫除医事卫生之障碍案"（简称"废止中医案"）。他们把中医称为"旧医"，西医称为"新医"，公然规定对中医实行限期登记，无证中医不得开业；禁止办中医学校；禁止登报介绍中医等。

这个荒谬的提案一经公布，立刻激起了全国人民的强烈反对。各地中医药界人士组织召开了全国医药团体联合会大会，会议决定由 15 个省市 242 个团体组织联合赴京请愿团，向南京政府提出抗议并请求取消该项提案。在此期间，上海市中医药从业人员罢工半日以示抗议。

在全国中医药界坚决反对和社会舆论的强大压力之下，国民党政府表面上虽然未核准废止中医提案，但在较短时间内，却利用行政手段由所属机构加以推行。1929 年 4 月，教育部发布命令，将中医学校一律改为"中医传习所"，不准立案。不久，卫生部又以"中医习惯，向只诊脉开方"为借口，下令将中医医院改称医室（或医馆、医社），禁止中医参用西药及器械，并通过药商管理规则对中药经营加以种种限制。由此可见，国民党政府丝毫未改变摧残、消灭中医药的既定方针。1930 年，公布《中央国医馆组织条例》，中医改名为国医；1931 年于南京设中央国医馆，各省市和海外设分馆，各县设支馆，但对中医药依旧未给予应有的重视与扶持，而是任其自生自灭。直至 1936 年，在冯玉祥、石瑛等爱国将领的倡导下，国民党政府明令公布《中医条例》，才给予中医药合法地位。但该条例并未发生实际效力。

这一时期，国民党政府歧视、限制和废除中医、中药的种种措施，虽然在全国人民和中医药界的强烈抗争下，未能达到其消灭中医药的目的，但却使中医药科学研究和教育事业发展遭受严重损害。总之，这一阶段歧视、消灭中医与中医药界的反抗斗争一直在延续，中医药学始终没有得到真正地发展。

第三节 西方医药的传入和发展

一、鸦片战争前国外医药的传入

自汉代以后，直到清朝中叶、鸦片战争以前，历代都有由国外传入我国的药物和医药知识。药物主要是一些天然品如犀角、阿魏、乳香、没药等，其中大多数已为中医所应用，成为中药的一部分。

明代后期（16世纪），欧洲科学和文化开始复兴，一批天主教徒来我国传教。这些传教士大都通晓一些医药知识，并在传教过程中运用这些医药知识为中国民众诊病施药。其中传教士熊三拔所著的《泰西水法》一书，涉及消化排泄等生理知识、温泉疗法以及药露蒸馏法，这可能是最早传入我国的西药制作法。此外，艾儒略于1613年来华，著有《西方问答》一书，里面也载有制药露法。

清朝康熙三十二年（1693年），皇帝康熙患疟疾，遍求中医无效，法国传教士洪若翰、刘应用西药金鸡纳治愈康熙疟疾。清代赵学敏所撰《本草纲目拾遗》中也曾收载"金鸡勒"（即金鸡纳）一药；此外，还记载了西方各种药露以及日精油、松香油、玉桂油、洋虫、鼻冲水（氨水）、强水（硝酸）等。

上述历代传入的国外医药知识，包括明末清初传入的西方近代医药学，并没能在我国站住脚。国人开始时对西医药并不信任，如早期的《申报》曾记载"彼时海禁初开，国人之视西药竟有甚于鸩毒者，相戒勿服"，以为外国药"其名既异，其性复杂，且研末炼水，更无从而知其形，故国人……不敢服，诚恐服了有误而无术以救之"。可见，最初西医药对我国传统医药学的发展没有产生过什么显著影响。究其原因，一是传入的西医药学理论同我国固有的中医药学理论完全不相符，国人难以理解并接受；二是当时西方医药学在临床上的实际效果，普遍说来并不比中医药学更优越，人们更习惯用中医药治疗疾病。因此，在西医药传入中国的初期，一些因疗效不明显而逐渐销声匿迹，少数被祖国医学所融合吸收，变成中医药的一部分。

二、鸦片战争以后西方医药的大量传入和广泛传播

到了19世纪以后，西方国家科技有了很大进步，医学也取得较快的发展，特别是眼科、外科、妇产科等手术疗法的发展，使一些疑难重症能得到有效的治疗。鸦片战争以后，资本主义国家为了其政治上、经济上的利益，对于向我国输入西方医药大加鼓励。他们凭借特权在我国各地开设教堂、医院和西医药学校，积极传播西医药知识，改变了以前外国传教医士只能在澳门、广州等少数地区活动的局面。同时，积极吸收留学生去日本、欧洲求学，代表人物有黄宽、金韵梅、伍连德、颜福庆、余风宾等。留学生们学习西方的医药知识，其中不少人归国后，成为我国医药界的骨干力量，促进了西方医药在我国的快速发展和传播。

我国西医药的教育最初是招收学徒加以培训的方式。如伯驾于1835年在广州开设眼科医馆，与船医裨治文（Elijah Coleman Bridgman）合作，训练中国学徒为助手。1843年，英国医士合信（Benjamin Hobson）在香港医院招收中国学生加以训练，并将英文医学书籍译为中文，以供培训之用。以后，各地教会医院大多仿照办理，此种招收学徒的办法后来逐渐发展成为开办医药学校的方式。据初步统计，1900—1915年，外国教会共建立医学院校23所，护士学校、药科学校、助产学校36所。其中较著名的有夏葛女子医学校（1902年，广州）、北京协和医学校（1906年，北京）、华西协和大学医学院（1910年，成都）、湘雅医学院（1914年，长沙）、齐鲁大学医学院（1917年，济南）等。上述医药教育机构的设立，对于促进西医药知识在中国的传播，培养国内西医药人才都起到了重要的作用。

随着西方医药的传入和医院、医药学校的设立，参考书和教材的需要日益迫切。1862年以后，清政府陆续设立了翻译西方医药书籍的机构，如京师同文馆、广方言馆、江南制造局

翻译馆（设于上海）等，编译出版了一些西方科技书籍，其中有少数医药书籍。此外，一些传教医士在进行医疗工作或教授中国学生期间，因为工作需要，也着手编译了一些医药书籍。在编译的药学书籍中，主要有嘉约翰与孙庆高合译的《西药略释》、傅兰雅与赵元益合译的《西药大成》、德贞译的《英国官药方》、洪士提反（S.A.Hunter）译的《万国药方》、丁福保译的《新万国药方》、于光元译的《艾古二氏实验药理学》、朱任宏译的《药物定量分析》等。

介绍西方医药学的医药期刊在19世纪80年代已开始出现，但以药学为内容的药学期刊则始于20世纪初叶中华药学会（中国药学会的前身）创立时期。20世纪20年代以后，相继有《药报》《医药学》《中华药学杂志》等创刊。这些医药学书刊的编译与出版，对推动近代西方医药学在我国的传播起了巨大的作用。正是通过这些药学书刊，培养了我国早期一代甚至两代的药学工作者。

三、近代西药学科研究进展

我国近代西药学科研究始于20世纪初，因为当时制药工业不发达，药品生产基本是仿制或制剂加工，所以主要为中药的化学和药理研究。由于化学工业基础差，制药原料稀缺，医药工业落后，因此药物合成的研究不多。化学药品多系进口货，很少进行分析检验，药品检验的研究工作也较少开展。当时，药理研究的力量小，又集中于中药研究上，对化学药的药理研究做得很少。药剂学的研究也未正常开展，研究成果发表的不多。

可喜的是，在当时战争艰苦年代，老一辈药学家仍然排除万难，在西药的药物合成、药品检验、药理学、药剂学等方面进行了一些开拓性工作，无论是在机构、人员、研究手段等方面均奠定了初步的基础，为我国现代药学学科的形成及进一步发展创造了条件。其主要包括：

中央研究院有机化学研究组和生物化学研究组曾进行维生素D、雄性素、雌酮、六零六、九一四等的合成研究。抗战期间汤腾汉在成都华西协和大学创办了药物研究室，主持了磺胺类药物的合成以及四川省天然药物的研究。20世纪40年代后期，上海的信谊、生化、新亚、五洲等药厂的试验室，曾开展磺胺类药物、对氨水杨酸钠、胰岛素等的研究。1947年，汤飞凡、童村等在北平中央防疫处进行了青霉素发酵研究。

从学术会议及期刊上发表的论文看，在药物合成方面，主要有：黄鸣龙的《女性激素人工合成之研究》（1940年）、贾同豫的《非那西丁之新合成法》（1947年）、于润海的《磺胺胍之合成》（1947年）、雷兴翰等的《Dragendoff方法改良之刍议》（1947年）、宋鸿锵的《几种磺酰胺剂钠盐之制法》（1948年）、《琥珀酸磺酰胺噻唑制法之商榷》（1948年）、《辟瘟脑酰磺胺噻唑合成法之比较》（1948年）、《水溶性磺酰胺之简易制法》（1948年）、《Promin与Diazone之合成》（1948年）等。

在药品及食品分析检验方面，最突出的成就是编制出版《中华药典》。1930年2月，卫生署在召开的第二次年会上，决定出版我国近代第一部药典——《中华药典》，由著名药学家孟目的主编。该药典正文763页，共收载药物708种，附录收载有试药试液、规定液、一般试验方法等，这是近代西药学科发展取得的一项重要成就。此外，发表的相关论文包括：孟目的《尿中微量吗啡检查法之研究》（1935年）、沈仲谋《尿中检验海洛因之研究》（1936年）、《市售卷烟中籺碱之定量》（1936年）、林公际《浙产豆类之研究》（1936年）、惠云身等《血液与小便中吗啡之新检验法》（1940年）、马德《上海市售鱼肝油之性质》（1940年）、於达望等

《新消梅素（即新阿斯凡纳明）之鉴定》（1940年）、黄鸣驹《生物性液体中吗啡海洛因及其衍生物之微量化学鉴识法》（1947年）、赵尔宏《磺酰胺类药物之迅速简便鉴别法》（1947年）、伍裕万等《上海春季蔬菜水果所含维生素C之含量》（1947年）、《上海牛乳一般之分析》（1947年）、汪与准《黄酒及高粱酒主成分之报告》（1907年）等。

化学药的药理研究论文，如：张毅等《两种新局部麻醉剂之药理作用》（1940年）、《新苯对小鼠之毒性作用》（1940年）、顾汉颐和张毅《磺酰胺、磺胺砒啶及磺胺噻唑对伤寒杆菌作用之比较》（1940年）、《双对氨双苯砜葡萄糖化合物之毒性及其治疗试验性肺炎传染与临床疟疾之功效》（1940年）、杨树勋《特种化学治疗之研究》（1935年）等。

制剂研究的论文如：陈思义等《洋橄榄油之代用品》（1936年）、《碘化低铁糖浆之贮藏法》（1936年）、沈济川《纯洁蒸馏水之制造》（1940年）等。

四、西药工业发展与科学技术应用

清末洋务运动（1862—1895年）期间，我国虽然已经开始建立民用工业如纺织厂、缫丝厂、面粉厂、火柴厂、制革厂等，但当时还没有制药厂的兴建。

19世纪50年代，上海有了外商经营的西药房。当时的西药房除经营进口的西药外，还从事初步的药品制造。例如，外商经营的老德记药房、科发药房和民族资本办的中西药房、中法药房等，都制造一些小成药。有的药房附设制药部门，以后由于营业发展的需要，又从药房分离成立制药厂，如五洲药房的制药部门分出去成立五洲固本皂药厂、中法药房分出去成立中法药厂等。上海第一家民族资本药厂——龙虎公司，于宣统三年（1911年）由中法药房经理黄楚九创设，初期也是依附于药房。其他地区的制药业也是最初由外商药房生产西药制剂开始，华商药房亦仿效制销成药，以后陆续开设了一些专门生产成药制剂的药厂，而生产原料药的药厂直至中华人民共和国成立前仍非常少。

上海、广州是我国近代医药工业的发祥地，药厂最先在这两个城市开办，以后才逐渐扩展至其他城市。根据文献记载，我国正式以药厂命名的西药企业，最早是1900年英国人施德之在上海开设的施德之药厂。1902年，梁培基在广州兴建梁培基药厂。此外，1909年，德国科发药房在上海购地建厂，取名科发药厂，为当时上海规模最大的药厂，生产十滴水、沃古眼药水和白松糖浆等，畅销于国内各省市及东南亚一带。此外还有五洲固本皂药厂，内设制皂、制药二部，设备比较完善；制销维他赐保命的德商信宜药厂；专制本牌成药"百龄机"的九福公司；专门生产针剂的海普药厂；专制成药的中法药厂；既制针剂又制成药以及化妆品的新亚药厂以及唐拾义父子药厂、大和制药社、华兴昌制药社等。其中，五洲、中法、海普、新亚、信宜等药厂发展成为制药工业的骨干。

西方先进的科学技术和制药工艺开始应用于制药企业，生产设备大多由手工操作发展为半机械化和机械化生产。但由于中华人民共和国成立前机械工业落后，这些厂的机械设备大多是从不同国家进口并拼凑起来的，如：五洲药厂的甘油蒸发装置是从德国进口的，旋转式压片机是美国产品，过滤机是瑞典产品；中法药厂的乳化机是德国进口的，胶囊机是从美国进口的。这种情况一直延续到中华人民共和国成立前，几十年基本上没有多少改变。中华人民共和国成立前部分药厂还能自制某些有机合成药物，如新亚药厂的消梅素、五洲药厂的安痢生等。

到中华人民共和国成立前夕，制药厂家主要集中于上海、天津、北京、广州等地，而以上海最为集中。据1950年出版的《新药业行名录》(上海中亚广告公司，1950年)记载，全国共有269家药厂，上海就有171家，占63.56%；天津有31家；北京有31家；广州有18家；其他各省市的药厂数量则很少。

当时制药业的生产规模也是以上海最为宏大，技术力量以上海最为雄厚。因此，上海是旧中国制药工业发展的重要基地和突出贡献者，上海所产药品约占全国药品产量的80%以上。

中华人民共和国成立前，我国西药工业主要是生产制剂，但大多数原料药（如次硝酸铋、酚酞、次亚磷酸钠、乙酰水杨酸等）甚至淀粉等辅料，90%以上依靠国外进口。国内能生产并能满足供应的原料药仅有葡萄糖、酵母、淀粉酶、咖啡因、樟脑等。此外，还有麻黄素、磺胺噻唑、烟酰胺、砷制剂、脏器制剂、血清疫苗等40余种原料药也能生产，但产量不多，不能满足供应。

五、中西药房的开设

清道光二十三年（1843年）上海对外开放，西方药品和医疗器械开始传入，在英、美、法等国圈划的租界内最先开始销售。1843年，英商怡和洋行开始兼营西药；道光三十年（1850年），英商开设的大英医院（药房），是首家专营西药的药店。

随着中药业的发展，各地中药店、药材行纷纷在上海开分店。如：从苏州迁来的雷允上诵芬堂药号；从宁波迁来的冯存仁堂药号；从汉口迁来的蔡同德堂药；广东人开设的鹿芝馆中药店和郑福兰堂分店。但开放初期中国人没有经营西药的业务。到光绪十三年（1887年），上海开始出现个人或个别店铺代销西药。

光绪十四年（1888年），顾松泉创设上海第一家民族资本药房中西大药房，经销外国药品。此后，一批民族资本药房陆续开设，著名的有中法药房等。宣统三年（1911年），仅在上海，民族资本药房先后开设29家，颇有名气的有：五洲药房、华美药房等外商药房24家，兼营西药洋行22家。大型药房开始在国内各地设领牌联号及分支店。到民国二年（1913年），北京同仁堂在沪设店，上海增加了京帮中药。后杭州胡庆余堂中药店也在沪开业，日后形成著名沪上的童涵春、雷允上、蔡同德、胡庆余四大中药店。

第四节　中西医药的汇通与融合

近代中国，从清朝末期到北洋军阀政府直到国民党政府时期，统治者出于政治上的需要，始终采取歧视、排斥、消灭中医药的策略，严重影响了中医药学的正常发展。而西医药学在中国却快速、广泛地传播开来，各地纷纷开办西医医院和学校，出版西医药著作，普及西医药知识，西医药学在我国逐渐发展成为一个独立的医学体系。与传统中医药学共同肩负起全中国人民的医疗保健任务，形成了中西医药学并存的局面。

一百余年来，关于中西医疗效的争论从未停歇，形成了各种不同的学术观点和学术派别。一些有识之士和医药学家逐渐形成了中西医汇通的思想和学派，对后世有较大的影响。其代表人物有李鸿章、唐宗海、朱沛文、恽铁樵、张锡钝等。

近代最早提出"中西医汇通"的人士当属李鸿章。1890年他在为《万国药方》作序时写道："是书专明用药方剂。亦如葛洪《肘后》、思邈《千金》之体，以便循省。倘学者合中西之说而会其通，以造于至精极微之境，与医学岂曰小补！"这是目前发现最早关于"中西医汇通"的论述。

唐宗海主要活动于19世纪后半叶，是我国中医界明确提出"中西医汇通"口号的第一人，著有《中西汇通医书五种》。他指出："西医亦有所长，中医岂无所短……不存疆域异同之见，但求折衷归于一是。"其主张包括：①"折衷归于一是"，建立尽善尽美之医学；②中西医学原理相通；③重中轻西，厚古薄今。

朱沛文（约生于19世纪中期），著有《华洋脏象约纂》（又名《中西脏腑图像合纂》，1892年）。他强调学习西医的解剖知识，以弥补中医学对人体结构缺乏细致了解的不足；他对汇通中西医学态度比较慎重，采取"通其可通，存其可异""不能强合"的观点。相较于唐宗海，他对西方医学的了解更深一步，汇通的思想和方法也更符合近代科学，被后世称为中西医汇通派中的开明医家。

张锡纯（1860—1933年），著有《医学衷中参西录》，初刊于1918—1934年，共7期。他在充分吸取前人见解的基础上，立足我国传统医学，提出"采西人之所长，以补吾人之所短"，确立了"衷中参西"的汇通原则。他注重从临证治疗，特别是药物治疗上来沟通中西医学。在临症治疗时主张"用西法断病，用中药治病"并采用中西药配合观察疗效。但从总体来看，他研究较多和使用精当的还属中药，自创的一些名方也都是由中药组成，充分体现了他"衷中参西"，中西医汇通以中医为本的指导思想。

恽铁樵（1878—1935年），著有《药庵医学丛书》（成书于20世纪20—30年代）。他认为：中西医基础不同，理论不同，两者各有所长；发展中医应吸收西医之长，与之化合；中西医汇通，首先要发展中医学，并应讲求实效；还要注意吸收近代科学知识和研究方法。

除上述几位著名医家提出中西医汇通主张外，还出现了一些中西医汇通的著作和论文。如《中外卫生要旨》《中西医方会通》《中西验方新编》《中西温热串解》《中西病理学合参》等；中西医合刊的杂志有《医学世界》《中西医学报》等；还建立了中西医学的学术团体，如中西医学研究会、吴兴中西医学会等。

中西医学汇通的思潮，可以说贯穿了整个近代医药学发展历程。在近代著名医家中，很多人都采取了中西医比较取长补短或用西医之说论述中医之理，反映了当时医学发展的新趋势。

第五节 药学教育

一、中医药教育

19世纪60年代，清朝统治阶级中主张"自强求富"的封建官僚，开办了京师同文馆，教习太医院医士、医生。这个医学馆虽是近代最早的医学校，却仍然是太医院办学的延续。光绪年间，乐清名医陈虬于光绪十一年（1885年）在浙江创办利济医学堂，是我国近代早期较有影响的中医药学校。戊戌变法以后，四川重庆创办了巴县医学堂，广东创办了广州医学求益社等。

辛亥革命后，北洋军阀和国民党政府歧视中医，提出"废止中医案"，禁止中医办学校。由于中医药界前辈的奋力抗争，在当时极困难的条件下，以学术团体、著名医家等民办为主的中医药教育仍有一定发展。先后创办了上海中医专门学校、浙江中医专门学校、浙江兰溪中医专门学校、广东中医药专科学校、苏州国医学校和苏州国医研究所、福建仙游国医专科学校等 10 余所中医药学校，对保存和推广我国传统医药发挥了巨大的作用。

二、西医药教育

西医药人才的培养是西方医药传入中国以后的事。19 世纪 30 年代，外国教会医士开始来华开办医院，因需要助手，在当地招收青年加以训练。如道光十五年（1835 年），伯驾在广州开设眼科医馆（即以后的博济医院），开始训练中国学徒为助手。各医院学徒中，开始都是学西医，以后才有少数人学配方调剂，这就是培养西医药人才的开始。此后，外国教会在华开办医学校，开始时仅办医科。清政府于 19 世纪末也开始办医学校，办得较早的医学校有光绪二十八年（1902 年）在天津创办的北洋军医学堂。该校于光绪三十二年（1906 年）改组为陆军医学堂，开始增设药科，从此我国有了近代的药学教育。

（一）近代药学（科）学校或药学系

1. 浙江公立医药专门学校

于 1913 年成立，是中国最早创办药学专业学校。1927 年 8 月更名为浙江省立医药专门学校，1931 年 8 月更名为浙江省立医药专科学校，1947 年该校药科升格为浙江省立医学院药学系。1944 年国立浙江大学成立药学系。1952 年 2 月，全国高等院校第一次院系调整，将浙江省立医学院与国立浙江大学医学院合并，定名为浙江医学院，于 1954 年成立药学系。1955 年 8 月第二次院系调整，浙江医学院药学系解散，将教师和学生分别调往沈阳药学院、南京药学院、上海第一医学院药学系、四川医学院药学系。1960 年，学校恢复开办药学系。是现在浙江大学药学院的前身。

2. 齐鲁大学

诞生于 1864 年，由来自美国、英国以及加拿大的多个基督教教会，美北长老会、英国浸礼会共同筹款联合开办。是中国最早的教会大学之一。1881 年在济南设立医学堂；1904 年，由来自美国、英国以及加拿大的 14 个基督教教会组织联合开办，校名为山东基督教共和大学，是当年外国人在中国创办的 13 所教会大学之一，1917 年更名为齐鲁大学。齐鲁大学初期设文、理、神学、医学四科，1929 年设立药学科，是我国最早的高等药学专业之一。于 1952 年院校调整中被撤销，药学科并入华东药学院（现中国药科大学），原校址今为山东大学趵突泉校区。我国著名药剂学家刘国杰、张汝华、李汉蕴等毕业于齐鲁大学药学科。

3. 中法大学

于 1920 年成立。它是在 1912 年蔡元培发起组织的留法俭学会与法文预备学校和孔德学校的基础上组建。1929 年在上海成立药学专修科（四年制）。中华人民共和国成立后中法大学解散，北京中法大学医学院并入北京大学医学院，文学部并入北京大学，上海中法大学药学专修科并入上海医学院等。我国著名药剂学家顾学裘于 1936 年毕业于上海中法大学药学科。

4. 国立中央大学医学院

成立于 1927 年，是中国创办的第一所国立大学医学院；1932 年独立为国立上海医学院，

1936 年成立药学系，是当时唯一的国立医学院，是现在复旦大学药学院的前身。

5. 中国工农红军卫校

于 1931 年 11 月创建于江西瑞金，是中国共产党创建最早的医学院校之一。原为中国工农红军卫生学校调剂班；后随红军长征到达陕北，1941 年在延安命名为中国医科大学药科；1942 年独立为延安药科学校；解放战争时期迁校东北（佳木斯），命名为东北药科学校；1949 年迁校沈阳，合并了原国立沈阳医学院药学系，定名为东北药学院；1955 年全国高校院系调整，将浙江医学院药学系、山东医学院药学系、上海制药工业学校（1958 年）并入东北药学院；1956 年改称沈阳药学院；1994 年经国家批准更名为沈阳药科大学。

6. 华西协和大学理学院药学系

创建于 1932 年，是我国最早的全日制本科高等药学院校之一。1950 年，更名为四川医学院药学系，随后设立药学和药物化学两个专业；1985 年，四川医学院药学系随学校改名为华西医科大学药学系；1987 年 3 月，原药学系和药物研究所的基础上建立药学院；2000 年 10 月，原华西医科大学与四川大学合并，组建新的四川大学，随之更名为四川大学华西药学院。

7. 国立药学高等专科学校

始建于 1936 年，是中国历史上第一所由国民党政府创办的高等药学学府。是现在中国药科大学的前身。1952 年，齐鲁大学药学系和东吴大学药学专修科并入该校，成立华东药学院，1956 年更名为南京药学院。1986 年与筹建中的南京中药学院合并，成立中国药科大学，并定址南京。

8. 北京大学医学院药学系

北京大学医学院药学系是我国最早建立的高等药学院校之一，其前身是北京大学中药研究所，始建于 1941 年。在此基础上，1943 年建立北京大学医学院药学系，是现在北京大学药学院的前身。1952 年医学院独立建院，随之改名为北京医学院药学系；1985 年随学校更名为北京医科大学药学院；2000 年 4 月更名为北京大学药学院，是一所以培养研究型人才为目标的药学院。

9. 中国教会大学

从 19 世纪末到 20 世纪初，先后有 20 多所教会大学到中国办学。逐步建立了医学科、药学科，培养了大批西医、西药人才。中华人民共和国成立后，第一次院系调整时，解散教会学校，根据各专业特点，把教会学校的医学科、药学科分散到国立大学的相关系合并。多数学校的名称已经不存在了，少数学校保留着原名。

综上所述，我国近代药学（西药）教育，在传播西方药学知识、培养中国药学人才方面起了重要作用，为科研部门、高教部门、药品检验单位、药厂、药房输送了一大批药学专业人员，为发展我国的药学事业发挥了作用。但在旧中国，由于政府重医轻药，药学教育未得到应有的发展。至 1949 年全国仅有药学院系 11 所，在校学生千人左右，可见当时药学教育的落后状况。

（二）我国早期的药学书籍与教材

鸦片战争以后，随着西方医药学的传入及西医院、医学院校的设立，师生对于参考书和教科书的需求日益迫切，来华的传教医士开始翻译或编译西医药书籍。19 世纪 30 年代以后，我国学者为了满足药学教育工作的需要，也开始编著或编译药学书刊与教材，其范围包括药物学、药剂学、生药学、药物化学、药理学、药物分析检验、药典和药学辞典等。

1. 编译西方药学书籍

鸦片战争以后，一些在华传教士在进行医疗工作或教授中国学生时，因为工作需要，曾着手编译了一些西医药书籍与教材，其中比较有影响力的有：

（1）《内科新说》

1858年，英国医士合信同管茂才合作编译《内科新说》。该书分为上下卷，上卷专论病症，下卷题为《东西本草录要》，其内容首叙药剂，共有补剂、收敛之剂、发表之剂、泄剂、利小便之剂、止痛之剂、祛痰之剂等。次论中西药物，共收载73种，其中中西药各约一半。西药中多为天然药，如柠檬汁、金鸡纳、丁香油等；小半为化学药，如酸酯、磺强水（即硫酸）、盐强水（即盐酸）、硝强水（即硝酸）、碱、苏打等。

（2）《西药略释》

原书四卷，于1871年由嘉约翰（John Glasgow Kerr）与孙庆高合译，博济书局刊本，1886年重印。书前有通论，叙述用药的法则；其后为各论，记载西药百余种，为我国较早出版的介绍现代药物学的专著。嘉约翰主持广州博济医院40余年，共编译医药书籍20余种。

（3）《西药大成》

该书由傅兰雅（John Fryer）与赵元益合译，共10卷。原著为英国人米拉、海德兰所撰 *Materia Medica and Therapeutics* 第5版。书中论及西药及其治疗应用，内容较充实，颇得当时药学界的好评。

傅兰雅与赵元益还合著《西药大成药品中西名目表》1卷（1887年），附有人名地名表，中英对照，供查阅《西药大成》之用。

（4）《万国药方》

该书由美国人洪士提反参考英、美、印度等国药典以及其他医药资料，于1886年编译而成，1890年出版，计8卷。由李鸿章作序，美华书馆石印本。共收载药物1013种，根据化学性质分为25类。每种药物下，叙述其制法、功用、服法、配伍禁等。除药物外，还记载药物剂型54类，药方1398个，并有"配药公法"，略述各种剂型的制备方法。

（5）新《万国药方》

该书由丁福保编译，上海医学书局宣统元年（1909年）初版，民国三年（1914年）再版，全书分为上、下两册。译自日本人恩田重信所撰《处方一万集》。书中共收载10714方，按疾病系统分类，记述消化、循环、神经、泌尿、生殖、全身、皮肤、妇科、儿科、眼科等病。每一病先述病名、症状、治疗，后附药方、服法等。各病附方少则几个，多则数百个。

（6）《药物定量分析》

由朱任宏编译，1934年刊行。原书为美国人詹金斯（Jenkins Du Mez）编著。书中除阐述定量分析化学原理外，对于常用药品的含量测定方法叙述也颇为详尽。例如，各国药典对含量测定的各种原理多不加以详细解释，而该书则尽量补充说明。

此外，由其他学者编译的西药书籍和教材还有：施维善（F.Porter Smith）著《常用药物》（1867—1870年），德贞（J.Dudgeon）译的《英国官药方》（1888年之前），高镜朗译《英国药剂》（药典，1914年），丁福保著《普通药物学教科书》（1910年左右）、《药物学大成》（1910年左右）、《药物学纲要》（1910年左右），于光元译的《艾古二氏实验药理学》（1925

年），江青、黄贻清著《西药择要》（1926 年），于光元、阮其煜合著《药物详要》（1928 年），米玉士（E.V.Meusser）著《制药学要领》（1922 年），余云岫著《药理学》、韩士淑著《药用植物学》，日本赤木勘三郎著《化学药剂制造法》（1938 年），日本真保仁一著《调剂学》（上下册）（1938—1939 年）等共计 30 余部著作或教材。

2. 国人编著的药学教材

1862 年以后，清政府陆续设立翻译西方书籍的机构，如京师同文馆、广方言馆、江南制造局翻译馆等，编译出版了一些西方科技书籍，其中有少数医药书籍。20 世纪 20 年代以后，我国药学学科逐渐发展，药科留学生陆续回国，深感过去出版的一些药学书籍，多系译自国外资料，很难符合国情，意识到自己编撰书籍和教材的必要，药学类图书因此逐渐增多。其中比较有影响力的有如下几种。

（1）《中华药典》

该书于 1930 年 5 月出版发行，共收载药品 708 种，每种药品列举来源、标准含量、制法（只限制剂）、性状、鉴别、检查法、含量测定、贮藏法、剂量等项。附录有试药之性状及检查法、试液、标示药、定规液之制法以及药品之特殊反应，一般试验法及常贮药表等各种表类。该书是我国近代第一部也是唯一一部药典，但由于成书仓促，颇有误漏，且内容多编译自美英等国药典，结合国情也有不足。

（2）《药学名辞》

1930 年编成，于 1932 年公布。内收生药名词、化学药品及制剂名词共约 1400 个，各列拉丁名（英式或德式）、德名、英名、法名、日名、化学式、旧译名、决定名等项。此外，尚有别名表、药理名词，并附中文索引。

（3）《西药配置大全》

潘经编著，1923 年出版。书中内容分总论及分论。总论叙述配药时的预备操作及其设备、贮藏法等，分论阐述各种药剂配合的方法。书中收集了不少著名的制剂处方，并附有药品一览等表。

（4）《药品配伍禁忌》

该书由林公际编著，1934 年出版，分为总论和各论。总论叙述配伍禁忌之意义、类别、应用及防止法等。各论分述各种药物的配伍禁忌及配伍禁忌处方例注解。最后列固体药物等量研和度态表、剧毒药计量表等。

（5）《生药学》

又名《现代本草——生药学》，分上、下两编。上编由赵燏黄、徐伯鋆编著，1934 年出版，内容分总论及各论。总论包括隐花植物生药、皮类、木类、根茎类、根类 5 章，各药分别叙述其来历、性状、组织、成分、应用等项。下编由叶三多编撰，1937 年出版。

（6）《毒物分析化学》

黄鸣驹编著，1932 年出版。书中除详细说明毒物化学分析方法外，对于毒物的化学构造、中毒现象、生理作用等也有较详尽的论述。

（7）《制药化学》

於达望编著，1935 年出版。书中首先介绍制药化学中的一些一般操作法及一般试验法等，之后详尽叙述各种化学药品的制法、性状、鉴别、检查法、含量测定、用途、贮法等项。

（8）《药理学》

朱恒璧编著，1939 年出版。该书是编者根据自己多年的教学和研究经验编写而成。全书 446 页，插图 10 幅。内容除叙述各系统药理知识外，并辟有专章，论述近 20 种中药如延胡索、麻黄、当归等的现代研究，是我国第一本自编的药理学教科书。

（9）《药剂学》

顾学裘编著，1937 年由商务书局出版，是我国目前记载最早的药剂学教材。顾学裘于 1936 年中法大学药科毕业后，到刚刚成立国立药学高等专科学校（现中国药科大学的前身）任教。现存最早的《药剂学》教材是顾学裘主编《药剂学》第 1 版，1947 年由商务印书馆发行。

上述药学书刊的编译与出版，对推动近代西方药学在我国的传播发挥了积极的作用。正是通过这些药学书刊与教材，培养了我国早期一代甚至两代药学工作者。

第六节 留学运动和留学生的作用

一、资本主义国家吸收留学生学习西方的医学知识

中国近代，资本主义国家非常重视向我国输入科学文化知识。除了大量开办教会学校外，同时积极吸收留学生赴西方学习科学技术。

1901 年以后，在国内出现了一股留学热，大批学生到日本、欧洲各国去留学。其中到日本留学者多达万人以上，而去美国留学者人数较少。1908 年，美国驻华公使向中国政府正式声明，将偿付美国庚子赔款的半数共 1160 万元退还给中国，作为选送留学生赴美之用，并在北京开设一所预备学校，即清华学堂，由美国派员监督庚款用途和培养学生标准。到 1909 年，中国留美学生显著增加，并成立了"中华基督教留美青年会"。

中国近代最早去西方学习医学的留学生当属黄宽。1847 年赴美，进麻省曼松（Manson）学校，获文学士学位。1850 年赴英国，入爱丁堡大学专攻医科，获学士学位。毕业后做病理学与解剖学研究生，获医学博士学位。1857 年回国，他擅长外科，做过很多例高难手术，得到了很高的赞誉。此外，还有金韵梅，是第一个赴美留学的中国女医生；甘介侯、石美玉、胡金英等也是赴美学医颇有成就的女医师。

二、清政府派遣留学生出国学习医学

1894 年甲午战争后，民族危机空前严重，民族资产阶级的代表和开明绅士为了维护统治阶级利益，以"变法图强"为号召，推行"变法维新"。鼓励向西方学习，倡导"家家言实务，人人读西学"，对我国引进外国先进知识和技术，维新进步思想起到了促进作用。

虽然派遣留学生到西方各国学习先进的科学技术在"洋务运动"和"变法维新"之前就已经开始，但这两个运动对于学习西方科学文化还是起到了积极的促进作用。有史可考的是 1852 年，清朝政府即派遣一批赴美留学生 30 名，并准备每年派出 30 名，四年共派出 120 名。1899 年，派往日本及西方各国的留学生不足 60 人。据清代《光绪政要》记载：光绪三十二年（1906 年），赐留学毕业归国的谢天保、徐景文等医科进士；曹志沂、李应泌、傅汝勤等医科

医士。

20 世纪初，政府派遣出国学习医学的公费和自费留学生都有。1907 年，清朝学部与日本千叶医专等学校约定接收中国留学生办法，经费由各省分担。我国不少知识分子也开始到日本留学，如秋瑾、鲁迅、郭沫若等著名人士都曾在日本学习医学。

这一时期，还有伍连德、颜福庆、余凤宾、牛惠生、刘瑞恒、汤尔和、闫得润等人先后留学英、美、日等国，成为近代医学史上著名的医学家，对西方医学在我国的传播发挥了重要的作用。

中国青年出国学习西方的医学知识，他们用先进的医疗技术诊治疾病，为维护公众的身体健康做出了突出的贡献；同时通过开办医学院校，讲授医学课程积极宣传西医药知识，促进了西方医学在我国的传播。他们中的很多人后来成为中国医学界的骨干力量，如留学日本学生王焕文、伍晟、於达望、曾广方、赵燏黄、叶汉丞等；留学欧美学生黄鸣龙、赵承嘏、陈克恢、朱恒璧、经利彬、庄长恭、孟目的、张辅忠、汤滕汉、薛愚、陈思义、雷兴翰、童村、张昌绍等。他们或在各自的工作岗位上，勤奋工作，为药学教育、药物研究、药品生产等做出卓越的贡献；或者从事药学会的工作，开展学术活动，推动了药学事业的发展。但是，也有人因为受到资本主义思想的影响，歧视我国传统中医药学，宣传中医无用论思想，对中医药学的发展造成了不良影响。

第七节　中国药学会的成立与发展

中国药学会成立于清光绪三十三年（1907 年），至今已有一百多年的历史，是我国成立最早的一个全国性自然科学学术团体。

中国药学会从创立初期一直到中华人民共和国成立，经历了一段曲折坎坷的发展历程。由于缺少政府的重视与支持，加上资金缺乏，连年战乱，到中华人民共和国成立前，学会会员总数不过数百人，分会不超过十处，无论是举办年会、召开学术会议还是出版刊物，都面临重重困难。值得欣慰的是，由于药学界有识之士的积极争取和不懈努力，学会还是在很多方面取得了较大的成就。至 1948 年，会员达 2000 余人，为中华人民共和国药学人才培养及药学事业发展奠定了良好的基础。

一、药学会的成立及历届年会

（一）中国药学会的成立

1907 年由留日学生王焕文、伍晟等发起，在日本东京神田区水道桥明乐园举行成立大会，当时定名为东京留日中华药学会，其宗旨是团结药学界人士，钻研学术，交流经验，共求学术进步，推动中国药学事业——药学教育、药学研究和药物生产（制药工业）的发展。学会的成立得到了当时留日中国学生的积极响应，东京及附近的药科留学生都参加了大会。

（二）第一届年会

中华药学会第一届大会（大会亦称年会，以下同）于 1909 年在日本东京神田区水道桥明乐园举行，到会者 20 余人。会上通过会章，定会名为"中华药学会"，其宗旨是团结药学界人士，钻研学术，交流经验，共求进步，推动我国药学事业发展；选出王焕文为会长，伍晟为总干事，赵燏黄为书记。会后，曾开过一次例会，请日本学者做专题讲演，赵燏黄在会上做了有关《川厚朴及胡麻油成分研究》的论文报告，会后还曾出版《药学杂志》一期。

王焕文在日本《药学杂志》上发表《关于茯苓的成分》一文，此为我国药学学者最早在日本期刊上发表的药学研究论文。

（三）第二届年会

1912年，南京临时政府成立，会员伍晟被任命为南京临时政府内务部卫生司司长。由于多数会员自日本回国工作，经会员议定，学会于本年度迁回国内。同年6月，由伍晟召集在北京先哲祠举行第二届大会。会上修订章程，定会名为"中华民国药学会"（简称"中华药学会"），选举伍晟为会长。会后由伍晟负责向内务部、教育部、农业部办理立案手续，立案均获准，此时会员已达百余人。

（四）第三届年会

1913—1916年，因国内战乱，中国药学会活动陷于停顿。到1917年，留学日本的药科学生组织"留日中华药学会"，开会于东京，此为中国药学会第三届年会。参会代表议定章程，决定以於达望等7人为临时干事，并选举於达望为会长，出席者有十余人。曾编辑发行《药学杂志》4期，继续开展会员活动达3年之久。

（五）第四届年会

1920年，国内学会活动恢复，于北京内务部卫生试验所召开第四届大会，选举王焕文（时任卫生试验所所长）为会长。同年，浙江会员于浙江公立医药专门学校内设立学会杭州通讯处，并组织药报社，每月刊行《药报》。

（六）第五届年会

1926年，学会由北京移至上海。同年11月7日，第五届大会在上海江苏省教育会召开。会上修改会章，选出叶汉丞为会长，黄鸣龙为副会长，周梦白、刘步青、张辅忠等为干事，开展会务工作。

（七）第六届年会

1927年3月24日，国民政府批准中华药学会备案。同年11月12日，第六届大会在上海机联公会召开，修改会章，决定会长制改为委员长制，选举叶汉丞、刘步青、吴冠民、黄鸣龙、海萍、郑训、周梦白、陈丰镐、金鳌9人为委员。叶汉丞当选为委员长。

（八）第七届年会

1935年12月14—16日，第七届大会在上海中华学艺社举行，出席者100余人。会议收到发展药学教育及药品生产等方面提案7件，宣读学术论文14篇；通过修改的章程，选出张辅忠、曾广方、孟目的等9人为理事；公推张辅忠为理事长。会议决定出版《中华药学杂志》，由曾广方为编辑主任，陈思义、赵燏黄等33人为编辑。会址设在上海威海卫路674号。

第七届大会后，理、监事共召开了联席会议14次之多，主要讨论药学教育、通过新会员等。

（九）第八届年会

1936年9月26—28日，第八届大会在南京中华路青年会召开，100余人参加会议，会议收到提案17件，如复审药学名词、各项留学考试应加入药学名额等；宣读论文20篇。选出张辅忠、曾广方等 10 人为理事，陈璞等 2 人为监事，公推曾广方为理事长；并决定次年（1937 年）在杭州举行第九届大会。

（十）第九届年会

1942 年 4 月，中华药学会改名"中国药学会"。同年 7 月 5—7 日，中国药学会成立大会暨第一次年会在重庆广播大厦召开（依序称之为第九届年会）。除讨论会务、参观外，选出陈璞、孟目的、於达望、葛克全等 9 人为理事，於达望等 3 人为监事，公推陈璞为理事长。

（十一）第十届年会

1943 年秋，中国药学会第二次年会（依序应为第十届年会）在重庆广播大厦举行，会期 3 天，同时举行了国产药品器材展览会。陈璞当选为理事长。此时的分会有：福州分会由於达望、林公际等主持；成都分会由汤腾汉、薛愚、朱延儒等主持；安顺分会由张鹏翀等主持。成都分会出版《中国药学会会志》作为《中华药学杂志》（已于 1941 年出至第三卷后停刊）的续刊，汤腾汉为主编。

（十二）第十一届年会

1947 年 4 月 1—2 日，中国药学会第三次年会（依序应为第十一届年会）在上海八仙桥青年会召开，各地会员 400 余名出席。会议宣读论文 39 篇，收到提案 30 件，内容除再次建议从速编纂新药典、设置独立的药学院、增加药科留学生名额等外，还涉及有关救济制药工业危机、设立各级药政管理机构、设立中药研究机构、设置药学研究奖金、将药剂师名称改为药师等方面的建议。会上修改了章程，选出孟目的、曾广方、陈璞等 9 人为理事，於达望等 3 人为监事。陈璞连任理事长。会上还举办了药学展览会，参加者有中法大学药科、信谊、中法、中英、生化、光明等药厂以及中央生物化学制药实验处和广大华行等。代表们还参观了中央生物化学制药实验处，药品食物检验局，信谊、中法、五洲药厂等。

（十三）第十二届年会

1948 年 5 月 16 日，中国药学会第四次年会（依序应为第十二届年会）在南京丁家桥国立药学专科学校举行，会期 3 天，参加者 200 余人。台湾分会派卢茂川、许鸿源等 4 位代表参加会议。会议收到论文 80 余篇，会上宣读 26 篇；收到提案 19 件，内容除开发研究宝岛台湾药物资源为新的议题外，其余大都是曾多次提出而长久未得解决的老问题，如设立独立药学院、发展药物生产、加强国药研究、修改药剂师名称为药师等。会上选出孟目的、王绍鼎、薛愚、卢茂川等 15 人为理事，於达望等 5 人为监事。孟目的当选为理事长。

二、各地分会及其学术活动

中华人民共和国成立前药学会各地的分会按照成立时间的先后，大致可分为以下三类：

（一）抗日战争以前成立的分会

杭州、上海、南京等地的药学会分会，成立于抗战之前。杭州分会具体成立时间不详，会员曾办有《药报》《医学与药学》等期刊。上海分会成立于 1930 年 2 月。南京分会约于 1936 年正式成立，办有《药友》月刊，刊登言论、专篇、会员动态等，分赠药学会会员。此外，西安分会曾于 1936 年申请成立。

（二）抗战期间成立的分会

抗战期间，当时药学会会员分散各地，为联络感情，交流学术，一些地方纷纷建立分会组织，如成都、永安（福建）、安顺（贵州）、昆明等地分会。成都分会由汤滕汉、薛愚等主持，曾编辑出版《中国药学会会志》三卷 5 期（1943—1945 年）。永安分会由於达望、林公际、刘丽昌等主持。安顺分会由张鹏翀等主持，曾出版《药学季刊》8 期（1942—1945 年）。

（三）抗战胜利后成立的分会

抗战胜利后，台湾分会和北京分会相继成立。台湾分会成立于 1948 年 4 月，正好在中国药学会第四届年会（总第十二届年会）之前，曾派代表参加那届年会。北京分会是在 1947 年 10 月成立的，由薛愚等主持，1948 年 10 月曾参加平津区十二科学团体年会，同时发行一张四版的《北华药讯》（创刊号）。此外，留美药科学生 20 余人，于 1948 年曾集会筹备组织中国留美药学会。

三、开展药学研究与学术交流活动

药学会自成立至中华人民共和国成立前，除组织召开年会以外，还积极开展药学研究与学术交流活动，主要包括：

第一届年会以后，学会曾开过一次例会，请日本明治药学专门学校校长恩田重信做专题讲演，题目为《药学教育及医药分业问题》；赵燏黄在会上做了有关《川厚朴及胡麻油成分研究》的论文报告。大会以后还曾出版《药学杂志》一期。王焕文在日本《药学杂志》上发表《关于茯苓的成分》一文，此为我国药学学者最早在日本期刊上发表的药学研究论文。

在第七届年会上，大会宣读学术论文 14 篇，其内容包括：《特种化学治疗之研究》（杨树勋）、《尿中微量吗啡检查法之研究》（孟目的）、《偶极正矩与药物作用之关系》（张辅忠）、《碱皂体化学与研究国药之关系》（曾广方）等。

第八届年会上宣读论文 20 篇，主要包括：《各种芳香性草药中挥发油之含量及其特性》（於达望）、《近来药物之研究》（刘绍光）、《菊科及川续断科之生药之研究》（赵燏黄）、《国药防己之研究》（许植方）、《四川产陈皮之新结晶体》（曾广方）等。

第十一届年会上宣读论文 39 篇，内容涉及中药成分研究、药物合成、药物分析、药理、生药等各方面的研究。如《生物性液体中吗啡海洛因及其衍生物之微量化学鉴识法》（黄鸣驹）、《常山叶之成分》（汪良寄等）、《非那西丁之新合成法》（贾同豫）、《藿香油之分析》（伍裕万等）、《鸦胆子贰之初步研究报告》（梁其奎）、《某些天然药物之杀菌力》（汤滕汉等）、《金钱草之初步化学研究》（雷兴翰等）、《常山之生药研究》（管光地）等。

此外，药学会也开展了一些其他的学术活动。如 1936 年 7 月，为欢迎陈克恢回国，学会于上海中华学艺社召开演讲会，由陈克恢介绍他本人研究中药的经过以及美国礼来药厂药理研究所的情况。1940 年元月，学会在上海举行全沪药友聚餐会，会后安排学术讲演，由曾广方、许植方、孙云焘主讲，中法大学药科高年级学生亦来听讲。1940 年 6 月 16 日，学会组织由欧美回国的黄鸣龙、王雪莹、黄兰孙等作国外科研学术报告。1947 年 10 月，陈璞赴欧洲考察药学事业，并在荷兰参加国际药学会第十三届年会，被接纳为该会会员。

通过开展上述药学研究和学术交流活动，中国药学会的影响力逐年增加，会员间通过交流沟通，学习到新的药物学知识和研究方法，学术水平普遍有所提升，尤其是培养了一批年轻的药学工作者，他们在中华人民共和国成立后，成为我国药学事业发展的中坚力量。

四、编辑出版期刊

为发展药学事业，交流科研成果，普及医药知识，中国药学会在十分困难的条件下，于 1935 年决定出版《中华药学杂志》，由曾广方为编辑主任，陈思义、赵燏黄等 33 人为编辑。1936 年 3 月，药学会主办的《中华药学杂志》在上海正式创刊，曾广方任总编辑。中华药学杂志在第 1 卷第 1 期发表刘步青的题为《中华民国药学会略史》和刊载第七届大会的报道。

《中华药学杂志》此后曾改名为《中国药学会会志》和《中国药学杂志》，因经费短缺，加之国内局势动荡，经营惨淡，至 1948 年共出版 7 卷 15 期。

此外，由药学会各地分会及会员主办的药学期刊还有：《医药学》（创刊于 1919 年）、《药报》（1920 年）、《医药评论》（1929 年）、《新医药刊》（1932 年）、《中华药刊》（1939 年）、《药讯期刊》（1920 年或其以前）、《药学季刊》（1942 年）、《医药新知》和《药讯周刊》（1947 年）、《北华药讯》（1948 年）等。

上述期刊的出版，对当时药学的学术交流、医药知识的推广普及和医药信息的传播，都起到了积极的作用。

五、关心时政，建言献策

中华人民共和国成立前，一些热心药学事业的药学会会员，曾就药学教育、药品生产、中药研究整理、药品检验、药政管理、药师职称、药学名词统一、药典改版、派遣药科留学生等方面提出多项建议，希望当时政府采纳施行。药学会在历届年会上也有不少向当局建议的提案（如第七届年会提出提案 7 件，第八届年会提出提案 17 件，第十二届年会提出提案 23 件等），为推动当时的药学事业发展和加强药品管理做出了积极的贡献。

1929 年，药学会分呈国民政府教育部、卫生部备案批准。推荐会员薛宜祺、孟目的、於达望、陈璞等为《中华药典》起草委员。教育部译名委员会在学会推荐的基础上，聘请会员於达望、黄鸣驹、黄鸣龙、孟目的、赵燏黄、陈璞等为该会委员，参与药学名词的译定工作。

1936 年，根据教育部的要求，推举於达望、孟目的、陈思义、曹柏年、张辅忠、曾广方、周梦白、金鳌、陈璞、赵燏黄等为医学教育委员会药学方面的委员。

六、推进药学教育

发展药学教育是培养各项药学专门人才，促进药品生产自给，推动药学事业前进的首要措施，因此药学会及其会员对这一问题极为重视。1913 年，药学会会员李绳其等就提出：医药应该并重，药学教育不可忽视。经过一番舆论压力，浙江公立医学专门学校终于增设了药科，不久该校改名为浙江省立医药专科学校。会员孟目的、於达望等也曾多次撰文强调药学的重要性、建议当局发展制药业和药学教育、设立独立的药学院等。1948 年，药科各校系学生组织全国药科学生联合会，向国民党政府歧视药学教育的行为进行反抗斗争，药学会也给予学生们正确的引导与支持，当时学会的负责人如孟目的等就是学生们的积极支持者。

1944 年，药学会第十届理监事会曾决议募捐基金一百万元，结果仅募得几十万元。设立了对药科学生奖励的奖学金。当时得到奖学金的，有华西大学药学系、国立药学高等专科学校、军医学校药科的学生。药学会也曾募集国外书报杂志多种，分别赠给国立药学高等专科学校及中法大学药科。

在学会创建之初至中华人民共和国成立前的一段时间内，我国药学界的前辈王焕文、於达望、曾广方、陈璞、孟目的、薛愚等，都曾不辞劳苦，克服重重困难，为发展祖国药学事业和开拓学会工作而竭尽心力。许多药学专家和杰出的学会会员在当时十分艰苦的环境中，献身教育，矢志研究，潜心著述，为祖国奉献出累累的硕果。

第三章 药学学科在当代的发展
（1949 年—现在）

现代药学是以化学、医学和生物学等相关学科为基础发展起来的一门综合性学科，以药物（包括天然药物、化学合成药物和生物技术药物）为研究对象，主要研究药物的发现、开发和合理应用。药学研究因为关系到公众的生命健康和生活质量，所以备受关注。

1949 年 10 月 1 日，中华人民共和国成立，中国历史上开始了一个新的纪元。药学学科也同其他学科一样，开始逐步恢复学科发展。20 世纪 50 年代，药学界将重视祖国药学宝库的继承发展作为一个重要的发展方向；进入 60 年代以后，随着国民经济形势的好转，国家对于药学事业的经费投入日益增加，各个药学研究机构与院校相继建立或扩充；特别是在 1978 年以后，经过恢复、整顿、调整后的各个药学研究机构进入了一个快速发展的新时期；1992 年以来，改革开放的步伐进一步加大，随着我国由计划经济到市场经济的成功转型，中国药学朝着国际药学的前沿不断向纵深发展，学科在不断分化，新的学科陆续涌现。

长期以来在党和国家强调要保障和改善民生的背景下，我国的现代药学学科取得了明显的进步与发展。特别是 1978 年进入新的历史时期以来，随着国家经济实力的增强，国家对于医药事业的扶植与支持力度不断增强。2009 年 4 月，国务院出台了《关于深化医药卫生体制改革的意见》，确定了我国医药卫生改革的总体方向和长远目标，把医药卫生科技创新作为国家科技发展的重点，要加大医药学科研投入，整合优势科研资源，鼓励自主创新，加强对重大疾病防治技术和新药研制关键技术等的研究，体现了党和政府对人民身体健康的高度重视。"重大新药创制"科技重大专项作为国家 16 个重大专项之一纳入《国家中长期科学和科技发展规划纲要（2006—2020 年）》；"健康中国 2020 发展规划"业已启动，要抓好这一难得的战略机遇期，努力抢占医药科技制高点，坚持走中国特色自主创新道路，深化医药卫生体制改革，大力培养医药卫生优秀科技人才，把增强医药自主创新能力和可持续发展作为发展药学科学技术的战略基点，推动我国由医药大国向医药强国迈进。

近年来，我国医药产业快速发展，医药工业集中度进一步提高，市场竞争能力增强。多学科融合在医药创新中得到了长足的发展和进步，发现了一批针对重大疾病的先导化合物和候选药物，其中一些已进入临床前和临床研究，展示出鼓舞人心的发展前景。以基因工程药物为核心的生物制药工业蓬勃发展，并成为新药开发的重要发展方向，我国已有多种具有自主知识产权的生物技术药物和疫苗获得新药证书。我国科学家已从不同海洋微生物菌株中获得一系列具有新颖骨架结构的活性化合物，一批海洋候选新药正在进行临床前研究和临床研究。

但是，国际医药形势表明，我国医药行业的整体水平与发达国家相比还有较大的差距，药品创新能力和潜力不足，使自主知识产权药品严重缺乏，极大制约了国内医药工业向高技术、高附加值的下游深加工领域延伸。我国医药卫生领域现状迫切需要药物创新。2009 年 6 月，国务院出台了《促进生物产业加快发展的若干政策》，提出将生物产业培育成为我国高技术领域的支柱产业。我国目前重点发展人源化治疗抗体等生物技术药物，力争在生物技术药物研究领域取得多点突破，接近或达到世界先进水平。另外，合成药物仍然是 21 世纪重点开发的领域，要全力推进化学药研究开发实现跨越发展，使化学药研究开发的综合能力和水平接近国际先进水平。因此，要加速中医药现代化的进程，使我国创新中药研究居于国际领先水平。

随着生命科学和生物技术的迅速发展，分子生物学、分子药理学、功能基因组、蛋白质科学、理论和结构生物学、信息和计算机科学等学科与药学学科的交叉、渗透与结合日益加强，我国药学科技工作者利用其他各学科的技术及研究方法服务于新药研发，发现了一批针对重大疾病的先导化合物和候选药物，在药物作用机理的基础研究方面，取得了国际先进水平的研究成果，在重大疾病相关基因及蛋白功能转化领域取得了新进展。我国现代化创新药物研究的学科领域框架和技术平台体系已经基本构筑，显著提高了我国创新药物的基础研究水平。

第一节　药物化学学科

药物化学是药学学科的重要组成部分，是应用化学概念、知识和方法发现、发明和开发药物的科学。药物化学涉及化学药物的合成和制备，从分子水平阐明药物的结构及其化学物理性质与药效作用、药物吸收代谢、安全性等的相互关系，研究药物分子与机体细胞和生物大分子之间相互作用规律。药物化学与生命科学、结构生物学、计算机科学、有机化学等学科相互渗透、交叉。

药物化学与药物的发展紧密相连。数千年来人类直接应用植物、矿物、动物脏器治疗疾病。19 世纪到 20 世纪初，药物化学先驱们主要从事的工作是从具有治疗作用的动植物中分离天然活性物质，直接开发化学药物。随着化学工业的发展，化学合成一些经过临床验证的活性天然产物，一部分合成化合物逐步验证其药理作用，成为最早的合成药物。从 20 世纪初至 50 年代，随着有机化学和生物化学的发展，进入以合成药物为主的药物发展阶段，这一时期发明了许多新药，是历史上化学药物研发的黄金时期。20 世纪后半叶期，现代生命科学、化学、计算机科学等学科的快速发展和多学科的相互交叉、渗透，为药物化学发展提供了新的思路、策略和手段，药物化学进入新的发展阶段。

20 世纪初，我国一批药物化学学科的开拓者抱着科学救国、实业救国的理想从海外学成回国，也有一批外籍人士远涉重洋来到中国。他们克服重重困难，开创了我国药物化学学科。20 世纪 30—40 年代，中华民族饱经战乱，我国药学工作者在十分艰苦的条件下，坚持药学教育和研究，终于迎来了中华人民共和国的成立。一大批留学海外的中国学者，满怀建设祖国的热情，冲破重重阻挠，回到祖国，充实了我国药学研究和教育的力量。经过院系调整，我国药学教育研究的体系初步形成。"文化大革命"期间，药学教育研究领域同样未能幸免，但是我国药学研究和教育工作者科学兴国的理想没有泯灭，他们以各种方式坚守着自己的信念。拨乱反正迎来了科学的春天，改革开放激发了药学工作者的创新热情，一批批青年学者被派往海外，如饥似渴地在发达国家学习先进的科学和技术，在民族振兴的感召下先后回到祖国，形成了中国药物创新的洪流。

一、药物化学学科的定义、范畴及主要研究对象

药物化学是药学学科的重要组成部分，是一门发现与发明新药、合成化学药物、阐明药物化学性质、研究药物分子与机体细胞（生物大分子）之间相互作用规律的综合性学科。药物化学研究的主要内容是基于生物学科研究揭示的潜在药物作用靶点，参考其内源性配体或已知活性物质的结构特征、设计新的活性化合物分子；研究化学药物的制备原理、合成路线及其稳定性；研究化学药物与生物体相互作用的方式，在生物体内吸收、分布和代谢的规律及代谢产物；研究化学药物的化学结构与生物活性之间的关系（构效关系）、化学结构与活性化合物代谢之间的关系（构代关系）、化学结构与活性化合物毒性之间的关系（构毒关系）等；寻找和发现新药。

药物化学学科涉及两个主要的范畴：一是研究已知药理作用和已在临床应用的药物的制备方法（包括化学合成、生物合成、提取分离等）以及药物化学结构与药理活性、物理化学性质、药物体内吸收—转运—分布—代谢、安全性之间的关系；二是从化学的角度进行设计、优化，发现和发明药物，研究药物与机体相互作用的物理和化学过程，从分子水平揭示其作用机理和作用方式，获得更加安全有效的药物，满足临床需求。

药物化学与多门学科相互渗透、相互交叉。生命科学的发展不仅为创新药物研究提供新的靶点，还为已知药物提供新的作用和机理；有机化学的发展为创新药物研究提供了高效、快速合成新化合物的方法，为高难度合成药物的制备提供方案，为经济、环境友好地生产优质药物不断改进制造工艺；结构生物学和计算机科学的发展，促进了药物分子的理性设计；系统生物学和信息学的发展和综合运用，推动了药物研究新模式的产生，基于疾病调控网络、药物代谢体系、安全性预测，完善药物优化手段。与此同时，药物化学发展的科学和技术需求，又成为相关学科研究的重要课题，推动相关学科发展。

二、20 世纪现代药物化学学科发展的趋势与重要变化

（一）天然活性物质是持续和永恒的药物来源

数千年前，人类就应用动物、植物、矿物治疗疾病，我国人民在与疾病的长期斗争中形成并充实了中医药伟大宝库。100 年前，人类从罂粟中分离得到纯粹的天然活性化合物吗啡，此后，分离纯化天然活性化合物成为化学药物发现的主要手段。20 世纪上半叶，先后发现和分离纯化了青霉素，发现其独特的抗菌作用，拓展了从微生物来源活性天然产物发现药物的研究。至 20 世纪 90 年代，60%~80% 的化学药物来源于天然产物及其衍生物或合成类似物。涵盖的治疗领域十分广泛，如抗菌药物青霉素类、头孢菌素类、四环素类、红霉素类、万古霉素类等；抗寄生虫药物阿维菌素等；抗疟药物奎宁类、青蒿素类等；降脂药物洛伐他汀及其衍生物；免疫抑制剂环孢菌素、雷帕霉素（西罗莫司）等；抗肿瘤药物紫杉烷类、阿霉素类等；治疗早老性痴呆药物石杉碱甲、加兰他敏等。

（二）有机合成化学是药物化学发展的重要动力

20世纪前半叶，有机化学合成技术的快速发展，与生物学研究紧密结合，为大批化学药物问世提供了有力的手段。

有机化学合成技术的进步，推动了天然活性物质的化学合成，满足大量制备药物的要求。如乙酰水杨酸的工业化合成推动了19世纪末拜耳公司阿司匹林的问世，成为100多年长盛不衰的经典药物，目前年产量约5万吨。有机合成技术日新月异的发展，使得许多复杂结构的化合物，包括手性药物均能满足临床需求。

伴随化学工业的发展，一批有机合成化合物被验证其生物活性，逐步应用于临床。如乙醚和氯仿用于全身麻醉，锥虫肿胺治疗梅毒，氨基比林具有退热作用等。20世纪初，埃里克（Ehrich）提出了受体的概念，奠定了化学治疗的理论基础。朗缪尔（Langmuir）提出了电子等排概念，归纳出化合物结构与物理化学性质的关系，为生物电子等排原理奠定了基础；克拉姆·布朗（Crum-Brown）和弗雷泽（Fraser）试图用数学表达式反映一组化合物的生物活性与物化性质的关系，可认为是定量构效关系的启蒙研究。

可卡因局麻作用被发现后，通过其水解产物的研究，先后开发了普鲁卡因和利多卡因等28个局麻药物。德国人多马克（Domagk）发现红色染料百浪多息可治疗细菌感染的小鼠，进而发现其在肝脏中经还原裂解酶作用生成磺胺产生抑菌活性，在此基础上合成5000多个磺胺类化合物，1935—1950年开发了30多种磺胺类抗菌药物，开创了化学治疗的新纪元。在青霉素的基础上，1944—1990年开发了大量半合成青霉素和头孢菌素类。1962年合成萘啶酸用于泌尿道感染后，经过40多年发展，开发了四代喹诺酮类抗菌药物。

（三）生命科学与新药研发的黄金时期

生命科学和医学基础研究的长足发展，从分子水平增进了对疾病发生、发展机理的认识，为新药研究开发提供了依据，推动以生物大分子作为药物靶标的药物化学研究。

20世纪后半叶，发现选择性作用于药物靶标的活性化合物，进而发展具有特定疾病治疗作用的药物，逐步成为药物化学研究的主要目标。所谓药物靶标，即与疾病发生、发展、调控关系密切的生物大分子，如蛋白质、多糖、脂质、核酸等，通过调控药物靶标的生理活性改善疾病的进程或症状，但不影响正常的生理作用。迄今研究最多的药物靶标是蛋白质，依据其结构包括如下基因家族：G蛋白偶联受体、离子通道、蛋白激酶、金属蛋白酶、丝氨酸蛋白酶、核受体、磷酸二酯酶等。20世纪末迅速发展的高通量筛选和化合物库技术，试图通过提升药物筛选和结构多样性化合物制备的速度，提高基于靶标的药物发现能力。

随着分子水平药物作用机理的阐明，具有革命性治疗作用的新药不断涌现，不断刷新"重磅炸弹"药物的纪录。发现组胺H_2受体拮抗剂具有阻断胃酸分泌作用后，开发了一系列替丁类药物，其中1976年上市的西咪替丁是全世界第一个年销售额超过10亿美元的药物；1981年雷尼替丁上市，1988年全球销售额达到21亿美元，连续成为年销售额最大的药物，1995年超过35亿美元。这一纪录被质子泵抑制剂打破，它通过特异性地作用于胃黏膜表面的壁细胞，降低壁细胞中H^+-K^+-ATP酶（即"质子泵"）活性，从而高效而快速地抑制胃酸分泌。1988年第一个质子泵抑制剂奥美拉唑上市后，一系列拉唑类药物相继问世，其中奥美拉唑曾于1998年、1999年和2000年连续3年成为全球畅销药之冠，2000年创造了62.6亿美元的峰值。发现HMG-CoA还原酶是内源性胆固醇合成关键限速酶之后，1987年洛伐他汀上市，此后共有 8 个他汀类药物上市，迄今累计总销售额超过 3000 亿美元，其中阿伐他汀占近一半销售额，从 2004 年起成为第一个全球年销售额破百亿美元的药物。又如，β - 受体拮抗剂、钙离子通道阻滞剂、血管紧张素转化酶抑制剂、血管紧张素Ⅱ受体拮抗剂及其机理的阐述，一批洛尔、地平、普利、沙坦类降血压药物相继问世，为有效控制血压、降低心脑血管疾病风险做出了重要的贡献。

（四）计算机科学与药物理性设计

20 世纪 60 年代，应用数学方程描述一系列化合物结构与药理活性量变关系的研究开始兴起。计算机科学的发展及其向药物化学领域的不断渗透，为药物理性设计提供了理论和手段。

目前，计算机辅助药物设计已经成为新药发现中不可或缺的重要工具。合理药物设计包括基于配体二维、三维结构和药效团模型的药物设计，基于靶标三维结构与药物分子的对接、基于信号通路的药物分子设计，大大加快了药物发现的进程。

尤其是计算机辅助药物设计与结构生物学、受体和配体结合和解离的动力学、热力学的结合，进一步完善了基于结构的药物设计，衍生出基于优势结构的药物发现、基于片段的药物发现等新兴技术。

（五）多学科交叉与信息时代的药物化学发展

在 20 世纪与 21 世纪之交，以人类基因组计划为代表的生命科学取得革命性进展，功能基因组学、蛋白质组学、系统生物学等研究日新月异；转化医学整合医学基础研究、临床研究、药物研究等各方力量；药代动力学和药物安全性研究渗透到药物早期研究，等等。多学科交叉、渗透、融合，大量信息和数据的整合，赋予药物化学学科新的内涵。

肿瘤靶向治疗是近 20 多年来新药研究取得的重要进展之一。发现癌基因、抑癌基因、细胞凋亡、肿瘤血管形成等细胞生物学水平转变，研究开发在分子生物学水平具有靶向性的表皮生长因子受体阻断剂，针对某些癌基因和癌的细胞遗传学标志物的药物、抗肿瘤血管生成的药物、针对某些特定细胞标志物的单克隆抗体交联小分子药物等，一批重要关键技术日趋成熟。靶向 Abelson（ABL）蛋白、KIT 蛋白和血小板衍生生长因子（PDGF）受体的伊马替尼于 2001 年 5 月被 FDA 批准用于治疗慢性粒细胞白血病、2003 年被 FDA 批准用于治疗胃肠道间质瘤（GIST），以 EGFR 为靶点的用于治疗非小细胞肺癌的吉非替尼，是这一领域最早开发上市的药物。

多学科的交叉、融合，拓展了药物化学学科研究的范围。药物化学不仅关注药物分子的有效性，同时关注潜在的药物分子的成药性；也就是说不仅研究化合物结构和活性的相关性，也同时关注化合物结构与物理化学性质、与吸收分布代谢排泄的相关性，还研究其与安全性的相关性。近年来候选药物的药物代谢性质的优化，显著降低了因药物代谢行为不良而导致的临床研究失败率。

三、我国现代药物化学学科体系的构建与形成

（一）我国现代药物化学学科体系的建立

中华人民共和国成立后，药物化学学科建设得到中央政府的高度关注，先后进行两次院系调整，对学科体系建设、师资配备进行了统筹安排，形成两院（南京药学院、沈阳药学院）三系（北京医学院药学系、上海第一医学院药学系、四川医学院药学系）为主要框架的格局。

同时，根据科学和产业发展的需求，新建一批从事药学基础和应用研究的科研院所。一批海外留学的优秀药物化学家回到祖国，与老一代药物化学家一起成为我国药物化学学科的奠基人。

1. 南京药学院

1950 年国立药学专科学校（简称药专）成立了"制药化学组"等相当于系一级的组织。1951 年彭司勋先生冲破重重障碍从美国回到中国，在药专任教。当时雷兴翰教授任上海第一制药厂厂长，同时担任上海医药工业研究院副院长，仍兼任药专药物化学教授。由于需每周往返沪宁二地，加之工作繁忙，他推荐彭司勋继任 1952 届学生的药物化学教学任务，直至该班毕业。药物化学教师还有杨桢祥、郑今方等。

1952 年，全国高校进行院系调整。山东齐鲁大学药学系、苏州东吴大学药学专修科并入药专，成立华东药学院。早年留学德国的老药学家张辅忠教授任院长，药物化学的王殿祥教授任教务长，彭司勋任专修科主任。华东药学院成立药物化学、药剂学、生药学、分析鉴定 4 个系，来自东吴大学的黄兰荪教授任药物化学系主任。药物化学系主要课程有无机化学、有机化学、分析化学、物理化学、有机分析、药物化学、药物合成等，形成了药物化学学科较为完整的体系。1954 年，全国掀起"学苏联"的热潮。药学教育方面，教学组织、教材、专业设置和培养目标均有所改动。学校的 4 个系合并成一个"药学专业"，培养目标主要是医院药房药师。与此同时，药物化学教学内容也在改变，按照苏联教材，药物质量控制也成为药物化学的内容，而药物合成的内容较为简单。各学科成立教研组，药物化学教研组由黄兰荪教授任主任，他与廖清江、段廷汉等负责有机化学、药物合成的教学，彭司勋讲授药物化学（分析部分）有机分析的内容，教研组人员还有周培的、郑今方、杨桢祥、李明华等，药物化学的教师力量比较充实。1955 年药物化学学科开始招收和培养研究生，至 1965 年停止招生。通过一段时间的实践，1956 年开始发现苏联高等教育虽有其特色，但与我国的实际不相适应。如大家认为基础课程相对薄弱而专业课程分量较重，有头重脚轻、适应面不广的问题。药学教育方面，我国不仅要培养药师，也要培养药物研究和生产、药物制剂、质量控制和药理等方面人才。因此，药学教育又适当进行调整，增加了制药化学、分析鉴定、药物化学等专业。药物化学中有关质量控制的内容划归分析鉴定专业。由于学科调整，黄兰荪离开药学院去上海工作，彭司勋任药化教研组主任，段廷汉任副主任，王殿祥任制药化学教研组主任。

1956 年华东药学院改名为南京药学院，王殿祥教授任副院长，彭司勋教授任教务长。1956 年王殿祥教授当选为中国药学会第十四届理事会理事。1958 年，经卫生部批准增设化学制药工学专业并开始招生。1959 年，彭司勋受卫生部委托主编出版了我国第一部药学专业"药物化学"教材。1962 年王殿祥教授当选为江苏省药学会第一届理事长。1965 年学校成立天然药物化学研究室。1972 年恢复因"文化大革命"停止的大学招生，招收化学制药专业学生。1986 年与筹建中的南京中药学院合并，成立中国药科大学。科研方面，主要开展计划生育用药物、中枢神经药物、抗肿瘤药、心血管病用药、抗疟药、抗麻风药、半合成抗生素[1]等的研究，先后有 17 个项目分别获得全国科学大会、卫生部科学大会和江苏省的奖励，其中包括创制的一种新结构类型的止血升白药——咖啡酸胺。20 世纪 90 年代后期，国家级教学名师尤启

[1] 抗生素一词在 20 世纪 50—80 年代被称为"抗菌素"。

冬教授主编的《药物化学》于"十五""十一五"和"十二五"连续三次列入国家级规划教材，2007年药物化学教学团队被评为国家级教学团队，2008年"药物化学"课程被选为国家级双语教学示范课程。

2. 沈阳药学院

沈阳药学院前身是中国工农红军卫生学校调剂班，于1931年在中央苏区——江西瑞金诞生，后随红军长征到达陕北。1941年在延安命名为中国医科大学药科，1942年独立为延安药科学校；解放战争时期迁校东北（佳木斯市），命名为东北药科学校；1949年迁校沈阳，合并了原国立沈阳医学院药学系，定名为东北药学院。

1955年，全国高校院系调整，浙江医学院药学系、山东医学院药学系、上海制药工业学校（1958年）并入东北药学院；1956年沈阳橡胶工业学校（现青岛科技大学）制药专业调整成立化学工业部沈阳制药工业学校，随后并入东北药学院，同年学校改名为沈阳药学院。特别是1955年我国著名的药物化学家朱廷儒教授从美国归国后，组建了包括院系调整过来的惠云生教授和沈家祥教授等当时实力强大的药物化学学科组，在朱廷儒教授带领下学科组在我国率先从淤泥中分离得到VB12、发明了驱绦虫新药鹤草酚等，开展了卓有成效的药学教育科研工作，为国家制药工业体系建设，特别是东北制药总厂的建设和发展做出了重要贡献。并从1956年开始招收研究生，是我国批准的第一批硕士点（1981年）和第二批博士点（1984年）。1994年，经国家批准，更名为沈阳药科大学。

3. 北京医学院药学系

1952年北京大学医学部独立成立北京大学医学院，药学系随之改名为北京医学院药学系。院系调整中，山东医学院药学系部分师资并入北京医学院药学系，1985年药学系随学校更名为北京医科大学药学院。1996年12月，原药物化学教研室和抗肿瘤药物研究室组成药物化学系，至此药物化学学科独立成系，担负药学院本科生、专科生及研究生药物化学相关课程的教学。2000年4月原北京医科大学和北京大学合并组建新的北京大学，药学系随之更名为北京大学药学院药物化学系。

4. 上海第一医学院药学系（院）

1949年9月国立上海医学院改称上海医学院。1950年5月，教育部实行第一次院系调整，中法大学药科、浙江大学理学院药学系部分师生先后并入，改名上海第一医学院。1952年1月，药学专修科改名为药学院，是全国医学院中首先建立的药学院，张辅忠为首任药学院院长。1952年9月第二次院系调整中，浙江大学理学院药学系并入上海医学院药学院。此时，学院汇集了药物化学、植物化学、有机化学宋梧生、许植方、袁开基、杨毅、伍裕万等二级教授。从1952年起，上海医学院药学院在全国首先开设了药物化学专业，把在校的53、54届共154名学生分设为药学专业和药物化学专业进行培养。1955年，浙江医学院药学系部分并入上海第一医学院药学院；1986年3月14日更名为上海医科大学药学院；2000年4月与复旦大学合并更名为复旦大学药学院。

5. 四川医学院药学系

1949年以后，私立华西协和大学调整为公立的多科性高等医药院校。1953年10月6日华西大学更名为四川医学院。原先，华西大学的系以下不设立独立的教学组织，1950年6月将原来综合性的药学教育分为药物化学、药剂学、生药学3个专门化教学，相应成立了各个教研组。1958 年以前，药物化学教研组在李正化老师的主持下，金初瑢、毛文仁、蒋佐挥、魏云祥等为骨干老师，主要以教学为主，药物化学课程采用苏联教材，当时是药学系最强的科室之一。这一阶段的科研工作主要是李正化、蒋佐挥教授等开展的抗血吸虫、钩虫化合物的合成和药理筛选研究。1985 年，四川医学院药学系随学校改名为华西医科大学药学系，1987 年 3 月，在原药学系和药物研究所的基础上建立药学院；2000 年 10 月，原华西医科大学与四川大学合并，组建新的四川大学，随之更名为四川大学华西药学院。

1958 年四川医学院药学系组办制药厂，药物化学教研组负责建设化学原料药车间，教研组主任李正化兼原料药车间主任，教师袁良金、金初瑢等为主要技术人员。1958—1960 年，原料药车间上市了多种试剂及药品。

6. 浙江医学院药学系

1949 年 10 月，浙江省立医学院成立院务委员会，药科的黄鸣驹教授担任主任委员，代行院长职务。当年 12 月，学校隶属关系划归浙江省卫生厅。1952 年 2 月，浙江省立医学院与国立浙江大学医学院合并，定名为浙江医学院。1954 年 8 月，药本科将原来的生药、药剂、化学、分析鉴定 4 个系合并成药学系。1955 年 8 月，国家进行第二次院系调整，药学系本科四年级学生并入上海第一医学院，二年级学生并入北京医学院（当时无三年级学生），教学设备全部运往沈阳药学院，教师大部分调往沈阳药学院，少部分调往四川医学院、上海第一医学院和南京药学院等。

1958 年，学校决定由许殿英负责重新筹建药学系，建立生药学、药物化学（包括药品鉴定）、药剂学 3 个教研室。朱恒璧教授任系主任，许殿英任系副主任。1960 年，浙江中医学院、浙江卫生实验院和浙江省药品检验所并入浙江医学院，校名改为浙江医科大学，并成立浙江省医学科学院。1963 年学校决定再次停办药学系，最后一届学生毕业于 1965 年夏。1973 年，学校决定恢复药学系。1977 年年底，药学系改为招收药学专业本科生。1978 年，药学系成为第一批招收硕士研究生单位。1998 年，与浙江大学合并，并于次年重组成立了浙江大学药学院。

7. 第二军医大学药学系（院）

1949 年 10 月 1 日，中华人民共和国成立。由第三野战军卫生部医学院、华东医务干部学校与原国防医学院留沪人员组成华东人民医学院，设在原国防医学院上海江湾原址，科长李承祜教授任药学系副主任兼生药学教研室主任。1950 年 10 月，华东人民医学院命名为上海军医大学。次年 7 月中央军委正式命名为第二军医大学。第二军医大学药物化学学科创建于 1949 年，先后建立了 523 药物研究室和中国人民解放军中西药研究所，并于 1986 年被总后勤部批准为军队重点实验室。1978 年获硕士授予权，1990 年获博士授予权。

8. 天津药物研究院

1955 年，在沈阳建立了我国最早的医药工业研究机构——中华人民共和国轻工业部医药工业管理局制药工业研究院，是中华人民共和国成立以来第一所国家直属医药工业研究单位。1957 年迁至天津，组建化工部化工设计研究院的华北分院。1959 年，再迁北京，成立化工部北京医药工业研究院。1969 年迁至湖南邵阳，成立湖南医药工业研究所。1982 年又迁回天津，组建国家医药管理局天津中药研究所。1987 年 4 月，国家科委批准与国家医药管理局天津医药工业研究所合并，组成国家医药管理局天津药物研究院。

1950 年国家确定了以"发展原料药为主，制剂为辅，自强奋斗，生产自给，发展医药"

的方针。自 1955 年医药局制药工业研究院成立至 20 世纪 60 年代，经过多年的研发，逐步形成了以维生素、抗生素、激素和磺胺类药物为主的研究方向，当时简称为"三素一磺胺"，在国内确立了研究和产业化的领军地位。

9. 上海医药工业研究院

上海医药工业研究院创建于 1957 年，创建开始，就设立了药物化学学科。1965 年 11 月，经国家计划委员会党组、国家经济委员会党组、国家科学技术委员会党组联合签发〔（65）科党张字 259 号〕文件批准，将上海医药工业研究院抗菌素研究室部分的设备和人员内迁成都，成立中国医药工业公司四川抗菌素工业研究所。

上海医药工业研究院于 1981 年获得国务院的药学一级学科博士学位授予权，拥有药学一级学科下所有的博士和硕士研究生培养资格，设有药学博士后流动站。

50 多年来，上海医药工业研究院药物化学的科研人员秉承雷兴翰教授等老一辈科学家的学术精华和科研风格，坚持"贴近产业、扎根产业、服务产业"的研发特色，注重工艺研究及产业化，为我国制药工业发展做出巨大贡献。雷兴翰教授所带领的课题组发明了抗血吸虫新药呋喃丙胺（F-30066），该药共成功治疗日本血吸虫病患者达百万余人次，为中国寄生虫病的防治做出重大贡献，1964 年获国家科技发明奖一等奖，曾收录《中华人民共和国药典》（以下简称《中国药典》）。周后元院士发明的维生素 B_6 合成新工艺，经中试和大生产证明，这一方法处于当时国际先进水平，已成为我国生产维生素 B_6 的通用方法，先后获得中国专利优秀奖、吴阶平医学研究、保罗·杨森药学研究二等奖，国家发明奖三等奖。

10. 四川抗菌素工业研究所

四川抗菌素工业研究所（以下简称"川抗所"）先后隶属于中国医药工业公司、化工部、国家医药管理总局、国家药品监督管理局，2000 年科研转制进入中国医药集团总公司，2010 年 12 月 3 日进入中国医药工业研究总院。经过几十年的建设发展，该所已成为学科领域配套齐全、科研开发与中试孵化并举、应用性与工业性特色明显的综合性药物研究开发机构。

药物化学一直是川抗所学科发展的主线之一，主要研究方向包括抗感染药物、抗病毒药物、抗肿瘤药物、免疫增强剂、麻醉镇痛药物、抗抑郁药物、免疫抑制剂、降血脂药物、心血管病药物、糖尿病、骨质疏松防治药物、老年病药物等的工艺研究和产业化。50 多年来，川抗所先后研制成功了 100 余种新药，获得新药证书 96 项，其中全球首创抗结核创新药物利福喷汀得到了 WHO 的高度评价。

11. 中国科学院上海药物研究所

1949 年 11 月，中国科学院成立后接收了上海药物研究所。1950 年 5 月高怡生从英国牛津大学回国，加入药物研究所，建立了合成药物研究组。此后，谢毓元、嵇汝运等一批药物化学家先后从清华大学、英国伯明翰大学来到药物所，随着丁光生、金国章、池志强等一批药理学家的加入，药物所真正成为化学和生物学两大学科协同发展的药物研究机构。1953 年 3 月，中国科学院成立独立建制的药物研究所，赵承嘏先生任所长。1960 年 6 月，中国科学院批准上海药物研究所成立合成药物研究室等研究室建制。1970—1978 年上海药物研究所曾划归上海市领导，1978 年 4 月重回中国科学院。

中华人民共和国成立后，上海药物研究所始终坚持以国家和人民的健康需求为导向，围绕医药产业发展的科学和技术问题组织研究攻关，同时逐步提升研究水平，瞄准国际学科发展前沿，开展药学基础研究和创新药物研究。1950—1955 年，开展了氯霉素、普鲁卡因的合成方法，洋地黄、阿托品的提取分离方法，以及青霉素钾盐的结晶方法研究。1953 年起，开展改造氯霉素结构和发现血吸虫病新药的研究。1955—1966 年，研制成功新霉素、制霉菌素 A–94、放线菌素 D 等抗生素；镇痛药延胡索乙素；抗肿瘤药甲氧芳芥、长春新碱；治疗小儿麻痹后遗症药物加兰他敏等一批新药；并完成抗血吸虫活性成分南瓜子氨酸、降血压活性成分莲心碱等天然产物的结构鉴定和全合成研究。20 世纪 60 年代，有近 10 项新药研究成果由相关的药厂投入生产。其间研究成功的促排有毒金属的新药二巯基丁二酸钠，多次在关键时刻解救了众多的中毒病人，并因其独特的有毒金属和放射性物质促排疗效受到国际同行关注。1991 年，二巯基丁二酸钠被美国著名制药公司仿制，经 FDA 批准上市，用于治疗儿童铅中毒。

"文化大革命"期间，上海药物所的研究人员排除干扰，参加了有机锡中毒、胰岛素合成、抗肿瘤药物、肝炎防治药物、防治血吸虫药物、抗疟药物、慢性气管炎治疗药、男用避孕药研制等全国性的会战任务，取得了抗疟新药蒿甲醚等一批优异成果。

12. 中国医学科学院药物研究所

中国医学科学院药物研究所成立于 1958 年，其前身是 1952 年成立的中央卫生研究院，将原有的药物化学、药用植物、药理三系重组，组建为药物化学合成室、植物化学室、药理室、药物分析室、药用植物室及药用植物栽培室（含两个药用植物试验场）。

1955 年后，梁晓天、黄量等一批爱国科学家冲破各种艰难险阻回到祖国。他们先后开设了红外、紫外、核磁共振以及质谱、旋光光谱等学习班，讲解新理论，传授新技术。在当时国内没有计算机的情况下，梁晓天用计算尺推导演算，经过 7 年的艰苦运算和验证，终于创立了用图解法求解 ABC 系统的公式，方法简易可被一般化学实验室所采用。1976 年编著出版了《高分辨核磁共振氢谱的解析和应用》一书。

多年来，该所完成了抗肿瘤药 N– 甲酰溶肉瘤素（氮甲）、甘磷酰芥、维胺酯、三尖杉酯碱、高三尖杉酯碱、甲异靛；抗高血压药物降压灵；妇产科药物麦角新碱；抗休克、改善微循环药物山莨菪碱；强心药物强心灵；镇咳、祛痰药物止咳酮和杜鹃素；治疗神经系统疾病药物一叶萩碱；防治心血管病药物愈风宁心片；治疗慢性肝炎药物联苯双酯、双环醇；抗变态反应药物色羟丙钠；治疗单纯疱疹病毒引起的病毒性皮肤病药物酞丁安以及女性口服避孕药 18– 甲基炔诺酮、抗早孕药物前列腺素、脑卒中治疗药物丁苯酞、抗炎镇痛药物艾瑞昔布等药物研究。尤其是人工麝香的研制在我国中药新药和珍稀濒危动物药材代用品研究中具有重大的突破和示范的意义，"人工麝香研制及其产业化"获得 2015 年度国家科技进步奖一等奖。

13. 军事医学科学院毒物药物研究所

军事医学科学院于 1951 年 8 月在上海成立，1958 年迁址北京，更名为中国人民解放军军事医学科学院，改系为所，由原来的化学系、药物系和药理系组成防化医学研究所（即现今的毒物药物研究所），设有药物合成室，张其楷教授担任主任，成为我军第一支也是全国较早的一支药物化学科研队伍。

该研究所在承担军事医学研究任务的同时，根据国家需要开展国家急需的药物研究。20 世纪 50 年代，主要任务是开展地方病血吸虫病、丝虫病和结核病等防治药物的研究。60 年代，开展抗疟药物等研究，获得了一批具有国际先进水平的科研成果，构建了完备的以创新药物为主体的防化医学体系。改革开放后，药物化学学科的研究方向调整为以军用特需药和军民两用药物的研究为主，兼顾民用药物的开发研究，重点加强了学科技术的现代化建设。该研究所相继开发研制了盐酸二氢埃托啡、盐酸苯环壬酯、盐酸戊乙奎醚、本芴醇、萘酚喹、帕拉米韦三水合物6个国家一类新药。

（二）改革开放推进药物化学学科发展

改革开放带来了我国科学的春天，促进了我国药物研究与国际的交流，药物化学作为药学主要学科之一迎来了前所未有的发展机遇。

院系调整后，药学高等教育主要设置在医学院校的药学院系和一些专业药学院校。随着国内制药工业的发展，在20世纪70年代末设立制药化学专业、80年代初设立药物化学专业。药物化学的专业人才培养覆盖了从本科、硕士研究生、博士研究生和博士后全部教育层次。药物化学的教学改革也取得丰硕成果，其中由中国药科大学、沈阳药科大学和北京大学申报的药物化学课程获得2004年度国家级精品课程立项。20世纪90年代后期，药学高等教育的载体发生了变化。除药学专业院校外，药学院系随医学院校逐步并入综合性大学，理工、化工、工业、农业等院校也纷纷设置药学、制药工程类专业。1999年全国设置药学、制药工程类本科专业的高校有84所，2006年增加到269所（尚不包括部队院校），专业点达550个；此外还有高等专科学校38所，高等职业技术学院165所，合计472所，超过1978年（41所）10倍以上。

1981年11月11—17日，在桂林阳朔召开了全国药物化学学术会议，参会人数134人，收到论文208篇，交流论文106篇。1982年11月16日至20日在成都召开了合成新药创制讨论会。此后，全国性或区域性的药物化学学术会议逐渐增多。全国药物化学学术会议是由中国药学会药物化学专业委员会主办，药物化学界规模最大、水准最高的学术盛会，每逢单数年举办。1998年，首届世界华人药物化学研讨会在位于台北市的台湾大学成功举办，2000—2016年期间第二届至第十届研讨会先后在成都、香港、台北、南京、上海、高雄、北京、沈阳、台北成功举行，研讨会规模及研究展演逐届增加，影响日益扩大，已成为每逢双数年召开的重要学术盛会。

1990年，《中国药物化学杂志》（双月刊）创刊，这是国内唯一专门反映药物化学领域科研成果及科技信息的专业性学术期刊，为广大医药科技工作者提供了一个了解新药研究、制药工艺研究、天然药物化学研究的窗口，促进了我国乃至世界医药事业的发展。为了推动学科建设，1989年教育部首次在全国范围内评选国家重点学科，北京大学、中国药科大学、中国医学科学院北京协和医科大学药物研究所三所院校的药物化学学科被评为国家重点学科。

自20世纪80年代以来，我国药物化学学科紧跟国际发展趋势，逐步缩小与国际先进水平的差距。尤其是在国家自然科学基金、高技术研究发展计划（"863"计划）、重点基础研究发展计划（"973"计划）等支持和引导下，我国药物化学研究快速发展，取得一系列成果。

在计算机辅助药物设计方面，20世纪70年代末，在嵇汝运等老一代药物化学家倡导下，李仁利、郭宗儒、陈凯先、徐筱杰等一批科学家率先开展我国的计算药物化学研究，进入90年代以后该领域研究快速发展，一批优秀中青年科学家如来鲁华、蒋华良等不断涌现。在计算化学方法学研究方面，引进和应用国际上理性药物设计的成熟方法，进一步开展深入研究，完善和发展了计算机辅助药物设计方法，如定量构效关系、药效团模型、分子对接、虚拟筛选、全新设计、基于系统生物学的药物设计和靶标发现等。

在先导化合物的发现和优化方面，革新传统的药物化学方法和技术，与结构生物学、计算机辅助药物设计紧密结合，发展基于靶点蛋白结构的药物发现和基于配体结构的药物发现两类研究方法；发展药物合成新方法和技术，如串联反应、微波反应、金属催化反应，应用于构建类药性、结构多样性化合物库或靶向化合物库；发展成药性修饰和结构优化新技术和新方法，不仅关注化合物结构与疗效的关系，同时研究其结构与吸收、分布、代谢、排泄、安全性的相互关系，提高活性化合物的成药性。上海药物研究所药物化学家发明的抗肿瘤新药丁氧哌烷1994年在日本批准上市，是我国第一个与国外公司合作开发成功进入国际市场的药物，被列为当年全球48个NCE药物之一。毒物药物研究所研制的盐酸苯环壬酯用于有机磷农药及神经毒剂的救治，于1993年获得新药证书，后又进一步发现其具有预防晕动病作用。上海医工院和广药集团白云山制药股份有限公司开发上市的头孢硫脒，具有较宽的抗菌谱，对临床分离的大部分革兰氏阳性菌和部分革兰氏阴性菌具有较强的抗菌作用，于2000年获得国家新药证书。以庆大霉素主要活性成分 C_{1a} 为母核，通过结构修饰获得的硫酸依替米星（89—07，爱大霉素），于2001年获得国家新药证书。2002年，新型乏氧放射增敏剂甘氨双唑钠获得一类新药证书，临床结果显示其具有减缓肿瘤生长速度的作用。

我国药物化学家充分利用中医药宝库，以天然活性物质为先导化合物，进行新药研究和开发，取得了令人瞩目的成绩。由青蒿素经过结构修饰，获得蒿甲醚和青蒿琥酯，分别开发相应的油针和水针剂于1987年作为一类新药批准上市。以蒿甲醚与本芴醇组方，研制出新药复方蒿甲醚片剂，于1992年批准上市，在80个国家/地区获得了药品注册，并在32个国家/地区上市销售，被WHO列入基本药物核心目录，被众多国家/地区和国际组织指定为一线抗疟用药。在五味子丙素降谷丙转氨酶活性研究基础上，开发了高效、速效、低毒的降酶保肝新药联苯双酯，于1995年获得新药证书，并进一步于2001年开发上市新药双环醇。由芹菜籽油中分离芹菜甲素，开发了合成的 dl–3–丁基苯酞，于2002年批准上市，用于治疗轻、中度急性缺血性脑卒中。从民间草药蛇足石杉分离石杉碱甲，先后作为治疗重症肌无力和早老性痴呆新药批准上市。此外，还有治疗神经衰弱、头痛、偏头痛的合成天麻素，抗肿瘤药物斑蝥素和去甲斑蝥素，人参皂苷 Rg_3 和 Rg_2，肌松药氯甲左箭毒，镇痛新药高乌甲素和草乌甲素，心血管药物丹参酮ⅡA硫酸钠等，也先后开发上市。

药物化学学科发展推动了我国制药技术的进步。我国药物化学家努力开展合成工艺研究，使我国药物合成工艺技术接近国际先进水平。目前，我国可生产1500多种化学原料药，年产量超过200万吨，占全球产量的1/5以上，产品出口量不断增加。其中代表性的成果如：维生素 B_6 合成工艺改进后，总收率提高1倍，原料消耗降低一半；两步发酵法生产维生素 C 节约了大量原料，革除易燃易爆的丙酮，简化了工艺，降低了成本，较国际通用的莱氏法有明显的优势；普利类降压药物、双氯芬酸类药物、法罗培南、更昔洛韦、地塞米松、胡萝卜素、维生素 A、维生素 E 等药物的工艺改进，均取得了重大的突破，降低了成本，提高了收率，降低了污染，先后获得国家科技进步奖和技术发明奖。

（三）创新驱动药物化学学科快速崛起

2006年，党中央、国务院从全面建设小康社会、加快推进社会主义现代化建设的目标出发，制定并发布《国家中长期科学和技术发展规划纲要》，推动中国的新药研究和开发蓬勃发展。我国研究人员在国际药物化学主流期刊发表论文的数量和水平显著提升，药物化学研究水平与发达国家的距离正在缩小，国际影响力逐步增加。在 Web of science 数据库中检索 "chemistry medicinal" 项下 2000—2015 年发表的研究论文，该领域中全球共发表研究论文 123550 篇，其中中国学者发表的研究论文 15582 篇，占 12.612%，成为仅次于美国在该领域中发表论文的国家。在 4 种主要药物化学专业学术期刊（*Journal of Medicinal Chemistry*、*European Journal of Medicinal Chemistry*、*Bioorganic & Medicinal Chemistry Letters* 和 *Bioorganic & Medicinal Chemistry Letters*）中，中国学者发表的研究论文数量，1982—1990 年仅 3 篇，1991—2000 年增至 90 篇，2001—2010 年达到 1720 篇，呈现快速增长趋势。与此同时，越来越多的我国学者也开始在国际药物化学学术期刊担任编辑或编辑顾问团成员。

自 2008 年来，中央财政投入大量资金支持"重大新药创制"国家科技重大专项，带动了地方政府和医药企业数百亿元研发投入。原来由少数专业药物研究院所、大学开展新药研究开发的局面正在发生变化。研究院所、大学、国内制药企业、创新型生物医药科技企业、医药研发技术服务企业、生物医药科技产业园区共同构建了国家药物创新体系。药物化学作为药物创新研究的重要环节，得到了前所未有的发展机会，推动了学科发展。

2009 年以来，中国研究人员每年发现并开发的新结构化学药品数量不断增多，以下仅列举有代表性的 6 个。

2009 年批准上市的盐酸安妥沙星由中国科学院上海药物研究所研究人员发现，与安徽环球药业股份有限公司合作开发，是中国研究开发上市的第一个新化学实体喹诺酮类抗菌药物。经临床研究证明，其对于治疗呼吸道、泌尿道和皮肤软组织等细菌感染性疾病，疗效确切，不良反应少。盐酸安妥沙星半衰期长达 20 小时，每天只需服用 1 次，且剂量较低，在相同的疗程内达到相同的疗效，该品用药总量显著低于左旋氧氟沙星用药总量。

艾瑞昔布是中国研究开发上市的第一个新化学实体选择性 COX-2 抑制剂，由中国医学科学院药物研究所和江苏恒瑞医药股份有限公司合作研发，2011 年获准上市。艾瑞昔布通过抑制 COX-2，从而抑制炎性前列腺素的产生，抑制炎症，缓解骨关节炎的疼痛症状。该产品研究中研究人员提出"适度抑制"理念，由于选择性抑制 COX-2，尽可能减少非甾体消炎镇痛药胃肠道副作用，同时适度抑制 COX-1，较少影响生理保护功能，减少由此引起的心血管事件。临床研究表明，艾瑞昔布能产生良好的抗炎镇痛作用，只会导致很少的副作用。

2011 年 4 月 CFDA 批准上市的另一个新化学实体是中国研发的第一个靶向肿瘤治疗小分子药物盐酸埃克替尼。该药品由归国留学人员创办的浙江贝达药业有限公司研究开发。埃克替尼在对 85 种激酶的筛查中，选择性抑制表皮生长因子受体酪氨酸激酶（EGFR）及其 3 个突变体。临床研究显示，其对局部晚期或转移的非小细胞肺癌（NSCLC）患者疗效确切，中位无进展生存期（PFS）、总生存期（OS）、肿瘤客观缓解率（ORR）、疾病控制率（DCR）、疾病进展时间（TTP）、生活质量（HRQOL）均不亚于同类机理已上市药物，未见严重的不良反应和相同机理未报告的不良反应。

2014 年 12 月 13 日，用于治疗晚期胃癌的小分子靶向药物甲磺酸阿帕替尼获得 CFDA 批准上市。阿帕替尼是江苏恒瑞医药股份有限公司在"重大新药创制"国家科技重大专项支持下，自主研发的拥有自主知识产权的小分子血管内皮生长因子酪氨酸激酶抑制剂。该药也是全球第一个在晚期胃癌被证实安全有效的口服小分子抗血管生成靶向药物，是晚期胃癌标准化疗失败后，明显延长生存期的单药。

2013 年 10 月 24 日，深圳信立泰公司研发的 1.1 类化学新药艾力沙坦酯获得 CFDA 批准上市。艾力沙坦为抗高血压新药，属沙坦类（血管紧张素 Ⅱ 受体拮抗剂）药物。相比同类产品，艾力沙坦的主要优势有：①降压效果一致性优于同类产品；②毒性低，适合长期服用。由于其药物代谢途径不经肝脏细胞色素 P_{450} 系统，很大程度上减轻了氯沙坦等同类药物对病人肝脏产生的负担，对肝脏起到保护作用。

西达本胺是深圳微芯生物科技公司自主研发的具有全新化学结构并获全球专利授权的首个获准上市的亚型选择性组蛋白去乙酰化酶口服抑制剂，也是中国首个授权美国等发达国家专利使用的原创新药。西达本胺于 2015 年 1 月 1 日被 CFDA 批准上市，主要适应证为复发或难治性外周 T 细胞淋巴瘤（PTCL）。西达本胺通过对特定 HDAC 亚型的抑制及由此产生的染色质重构与基因转录调控作用（即表观遗传调控作用），抑制淋巴及血液肿瘤的细胞周期并诱导肿瘤细胞凋亡；诱导和增强自然杀伤细胞（NK）和抗原特异性细胞毒 T 细胞（CTL）介导的肿瘤杀伤作用及抑制肿瘤病理组织的炎症反应，不仅能直接贡献于对 T 淋巴瘤中循环肿瘤细胞及局部病灶产生疗效作用，同时也可能应用于诱导和增强针对其他类型肿瘤的抗肿瘤细胞免疫的整体调节活性。Ⅱ 期临床试验结果表明，西达本胺单药治疗应用的主要疗效指标客观缓解率为 28%。进一步临床研究的综合疗效评价和安全性分析结果提示，西达本胺与国际上已上市的两个药物相比，具有至少相当或更好的疗效及更好的安全耐受性。

第二节　药理学学科

一、药理学学科的定义、范畴及主要研究对象

药理学是研究药物与机体（含病原体）相互作用及作用规律的学科。它以基础医学中的生理学、生物化学、病理学、病理生理学、微生物学、免疫性、分子生物学以及药学中的药物化学等为基础，为防治疾病、合理用药、精准医疗提供基本理论、基础知识和科学思维方法，是连接药学与医学、基础医学与临床医学、生命科学与医药科学的桥梁学科。药理学的学科任务主要包括：阐明药物效应动力学，即药物对生命机体的作用及作用机制以及药物代谢动力学，即阐明生命机体对药物的处理机制。旨在为临床合理精准用药、发挥药物最佳疗效、防治不良反应提供理论依据。药理学的研究范畴涵盖了药物发现、药物治疗靶点的发现与确认、疾病模型的建立、药物效应动力学、药物代谢动力学研究、毒理及安全性评价、临床药理学试验等研究。

药理学既是理论科学，又是实践科学，是兼具多学科交叉和转化医学特征的学科。药理学科是伴随着生理学和化学学科的发展应运而生的。中国的药理学科始建于 20 世纪初，至今已经历了近一个世纪跌宕起伏的发展历程。历经不断建设与发展，尤其是在改革开放后，与其他学科一样，药理学进入了一个快速发展阶段。1998 年中国药理学会在第十三届世界药理学大会上获得 2006 年第十五届世界药理学大会的主办权，并于 2006 年在北京成功举办第十五届世界药理学大会，标志着我国药理学已与国际接轨，并在世界药理学界占据了一席之地。随着人类健康需求的不断增长，对药理学发展形成了巨大牵引和推动力，我国药理学科已进入一个新的高速发展阶段。

二、学科创立与发展

（一）中国药理学科的创建期

20 世纪 20 年代开始，在湖南湘雅医学院、北京协和医学院、上海医学院、同济大学医学院等校均开设了药理学课程，著名药理学家朱恒璧、周金黄、张昌绍、张毅、吕富华曾先后在这些学校授课。我国早期的药理学科研也始于此时。1924—1926 年，从美国留学归来的陈克恢在北京协和医学院药理科工作时，从中药麻黄中提取出麻黄碱，并在药理实验中发现它有拟肾上腺素作用，证明麻黄碱是麻黄止喘的有效成分，这是第一个采用现代科技方法阐明中药有效成分的药理作用，并成功地应用于临床的范例。

20 世纪 30—40 年代，我国的植物化学家先后从中草药如莽草、延胡索、贝母、钩吻、细辛、曼陀罗、防己、雷公藤、三七、蚯蚓、常山、使君子、鸦胆子中提取出生物碱、皂苷、油类等化学成分。由于当时处于战乱年代，条件艰难，仅有少数进行了药理活性的测定，如延胡索的中枢作用和毒性、防己的降血压作用、使君子的驱虫作用、常山的抗疟作用、鸦胆子的抗阿米巴作用等。这些工作开展，显示我国早期的药理学家已把中药作为研究的重点，采用现代科学技术方法研究中药的药理作用，为以后的中药药理学发展奠定了基础。

1926 年生理学家林可胜、生化学家吴宪、药理学家朱恒璧等 14 人发起成立中国生理学会，会员的专业包括了药理学。随后，《中国生理学杂志》创刊，刊登生理学、生物化学、药理学和营养学的研究论文。前述的许多早期药理学研究论文均刊登在该刊上。许多老一代药理学家多是中国生理学会的成员，并在生理学术会议上进行学术交流，这也为 1956 年成立中国生理科学会药理学专业组奠定了基础。

（二）20 世纪中期的中国药理学

中华人民共和国成立以后，全国各医药院校及研究院所均设立药理学科。20 世纪 50 年代初从国外归来的药理学家，如金荫昌、宋振玉、雷海鹏、周廷冲、丁光生、罗潜等教授均成为各单位药理学科的领导和学科带头人。他们与 20 世纪 50—60 年代国内院校毕业的药理学家和从苏联留学归来的药理学家共同成为 20 世纪中国药理学的骨干队伍，为 20 世纪中国药理学的发展和新药的研究与开发做出了巨大贡献。

20 世纪 50 年代初至 60 年代中期，尽管存在各种困难和干扰，我国药理学工作者在药理学教学和科研工作中仍取得了很大进步与发展。如重视医学院校的数理化基础教育，推动定量药理学的研究（朱恒璧）；反对大学教学的"满堂灌"方式，提倡"青蛙游水"的人才培养方式，并提出中药药理研究中学习中医经验与多指标实验相结合的重要性（吕富华）；抗血吸虫病药葡萄糖酸锑铵毒性及药物代谢的研究（宋振玉）；带领科技人员研制成功了速杀性神经性毒剂的治疗药物，并进一步研制出多种抗神经性毒剂和失能性毒剂的药物和复方（周金黄）；硫芥与乙烷二硫代磷酸二钠相互作用的毒理学研究及筹建有机磷酸酯类中毒防治的生化药理学研究（周廷冲）、阐明速杀性胆碱酯酶抑制剂梭曼膦酰化胆碱酯酶的老化机制，为梭曼中毒的防治指明方向（孙曼霁）；指导山莨菪碱的抗胆碱作用研究及新药 654-2 的发现（金荫昌）；麻黄碱作用机制及快速耐受机制的研究（杨藻宸）；强心药羊角拗苷的效价、吸收、蓄积、消除与毒性的研究（江明性）；研制成功新型铅、汞、砷、锑等重金属解毒药二巯基丁二酸钠（丁光生）；在中医理论指导下发现延胡索镇痛作用的有效成分延胡索乙素（金国章）；喜树碱、羟基喜树碱、三尖杉酯碱和高三尖杉酯碱等抗肿瘤药的研究与开发（胥彬）；蛇毒毒素对乙酰胆碱受体作用的研究（李镇源）等。此外，发现吗啡镇痛的有效部位是在第三脑室和大脑导水管周围灰质（邹冈），GABA 受体拮抗剂荷包牡丹碱的发现（邹冈），治疗血吸虫病药物——锑剂的药理、毒理研究（张昌绍）也是此时期我国药理学家的一项重要研究成果。

20 世纪 60 年代中期，我国药理学与国际上的差距并不很大，但由于"文化大革命"，严重阻碍了中国药理学的发展，这期间与国际差距加大。1970 年前后在防治慢性支气管炎和针灸麻醉的口号下，一些单位局部地恢复药理学研究，主要是从中草药中筛选镇咳、平喘、祛痰药或仿制国外的此类药物。另外，从针灸麻醉还派生出中药麻醉的研究。多年停止招生的高等医药院校也开始招收"工农兵学员"（三年制），药理学教学也开始恢复。但此时仍在"文化大革命"期间，教学、科研经常受到运动的冲击。

（三）20 世纪 70—90 年代的中国药理学

1978 年全国科技大会以后，我国科技工作者迎来了科学的春天，药理学工作者也全面恢复了教学、科研以及学术交流活动。随着改革开放和社会主义建设事业的发展，一大批中青年药理学家出国进修学习，学成归国后均成为 20 世纪 70—90 年代我国药理学教学和科研的中坚力量，并带领青年药理学工作者跨世纪，发挥了承前启后的作用。他们的科研工作理论联系实际，产生了明显的社会和经济效益，受到国内外同行的瞩目。如五味子及其有效成分的抗肝损伤作用的研究以及在此基础上，新药联苯双酯和双环醇的研制成功（刘耕陶）；白芍总苷抗类风湿关节炎的基础和临床研究及新药开发（徐叔云）；中药淫羊藿、枸杞子、何首乌及其有效成分延缓衰老的机制研究（周金黄）；脾胃虚实证本质研究以及调理脾胃方药的实验药理和临床药理研究（王建华）；抗肿瘤抗生素的研究与开发（甄永苏）；人参皂苷可促进动物神经组织的发育和神经可塑性（张均田）；(±) 黄皮酰胺促智作用的研究（张均田）；甲状旁腺激素的活性与钙的关系（王振纲）；血管紧张素转化酶抑制剂保护心肌缺血再灌注损伤作用和人参皂苷保护心肌作用及其机制研究（陈修）；活血化瘀中药的抗血小板作用和对花生四烯酸代谢的作用（金有豫）；党参及其有效成分的药理研究（刘干中）；提出阿片类化合物在控制戒断症状方面可互相替代，但倚赖性不叠加的梯度脱毒假设（秦伯益）；药物不良反应监测的研究（王永铭）；灵芝多糖的免疫调节作用及其机制的研究（林志彬）；吴茱萸及其有效成分的药理研究（陈介甫）等。

三、中国药理学会的成立

中国药理学会从筹建到成立经过了 20 年历程。1956 年 7 月在第十三届中国生理学会会员代表会议上宣布中国生理学会更名为中国生理科学会，刘思职（生化）任理事长，赵以炳（生理）、周金黄（药理）、杨恩孚（营养）、刘永（病理生理）任副理事长，金荫昌任秘书长，下设 6 个专业组，包括药理专业组。1961 年 10 月中国生理科学会全国药理学术讨论会在北京召开。翌年，在上海中国生理科学会药理专业和生理专业联合举行学术会议，会后出版了《药理学进展（1962）》（张昌绍、丁光生、胥彬主编），这是我国首次出版的反映国内外药理学研究的药理学进展类专著，也为以后出版药理学进展丛书开了先例。1964 年第十四届中国生理科学会会员代表会议在大连召开，有 50 余名药理学家参加会议并进行了药理学术交流，出版了论文摘要。1978 年 10 月在第十五届中国生理科学会会员代表会议（青岛）以及同年 11

月中国药学会学术会议（上海）上均进行了药理学学术交流。会后中国生理科学会药理专业组选录了两次会议的有关论文，主编出版了《药理学进展（1978）——受体·分子药理·中西医结合研究》。此后，于1979年9月、1981年10月和1984年9月先后在成都、北京、九江举行过三次全国药理学术会议。成都会议上正式成立了中国生理科学会药理学会，选举张毅、金荫昌、宋振玉为名誉主任委员，周金黄为主任委员，周廷冲、丁光生、吕富华为副主任委员；北京会议后出版了《药理学进展（1981）》（王振纲、李文汉主编）。在此期间，中国生理科学会药理专业委员会和中国药学会药理专业委员会的成员经过协商讨论，一致同意成立统一的中国药理学会，并于九江会议上选举出中国药理学会理事会，由周金黄任名誉理事长、王振纲任理事长，王建华、王浴生、叶雨文、李家泰、邹冈、宋书元、谭友庄任副理事长。1985年报请中国科学技术协会批准，中国药理学会正式成立。

迄今中国药理学会已设立了26个专业委员会，包括肿瘤药理专业委员会、抗炎免疫药理专业委员会、数学药理专业委员会、心血管药理专业委员会、生化与分子药理专业委员会、神经精神药理专业委员会、临床药理专业委员会、药物代谢专业委员会、中药药理专业委员会、药物毒理专业委员会、化疗药理专业委员会、药理学教学与科普专业委员会、制药工业药理专业委员会、药检药理专业委员会、生殖药理专业委员会、海洋药物药理专业委员会、抗衰老药理专业委员会和药学监护专业委员会等。专业委员会积极开展学术交流活动，推动了药理学分支学科的发展。

1984年8月在伦敦举行的国际药理学联合会（IUPHAR）会员国代表会议上一致通过接纳中国药理学会为IUPHAR的正式成员，而我国台湾地区的药理学会以台北药理学会的名义参加IUPHAR。中国药理学会成立后即积极开展国内外学术交流，除组团参加第十至十七届世界药理学大会（第十五届世界药理学大会于2006年在北京举行，由中国药理学会承办）等国际会议以及第六、第九届东南亚与太平洋地区药理学家大会和第三届欧洲药理学术会议之外，还积极在我国举办国际会议或双边学术会议。中国药理学会先后主办了国际传统药与现代药药理学术会议（1986年10月，北京）、第五届东南亚与太平洋地区药理学家大会（1988年7月，北京）、第一、第二届国际天然与传统药物药理学会议（2009年7月，杭州；2011年11月，澳门）、第十二届亚太地区药理学家大会（2012年8月，上海）等。从20世纪90年代开始，陆续主办中日、中法、中俄双边药理学术会议，延续至今。这些活动推动了国内外的药理学学术交流，加强中国药理学会与国际组织间的合作，促进我国药理学走向世界。为了加强海峡两岸药理学和相关学科的合作与交流，还多次主办或参与主办海峡两岸三地药理学术会议和海峡两岸心血管学术会议。

中国药理学会曾三次在IUPHAR会员国代表大会上申请在北京举办世界药理学大会，前两次均失利。1998年7月，在德国慕尼黑举办的第十三届世界药理学大会期间召开的IUPHAR会员国代表会议上，中国药理学会以多数票赢得2006年第十五届世界药理学大会的举办权。经过长达8年的筹备，2006年7月2—7日第十五届世界药理学大会在北京隆重召开。3200多位国内外代表出席此次盛会，其中我国代表约1100人。300多位国际著名学者在大会和专题报告会上围绕会议的主题——“21世纪的药理学：连接过去与新分子时代的桥梁”做了精彩的演讲，反映了当前药理学领域的最新成就。值得高兴的是约1/10的演讲人是我国学者，这也反映了我国药理学在赶上国际水平方面取得了很大进展。大会期间展贴的2600余篇学术论文（POST）更细致地反映了药理学各个领域研究的新进展。总之，我们成功地举办了第十五届世界药理学大会及其相关的多数卫星会议，给世界药理学者及相关学科的学者留下了深刻的印象和难忘的回忆。前任 IUPHAR 主席瓦努特（Vanhoutte）教授评价会议时说"这是以压倒优势召开的 IUPHAR 大会"，新任主席休·达克莱斯（Sue Dackles）指出"此次大会的成功是 IUPHAR 历史上的里程碑"。

会议期间召开的 IUPHAR 会员国代表会议上，选出了 2006—2010 IUPHAR 执行委员会及其主席、秘书长、司库，林志彬教授连任 IUPHAR 执行委员会委员，继续参与 IUPHAR 的领导工作。目前，我国药理学家在 IUPHAR 分科学会担任职务的有：张永祥（IUPHAR 执委会委员兼天然药物药理学分会主席，2014—2018 年），林志彬（IUPHAR 提名委员会委员，2014—2018 年），魏伟（临床药理分会，2010—2018 年）、周宏灏（遗传药理与药物代谢分会）、张岫美（药理学教学分会）、曹之宪（胃肠药理学分会）。以前曾任过 IUPHAR 分科学会职务的有宋振玉（药物代谢分会）、李家泰、桑国卫（临床药理分会）和韩启德（受体和药物命名委员会、IUPHAR 提名委员会）。

综上所述，中国药理学至少已经历了 80 余年的漫长岁月，而中国药理学会如从其前身中国生理科学会药理专业组算起也已满 50 周年。在逝去的岁月里，几代药理学家为我国的药理学的建立和发展付出了毕生的精力，做出了巨大的贡献。

四、学科拓展与发展

中华人民共和国成立以来，在国家的大力支持和药理学工作者的共同努力之下，药理学学科发展迅速，尤其在日益增长的合理用药和新药研发等方面需求的驱动之下，我国药理学学科不断拓展和完善、队伍不断发展和壮大、水平迅速提高。迄今中国药理学会已发展成为拥有近九千名会员、下设 20 余个二级专业委员会的独立的国家一级学会。 早期拓展的研究领域，如心血管药理学、神经精神药理学、抗肿瘤药理学、生化与分子药理学、抗炎免疫药理学、临床药理学、麻醉药理学、药检药理学、生殖药理学、药代动力学等都取得了举世瞩目的发展成就。

（一）药物代谢代动力学

药物代谢动力学（Pharmacokinetics）是应用动力学原理及数学处理方法，定量描述药物及外源物质在体内的吸收、分布、代谢和排泄等过程的动态行为的量变规律的学科。即研究体内药物的处置、数量（或浓度）与时间之间的关系及其所产生的药理与毒理学意义。药代动力学研究贯穿于药物的始终，其研究内容是衡量一个药物研究深度的重要标志。它是集研究、教学和应用一体的学科，它对于新药的发现以及后续的开发、临床合理用药具有重大的理论和实践意义。

1. 我国药物代谢动力学发展史

药代动力学在我国的发展可以追溯到 20 世纪 50 年代。由宋振玉教授、曾衍霖教授等前辈所开展的药物体内过程研究，对认识药物的体内过程的研究奠定了基础。但该学科在国内的真正兴起始于 20 世纪 80 年代。1980 年，湖南科学技术出版社出版了刘昌孝的著作《药物代谢动力学》，是我国第一本药物代谢学科的专著，"pharmacokinetics"这一术语首次出现在我国正式出版的著作中。1981 年，朱家壁教授翻译的《药物动力学》（第一版），由科学出版社出版。随后，于 1984 年出版了其第二版的中文译本。这些相关中文著作的出版，推动了我国药物代谢动力学学科的发展。

1986 年 5 月，由药理学前辈宋振玉、曾衍霖，临床药学家陈刚、刘昌孝等专家建立了中国药理学会药物代谢专业委员会，是中国药理学会下属的二级学会。由宋振玉出任第一届主任委员，随后依次由郁毓文、陈刚、苏承业、阮金秀、周宏灏、刘昌孝和张振清担任主任委员。天津药物研究院一直作为本专业委员会的挂靠单位。2009 年国际药物代谢研究会（ISSX）在中国成立唯一的一个办事机构也设在该院。

2. 国家的支持与人才培养

药物代谢专业委员会建立后的 20 多年间，至今开过 10 次全国学术会议，推动了我国药物代谢与药物动力学研究发展迅速，研究队伍、研究水平、研究条件极大提高。进入 21 世纪以来，ISSX 与本专业委员会建立合作关系，ISSX 均派专家参加我们的学术年会活动，共同举办专题讨论会。中国药物代谢的研究也日趋国际一流水平，由研究院所科技专家、大学教授、企业高级研究人员和研究生组成的队伍也日益壮大，每年在国际学术期刊上发表了数百篇论文。

1995 年，国家医药管理局在天津药物研究院建立了国内第一个部级药动学重点实验室。并相继在中国药科大学（1996 年）、沈阳药科大学（1997 年）建立了另外两个部级药物动力学重点实验室。2003 年，天津药物研究院刘昌孝当选为中国工程院院士，成为国内该学科的第一个院士。中南大学的周宏灏、中国药科大学的王广基分别于 2005 年和 2013 年当选为中国工程院院士。

药物代谢动力学是药学与数学间的边缘科学，因此随着计算机的发展和普及，研究药代动力学专用软件用于处理研究中的实验数据获得科学的、准确的药代动力学参数，一直是本学科发展的内容之一。从 20 世纪 80 年代开始，我国先后开发的软件有 3P87/ 3P97、南京军区总医院（现解放军东部战区总医院）PKBP2N1 、NDST 及 ABE 等，这些软件的开发有助于药动学的普及和在临床药动学中的应用。其中应用较广泛的为 3P87/ 3P97，原国家卫生部药品审评办公室的委托、组织了 6 位专家（张文贵、杨友春、汤仲明、刘昌孝、孙瑞元、余志凌）于 1987 年集体编制完成，并于 1997 年进行模块更新，定名为 3P87/97。1990 年中国药科大学开设药代动力学课程，以后相继在北京、上海、天津、广州、沈阳、成都、大连等医科大学和药学院校开设此课程。中国药科大学第一个设立药代动力学博士学位点。

3. 药代动力学发展趋势

近年来，本学科的主要研究进展体现在以下几方面：①新药发现中早期药代研究：在药物发现早期，新化合物设计使用 In silico, In vivo 的方法预测候选化合物的药代特性。②新药开发阶段的药代研究：日益完善的 ADME/T 研究为新药临床前提高了技术保证，国家药代平台的启动为之与国际接轨奠定了基础。国家药代技术指南在我国药代专家的支持下日益完善，生物技术药物的研究也具多方法结合研究的特色。③新给药系统的药代研究，特别是靶向给药和纳米药物研究方面发挥了药代学科的优势，从药代比较研究结果为确定新给药系统的有效性、安全性和质量可控性提供科学基础。④中药的药代研究：对于中药复杂系统的药代研究获得进展，我国研究者提出的药代标示物用于多成分的药代研究得到国际认可，并提出了中医理论指导下的中药"化学－药理－代谢"三位一体的研究模式。随着药物代谢动力学的发展，衍生、促进了一系列新兴的边缘学科的发展，如临床药代动力学、药物代谢组学、群体药代动力学、药物基因组学、药物遗传学等等，引发新一轮的研究热潮。

（二）临床药理学

临床药理学是研究药物与人体相互作用及其规律的一门学科，是药理学的重要组成部分。我国临床药理学科建设与发展从 1979 年在北京召开第一届全国临床药理学术研讨会开始至今已 35 年，在全国临床药理学工作者的共同努力下，在临床药理学著作教材建设、学术期刊、临床药理基地建设、人才培养、科学研究以及新药临床研究和药政管理等方面取得了明显成绩，为推动我国医学、药学事业的发展以及保障人民安全有效用药做出了重要贡献。

1. 临床药理学研究机构的建立

我国的临床药理学研究起步于 20 世纪 60 年代初，当时人们对临床药理学的认识还不是很清晰，李家泰等人在全国第三次抗生素学术会议论文集中发表了临床药理的研究论文；1975 年徐叔云主编了《临床药理 20 讲》，由安徽科技出版社正式出版；1979 年全国第一届临床药理专题讨论会；这些均标志着我国临床药理学科建设的开始。

1980 年以后，医科大学或医院相继成立了实体的临床药理研究所、临床药理研究室或非实体的研究所、室，在全国形成了学术研究队伍。尤其是实体临床药理研究所有专门编制、场地和经费，是我国临床药理学事业发展的中坚力量。如今，许多医科大学和综合医院都建立了临床药理研究机构，在开展新药临床药理研究、教学培训、指导合理用药以及承担新药审评和开展国内外学术交流中发挥重要作用。

2. 专业委员会建立促进了临床药理学的交流与发展

我国临床药理学学术组织是中国药理学会下属的一个二级学会，全名为中国药理学会临床药理专业委员会（Section of Clinical Pharmacology of Chinese Pharmacological Society）。专业委员会前身是 1982 年成立的中国药学会药理分科学会临床药理专业组，组长为李家泰；1987 年经中国科协批准升级为二级学会（中国药理学会临床药理专业委员会），主任委员为李家泰；1999 年在安徽黄山市召开的第七届全国临床药理学术会议期间进行了专业委员会换届调整，主任委员为徐叔云；2007 年和 2012 年中国药理学会临床药理专业委员会第八届和第九届委员会换届调整，由魏伟担任主任委员。

1979 年至 2014 年全国临床药理学术会议已举办过 13 次，对临床药理学知识普及提高、学术交流、人才培养、科学研究和新药研发等方面搭建了重要交流平台，参会人员专业结构广泛，学科交叉密切，包括药理学研究人员、临床医师、药师、药政管理人员、制药企业家、药物研发人员等，参会人数不断增多，尤其 2007 年以后，有规律的每两年召开一次全国学术大会，大力倡导学术精神和服务经济社会发展意识。学者们平等的研讨和交流学术问题，尽量远离"官位"和"铜臭味"，只有"学术"才能产生持久而强大的吸引力，将大家凝聚在一起，每次参会人数 1000 人左右，委员们带头缴纳会议注册费，踊跃投稿发言，学术氛围越来越浓，追求科学真理、潜心科学研究、热爱临床药理学事业的真学者们，是推动我国临床药理学科健康发展的中流砥柱和不竭力量。

3. 对国家建设的贡献与成就

根据相关部门的有关办法和文件要求，我国临床药理学工作者积极参与临床药理基地、药物临床试验机构的建设，协助制定新药临床研究的指导原则和药物临床试验质量管理规范（GCP），积极参加新药审评，在规范我国新药临床研究、保障研究质量、提高研究水平、推动新药创制等方面发挥了重要作用。许多药理学家主持或参与了所在单位临床药理基地、机构的建设、药物临床研究和人才培养工作。

4. 教学、人才培养与著作

20 世纪 80 年代以来，一些医学院校开始在本科生开设临床药理学课程；招收临床药理专业硕士生；招收临床药理专业博士生，1989 年徐叔云主编了卫生部《临床药理学》统编教材；1999 年安徽医科大学设立临床药理学专业本科（五年制），开始了临床药理专业本科生培养。

1982 年起，卫生部在北京、上海、广州与湖南分别建立 4 个全国临床药理培训中心。2000 年国家药品监督管理局在北京、上海等设立 6 个国家药品监督管理局药品临床研究培训中心。2009 年 11 月中国药理学会临床药理专业委员会学会与美国国立卫生研究院（NIH）在北京联合主办了"临床药理科研规范与新药试验准则"高级培训班。

20 世纪 70 年代以后，有关临床药理学的著作和教材相继问世，对于知识普及和提高发挥重要作用，如徐叔云主编《临床药理 20 讲》（1975 年）、《临床药理》（上、下册）（1981、1981 年）、《临床药理学》（上、下册）（1983、1986 年）、《临床药理学》（卫生部规划教材，第 1~3 版，1989、2001、2004 年；第 4~5 版由李俊主编）、《中华临床药物学》（2003 年）等一系列教材和著作，国内许多临床药理学家主编了《新药评价概论》（秦伯益，1989 年）、《临床药理学》（李家泰，第 1~3 版，1991、1998、2007 年）、《临床药代动力学基础与应用》（赵香兰，2002 年）、《临床药理学新论》（魏伟，2004 年）《临床药理学原理》（魏伟，2008 年）等著作，系统阐述了临床药理学的研究内容、研究手段和技术方法、发展方向等，对我国临床药理学的发展和提高起到了积极推动作用。

5. 学术期刊建设

为增进学术交流，提高学科发展水平，在主管部门的支持下，临床药理学家创办了多个学术期刊，如《中国临床药理学杂志》（1985 年创刊）、《中国药理学通报》（1985 年创刊）、《中药新药与临床药理》（1990 年创刊）、《中国临床药理学与治疗学》（1996 年创刊）等，这些杂志得到了广大药理工作者的大力支持，积极提供高质量的稿件（包括论著、综述和评述等）。

6. 国际影响力

我国临床药理学工作者积极参加各类相关国际学术会议，获得国际学术界认同，李家泰于 1987 年当选为国际基础与临床药理学联合会临床药理学分会理事，此后桑国卫和曾繁典相继担任该职。2008 年 8 月在加拿大魁北克市召开的第九届世界临床药理学与治疗学大会上，魏伟当选了 IUPHAR 临床药理学分会理事，且于 2010 年在哥本哈根召开的第十六届世界药理学大会上连任该职至今。

（三）神经精神药理学

神经精神药理学是药理学与神经科学相互交叉而产生的重要研究领域。中华人民共和国成立 60 多年来，我国神经精神药理学研究队伍不断扩大，在基础研究、新药研发等方面均取得了长足的进步。军事医学科学院、中国医学科学院、中国科学院及各大高校的药物研究机构是我国开展神经精神药理学研究的骨干力量，老一辈科学家包括周金黄、陈克恢、金荫昌、周廷冲、张昌绍、秦伯益、金国章、韩济生、孙曼霁、张均田、唐希灿、邹冈、刘传馈、蔡志基等，是我国神经精神药理学的主要奠基人。

1. 专业委员会成立顺应了神经精神药理学发展需要

自 1978 年中国药理学家第一次独立组织全国性学术会议开始，神经药理学研究一直是历届药理学大会的重要内容。1985 年中国药理学会成立后，神经药理专业委员会也于同年成立。第一任主任委员金荫昌为学会组织和学科建设呕心沥血，做出了奠基性贡献；第二任主任委员金国章全面推进了人才培养和国际交流；现任主任委员李锦自 2004 年接任以来，继承和发扬老一辈科学家的优良传统，加强与各相关专业的联系，促进学科间合作与交流。自 1980 年举行首届学术交流后，委员会定期举行学术会议，迄今已举行 15 届，为推动学科建设与发展、国内外学术交流发挥了重要作用。

2. 神经精神药理学领域创新成就

北京协和医学院陈克恢在 1924—1926 年发现麻黄素生物碱并证明其拟肾上腺素作用，是我国最早获得世界认可的神经药理学研究成果。军事医学科学院周金黄在 1958 年带领团队开展乙酰胆碱类药物的研究，研制出神经毒剂治疗药物，为我国防化医学奠定了基础。随后，周廷冲和孙曼霁阐明了梭曼与乙酰胆碱酯酶作用的生化机理并提出梭曼中毒综合防治策略，相关的开创性研究国际领先。上海药物研究所金国章从 1956 年起系统研究了中药延胡索的药理作用，发现其有效成分左旋四氢巴马汀为 DA 受体阻断剂，具有镇痛、镇静和催眠作用；继而发现具有 D_2 阻滞 –D_1 激动双重作用的药物左旋千金藤啶碱，为抗精神病药物研究指明了新方向；此外，还从动物行为，神经生理与生化以及分子药理等多层次研究了四氢小檗碱同类物（THPBs）的生物学活性及其构效关系，确定了 THPBs 的绝对化学构型及其对 DA 受体的立体选择性。邹冈、张昌绍等早在 20 世纪 50 年代就报道了吗啡镇痛作用部位在下丘脑和中脑导水管周围灰质，得到国际同行的赞许。60 年代，邹冈等人共同发现了 GABA–A 受体拮抗剂荷包牡丹碱，这是 GABA 药理学研究的一个重要里程碑，而 GABA–A 受体是目前临床上所使用的催眠药的作用靶点。刘传馈从 60 年代起就开始研究中枢胆碱能系统的药理，研制出特有的中枢 mAchR、nAchR 拮抗剂，对中枢胆碱能神经功能紊乱导致癫痫时，nAchR 和 mAchR 的病例生理变化及二者的相互关系做了深入的研究。首次阐明了中枢 nAchR 被激活产生脱敏后，可诱导同一递质系统的另一 mAchR 敏感性增加，在外周 Ach 系统中观察到同一现象，开辟了在同一递质系统内部两个受体相互调节的新的研究方向。60 年代中期，我国开始大规模地研究针刺镇痛原理，韩济生等大量研究证明，针刺在未达到伤害性程度的条件下即可激活中枢阿片肽的释放，产生镇痛效应。此外，还涉及神经递质和神经调质、非阿片肽和抗阿片肽，针刺镇痛及其原理的研究成果已在世界上产生重大影响，对防病治病和提示脑的奥秘特别是痛觉的神经机制具有重大意义。中国医学科学院张均田为钙自体平衡失调导致衰老的学说提供了重要证据，也为钙拮抗剂治疗老年痴呆提供了理论基础；此外，还揭示了人参皂苷 Rg_1 和 Rb_1 通过增加脑内 Ach 含量、受体密度、促进海马神经再生等发挥促智作用；研制出以黄皮酰胺为代表的 8 种新药。军事医学科学院秦伯益针对外军装备的神经毒剂，主持研制了神经毒剂预防药物，效价明显优于国外药物；发现福定碱为可逆性、选择性真性胆碱酯酶抑制剂，综合性能优于氨基甲酸酯类药物；主持研制的二氢埃托啡为我国第一个获批生产的强效镇痛药。20 世纪 80 年代初，中科院上海药物研究所唐希灿深入浙江民间调研中草药，其间发现基层医疗单位应用蛇足石杉（*Huperzia serrata*，又称千层塔）粗提物用于治疗精神分裂症。唐希灿团队很快从中找到具有高效抑制乙酰胆碱酯酶（AChE）活性成分石杉碱甲（HupA），最终从化学结构上确证 HupA 为新生物碱，其结构有别于文献报道的 Selagine。

3. 对学科发展及社会的贡献

1996 年北京市科委以北京老年病医疗研究中心（宣武医院）为依托，投资 1100 万元组建了北京脑老化重点实验室，研究老年性痴呆的流行病学、诊断、治疗、新药开发和发病机理，成为当时全国唯一的老年性痴呆研究中心。我国科学家于 1998 年 1 月以"跨世纪脑科学——老年性痴呆发病机理与诊治"为主题，召开了香山科学会议。在会上由北京脑老化重点实验室首席科学家盛树力发起、联合 40 余名专家，成立了中国老年性痴呆专家协会，并加入了以哈立德·伊克巴尔（Khalid Iqbal）博士为主席的国际老年性痴呆协会。于 1998 年在首都医科大学宣武医院召开了第一届全国老年性痴呆及相关疾病学术会议，对推动国内老年性痴呆的认知和研究起了很大作用。1999 年中国老年性痴呆专家协会申请加入中国药理学会，获得理事会批准，更名为中国药理学会抗衰老与老年痴呆专业委员会，主要是组织国内老年痴呆基础与临床研究和药物开发的交流，开创与国际接轨的新局面。该专业委员会现任主任委员李林。该专业委员会还积极开展科普宣传活动，每年参与举办"世界老年痴呆日"的义诊咨询和科普宣传，而且多次在社区和农村开展老年人合理用药的咨询和宣传活动，受到群众的热烈欢迎，获得了良好的社会反响。

我国神经精神药理学研究经过几十年的发展取得了辉煌的成果。针对各类神经精神疾病研发了数十种治疗药物，被《中国药典》收载，多种药物迄今仍在临床广泛应用。目前，我国神经精神药理学学科体系和人才队伍建设已较为完善，老中青三代科研工作者齐心协力，勇于攻关，推动学科水平不断提高，研究开发了一批具有自主知识产权的神经系统新药 / 候选新药，多项成果获国家级奖励。我国神经精神药理学在基础与应用方面的成果越来越多受到了国际同行认可，每年都有大量研究成果发表于《自然》（Nature）、《细胞》（Cell）、《自然科学》（Nature Medicine）、《神经科学杂志》（Journal of Neuroscience）、《药理学与实验治疗学杂志》（Journal of Pharmacology and Experimental Therapeutics）等神经科学与神经精神药理学国际高水平期刊；多位专家还受邀为国际著名专业性期刊撰稿，对相关研究热点进行综述。

（四）心血管药理学

1. 专业委员会成立推动了心血管药理学的发展

1980 年，在周金黄的倡导下，在长沙举行了第一届心血管药理学学术会议，在本次会议上，成立了中国药理学会第一个专业委员会：心血管药理专业委员会。历届主任委员有，第一任为同济大学吕富华（1980—1986 年）；第二任为中南大学陈修（1986—1994 年）；第三任为中国科学院上海药物研究所陈维洲（1994—1997 年）；第四任为北京医科大学韩启德院士（1997—2000 年）；第五任为上海第二军医大学苏定冯（2000—2004 年）；第六任为中山医科大学关永源（2004—2007 年）；第七任为北京大学医学部李学军（2007—2010 年）；第八任为哈尔滨医科大学杨宝峰院士（2010 年至今）。

2. 心血管药理学新理论、新成就

20 世纪 50 年代以前，我国一直从国外进口强心药和降压药，国内从事心血管药理研究的专业研究单位和人员很匮乏。50 年代至 60 年代，我国对心血管药物的研究，主要是解决国产萝芙木资源的不足和引进国外品种，通过对萝芙木理化性质、临床应用及生产方面的综合研究，最终研发出我国第一种降压药——降压灵以及复方丹参片、生脉饮等相关药物品种一百多种。

中国的药理学家为心血管药物研究做出了巨大贡献。吕富华教授首次发现羊角拗可作为强心苷治疗心力衰竭，并证明粉防己碱可作为降压药治疗高血压，开拓了中草药治疗心血管疾病的新领域；陈修教授首次证实人参有效成分人参皂苷的抗心肌缺血作用，首次报道了卡托普利降压作用与肺内皮细胞中转化酶活性抑制的相关性，发现血管紧张素转化酶通过抗自由基保护心血管的作用，此项研究对抗动脉粥样硬化的治疗具有重要意义。他首先发现了中药莲心碱降压的有效成分，证明了丹参酮ⅡA磺酸钠抗心肌缺血的药理作用机制，发现关白附子中提取的二萜生物碱关附甲素能够特异性减慢心率和抗心律失常，发现新的化合物舒心啶可有效用于治疗心律失常，研究银杏叶提取物的药理作用，并开发成"天宝宁"产品，该产品目前已经作为治疗心脑血管疾病有效药在全国广泛使用。韩启德院士与国际同道一起在国际上首先证实 α_1 肾上腺素受体（α_1-AR）包含两种亚型，此项研究成果被国际学术界评为"具有突破性意义的发现"。后又系统研究了 α_1-AR 亚型在心血管中的分布、功能以及病理生理改变中的作用，主要结果在 *Nature* 与 *Molecular Pharmacology* 等杂志发表。关永源教授首先发现三七皂苷具有特异性阻断相关受体来操纵 Ca^{2+} 通道的特性，并从总苷中提出了有效的单体。关教授在心脏钙离子通道和氯离子通道方面的研究也取得了重要成就。杨宝峰院士发现微小 RNA 可能是调控心律失常的重要靶点，并揭示了该靶点的作用机制。其研究成果被 *Nature Medicine* 评为"2007 年生命科学十大进展之一"。

在心血管药理学发展过程中，多项研究成果发表于国际顶尖杂志，逐步受到国际关注，例如：陈修课题组于 1987 年发表在《分子和细胞心脏学杂志》（*Journal of Molecular and Cellular Cardiology*）上的论文，至 2004 年已被引用 100 次；苏定冯课题组发表的 SCI 论文得到 6 次编辑部评论，并于 2005 年应邀为《药理科学前沿》（*Trends in Pharmacological Sciences*）撰写研究报告；关永源课题组的论文发表在 2002 年《循环研究》（*Circulation Research*）上，并于 2006 年应邀为《药理科学前沿》撰写研究报告；罗建东课题组的论文发表在 2004 年《循环》（*Circulation*）上；杨宝峰课题组的论文发表在国际顶级杂志《自然医学》（*Nature Medicine*）上。

（五）抗肿瘤药理学

国际上对抗肿瘤药物进行系统科学的研究起始于 1942 年氮芥抗肿瘤作用的发现。氮芥于 1946 年被用于治疗晚期恶性淋巴瘤，成为首个抗肿瘤药物，推动了抗肿瘤药物的研究与开发，作为其中重要组成的肿瘤药理学也逐渐发展成为一门独立学科。我国抗肿瘤药物研究在 1949 年中华人民共和国成立以前属于空白，直到 1955 年国家提出向科学进军，才开始受到关注。

中国科学院上海药物研究所、中国医学科学院及中山大学肿瘤防治中心是我国最早开展肿瘤药理学研究的主要单位，老一辈科学家包括胥彬、韩锐、甄永苏、潘启超等是我国肿瘤药理学的主要奠基人。上海药物研究所胥彬于 1956 年首先在国内领导建立了动物肿瘤的实验模型，如小鼠 S-180 肉瘤、艾氏腹水瘤等，并成功筛选获得抗肿瘤抗生素放线菌素 1779；该药当时被命名为放线菌素 K，收入《中国药典》，即更生霉素，是我国研发成功的第一个抗肿瘤新药，后经化学纯化，又被命名为放线菌素 D，一直使用至今。韩锐于 1956 年开始研究氧氮芥、溶肉瘤素等对肿瘤细胞有氧呼吸及无氧酵解的影响。20 世纪 60 年代初，韩锐参加了我国研制成功的第一个氮芥类抗肿瘤新药 N-甲酰溶肉瘤素的药理研究工作，该药被收入《国家基本药物》，至今仍是治疗精原细胞瘤的重要药物。1958 年，甄永苏被选派参加中国医学科学院抗菌素研究所的筹建工作，并负责肿瘤研究项目，组织协作开展抗肿瘤抗生素研究。潘启超 1961 年从苏联留学回国后在中山大学肿瘤防治中心致力于肿瘤药理及化学治疗学工作，研究植物及合成药抗肿瘤作用及机制等。

1. 专业委员会成立促进肿瘤药理学的发展

随着我国抗肿瘤药物研究的发展，肿瘤药理学研究队伍不断壮大，于 1983 年 7 月在大连市召开了第一次肿瘤药理和化疗学术会议，并成立肿瘤药理和化学治疗专业组，由胥彬和韩锐负责，成为中国药理学会肿瘤药理专业委员会的前身。胥彬担任专业委员会主任委员直至 2001 年，是该专业委员会及我国肿瘤药理学的主要奠基人和推动者之一；甄永苏院士自 2001—2007 年继任专业委员会主任委员，开创了与中国工程院医药卫生学部联合举办"医学前沿论坛暨全国肿瘤药理与化疗学术会议"的新形式，为该专业委员会与国际学术界的交流建立了新渠道。现任主任委员丁健院士自 2007 年接任以来，继承和发扬老一辈科学家的优良传统，并在加强该专业委员会与临床、制药企业以及国际学术界联系方面做了大量工作，逐渐形成一支在我国抗肿瘤药物研究开发、抗肿瘤作用机制研究中发挥关键作用的队伍。

2. 肿瘤药理学研究成就

我国肿瘤药理学研究自从 20 世纪 50 年代中后期开始以来，其学科发展与建设始终保持与国际先进水平同步。在研究模型方面，最初使用包括小鼠 S-180 肉瘤和艾水腹水瘤在内的动物肿瘤实验模型；1955 年，美国提出国家抗肿瘤药物筛选计划，启动以动物移植性肿瘤（代表是小鼠白血病 L1210、P388 细胞）为基本模型进行系统的药物筛选，我国随后即引入并建立和应用相关模型体系进行抗肿瘤药物筛选和肿瘤药理学研究；20 世纪 80 年代以来，抗癌药物的筛选策略从化合物定向转为疾病定向，寻找对人实体瘤有效的新化合物，上海药物研究所在 20 世纪 80 年代初建立了国内第一个 SPF 级裸小鼠实验室，并于 1981 年建立了我国第一株人肺癌裸小鼠移植瘤 LAX-83；20 世纪 90 年代后，以人肿瘤细胞株为基础、疾病定向的体外抗肿瘤药物筛选模型、人癌裸小鼠移植瘤模型已开始在我国广泛使用；进入 21 世纪，虚拟筛选、分子模型结合高通量筛选、高内涵筛选以及转基因动物模型的应用等使我国抗肿瘤药物筛选评价模型日趋完善。在抗肿瘤药物类型方面，经历了以抗肿瘤抗生素、植物来源的抗肿瘤药物、烷化剂、抗代谢药等为主的细胞毒类药物研究，到近十余年以分子靶向药为研究重点、兼及具有特色的细胞毒类药物研究的发展过程。

目前，我国肿瘤药理学学科体系建设已比较完善，研究开发的一批具有自主知识产权的抗肿瘤新药／候选新药，尤其是代表抗肿瘤药物发展方向的分子靶向抗肿瘤新药，正在进行临床试验或临床前研究，包括多靶点酪氨酸激酶抑制剂德立替尼、PI3K 抑制剂、c-Met 抑制剂以及 DNA 修复酶 PARP 抑制剂等。在不久的将来，这些药物极有可能用于临床治疗，满足我国肿瘤患者日益迫切的需求。我国肿瘤药理学在抗肿瘤基础与应用基础研究方面的发展同样令人瞩目，每年均有多项研究成果发表于肿瘤学与肿瘤药理学国际主流学术期刊；多位肿瘤药理学专家还受国际著名药学药理学专业性综述杂志邀请撰写多篇专题综述，对相关领域进行系统评述。

经过近 60 年的发展，我国肿瘤药理学取得了若干重要成果。作为抗肿瘤新药研究研发的组成学科，研发了数十种抗肿瘤药物，或被收入《中国药典》、或被列入国家基本药物，多种药物迄今仍在临床治疗中发挥重要作用。代表性的药物包括：抗肿瘤植物药长春碱、长春新碱、羟基喜树碱、三尖杉酯碱及高三尖杉酯碱等；合成类抗肿瘤药物甲氧芳芥、抗瘤新芥、消瘤芥、溶癌呤、抗癌锑、N-甲酰溶肉瘤素（N-甲）、甘磷酰芥、异环磷酰胺等；抗肿瘤抗生素更生霉素（放线菌素D）、光辉霉素、平阳霉素等；癌症分化诱导剂维胺酯等。多项成果获得国家级奖励，包括：韩锐等N-甲酰溶肉瘤素的研究和甄永苏等争光霉素的研究分获1978年全国科学大会奖；甄永苏等的"广谱抗肿瘤抗菌素平阳霉素"获1982年国家发明奖二等奖；叶其壮、丁健等的"现代药物筛选体系和高通量筛选技术的研究和应用"获2003年国家科技进步奖二等奖；丁健等的"拓扑异构酶Ⅱ新型抑制剂沙尔威辛的抗肿瘤分子机制"获2009年国家自然科学奖二等奖。

（六）生化与分子药理学

生化和分子药理学学科是药理学的一个重要分支。在20世纪40年代还只在整体、器官和组织的水平上研究药物与机体相互作用。半个多世纪来，随着生物化学和分子生物学等新理论、新技术的融入，生化和分子药理学得到了迅速发展，神经递质、受体、多肽、酶、代谢等的研究取得了可喜的成果，药物作用机理的研究也深入到分子水平，亦为新药设计提供了重要的依据。近年来，现代生物学理论和技术的发展，更是促进了生化和分子药理学的进步，在自身发展的同时，也促进了其他学科的发展，成为药理学的一个重要的分支学科。专业委员会成立密切了药理学与分子生物学的交叉研究。1987年在生化药理学家周廷冲、池志强院士的倡导下，成立了由朱秀媛、孙曼霁、丛铮、王崇铨、石琳、彭仁琇、何绍雄、顾振伦等21名教授组成的第一届生化药理学专业委员会，第一任主任委员为朱秀媛（1987—2003年）；第二任为中国医学科学院的王晓良（2003—2012年）；第三任主任委员为北京大学医学部李学军（2012年至今）。生化和分子药理专业委员会已经成为我国药理学科一支重要的研究力量和队伍。

（七）抗炎免疫药理学

炎症是最早被发现并且被确诊的疾病之一。早在2000多年前，罗马的内科医生兼百科全书编者A.C.赛尔瑟斯（Aulus Cornelius Celsus）就描述了炎症的典型症状。1880年出现的阿司匹林可能是第一个对炎症有效的药物。免疫学也是一门很古老的学科。唐代开元年间，将天花痂粉吹入正常人鼻孔预防天花在民间广为流传，这是世界上最早的原始疫苗，从而形成免疫学雏形。进入20世纪，白喉的抗血清治疗于1901年获得诺贝尔生理学或医学奖，1908年E.梅奇尼科夫发现了吞噬现象，1960年布鲁斯巴斯特勒阐述了免疫耐受的现象，基于抗原抗体特异性结合的放射免疫分析也在1977年获得了诺贝尔生理学或医学奖。20世纪70年代免疫学飞速发展，逐渐渗透到相邻专业，免疫药理学的概念应运而生。

1. 专业委员会成立促进了抗炎免疫药理学的发展

以周金黄为代表的老一辈学者们，敏锐地联想到免疫治疗、维持机体内环境与我国千百年来的中医以人为本、讲究机体内部的平衡的治疗理论有很多共同之处，当时就高屋建瓴的酝酿、提出了发展我国免疫药理学的倡议并付诸行动；1982年，周金黄、卜如濂、胥彬、徐叔云、林志彬、李晓玉、钱玉昆等教授倡导组织创办了第一届中国抗炎免疫药理专业委员会。至此，我国抗炎免疫药理学科正式起步。在30余年的发展历程中，周金黄、卜如濂（第二任主任委员）、胥彬、徐叔云、李晓玉、林志彬（第三任主任委员），刘耕陶、潘启超等药理学前辈以及吴曙光（第四任主任委员），魏伟、李晓辉（第五任主任委员）等教授对学会的发展均做出了杰出贡献。

2. 抗炎免疫药理学成就

以抗炎免疫药理专业委员会委员为主编和编委，已经编著出版《免疫药理学新论——药理学新论丛书》《风湿病学》《抗炎免疫药理学进展》《抗炎免疫药理学进展 2004》及《抗炎免疫药理学》等多部学术专著与教材。

未来的工作重心除了传统的炎症免疫性疾病如关节炎等新机制、新靶点之外，将更加关注心血管、肿瘤、神经等重大疾病的炎症免疫学机制与防治药物等转化医学研究，创立和发展新的抗炎免疫药理学研究方法和技术进一步提升我国抗炎免疫药理学研究在国内、国际的学术地位及影响力。

（八）麻醉药理学

麻醉药理学是药理学与麻醉学的交叉学科，主要研究麻醉常用药物（全麻、局麻、肌松、镇痛药等）的药理学。麻醉药理学是麻醉学的一门专业基础课，其主要任务是为麻醉科医生合理用药打下基础，为药理学、麻醉学发展及揭示生命奥秘做出贡献。

1. 麻醉药理学专业委员会成立是药理学科发展的需要

麻醉药理学是麻醉学与药理学的交叉学科，但以往的麻醉药理学知识主要由麻醉工作者获得，药理学工作者很少参与。广大麻醉学家和药理学家认为应共同努力、取长补短和紧密合作，并成立自己的学术组织。2010 年 5 月在戴体俊的倡导下，中国药理学会麻醉药理专业委员会成立，由戴体俊任主委，一大批药理学、麻醉学工作者当选为委员，标志麻醉药理学走上新的发展平台。麻醉药理专业委员会成立后，每年举办一次全国性学术会议，组织出版了《2012 年麻醉药理学进展》《2014 年麻醉药理学进展》《简明药理学》和《实用麻醉药理学》等著作。相信不久的将来，麻醉药理学将会得到长足的发展，为麻醉学、药理学增光添彩，也为探索生命奥秘发挥更大的作用。

2. 我国麻醉药理学成就

我国有关麻醉的记载最早见于春秋战国时期《列子》。汉代名医华佗施行手术和用"麻沸散"麻醉的记载与传说很多，惜其著作未能传世。此后所用的麻醉药中主要是曼陀罗、乌头、闹洋花、茉莉花根等，这些药物多数具有镇痛、致幻作用。西欧古代也曾用罂粟、曼陀罗、曼德拉草和乙醇进行麻醉。而直到 1846 年乙醚麻醉的成功，才揭开近代麻醉学的序幕。

1970 年，徐州医学院的医务人员率先进行了"中药麻醉"，最初是用中药汤剂口服，后经原中国药理学会副理事长兼中药药理学专业委员会主委王建华等人进一步的研究发现其主要药物是洋金花，而洋金花的主要有效成分是东莨菪碱，故由中药汤剂发展为洋金花（总碱）静脉复合麻醉，再发展为东莨菪碱静脉复合麻醉。由于中药麻醉时间过长而带动了催醒药的研究，先是用毒扁豆碱，后又研制成功催醒宁和催醒安。它们都是胆碱酯酶抑制药，中枢作用较强而毒性较低。此项研究获得了全国科技大会奖。

3. 学科及人才培养

但自乙醚应用百余年来，麻醉药理学却没能形成独立的学科。直到近 30 年左右，国外才有麻醉药理学的专著问世。1985 年，徐州医学院率先开办了麻醉学本科专业，组建了麻醉药理学教研室，出版了戴体俊主编的《麻醉药理学》讲义（国内第一本）。随着全国设置麻醉学专业的院校越来越多，便正式出版了全国麻醉学专业试用教材《麻醉药理学》（郑斯聚，段世明主编，中国医药科技出版社，1990 年）。2000 年，段世明教授主编的《麻醉药理学》被教育部列为"面向 21 世纪课程教材"，第二、第三版由戴体俊、喻田主编，均由人民卫生出版社出版。迄今，我国开设麻醉学本科专业的院校已有五六十所，还招收了大量的博士、硕士研究生，从事麻醉药理学工作的人也越来越多，极大地推动了麻醉药理学的发展。此外，随着生活水平的提高，人们对麻醉质量的要求也越来越高。而且，麻醉学科工作范围的不断拓宽，麻醉科医生已走出手术室，除临床麻醉工作外，还承担了急救复苏、危重病和疼痛等诊疗等任务。这一切，无疑都大大促进了麻醉药理学的发展。

（九）药检药理学

药检药理学是以药理学为基础，将药理学的理论与实际操作应用于药品的检验检测中，主要包括药品的效价检验、药品的安全性检验、生物检定数据的统计以及各类新药、保健品和上市后药品的临床前药效学评价或再评价等相关领域。药检药理是药理学和药品检验的结合，它的建立和发展始终伴随着我国药品检验事业发展的步伐。

1. 我国药检药理的发展

1950 年 8 月，我国正式成立中央人民政府卫生部药物食品检验所，组建了包括生物测定组在内的 3 个药品食品检验部门。生物测定组的工作主要是负责药品的质量监督，保证人民用药安全有效。结合药典要求，应用动物对药物发生的生物反应，建立我国的热原检查实验、异常毒性检查实验等相关检验检测方法。我国药品生物测定的兴起标志着我国药检药理的初步建立。

自 1952 年起，全国各省、直辖市、自治区都逐步成立了各自的药品检验所，每个药检所都设立了药品的生物测定部门。1977 年第一届全国药检药理专业座谈会在长沙召开，首次建立了专业技术的交流平台。1987 年成立了中国药理学会药检药理专业委员会，周海钧任第一任主任委员。学会创办并出版了 12 期《中国药检药理通讯》，为药检药理技术人员交流研究信息和经验起到了一定的作用。

2. 药检药理学成就

在我国药检药理专业发展的 60 余年的时间里，主要成果有：1958 由中检所生物测定室主编的《药品的生物检定法》是我国第一部系统讲解生物测定的药检药理方面的书籍。而后在 1977 年由生物测定室、1994 年由冷炜、2005 年由周海钧主编了另 3 部生物检定的书籍。自 1974 年始，我国药检药理专家多次应邀参加世界卫生组织召开的生物检定咨询专家委员会，并被聘为生物标准化专家委员会委员。各药检所还多次参与世界卫生组织（WHO）组织的生物标准品的国际协作标定工作，结果多被采纳，获得好评。以上活动都与国际的药检药理专业建立了良好的联系，加深了了解和沟通，逐步提高了我国生物检定事业在国际上的影响和地位。

周海钧于 1983 年和 1988 年编写了两部《生物检定统计方法》，使我国药检药理专业的实验结果分析变得系统而完整。1997 年撰写了《当代新药研究开发指南》一书，该书反映了当代国际上在新药研究开发方面的主要成就及方法，为药检药理专业的技术研究提供了帮助。

在 20 世纪 70 年代，美国发明了以鲎的血液提取物检测注射用药品中的内毒素来控制药品热原污染的新技术。我国的药检药理专家们自主研发了我国的细菌内毒素标准物质，建立了我国的细菌内毒素检查法，并将葡萄糖、氯化钠注射液等 5 个输液品种收载于《中国药典》（1995 年版）。获得 1991 年卫生部科学技术进步奖二等奖。

20世纪90年代开始，中检所与天津大学合作，开发了我国的内毒素定量测定仪，使内毒素检测从原来只能定性，提高至可以定量检测，紧跟国际发展步伐。

2003年和2005年，由国家药典委员会和李波主持并组织了全国30余家药检所对药典中使用家兔法检测热原的226个品种进行了内毒素方法学的研究，最终确定了142个品种可使用细菌内毒素检测方法，并建立了方法学替代的指导原则。在此项工作的带动下，《中国药典》（2010年版）中使用细菌内毒素检查法的品种已达504种。

在此期间，李波还组织完成了我国细菌内毒素标准品原料与国际标准品原料的比对工作，使我国标准物质与国际进一步接轨。

细菌内毒素检测作为一项新兴的药检药理技术，在我国生根开花，是全国的药检药理工作者们共同付出的心血，参与本项工作的人员达百余名。该项工作最终获得中国药学会2012年科学技术奖三等奖。

药检药理的工作者们还为历版《中国药典》中有关生物检定部分品种和附录的修订，做了大量工作。尤其是制定了"化学药品注射剂安全性检查法应用指导原则""中药注射剂安全性检查法应用指导原则"和"中药生物活性指导原则"，被分别收载于《中国药典》（2010年版）中，为药品的安全性检查项目的设立提供了依据，使标准的制定更为科学、规范。

2012年出版了由李波主审、高华主编、多名药检一线工作人员参与编撰的《药理学实验方法》一书，成为药检药理业务重要的参考文献。

药检药理专业委员会负责组织开展药检药理学科与相关领域的学术交流，在国内多次主办全国药检药理学术研讨会，传播新知识、新成果，截至2013年已召开了10届全国药检药理学术会议。

（十）生殖药理学

生殖药理学是探讨生殖系统药物作用机制及其作用规律性的一门重要学科，抗生育药物是生殖药理学研究的重点之一。

1. 生殖药理学在我国的发展

我国抗生育药物药理研究起始于20世纪50年代。60年代，我国科学家陆续合成一系列重要的甾体激素，包括黄体酮、睾酮等，为我国避孕药物和生殖药理学的发展奠定了基础。1978年，为促进我国避孕药（具）的发展，成立了上海市计划生育科学研究所，该所现已成为我国重要的计划生育药（具）研发基地。1990年成立了中国药理学会生殖药理专业委员会，有力推动了我国生殖药理学学科的发展。李瑞麟院士是中国计划生育药物的创始人之一，在国内率先成功合成了炔诺酮（Norethisterone）、双炔失碳醋（Anordrin）和米非司酮（Mifepristone，Ru486），使我国首次具备了生产口服避孕药的能力，为中国计划生育事业做出了卓越贡献。

2. 生殖药理学为我国计划生育国策做出的贡献

1960年，世界第一款复方口服甾体避孕药Enovid（含异炔诺酮Norethynodre 9.85mg，炔雌醇甲醚Mestranol 150μg）上市，开启了人类生殖药理学历史的新页。我国自1964年起开始推广复合型口服避孕片。此后，肖碧莲等在临床上成功应用了两款低剂量口服避孕药：复方炔诺酮片（避孕药1号，含炔雌醇50μg，炔诺酮2.5mg）和复方甲地孕酮（避孕药2号，含炔雌醇50μg，甲地孕酮2.5mg），是我国首创的低剂量短效口服避孕药，雌激素含量仅为当时国外产品的 1/4。1969 年，我国又推出复方 18- 甲基炔诺酮（含炔雌醇 50μg，消旋 18- 甲基炔诺酮 0.5mg）。左炔诺孕酮（Levonorgestrel，LNG）于 20 世纪 60 年代上市，现已成为当前避孕药中应用最广泛的孕激素。

1974 年浙江医学科学院桑国卫等成功研制了复方庚炔诺孕酮避孕针，被 WHO 推荐为最佳注射避孕药之一。20 世纪 90 年代初期，国产皮下埋植剂在上海市计划生育科学研究所研制成功，即国产 I 型（6 根胶棒）和国产 II 型（2 根胶棒），每根含 36mg LNG，定名为"左炔诺孕硅胶棒"。

3. 国家的支持

近十年来，在国家计生委和"十五""十一五""十二五"科技支撑的支持下，上海市计划生育科学研究所、国家人口计生委计划生育药具重点实验室主持了一系列新型孕激素的研发，如含孕二烯酮——根型皮下埋植避孕剂、含天然孕酮阴道避孕环等，在新剂型方面，开展了左炔诺孕酮 / 炔雌醇经皮给药避孕系统、长效避孕诺美孕酮醋酸酯微球注射剂研究的自主研发工作。1978 年我国学者首次报道了棉酚对雄性的抗生育作用。

在过去的 60 年中，虽然以抗生育药物为主的生殖药理学发展迅速，取得了丰硕的成果，但我国还需要提高生殖健康保健水平、提高人民生活质量和生活满意度。因此，生殖药理学的研究领域将从单纯的避孕药的研究，延伸到对生殖系统疾病的药理研究。

五、学科发展与展望

药理学学科的任务和作用决定了其在医药领域的重要地位。一方面，通过药理学的研究不断为临床优化治疗方案、提供新的治疗方案提供科学依据；另一方面，药理学研究在新药研发中的重要地位不言而喻。药理学科发展不仅对防治疾病、健康维护以及科技进步、医药产业发展等方面具有十分重要的直接作用和影响。从国家层面看，对于维护国家安全、社会稳定以及国民经济发展也具有重要意义，因此，药理学是一个具有重要战略意义的学科，世界各国高度重视，一直是生命科学研究领域的热点和科技竞争的制高点。随着人类生活条件的不断改善和对健康的要求不断提高，形成了对药理学发展强大而持续的驱动力，另外，随着生命科学以及化学、物理学、计算机等学科的不断发展及其与药理学的不断交叉与渗透，不断为药理学发展带来新的理论和技术，推动药理学不断向前发展。

（一）我国药理学学科现状

1. 国家支持力度不断加强

随国民经济的快速发展，我国在基础研究领域的投入快速、持续增加，对药理学的研究支持力度也相应增强。如国家自然科学基金经费 2003 年经费总额为 20.47 亿元，资助项目数不足 7000 项，至 2015 年则增加至 175.22 亿元，资助项目数达 37026 项，分别增长 8.6 倍和 5.3 倍，每项课题的经费资助强度大幅增加。药理学研究是国家自然科学基金长期资助的重要研究领域，支持力度也相应增加。在国家科技计划中，自 1998 年第一批"973"计划自实施以来，几乎一直都有以药理学为重要研究内容的项目。如"重要疾病创新药物先导结构的发现和优化"（1998 年）、"方剂关键科学问题的基础研究"（1999 年）、"精神活性物质依赖的生物学基础及防治"（2003 年）、"糖生物学与糖化学——特征糖链结构与功能及其调控机制"（2003 年）、"基于基因功能的创新药物研究"（2004 年）、"方剂配伍规律研究"（2005 年）、"神经变

性病的机制和防治的基础研究"（2006 年）、"心力衰竭与恶性心律失常的防治基础研究"（2007
年）、"确有疗效的有毒中药科学应用关键问题的基础研究"（2009 年）、"若干中药成方的现代
临床与实验研究"（2009 年）、"重大心血管疾病相关 GPCR 新药物靶点的基础研究"（2012 年）、
"治疗心血管疾病有效方剂组分配伍规律研究"（2012 年）、"老年性痴呆发病机制及早期诊治
的基础研究"（2013 年）、"老年性痴呆发病机制及早期诊治的基础研究"（2013 年）等。此外，
国家"863"计划、支撑计划支持的研究领域和项目也有很多药理学研究内容的项目。除国家
投入外，与新药研究开发紧密结合的药理学研究也是企业和其他社会资金投入的重要领域。

　　2008 年，国家启动了"重大新药创制"科技重大专项（以下简称"新药专项"），该专项
是国家在《国家中长期科学和技术发展规划纲要（2006—2020 年）》中发布实施的 16 个科技
重大专项中的一项。国家科技重大专项执行时间横跨"十一五"至"十三五"3 个五年计划，
是中华人民共和国成立以来投入最大、规模最大的科技计划。新药专项主要有五大重点任务，
即创新药物研究开发、药物大品种技术改造、技术平台建设、新药孵化基地建设和关键技术
研究，均涉及药理学研究。因此，新药专项的实施对药理学学科发展发挥了重要牵引和推动
作用，创新药物研发的需求为我国药理学学科的发展带来了前所未有的大好机遇。

　　2. 学科体系日趋完善

　　在国家科技计划以及有关部门、地方相关计划等多方支持下，我国药理学科研和教学的
技术条件和设施建设发展迅速，建立了一批高水平的国家重点实验室、部门及地方重点实验
室，技术平台以及研发中心，对药理学科研、教学、新药研发等发挥了有力支撑，大大加速
了药理学学科的发展。一批从事药物研究的国家重点实验室的重要研究方向之一是药理学，
如中国科学院上海药物研究所的新药研究国家重点实验室、中国医学科学院北京药物研究所
的天然药物活性物质与功能国家重点实验室、军事医学科学院毒物药物研究所的毒理学与抗
毒药物国家重点实验室、北京大学药学院的天然药物及仿生药物国家重点实验室、中国药科
大学的天然药物活性组分与药效国家重点实验室等。上述国家重点实验室均依托科研院所和
高校建立，主要从事基础研究，在药理学研究领域都有明显的特色和优势，技术设施条件好、
研究水平高，是我国药理学研究的骨干力量。2006 年国家启动建立了首批企业国家重点实验
室。从事药物研究的主要有上海医工院的创新药物与制药工艺国家重点实验室、上海药明康
德新药开发有限公司的先导化合物研究国家重点实验室、扬子江药业集团的新型药物制剂技
术国家重点实验室、石药集团的药物制剂及释药技术国家重点实验室、华药集团的抗体药物
研制国家重点实验室等。这些重点实验室在药理学研究领域的特点是结合新药、新制剂研发
开展药理学研究，丰富了药理学研究的内容。

　　2008 年新药专项启动后，重点依托科研院所、高校、医院和企业部署了一批新药临床研
究综合性技术大平台、临床前药效评价和 GCP 等单元技术平台，其主要研究任务是根据新药
临床前和临床药理学研究的需要，建立技术平台、发展新技术和新方法、建立和完善研究规
范等，进一步完善了新药相关药理学研究的技术平台，条件设施和研究水平显著提高，有力
推动了药理学研究发展。新药专项还紧密结合药物药效研究的技术瓶颈和国际发展前沿，部
署了一批关键技术研究课题，如"十一五"期间重点支持了药物评价动物模型研究与制备、
药效评价及新机理研究、中药复方药代动力学研究、中药复方药理学研究及药效学评价、中
医病证动物模型研究与制备等关键技术研究。"十二五"重点根据国际新药研发动态，支持了

一批前瞻性关键技术研究，药理学研究领域或相关的主要有：①药物早期成药性评价关键技术，主要研究内容是针对多因素复杂疾病如肿瘤、心脑血管病、神经退行性疾病等防治药物的研发需求，研究并建立更灵敏、更可靠、更快捷的早期成药性评价的新技术和新模型；②网络药理学及相关软件技术研究关键技术，主要研究内容是研究建立网络药理学研究技术与方法，并研制相关软件，构建重大疾病网络及药物作用靶点网络，并结合药物作用靶点、药效及作用机理等研究进行初步验证；③G蛋白偶联受体靶向药物关键技术，主要内容之一建立G蛋白偶联受体（GPCR）靶向新药的药效评价及作用机理研究的新技术和新方法；④个体化用药相关重要生物标志物及其新型检测试剂盒研发关键技术，主要研究内容是建立以基因、生物标志物等为导向的个体化用药研究与分析新技术。

3. 人才队伍快速壮大

随着我国改革开放不断发展和深化，我国科技事业蓬勃发展，为各方面优秀人才提供了前所未有的发展空间和广阔舞台，对海外高层次人才的吸引力越来越强。国家先后推出了一批人才计划，如"长江学者奖励计划""百人计划""国家杰出青年科学基金"等。2008年以来，为抢抓国际金融危机带来的引才机遇，大力引进海外高层次人才回国（来华）创新创业，国家启动了一批高层次人才引进计划，如"海外高层次人才引进计划"即"千人计划"。在国家一系列人才计划的支持下，我国高层次药理学人才队伍不断扩大。1997年中国药理学会与法国施维雅研究院联合设立了"中国药理学会－施维雅优秀青年药理学家奖"，迄今已有18届，获奖者已达134名。2001年中国药理学会又设立了"中国药理学会优秀青年学者奖"，迄今已有13届，57人获奖。对我国青年药理学优秀人才的成长发挥了有力的激励和推动作用。目前中国药理学会会员已达7473人，另有8个团体会员，专业队伍不断壮大。目前正在筹建北美和英国分会，期望能吸引更多的海外药理学人才参加我国药理学事业的建设。

4. 研究水平显著提升

随着科学技术的迅猛发展，新思路、新技术、新方法、新模型不断被应用于药理学的研究，如系统生物学、生物调控网络等新理念，"组学"、生物芯片、计算生物学、计算机网络分析、新型标记、功能可视化等新技术，以及各种转基因、基因敲除动物模型、干细胞等细胞模型等，均已广泛应用于药理学研究，从而使研究思路与方法更加丰富、研究内容不断深入、研究水平快速提高。穆鑫等检索了2013年中国学者在国际学术期刊发表药理学相关文章的情况，发现2013年中国学者在2012版JCR自然科学版收载的药理学期刊上共发表论文5090篇，其中研究论文3895篇，占总数的76.52%；会议交流的摘要773篇，占15.19%；综述文章280篇，占5.54%。由中国作者为第一作者或通信作者的文章为4812篇，占发表总数的94.54%。从研究内容看，范围较广，发表文章数量较多的领域包括神经药理学、生化与分子药理学、抗肿瘤药理学、免疫药理学、药代动力学以及药物毒理学等，此外，研究中普遍采用了新技术、新方法、新模型等。通过我国学者在国际学术期刊发表学术论文的情况，可清晰地反映出我国药理学研究的水平和质量正在快速提高。

（二）多学科交叉与信息时代药理学科发展趋势

药理学是医学学科中连接基础与临床的重要桥梁学科之一，又是药学学科的重要组成部分。药理学以生理学、生物化学、病理学、病理生理学、微生物学、免疫学等基础医学和分子生物学等学科为基础，这些学科的发展将对药理学发展发挥有力的推动和促进作用，也是多学科的交叉学科；另外，药理学发展的需求也会对这些学科发挥有力的牵引作用，甚至在一定程度上改变这些学科发展的轨迹。因此，药理学在生命科学体系中所处的学科地位特殊而重要。新理论、新思路和新技术不断应用于药理学研究，使药理学研究不仅在分子水平不断走向深入，也为从分子水平揭示药物的药理作用机理，提供了崭新的思路与方法。在转化研究和转化医学理念的引导下，药理学研究与临床研究、新药研究等结合更加紧密，交叉联系更加广泛。

1. 分子靶向药物药理学

近几年来，围绕药物治疗靶点和药物作用机制开展的基础研究取得了长足的进步，药理学家进行了大量的药物靶点的发现和确认研究工作，发现了一批具有药物靶点特征的生物大分子，并证明了它们作为药物靶点的可能性，提出了针对可能导致疾病的某些环节，如各种细胞信号传导通路中的细胞因子、受体、酶及核酸等，从分子水平来逆转这种恶性生物学行为的一种全新的生物治疗模式。例如：治疗微生物感染、炎症、自身免疫性疾病、放射损伤等疾病的药物靶点 Toll 样受体（TLR）；调控心律失常和防治心源性猝死的重要靶点微小 RNA（miRNA）；功能基因组学和蛋白质组学的研究发展也为肿瘤治疗提供了相关新的分子靶点（如蛋白酪氨酸激酶抑制剂、新型抗体靶向药物）；等等。除了针对特定蛋白质、核酸、酶和受体之外，有关细胞超微结构的靶向研究也是目前药理学研究的新方向。随着医学科学水平的不断提高，人们对药物的要求也越来越高，不仅要求其疗效好，而且毒副反应也要小，最好能以微小的剂量即达到治疗目的，即高效低毒，这就要求药物能被特异性地转运至靶组织、靶细胞，甚至是特定的细胞器。因此，一些新的给药系统应运而生，例如包裹药物的纳米载体、特殊的药物转运脂质体（跨膜转运体）等。这些载体均具有保护药物、达到缓释和毒副反应小等优点，最重要的是它们可以最大限度地转运活性成分到达特定的靶部位。

2. 受体多态性研究拓展受体靶点学说

来自临床试验群体的平均化数据，往往掩盖了这样一个事实，即对于大多数药物标准化剂量所存在的个体化差异。引起药物反应个体差异的因素很多，包括人本身的特质（性别、年龄、体质、生理周期、嗜好等）和病灶部位的微环境等。从药理学角度，药物反应的个体化差异，可以归结为药物代谢动力学和 / 或药物效应动力学因素。随着对受体基因多态性的不断深入研究，已有越来越多的证据表明：疾病的发生、发展及治疗效果与相关受体多态性关系密切。尤其是对药物效应动力学（疗效和毒性）反应的个体化差异，至少部分是与受体 / 效应蛋白的多态性相关，而受体 / 效应蛋白的多态性又与个体的基因多态性和所处的境况密切相关。通常认为受体处于活化态、静息态、结合态、游离态。这些不同的状态所占的比例，会直接影响药物的效应。当然影响受体效应的因素也包括上游，如影响受体表达水平的因素；下游信号通路直至效应器。而受体基因多态性，有可能影响受体的表达水平、受体的亲和力，从而影响药物产生不同的效应应答。那么，产生药物受体多态性的原因是什么，受体基因多态性又是如何引起受体、亲和力以及变构的，特定受体多态性在某种疾病人群中的分布规律，及其治疗受益人群比例是多少……这些都是有待解决的问题。因此，药物受体多态性已引起了国际药理学界的高度关注。从全基因组学的角度更细致地考虑建模环境因素以及与不同的遗传通路之间的相互作用，同时把受体 / 效应蛋白基因多态性与受体 / 效应蛋白表达水平、结构变异以及受体亲和力及敏感性的改变结合起来综合考量，进一步研究"受体 / 效应蛋白多态性与药物效应（疗效与毒效）个体化差异之间的关系"，必将极大地推动研发出符合药物基因组学（遗传药理学）特征的药物的进程，并为最终实现个体化治疗提供可靠依据。受体多态性研究的意义就在于揭示对应药物治疗最佳效应的靶受体"态"，确认最适合患者 / 人群，最终实现个体化治疗。

3. 网络药理学

英国邓迪大学药理学家霍普金斯（Hopkins）于 2007 年率先提出并系统地阐述了网络药理学（network pharmacology）的概念，为从新的角度认识药物作用机制、以新的策略发现新药提供了新的思想、理论及方法，在生物医药研究领域产生了深远影响。网络药理学与传统药理学的最大区别是从系统生物学和生物网络平衡的角度阐释疾病的发生发展过程，将药物作用网络与生物网络整合在一起，分析药物在此网络中与特定节点或模块的相互作用关系，从改善或恢复生物网络平衡的整体观角度认识药物与机体的相互作用并指导新药发现。网络药理学紧紧围绕系统生物学、生物网络构建和分析、连接性、冗余性和多效性等进行药物有效性、毒性、代谢特性的揭示，是建立在高通量组学数据分析、计算机虚拟计算及网络数据库检索基础上的生物信息网络构建及网络拓扑结构分析策略和技术基础上的科学思想和研究策略，代表了现代生物医药研究的全新理念和模式，使以"一个药物，一个靶标，一种疾病（one drug，one target，one disease）"为主导的传统新药研发理念产生了革命性转变，对认识药物及发现药物的理念、策略和方法具有深刻影响。

4. 个体化治疗药物药理学是精准医疗的基础

目前随着基因和受体学说的发展而兴起的药理基因组学（Pharmacogenomics，又称药物基因组学）已成为医学研究领域的热门学科。在临床上可以经常发现同样的药物和剂量，对 A 患者有效，对 B 患者无效，对 C 患者可能有副反应。而在药理学上，一般的解释是某种药物作用于某个受体，从而有某种药理作用，并产生某种治疗效果。这二者的差异，或者说是患者之间的个体差异，导致个体化治疗的理念大大促进了个体化药物的发展。当前基于药物基因组学的药物个体化作用机理研究发展迅速，不仅揭示了药物个体化作用的机理，而且还成功地应用于临床。在个体化药物研发的同时研制伴随诊断试剂，用于诊断患者的基因型，作为个体化用药的依据。成功地开发出了易瑞沙等一批个体化药物和伴随诊断试剂，取得了良好的临床效益。随着药物基因组等"组学"研究的不断深入，个体化药物的研究将会进一步发展，基因等生物标志物与药效、副作用等关系的研究继续受到高度重视，不断深入，成为药理学研究的重要方向之一。

第三节　中药学与天然药物学

中药学与天然药物学是一个综合性的现代学科，在中国的古代和近代被称为本草学。由于现代科学技术的进步与发展，中药与天然药物的研究工作日益深入，学科更加细化，现已逐步形成了中药资源学、中药鉴定学、中药制剂学、中药药理学等多个分支学科。

中药资源学是在资源学、中药学、生药学、生物学、生态学、地理学、农学、化学和管理学等多学科的理论和技术基础上，融合了现代生物技术、计算机技术和信息技术等现代科学技术而发展起来的新兴综合性边缘学科。中药资源是中医药的物质基础，虽然近代中药资源学科形成的时间短暂，却在中医药学科群中有着不可替代的地位。中药资源学科对于满足人类健康发展对中药资源不断增长的需求，保障中药资源和中药产业可持续发展，具有重要的基础作用，在国民经济发展进程中具有极其重要的地位。

中药鉴定学是研究和鉴定中药的品种和质量，制定中药质量标准，寻找和扩大新药源的应用学科。中药鉴定学的研究方法和内容是在继承祖国医药学遗产和传统鉴别经验的基础上，运用现代自然科学的理论、知识、方法和技术，系统地整理和研究中药的历史、来源、品种形态、性状、显微特征、理化鉴别、检查、含量测定等，建立规范化的质量标准以及寻找和扩大新药源的理论和实践问题。中药鉴定学科对于继承祖国药学遗产，考证和整理中药品种，制定中药标准，鉴定中药的品种和质量，寻找和扩大新药源具有非常重要的作用。

中药药剂学是以中医药理论为指导，运用现代科学技术，研究中药药剂的配制理论、生产技术、质量控制与合理应用等内容的一门综合性应用技术学科，具有工艺学性质又具有指导临床用药性质。中药制剂学科对于继承和整理祖国医药学中有关药剂学的理论、技术与经验，充分吸收和应用现代各学科的理论知识和研究成果，加速实现中药制剂现代化，加强中药药剂学基本理论研究，研制中药新剂型、新制剂，并提高原有药剂的质量和积极寻找中药制剂新辅料具有非常重要的作用。

中药药理学是以中医药理论为指导，运用现代科学方法，研究中药和机体（人体、动物及病原体）相互作用及作用规律的一门学科。中药药理学广泛地运用了基础药理学与临床药理学的相关理论、方法与技术来研究中药。自1949年10月1日中华人民共和国成立以来，中药药理学由最初的主要以天然药物研究思路指导的单味药药理研究，迅速发展、成长为强调以中医药理论为指导，突出运用药理学等现代科学技术来研究中药与机体相互作用与作用机制的新兴交叉学科。数十年来，中药药理学科所取得的研究成果，对于揭示中医药防治疾病的原理，指导临床用药，促进中医药理论的进步，发展中医药现代研究方法及推动中药新产品的研究和开发均产生了重要的作用。

一、中药资源学

（一）中药资源学学科的形成和发展

中药资源的开发和利用，由来已久。《诗经》是我国现存文献中最早记载具体药物的书籍，书中收录100多种药用动、植物名称，涉及某些品种的采集、性状、产地等。《神农本草经》是我国现存最早的本草专著，全书载药365种，分为上、中、下三品，其中简要介绍了中药的产地、采集、加工、贮存等。两晋南北朝时期《本草经集注》，载药730种，按药物自然属性分为7类，对药物的形态、产地、真伪鉴别等做了较为详尽的论述。唐代《新修本草》，载药844种，采用图文并茂的方法，在原有本草著作的基础上，大量收集民间所习用的外来药，加以补充和完善。本书内容丰富，取材精要，具有高度的科学价值。明代《本草纲目》，载药1892种，涉及植物学、动物学、矿物学等多学科知识，对中药资源的记载更加翔实。清代以后，出现了一系列本草著作，如《本草纲目拾遗》《本草崇原》《植物名实图考》等，这些本草著作详细记载了产地、栽培方法等内容，对近代中药资源学科的形成奠定了丰厚的基础。

进入 20 世纪，随着现代中药学科的不断分化和完善，生药学、植物学、动物学、生态学、土壤学等相关学科得到迅速发展，推动了中药资源研究的进程，为中药资源学科的发展和中药资源学的形成奠定了坚实的基础。中华人民共和国成立以后，中药资源学科的形成和发展经历了 4 个阶段。

1. 中药资源研究起步阶段

中华人民共和国成立以后，百废待兴，中医药恢复正常发展。首先，弄清楚中药资源的分布，明确知道各地区资源分布特点，是这个时期面临的主要问题。其次，中药资源的存储量不清楚，中药市场混乱，每个中药每年交易量、发展趋势等情况不清楚，对"开发多少、利用多少"等中药资源规划带来难度。这个时期中药资源研究刚刚起步，研究的重点主要集中在"中药资源有多少"的问题上。针对这个时期出现的种种问题，相关研究人员做了大量的工作。1958 年，中国医学科学院药物研究所肖培根应卫生部要求，以他为首用 2 年时间完成了全国主要药用植物调查，对常用中药的原植物、生药、成分、炮制和效用等方面进行了系统而科学的总结。1960 年，为了摸清全国中药资源基本分布、蕴藏量、用量等情况，卫生部发出《关于普查野生资源的通知》，发起第一次全国中药资源普查。此次普查在 3 年时间内基本上摸清了全国野生药材的资源，从药材的物种、生药学、化学成分、炮制方法等方面对 500 种全国常见的中药进行了系统的科学调查和总结。通过此次调查，编撰了一些地方性中药志、中药材手册的文献资源，1961 年出版了专著《中药志》。

2. 中药资源研究缓慢发展阶段

经第一次全国性资源普查后，对全国野生药材的资源有了一个初步了解，但还远远达不到资源的充分利用，许多问题尚需解决。第一，尽管第一次资源调查对我国常用药材进行了资源的摸底，但由于条件有限，所调查中药种类的范围相对较小，所以很多中药的资源和利用情况还不是很清楚。第二，野生中药资源开发的力度不够，资源没有充分利用。全国性资源普查虽然取得了非常大的成果，但也产生了一些问题。因而专家学者提出了采药要留种，避免滥砍滥伐，提倡通过引种移植来扩大药源等见解，开始有了中药资源开发和保护的意识。1965 年，国家号召"把医疗卫生工作的重点放到农村去"的指示，即"六二六"指示。1966 年，应"六二六"指示和国家一些领导人的直接支持与参与，我国开始了一场轰轰烈烈的中草药运动，第二次全国中药资源普查开始，此次普查重点对部分区域进行系统调查并收集整理民间中草药资源。此次中草药运动大力发展了常用中药的种植，推动了中药栽培的发展，并编写了大量的中药类文献资料。《中草药手册》《全国中草药汇编》《中药大辞典》就是此次运动的重大成果，其中《中草药手册》从植物形态到功能主治做了一次系统总结，涉及范围广，为中草药的发展起到了很大的推动作用。

3. 中药资源研究的快速发展以及中药资源学科的建立

20 世纪后期，随着人口的剧增及中药产业的快速发展，中药资源需求不断增大，野生资源蕴藏量迅速枯竭。虽然我国中药资源种类丰富，但野生中药资源的分布范围和资源储存量日益缩减。如 20 世纪 80 年代甘草的蕴藏量比 20 世纪 50 年代减少了 40% 以上；1992 年《中国植物红皮书》收载的 398 种濒危植物中，药用植物 168 种，占 42%。中药材需求量的继续加大，使中药资源面临更加严峻的挑战。为了中药资源的长足发展，各地积极开展野生变家种实验，大规模地扩大中药材的种植面积，补足了野生资源的不足，但是不规范、不系统地扩大中药材种植给中药可持续发展带了不少问题。1984 年颁布的《中华人民共和国药品管理法》首次允许中药材在城乡集市贸易出售，流通领域的自由买卖引发了个体药材的热潮，提高了药材产量，缓解了中药材短缺和流通不畅的现象，但是无序的分散生产和栽培技术不规范使药材质量大幅度滑坡。

1983—1987 年全国进行了第三次全国中药资源普查，对全国 80% 以上的国土面积进行全面系统的调查，内容包括中药资源种类和分布、数量和质量、保护和管理、中药区划、中药资源区域开发等。并对 362 种药材蕴藏量、栽培年产量、年收购量和销售量的统计分析，总结出资源消长变化和药材产销规律。普查结果统计，我国中药资源种类有 12807 种，药用植物 11146 种，药用动物 1581 种，药用矿物 80 种。此次普查编写出版了"中国中药资源丛书"，包括《中国中药资源》《中国中药资源志要》《中国中药区划》《中国常用中药材》《中国药材资源地图集》和《中国民间单验方》。针对中药栽培出现的问题，1999 年出台了《中药材生产质量管理规范（GAP）指导原则（初稿）》，把分散生产经营逐步引导到"公司＋农户"式规模化基地建设，开始有中药材规范化种植的初步尝试。1987 年国家教委批准部分高等院校试办中药资源学专业，1990 年开始招收培养中药资源专业方向的硕士研究生。1993 年开始，与中药资源相关的书籍相继出版，如《中药资源学》（1993 年）、《中药资源学引论》（1995 年）、《药用植物资源开发利用学》（1997 年）等。

4. 中药资源研究及中药资源学科突飞猛进的发展

21 世纪以来，中药资源研究快速发展，中药资源研究思路和研究内容也日益丰富，大多采用了物种生物学、遗传学、分子生物学、中药化学等多学科综合手段，针对目前濒危、奇缺、珍稀的中药和药用植物资源的保护、优化再生和可持续利用等领域，进行了大量的研究。面对中药野生资源的不足，各地积极开展野生变家种、引种栽培、选育等工作，以期提高药材的产量和质量。目前，天麻、丹参、防风、桔梗、太子参、栀子、知母、柴胡等品种野生变家种已经获得成功，甘肃党参、江苏浙贝母、河南金银花引种栽培也相继获得成功。《中药材生产质量管理规范（GAP）指导原则（初稿）》颁布后，中药材的生产走上了正规化道路。到 2004 年年底为止，我国已经通过了 70 余个品种基地的验收，开始着手进行 GAP 认证工作。

中药资源研究的发展，以合理利用中药资源为核心，保障中药资源可持续发展为目的，满足人类对中药资源不断增长的需求。中药资源研究发展，是在不断面临挑战和解决挑战的过程中进行的，所面临的问题的解决是多学科共同联手、共同协调合作的结果。进入 21 世纪，中药资源学科建设和研究工作都有了长足的进展，教育部批准开办中草药栽培与鉴定和中药资源与开发两个中药资源学科的本科生专业，并开始培养中药资源专业的博士研究生，中药资源学科正式被列为中药学科下的二级学科。

（二）中药资源研究在不同阶段的重要成果

1. 中药资源普查

1958—1960 年，中国医学科学院药物研究所的肖培根应卫生部要求，用两年的时间完成了全国主要药用植物调查，对全国近 500 种常用中药，从原植物、生药、成分、炮制和效用等方面进行了系统的科学总结。1959—1961 年编写出版了中华人民共和国第一部中药著作《中药志》共四卷，收载常用中药材 500 多种，被日本生药学界评价为中国中药资源研究的现代科学著作。

1960—1963 年第一次全国中药资源普查。1959 年 12 月经全国药政会议讨论，由卫生部制定了《卫生部普查野生药源方案》，并于1960年3月11日发出《关于普查野生药源的通知》，要求在3年内基本上摸清全国野生药材的资源。

1969—1972年第二次全国中药资源普查。1965年6月26日毛泽东主席号召"把医疗卫生工作的重点放到农村去"，开始了一场轰轰烈烈的中草药运动，遍及全国。《全国中草药汇编》和《中药大辞典》正是这次普查工作的重大成果。

1983—1987年开展了第三次全国中药资源普查，调查的结果表明我国中药资源已达12807种，其中药用植物11146种，药用动物1581种，药用矿物80种。第三次中药资源普查对361种中药材的蕴藏量进行了估算，分析了361种中药材的历史、药材分布和收购销售情况，并初步编订了中国药材区划，收集了民间验方。依据此次普查的成果撰写出版了数本相关专著，如《中国中药资源》（1995年）、《中国中药资源志要》（1994年）、《中国中药区划》（1995年）、《中国常用中药材》（1995年）、《中国民间单验方》（1994年）、《中国药材资源地图集》（1995年）、《中国医药年鉴》（1994年）。

2. 政策法律与法规

虽然我国是世界生物多样性最为丰富的地区之一，但由于人类活动导致的全球环境的改变和局部地区生态环境的恶化、过度利用和过度采伐、经营品种单一和外来物种的入侵等原因，引起了野生药用动植物的濒危与匮乏。国家出台了一系列相关的法律法规及政策。主要成果如下：① 1956年，我国建立了第一个自然保护区——鼎湖山自然保护区，至今已有各种类型的自然保护区近2000个，总面积约占国土面积的14%，达到了发达国家的水平。② 1975年，我国加入了濒危野生动物物种国际贸易公约（简称CITES），要求我国按照CITES的有关规定进行濒危野生动植物物种的贸易。③ 1984年10月，我国公布了第一版《珍稀濒危植物名录》，共收录了354种植物，其中药用植物有163种。④ 1987年，我国公布了第一批《国家重点保护野生药材名录》，共76种，其中植物58种。⑤ 1988年，《中华人民共和国野生动物保护法》通过并实施，随后国务院又批准了《国家重点保护动物名录》。其中一级保护动物中药用动物67种，占69.8%；二级保护动物中药用动物96种，占60%。⑥ 1992年，我国出版了《中国植物红皮书》，列出了我国重点保护的388种植物，附有786张彩色照片和358幅分布地图，包括每种植物的生长形态特征、保护价值和措施、栽培要点等。⑦ 1993年，我国全面禁止了犀角和虎骨贸易，同时将其从《中国药典》中删除，终结了中国近千年的虎骨入药历史。⑧ 1996年9月30日，中华人民共和国国务院令第204号发布《中华人民共和国野生植物保护条例》，自1997年1月1日起施行。⑨我国参考1996年国际自然与自然资源保护联盟出版的《濒危物种的红皮书目录》，结合我国实际情况将我国保护植物物种等级具体分为了濒危、稀有、渐危。⑩ 1999年，我国颁布实施了《国家重点保护野生植物名录》，与《珍稀濒危植物名录》相比多了167种，其中药用植物有122种。⑪2000年6月，发布了《国务院关于禁止采集和销售发菜制止滥挖甘草和麻黄草有关问题的通知》，通知中明确表明必须采取果断措施，禁止采集发菜，取缔发菜贸易，制止滥挖甘草和麻黄草。⑫2002年3月，国家通过了《中药材生产质量管理规范（试行）》，2004年4月颁布，6月1日开始实施，2003年9月19日还制定了《中药材生产质量管理规范认证管理办法（试行）》及《中药材GAP认证检查评定标准（试行）》，标志着中国中药材生产走上正规化道路。

3. 引种驯化及良种选育方面

中药资源的更新和再生是中药资源可持续发展的保障。为了资源的永续利用，要保护动、植物资源，首先要保护资源赖以生存的环境，以维持生物进化多样性，促进物种繁荣，同时获取最大的生态效益、社会效益和经济效益。因此，自中华人民共和国建立，对与中药材的引种驯化、良种选育工作，寻找珍稀药材的替代品、保护可药用的珍稀动植物的工作一直都未停息并取得了显著成果。

这一时期中药引种驯化工作取得了巨大的成绩，引种栽培中药达2000余种，其中野生变家种的主要有防风、龙胆、柴胡、细辛、甘草、半夏、丹参、天麻等200多个品种，从国外引进的有颠茄、番红花、西洋参、白豆蔻、儿茶、丁香、檀香等30余种。如1965年徐锦堂先生利用野生蜜环菌，在国内外首次人工栽培天麻成功，结束了天麻不能人工栽培的历史。"天麻野生变家栽"的研究成果，获得全国科学大会奖。60年代初，在黑龙江及内蒙古通辽、敖汉等地兴起了甘草引种栽培试验，已取得较完整的栽培优质甘草的经验。1975年我国开始引种西洋参，之后又大批量在我国东北地区的吉林、黑龙江，华北地区的北京怀柔、昌平，华东地区的山东莱阳、烟台，陕西的留坝和汉中等地成功引种栽培。

在良种繁育与优质高产的研究上，对地黄等品种有性杂交，培育出了抗病虫害、耐寒、耐瘠，对土壤要求不严，适应性强，产量高的优良品种。对玄参、地黄、贝母等进行了无性杂交实验研究，有的品种取得了显著增产效果。20世纪60年代通过单倍体育种，培育出了毛叶曼陀罗单倍体植株，为物种产生稳定后代品系，大大缩短了育种年限。

在寻找珍稀药材替代品与保护珍稀药用动植物方面也取得了重大成就。20世纪70—80年代人工牛黄研究取得进展。与此同时人工麝香研究获得巨大进步，在人工麝香制造、生产、销售上取得重大突破，为珍稀药材可持续发展的产业化模式提供了成功范例。1993年5月29日起国家正式取消虎骨和犀牛角药用标准，禁用相关制药，与虎骨有关的所有中药成药停产，鼓励虎骨代用品的药用开发研究。替代品的开发与利用大大地加强了对珍稀药用动植物的保护，为中药资源的可持续发展开创了新的道路。

在药用动物养殖与驯化方面也取得了较多成果，国家林业局于2003年8月公布了《54种商业性经营利用驯化繁殖技术成熟的陆生野生动物名单》，其中，药用动物有梅花鹿、马鹿、中华鳖、蝎子、蜈蚣等。在养殖过程中，一些药用动物的饲养技术也不断发展，四川的马尔康、米亚罗，安徽的佛子岭，陕西的镇平建立了养麝试验场，其中，马尔康麝场首次成功地进行了活麝取香。吉林敖东鹿业、东丰鹿业已通过国家药品食品监督管理规范化基地的验收。为药用动物资源的开发树立了典范。

自中华人民共和国成立以来出版了众多关于中药材的选育与栽培的相关专业书籍，比较著名的有《中国天麻栽培学》（1993年）、《药用动植物种养加工技术》（2001年）、《中国西洋参》（2003年）、《灵芝的现代研究》（2007年）、《甘草丰产栽培实用技术》（2011年）、《中国名贵中药材规模化栽培与产业化开发新技术》（2001年）、《现代中药栽培与加工手册》（1999年）等。

4. 新技术应用方面

随着科学技术的不断进步，各种新技术新方法也在中药资源的领域中不断被应用与开发，近几年生物学、地理学、信息学等其他学科的方法与技术也不断被引入中药资源学的研究与开发上。

土地利用与土地覆盖变化（Land Use and Land Cover Change，LUCC）相关研究始于20世

纪 90 年代，LUCC 研究的根本出发点是：通过对人类的社会经济活动及其对 LUCC 影响的研究，明确全球变化与环境反馈之间的动态过程和相互作用机制，从而建立能够用来预测、评价环境变化和提供决策支持的 LUCC 模型，从而预测 LUCC 评估生态环境变化，并寻求积极的人为干预措施。在中药资源调查（普查）中的应用，第二次全国土地资源调查结果，应用于区域性中药资源调查（普查）中，进行调查样地设置分布面积和蕴藏量估算，可以降低中药资源调查的工作量和估算难度，提高中药资源分布面积和蕴藏量的估算精度，有助于解决全面掌握中药资源情况的关键技术。

2001 年起，中国医学科学院药用植物研究所首次运用 3S 技术（遥感技术 RS、地理信息系统 GIS、全球定位系统 GPS），对人参种植区域的种植面积进行调查，建立了人参资源遥感路线和方法。2006 年，中国医学科学院药用植物研究所、中国测绘科学研究院、中国药材集团公司合作研发了"中药材产地适宜分析地理信息系统"（Geographic Information System for Tradition Chinese Medicine，简称 TCMGIS），是国内外第一个专业的药材产地适宜分析系统，通过卫生部科技成果鉴定。利用该平台，完成了中国常用中药材的产地生态适宜性数值区划。

DNA 分子标记技术。在药用植物资源与生物多样性保护上的应用，DNA 分子诊断技术直接分析遗传物质 DNA 在不同生物个体间的差异，能在更高分辨率的基础上对大量的不同分类群进行比较分析，并可借助于计算机方便地通过比较遗传距离，明了种与品种间的亲缘关系，绘制出系统发育框图，使植物分类和资源的研究更加科学化。目前，在中药资源学科中，近缘易混淆生药鉴定、药材道地性研究、中药质量标准化、中医药古迹考证、药材种子种苗检测等方面都有应用。DNA 条形码技术是 2003 年由加拿大动物学家 Hebert 首次提出的分子诊断新技术。陈士林 2006 年开始中药 DNA 条形码的鉴定研究，提出以 ITS2 序列为主体、以 psbA–trnH 为补充序列的药用植物通用条形码序列组合，建立了中草药 DNA 条形码鉴定平台与网站创立，实现了 DNA 条形码技术在中药材鉴定中的应用。

5. 主要教材及专著

随着中药资源研究的不断深入，中药学科及相关学科的迅速发展为中药资源学科的发展和中药资源学的形成奠定了坚实的基础。1987 年 8 月，国家教委正式批准在部分高校试办中药资源学专业。进入 21 世纪，教育部批准开办中草药栽培与鉴定和中药资源与开发两个中药资源学科的本科生专业，并开始培养中药资源专业方向的博士研究生，中药资源学科正式被列为中药学科下的二级学科。1993 年 5 月，周荣汉主编出版了第一本《中药资源学》。之后与中药资源相关的书籍相继出版，如《中药资源学》（周荣汉 1993 年版，陈焕亮、卢晓东 1998 年版，王文全、沈连生 2004 年版，方成武、王文全 2005 年版，杨世海 2006 年版，王振月 2007 年版，周秀佳、徐宏发等 2007 年版，王文全 2012 年版）；万德光、王文全编著的《中药资源学专论》（2009 年版）；郭巧生编著的《药用植物资源学》（2007 年版）；陈士林、肖培根编著的《中药资源可持续利用导论》（2006 版）；黄璐琦、王永炎编著的《药用植物种质资源研究》（2008 年版）；《中药资源学引论》（1995 年）；《药用植物资源开发利用学》（1997 年）；王文全主编的《中药资源学》（高职高专用）；王文全、万德光主编的《中药资源学专论》（研究生用）和郭巧生主编的《药用植物资源学》（本科用）等教材相继出版。

（三）中药资源学研究进展及发展趋势

随着中药资源学研究的不断深入，在传统理论学派的基础上，研究者们提出了一些新理论、新概念，这些理论和概念逐步发展为新的分支学科。

1. 有关药用植物引种驯化传统理论学派

药用植物的引种驯化是研究野生药用植物通过人工培育，使野生变为家种，研究将药用植物引种到自然分布区以外新的环境条件下生长发育、遗传、变异规律的科学。我国植物引种驯化理论与方法的研究历史悠久，自20世纪30年代，植物引种驯化又进入了一个新的起点，开始有了专门从事引种驯化的专业机构，为理论方法研究提供了条件。特别是中华人民共和国成立后，在植物引种驯化理论方法研究方面取得了较大的成就，并提出了一些理论学说。

（1）顺应与改造相结合引种驯化方法

张春静倡导的引种驯化方法基本上是以迈依尔的气候相似论与米丘林的风土驯化原理为依据，从长期引种实践中总结出来的。他在《木本植物引种驯化研究》一文中提出，树木引种基本方法是选好材料、做好分析、抓住关键、进行驯化，即：树木引种最重要的是树木种源的选择以及原产地与引种地之间的生境比较分析，找出差异程度与主导限制因子，然后制定驯化措施。驯化的基本原则是以顺应保护同改造锻炼相结合。由此造成树种所要求的基本生存条件，逐步达到对新生境的完全适应。

（2）地理生态生物学特性综合分析方法

董保华认为，要将树木的种源地、引种地的地理生态条件（包括纬度、经度、海拔及温度、降雨量、土壤等）和引种植物的生物学特性进行综合而全面地分析，找出原分布区与引种地之间的相吻合和相异点，分析其引种成功的可能性程度，提出相应的技术措施，以克服引种驯化过程中的矛盾，使引种获得成功。在同一地理区系分布的树种，由于彼此生物学特性的差异，引种结果完全不同，能基本满足其生物学特性要求的树种就能引种成功。

（3）生境因子分析法

贺善安在《栽培植物的生境因子分析法》一文中指出，生境分析法首先是将原生境与引种地的新生境比较分析，原生境不一定是引种植物的最适生境，而新生境中有不同于原生境的因子，有时也可能是有利的因子，所以要具体分析。其次是开展引种试验（包括单因子试验）与抗逆性评价，采用田间与实验室相结合的方法进行。再次是对生态生物学的研究，以了解植物个体发育的内在规律与生境的关系，从而反映出来植物对新生境的抗逆性与适应性。生境分析法的特点是在原存的引种驯化理论与方法基础上，重视人的因素，通过人为作用，加强栽培措施，并把生态适应性研究与抗性育种研究同步进行。

（4）协调统一原则

谢孝福在《协调统一是植物引种的原则》一文中指出，引种植物的生长发育各个阶段，都必须同它生存环境中各个生态因子互相协调统一，才能取得成功，否则就遭失败。

此外，还有周多俊的"生态综合分析法"、俞德俊的"农艺生态分类法"、李国庆的"因素论"、梁泰然的"节律同步论"等引种理论和方法，这些理论和方法都对我国现代的引种实践做出了很大的贡献，同时又丰富发展了我国的引种驯化理论。

2. 中药资源相关新学科及其分支学科

随着中药资源学科研究的不断深入及科学技术的不断发展，各种新理论及新技术也相继出现，并催生了一些与中药资源相关的新学科及分支学科的出现，这些学科将成为中药资源学科可持续发展的核心与关键。

（1）药用植物亲缘学

1978年肖培根提出植物亲缘关系、化学成分和疗效间存在内在规律的药用植物亲缘学概念。药用植物亲缘学作为一门新兴的边缘学科发展起来。药用植物亲缘学是研究药用植物的植物亲缘关系、化学成分、疗效间的相关性的一门学科。该学科的建立对于开发药用植物资源具有重要指导意义，为中药资源可持续利用研究提供科学指导思想。

药用植物学亲缘学主要研究范畴包括：①信息科学和技术科学的研究；②植物形态学（广义）和分子系统学的研究；③植物化学特征及其生物合成途径的研究；④化学成分在植物系统中的分布规律的研究；⑤化学系统学的研究；⑥药用植物疗效与化学成分和系统学位置相关性研究。

（2）植物化学分类学

植物化学分类学是植物分类学与植物化学相互渗透、相互补充、互为借鉴而形成的一门新兴边缘学科。它以植物化学成分为依据，以经典分类学为基础，对植物加以分类和记叙，研究植物化学成分与植物类群间的关系，探讨植物界的演化规律。

1985年中国药科大学成立植物化学分类学研究室，开设植物化学分类学课程，1988年编著出版了我国第一部植物化学分类学专著——《药用植物化学分类学》（*Chemotaxonomy of Medicinal Plants*）。我国从事植物化学分类学研究的学者所面临的主要任务是：①研究各植物类群（如科和属）的化学特征，寻找各类化学成分在植物系统中的分布规律，从分子水平上来看各植物类群的归属是否合理；②研究种内化学类型，从植物化学分类学的角度，与其他有关学科的工作者一起来揭示物种形成的过程、机理和规律；③通过揭示植物在分子水平上反映出来的特有矛盾，参与探索植物系统发育的奥秘。

（3）分子生药学

1995年，黄璐琦等人在《展望分子生物技术在生药学中的应用》一文中提出"分子生药学"这一概念，2000年6月《分子生药学》（黄璐琦主编）出版，使原有的生药学跨入了一个新的时代，即分子生物学时代。分子生药学是利用分子生物学技术研究药用植物系统演化、种质资源鉴定和评价、濒危药用植物保护、道地药材形成机制、活性成分生产的一门新兴科学，是分子生物学、中药资源学和中药鉴定学的结合。分子生药学的研究领域主要包括：药用植物的分子系统学研究、药用植物种质资源的分子生物学研究、生药的分子鉴定研究、道地药材形成的分子机理研究、珍稀濒危中药资源的遗传多样性分析和保护策略研究、药用植物的抗性基因工程研究、药用化学成分的生物转化及分子机理研究、药用植物有效成分生物合成分子机理与调控的研究和药用植物细胞、组织和转基因器官培养与活性成分生产等。目前，分子生药学研究主要应用技术有：DNA分析技术（分子杂交、分子标记技术、基因芯片、工程技术、DNA条形码技术）、蛋白质分析技术（酶技术）、生物转化技术以及生药学的常规分析方法等。突出了继承和创新的结合，预示了中药资源研究的新方向。

（4）中药资源生态学

2004年黄璐琦、郭兰萍《中药资源的生态研究》中首次提出"中药资源生态学"概念。在2007年出版《中药资源生态研究》，标志着中药资源生态学研究开始形成自身的理论和方法。中药资源生态学是中药资源学与生态学相互融合所产生的一门交叉学科，是研究药用动植物的生长发育、分布、产量和质量与其周围环境之间相互关系的学科。中药资源生态学研究领域主要包括中药资源生态的理论与方法、生态环境对中药材品质的影响、中药材生产中的生态学问题、中药资源可持续发展的生态学方法及策略等。中药资源生态学概念的提出到现在已有10多年，新成果不断涌现，如将空间分析技术引入中药资源的研究中，探索了不同目标、不同药材、不用生态因子的区划方法；用分子生物学的方法来研究生态学的现象，促进了进化生态学的发展和提高进化思想在生态学研究中的位置，对于阐明生态学的机制具有重要意义。

（5）中药资源化学

中药资源化学作为天然产物化学与中药资源学交叉融合而形成的一门学科，具有资源学和化学的双重性质与基础，其基本特点是从资源学角度出发，研究中药资源可利用物质的时间、空间基本属性以及它们的变化规律等；从化学物质的角度研究中药资源可利用物质的类型、结构、性质、质量、数量、存在与分布以及利用途径等。中药资源化学主要研究方向为：中药资源可利用物质积累动态及其变化规律研究、基于植物化学分类学原理寻找和发现替代资源与新资源研究、以药用为主要利用目的的中药资源综合开发研究、以功能性保健产品为主要利用目的的中药资源化学研究与综合开发、以芳香精油等为主要利用目的的中药资源化学研究与综合开发、以风味物质为主要利用目的的中药资源化学研究与综合开发，并且在各个方向均取得了一些成果。

1971年屠呦呦研究员从古代医书《肘后备急方》得到启迪，通过对中药青蒿的品种、采收季节、药用部位，特别是提取方法的综合研究，得到了治疗疟疾的新化学物质——青蒿素。1973年，屠呦呦课题组在青蒿素构效关系研究中引进羟基，获得药效显著高于青蒿素的双氢青蒿素。青蒿素的发现，改写了只有含氮杂环的生物碱成分抗疟的药物历史，标志着人类抗疟药物步入新纪元；是1949年以来，首个被国际认可的中国药品。1986年，青蒿素获卫生部"新药证书"，也是卫生部审批的第一个新药；1992年，双氢青蒿素获"新药证书"。本项目先后获：全国科学大会奖（1978年），国家发明奖二等奖（1979年），全国十大科技成就奖（1992年），美国拉斯克临床医学奖（2011年），美国哈佛大学华伦阿尔波特奖（2015年）和诺贝尔生理学或医学奖（2015年）。

（6）生物信息学

20世纪末，随着生命科学迅猛发展所产生海量生物学数据中亟待挖掘的生命科学规律和计算机科学技术的进步，生物信息学在中药资源研究中的应用有了快速的发展，主要涉及了药用植物的抗逆性研究、次生代谢合成生物学研究、道地药材成的分子机制的研究，加快了中药资源领域的研究和中药产业的发展。目前，中药资源生物信息学研究主要从基因组、转录组、蛋白组、代谢组、表型组、系统生物学等几个层面入手。为道地药材分子机制的研究积累了思路和方法以及大量的生物信息数据。

中药资源是中医药的物质基础，虽然近代中药资源学科形成的时间短暂，却在中医药学科群中有着不可替代的地位。在现代科学发展形势下，只有传统理论与现代新理论、新技术的相互结合、共同发展，才能有利于中药资源的开发利用，保证中药资源的可持续发展。

二、中药鉴定学

中药鉴定学是鉴定和研究中药的品种和质量，制定中药标准，寻找和扩大新药源的应用学科。中药鉴定学是中药领域的基础学科，已成为广大中药专业学生的必修课之一，并为大多数从事中药研究机构的重点发展学科之一。中药鉴定学的发展是其他中医药学科发展的基础和保障。在中药现代化以及走向世界的进程中，中药真伪优劣鉴定，具有非常重要的地位和作用。

（一）中药鉴定学学科的形成和发展

中药鉴定学是在古代本草学和现代生药学的基础上发展起来的。1949 年后，我国中药事业进入迅速发展的时期。自 1953 年《中国药典》（第一版）出版，李承祜（1952 年）、楼之岑（1955 年、1964 年）、徐国钧（1957 年）等多版生药学教材出版，1955—1965 年由裴鉴、周太炎编著了《中国药用植物志》共八册，1959—1961 年中国医学科学院药物研究所等编著了《中药志》，随后又有《药材学》《中药鉴别手册》《中草药学》《中药大辞典》等著作问世。这些著作从不同侧面对中药的来源鉴别、性状鉴别、显微鉴别、理化鉴别做了详细的论述，为中药鉴定学的确立打下了坚实的基础。

1956 年，我国成立了北京、上海、广州、成都 4 所中医学院，以后相继建立 20 多所中医院校，中医药教育从此不断扩大和提高。1959 年，各学校相继成立了中药系，开设了中药专业，1964 年开设了"中药鉴定学"课程，并被确立为专业课。

1977 年，成都中医学院主编了我国第一本高等院校《中药鉴定学》教材，明确了中药鉴定学"是研究和鉴定中药的品种和质量，寻找和扩大新药源的学科"，确定了中药鉴定学的任务和四大鉴别方法。其体例与内容记叙方式为以后的版本所采用，为中药鉴定学教材的更新打下了基础，从此我国有了独立的中药鉴定学科。

此后，随着中药鉴定研究的发展、中药标准化的进程和《中国药典》的不断改进，《中药鉴定学》也不断发行新版本对内容进行充实和改进，如成都中医药大学的第二版（1979 年）、任仁安的第三版（1986 年）、李家实的第四版（1996 年）和康廷国的第五版教材（2003 年）等，以及张贵君（2002 年）、石俊英（2006 年）和王喜军（2012 年）等的各具特色的《中药鉴定学》教材。这些多样性的教材繁荣了中药鉴定学的学科建设和发展。在 2002 的版本中开始明确提出了制定中药质量标准是中药鉴定学的任务之一，因此，中药鉴定学就包括继承祖国药学遗产并整理中药品种，鉴定中药的品种和质量，制定中药标准，寻找和扩大新药源四大任务。

1988 年，中国中医药学会成立了中药鉴定学会，已经召开了 10 次全国中药鉴定学术研讨会，推动了学术交流。1990 年，湖北中医学院和成都中医学院在武汉联合举办了第一次全国中医院校中药鉴定学教学研讨会。

在中药鉴定研究和学科发展的过程中，植物系统分类学、植物化学、生物化学、细胞生物学、遗传学及现代仪器分析等多学科理论和技术的应用，衍生和发展了一些新的学科，如中药资源学、分子生药学、中药材商品学、中成药分析、药用植物学、药用动物学、药用矿物学等，形成了中药鉴定学蓬勃发展的学科群。其中，中药资源学由于涉及资源品种、产量、生态和分布调查，涉及资源保护、资源生产和资源利用，尤其是涉及资源活性成分的生物转化和生物工程，正在发展成为一个新兴的产业学科。中华人民共和国成立以来，在全国建立并完善了各级中药生产、监督和管理机构，对中药材、饮片和中成药的生产、销售进行质量管理。中药鉴定学等药学专业为这些机构培育了大量人才，并使教学与中药的生产实践和科研实践密切相结合，促进了学科的不断发展。

（二）中药鉴定研究在不同阶段的重要成果

1. 中药材品种整理和质量标准研究

中药鉴定学的发展与中药标准化的进程密切相关。20世纪50—60年代：1953年《中国药典》（第一版）出版，只收载111种中药材及成方制剂。1963年《中国药典》（第二版）第一册，收载643种中药材及成方制剂。1955—1965年由裴鉴、周太炎编著了《中国药用植物志》共8册。这期间，楼之岑（1955年、1964年）徐国钧（1957年）主编生药学教材，把现代生药学4大鉴别方法引入中药材的鉴定研究。1959—1961年中国医学科学院药物研究所等单位编写了《中药志》第1~4册，收载中草药494种，其中动物药70种，矿物药46种，是中华人民共和国成立后我国第一部内容比较完备的中药巨著。1960年，徐国钧等主编了220万字的巨著《药材学》，系统阐述了中药材的生产、商品、鉴定和应用的系统知识，对继承和发扬祖国医药学起到重要作用。1964年出版了谢宗万编著的《中药材品种论述》，叙述了中药材混乱品种的途径、中药材品种考证方法等。此外，地方性中草药著作和总结中药专业人员的著作也很多，如《四川中药志》（1960年）、《江苏省植物药材志》（1959年）、《中药材手册》（1959年）。这些著作的出版标志着中药鉴定研究发展的第一个高潮。

20世纪70年代，中国药品生物制品检定所等单位编著了《中药鉴别手册》（1~3册）（1972—1979年）。中国中医研究院中药研究所等单位编写了《全国中草药汇编》及《彩色图谱》（上、下）（1975年）。南京药学院编写的《中草药学》（上、中、下三册）（1976、1980、1986年）及江苏新医学院编写的《中药大辞典》等。这些代表了我国中药鉴定研究的又一高峰。

"六五"（1981—1985年）期间，"中药材同名异物的系统研究"对贝母类、金银花、大黄、柴胡、细辛、石斛等类中药材的同名异物混乱品种进行了系统研究，着重在地理分布、生态、植物形态、生药性状、商品规格、显微鉴定、理化分析等方面比较了其异同，从而达到了正确鉴定品种，制定品质标准的目的，为逐步澄清中药材同名异物的品种，发展生产提供了依据。

"七五"（1986—1990年）和"八五"（1991—1995年）期间，楼之岑和徐国钧院士牵头开展了对213类中药材进行了"品种整理与质量评价"的系统研究，这是中华人民共和国成立以来中药研究的一次系统的大总结。该项目对多来源中药进行本草考证、生药鉴定、化学成分、药理作用等10项系统研究，对澄清混乱品种、提高鉴定技术水平、保证药材质量、保障用药安全有效、制（修）订药品标准、开发利用新药源均有重要的科学意义和实用价值。

20世纪90年代以后，《新华本草纲要》（1~3册）（1988—1991年）、《中华本草》30卷（1999年）和4个民族卷（2002—2005年）、《新编中药志》（1~4册）（2002年）等大型中药学著作陆续出版，全面总结了我国当代中药研究包括中药鉴定和品种整理研究的最新成果。这些研究标志着中药材的常规鉴定和品种整理工作达到了新的高度。

2. 中药材质量控制提高的研究

中药鉴别的内容不仅包括真伪鉴别，还逐步向不同产地、栽培和野生、不同生长年限药材的鉴别等方面扩展。

2000版以前的《中国药典》质量控制方法往往以1个或1个以上成分为控制指标，在一定程度上反映了药品的质量，但任何单一的成分都难以准确、全面地评价中药质量，在很多情况下，所检测的指标成分（活性成分）还不具有"唯一性"。随着分离分析技术的发展，中药质量控制研究由过去单一成分的分析发展到多成分分析或化学指纹图谱的分析。指纹图谱技术在中药领域已应用十余年，研究方法与研究思路相对成熟，已形成共识，普遍采用HPLC、TLC、GC 或 NIR（近红外技术），对中药有效组分进行全成分质量控制。中药指纹图谱通过采用一定的分析手段，得到能够标示中药特性的共有峰图谱，从而实现对中药整体物质进行控制，在实现中医临床药理整体性的同时，确保中药质量的稳定、可控，并为进一步讲清药物的有效成分和药效作用奠定基础。现阶段中药指纹图谱首先要实现的是中药注射剂指纹图谱的建立。

"九五"（1996—2000 年）期间，国家组织实施了"中药复方药物标准化研究"和"中药材质量标准规范化研究"项目，对 71 种常用中药材和 5 个代表方剂进行研究；实施了"中药现代化研究与产业化开发"项目，进行中药材化学对照标准品的研究。随着波谱、色谱技术的广泛应用，一个化学对照品的出现，带动一批含此种成分的药品质量标准的建立。1990 年版《中国药典》化学对照品为 100 种，对照药材为 39 种；2000 年版《中国药典》则分别增加到 203 种及 152 种，为含此成分的中药材和中成药含量测定方法的建立打下物质基础。

2002 年，由国家科技部等单位制定的《中药现代化发展纲要》正式实施，在中药标准化部分，规划到 2010 年建立和完善 500 种常用中药材，500 种常用重要饮片的现代质量标准，完成 200 种中药化学对照品研究。经过大量研究和近 10 年的努力，2010 版《中国药典》大幅度增加了饮片的质量标准；不再使用化学的颜色或沉淀反应、光谱鉴别，修订补充了横切面或粉末显微鉴别以及专属性强的薄层色谱鉴别；含量测定从 2005 版的 245 项增加到 720 项，其中稳定性和精确度较高的高效液相色谱法含量测定新增 412 项达到总共 587 项，对中药标准化起着极大的促进作用。

3. 道地药材和 GAP 研究

对道地药材的鉴别及质量评价一直是中药鉴定学的重要工作。"九五"以来，对道地药材展开了广泛的研究，既有继承整理，又有创新发展，为保证药材质量稳定可靠奠定了良好的基础。川产道地药材的系列研究，对贝母、白芍、天麻、麦冬、羌活等 9 种重要川产道地药材展开系统的研究，对发展川产道地药材生产和提高药材质量有明显的促进作用。中国中医科学院中药研究所等单位完成的"道地药材形成机理研究及应用"项目，系统梳理了道地药材的历史沿革和品种变迁，对苍术、芍药、牛膝、丹皮、枳壳、等 10 多种大宗常用道地药材与非道地产区药材、在化学组成及含量、遗传背景、环境因子等方面的差异进行了系统比较，研究三者之间的相关性，明确道地药材的遗传及环境机理，提出道地药材形成的模式理论，并通过受控实验结合生产实践进行了验证和应用。中国医学科学院药用植物研究所等单位完成的"道地药材三维鉴定及产地适宜性研究"项目，研究了人参、甘草、肉苁蓉、西洋参等 30 余种药材的产地适宜性数值区划，得到了能有效指导各药材产地布局的分析结果，建立了基于 3S 技术的中药材产地适宜区分析平台，完成了中国常用中药材的产地生态适宜性数值区划，编著的《中国药材产地生态适宜性区划》对指导发展道地药材生产有重要意义。

"九五"和"十五"期间，科技部实施"中药现代化研究与产业化开发"项目，开展"中药材规范化种植示范研究"，2002 年以后共支持了 182 种中药材的规范化种植研究。2002 年 6 月，《中药材生产质量管理规范》（GAP）由国家药品监督管理局正式颁布并监督实施。截至

2011年，共有86批次GAP基地56个中药材品种通过国家GAP认证。2013年1月又有8个基地通过GAP认证。推广GAP标准种植，对保证中药材、中药饮片、中成药质量具有十分重要的意义。

4. 分子鉴定研究

20世纪90年代，随着生物技术的发展及其在中药鉴定学方面的应用，在分子水平上鉴定中药真伪及以创新和保护中药资源为特色和目标的分子鉴定方法产生。分子生物学方法在生物多样性和亲缘关系研究方面具有重要作用。1992—2003年，据统计有60多类型植物药、12个类型的动物药用分子生物学方法进行了鉴别研究，发表了百余篇论文。

2000年黄璐琦出版了《分子生药学》专著（2006年第二版）和教材（2008年），系统总结和论述了应用分子生物学方法研究生药的理论和方法。2003年"栝楼属植物的系统演化及其药材的分子鉴定研究"项目在经典形态分类的基础上，应用分子系统学方法研究栝楼属系统演化趋势，为在该属植物中寻找新的药源提供了依据。2010版《中国药典》首次采用了DNA分子鉴定技术用于蛇类药材物种的鉴定。2010年，陈士林等完成了常用中药材原植物DNA条形码的鉴定研究，在国际上首次提出并验证用ITS2作为药用植物鉴定的通用DNA条形码序列，创建了以ITS2为核心、psbA-trnH为补充序列的植物类药材DNA条形码鉴定体系和以COI序列为核心、ITS2为辅助序列的动物类药材DNA条形码鉴定方法新体系，并编著《中药DNA条形码分子鉴定》一书，建立药用植物DNA条形码数据库。

（三）中药鉴定研究进展及发展趋势

1. 中药鉴定研究进展

（1）基原鉴定和本草考证

用系统分类学方法确定中药的原植物或原动物来源物种是其他中药鉴定方法的基础。古代本草或其他文献中所载的药物来源是当代用药的依据之一，对古今中药品种考证并探讨其历史的演变，实地对药材形态和原植物进行分类鉴定、结合临床应用和现代药理药化研究进行品种整理研究是发展临床用药的重要方法。中华人民共和国成立以来经过本草考证的中药材品种有当归、黄芪等200多种。

在中药品种考证和整理的基础上，中药资源近缘种及系统分类也得到快速发展，例如，北京中医药大学完成了"八角茴香类和地枫皮类药的系统研究"，中国科学院西北高原生物研究所完成的"中国龙胆科植物的研究"。现代分子技术用于厚朴、芍药、苍术、白芷、栝楼、明党参、半夏、栀子、车前草等诸多药材的种内及种间关系研究，为中药资源的系统分类提供了遗传学证据。

2010年国家药典委员会与中国医学科学院药用植物研究所主编《中国药典中药材及原植物彩色图鉴》，以2010年版《中国药典》为蓝本，收载植物来源的常见中药491种，精选植物及药材彩色图片共计2300余幅，真实、准确地反映了原植物生境、形态、药材形状，突出了原植物的鉴定特点，能大大提高读者对中药材原植物鉴别的认识水平，对从事药品检验、教学、科研和生产、流通、使用等方面的机构和人员具有重要的参考价值。

（2）中药性状鉴定方法

经过我国历代医药工作者不断的积累和总结，形成了丰富的中药材性状（形、色、气、味）鉴别经验和方法。受国外生药学发展的影响，中药性状鉴定的知识和方法得到了进一步的完善与发展。20 世纪 50 年代后，融入了经验鉴别的中药性状鉴定方法成为中药鉴定方法的首选，并在传统经验鉴别的基础上，上升到现代中药性状鉴定的理论，形成如《中药材手册》《药材资料汇编》《药材学》《现代中药材商品通鉴》等著作。自 1953 年始，《中国药典》均收载了药材的性状标准，为中药性状鉴定提供了法定依据。1977 版《中药鉴定学》将现代生物形态学、分类学理论知识与传统药材的经验鉴别相结合，建立了中药性状鉴定方法的理论体系，把药材性状鉴定特征的鉴别要点归纳为形状、大小、表面、颜色、质地、断面、气、味 8 个方面。自 20 世纪 50 年代至今，我国学者出版了大量的药材及饮片彩色图谱，其内容翔实，使中药性状鉴定的图文鉴定发展到了全盛时期。至今，中药性状鉴定方法仍为实用、快捷、有效的中药材鉴定方法。

随着计算机技术和仿生技术等的发展，中药材的性状鉴定技术近年出现了许多新方法，仿生识别、三维图像鉴定等方法相继应用到中药材的鉴别之中。

仿生识别是模仿动物的某一功能，把被认识的一个个事物转化为一组数，对应为某特定高维空间的一些点，然后用高维空间几何方法来计算这些点的位置关系，并加以对同一类事物分布点的几何计算分析和最佳化点覆盖识别。中药材传统的感官鉴定，经验和主观性强，难以客观化和标准化界定。现有的仿生识别技术可弥补这方面的不足。

1）嗅觉仿生（电子鼻）

嗅觉仿生技术是根据动物嗅觉原理，将传感器技术与电子学和计算机技术结合，模仿人类后脑部嗅上皮细胞的工作模式，实现对气味的检测。中药材气味的香臭浓淡，是传统鉴别的重要依据。已成功应用电子鼻技术区分了茯苓、牡蛎、龙骨、八角、白豆蔻、川芎、丁香、荆芥、肉桂、防风类、柴胡类、人参与西洋参等药材。

2）味觉仿生（电子舌）

味觉仿生技术是模仿人类味觉细胞和受体传感的工作模式，实现对液体"味道"的检测。感受到的不同的化学物质，采集各种不同的信号输入计算机，计算机代替生物系统中的大脑功能，通过软件进行分析处理，从而针对不同的物质进行区分辨识，最后给出各个物质的感官信息。传感器阵列中这种味觉传感器具有高灵敏性、可靠性、重复性，同时可以对一些成分含量进行测量。电子舌可对酸、甜、苦、辣、咸 5 种基本味感进行有效的识别，目前，该技术在饮料鉴别与区分、酒类产品区分与品质检测、农产品识别与分级、航天医学检测、制药工艺研究、环境监测等中有较多应用。但在中药材鉴定方面报道较少。

3）视觉仿生

视觉仿生是一种基于仿人眼视觉特性的视觉检测和目标识别体系结构及感知计算模式。利用色差计内部的标准光源照明被测物体，在整个可见光波长范围内进行一次积分测量，得到透射或反射物体色的 3 刺激值和色品坐标，并通过计算机系统给出 2 个被测样品之间的色差值。《中国药典》（2000 年版）始将色差法测定药品溶液颜色收入附录中。对于中药材鉴定的研究目前集中于中药炮制品的描述判别，如槟榔及其炒制品判断的数学判别模型。目前，各种仿生识别方法还处于探索阶段，在中药材真伪鉴定和质量检测方面还有很多基础工作需要研究，但显示了较好的应用前景。

此外，还有一些技术方法发展很快。如中药材三维组织结构的重建技术：肖小河等研发出中药形态结构计算机三维重建与实时动态显示技术，将模式识别的原理和模式分类方法引入多目标识别过程，实现了中药形态组织三维动态显示及其形态学参数测定；中药微性状系统鉴定法：利用体视显微镜、生物显微镜和袖珍显微镜等结合适合的电脑软件，观察、拍摄药材表面的细微特征信息，根据药材表面反映出的不同信息特征实现中药材鉴别的方法；新型微形态特征发掘，如双子叶植物的叶脉特征具有分类学价值，如鬼针草与易淆品白花鬼针草的鉴别。

（3）显微鉴定方法

细胞的生物学地位确定后，显微镜逐渐成为植物药鉴别的重要手段。显微鉴定的方法包括观察组织结构和粉末特征，是植物类中药鉴定研究的重要内容。1951 年徐国钧发表了 101种药材粉末鉴定的检索表，开中药粉末鉴定之先河；此后陆续对 400 余种中药进行了显微鉴别研究，并将其技术运用到中成药的鉴别中。1986 年，《中药材粉末显微鉴定》正式出版。

"七五"和"八五"计划期间，对 213 类中药材进行了品种整理与质量评价研究。显微鉴别是其中的重要内容之一。《中国药典》（1977 年版）开始收载显微鉴别内容。2010 版《中国药典》较2005 版新增显微鉴别 374 项，达到总共 713 项。随着现代电子仪器的广泛应用，偏光显微镜、扫描电子显微镜等技术的迅速发展，显微鉴定技术近几年已从原来普遍使用的单一放大技术，发展成为将多种显微及电子技术相互结合的一种综合型新技术，能够对中药材进行多元素、多角度的分析，并已逐渐应用于中药材显微鉴定与质量控制中，为中药显微鉴定提供了新的依据。

1）偏光显微镜鉴定技术

偏光显微镜又称偏振光显微镜。在普通光学显微镜中增加偏振装置。偏振光在通过各向同性的物质时呈现暗视野，而各向异性的样品呈现不同的测试片。植物类中药材的淀粉粒、结晶体、石细胞等组织细胞内含物在偏光显微镜下色彩呈现稳定特异的变化。赵中振等利用偏光显微镜发现了黄芪的淀粉粒、人参的草酸钙结晶、桃仁的石细胞、山茱萸的导管以及石菖蒲的纤维等。偏光显微镜已成为鉴定矿物药的重要手段，如石膏、石英、云母石、寒水石等在暗视野中均会呈现强烈、多色的干涉色带。

2）电子显微镜鉴定技术

扫描电镜又称扫描电子显微镜。可获得更为精细的结构特征信息，在药材鉴定方面。最适用观察花粉粒、种皮、果皮的表面饰纹及茎、叶面的表面组织的结构特征（毛、腺体、分泌物、气孔、角质层、蜡质等），组织细胞（管胞、导管、纤维、石细胞）及晶体等后含物、动物药材的体壁、鳞片、毛发等超微结构。康廷国等利用扫描电镜对 4 种洋金花的花粉粒进行观察，发现它们花粉粒在不规则网状纹理的有无、网状雕纹的大小均有显著区别。但是果皮、叶表皮的纹饰特征常常受环境影响较大。

3）体视显微镜鉴定技术

体视显微镜放大倍数在 5~100 倍，它不能穿透物体，但能更好地观察药材表明纹理、起伏、饰纹和颜色，直接看见原药材的原色和原形，能够观察到许多传统的性状鉴定看不到、显微鉴定又看不清的药材特征信息。1992 年，胡东维等率先利用体视显微镜对十字花科 19 种植物种皮微形态进行观察。

（4）中药化学鉴定

中药化学鉴定的物质基础是其所含的化学成分组。中药材所含成分复杂多样，化学鉴定通常选择少数具特征的化学成分或者以化学成分的整体构成特点作为鉴定依据。早期的中药理化鉴定多依据一类成分具有的化学特性，如特定的显色反应等。薄层层析（TLC）方法采用对照品、对照药材或对照提取物进行随行对照鉴定，得到应用和普及。随着色谱分离、分析技术的发展，高效液相色谱法（HPLC）、气相色谱法（GC）、高效毛细管电泳（HPCE）等方法及与光谱联用技术的发展，可更精细和准确地反映中药材化学组分数和量等特征，成为中药材鉴定和质量控制的有效方法。而以混合组分整体特征分析见长的光谱技术，如红外光谱、X–衍射光谱、紫外光谱、荧光光谱、拉曼光谱等技术在中药材鉴定中也显露出其独特的优势。

1）光谱鉴定技术

光谱法是选择某一波段波长，以此通过中药的粉末或提取液，测定中药对这一波段波长的吸收并记录其吸收光谱，此为光谱鉴别中药的原理。20 世纪 80 年代，中国学者开始将 X 衍射法试用于中药鉴定；1997 年，首次运用于中药材的鉴定，其后进行了植物、动物和矿物多种药材的鉴定研究。

红外光谱鉴定技术。红外光谱按照波长范围的不同可分为中红外光谱（MIR）、近红外光谱（NIR）和远红外光谱（FIR），尤以中红外光谱技术最为成熟、应用最为广泛，是目前公认的化合物"指纹光谱"技术，也是各国药典普遍规定化合物鉴别的关键方法。孙素琴等测试了 200 多种对照药材的红外光谱、二阶导数红外光谱和二维相关红外光谱。并根据混合物红外光谱宏观指纹特征，建立了中药材"红外光谱三级鉴别法"。该方法不仅可以准确鉴定不同来源和正伪品中药材，还能实现不同生长环境、采收时间、加工处理药材等的鉴定。

近红外和拉曼光谱鉴定技术。近红外光谱法也可用于中药材鉴别。样本间化学差异较小时，近红外光谱主要用于物理性质一致的大量样本的统计分析，例如，不同产地相同物种药材的识别以及药材中常量成分的定量分析，而在不同物种中药材鉴定方面应用较少。拉曼光谱也是一种分子振动光谱，可以用于中药材的鉴定，所提供的信息与中红外光谱具有互补性。孙素琴等首次使用傅里叶变换拉曼光谱仪直接测定了党参、茯苓、山药等 23 种植物药材。

X–射线衍射图谱鉴定技术。X–射线衍射图谱为 X 射线受到原子核外电子的散射而发生的衍射，而不同原子排列的晶体会产生特定的衍射图像，一般用于推测晶体结构。中药材的 X–射线衍射图谱应为其所含各种成分中所有原子的衍射图谱叠加后构成的特征图谱。由衍射图形及衍射峰值构成，具有指纹性，可用于中药材的鉴定。X–射线衍射首次于 1997 年运用于中药材的鉴定，其后进行了植物、动物和矿物多种药材的鉴定研究。鉴定效果较好的是矿物类中药，如含钙类矿物药的鉴定、珍珠粉和贝壳粉的鉴定等；植物药次之，如中药蛇床子等；全动物体类药的特征性稍差。

此外，紫外光谱、核磁共振谱、太赫兹光谱等其他光谱和波谱方法也用于中药材的鉴别研究。袁久荣提出了"中药鉴别紫外光谱谱线组法"：分别使用石油醚、氯仿、乙醇和水 4 种极性不同的溶剂对中药材进行提取，将这 4 种溶剂提取物的紫外光谱作为该药材的鉴别特征。应用太赫兹光谱和支持向量机方法成功对炙甘草和生甘草、南柴胡和北柴胡、山豆根和北豆根进行鉴别。但是受仪器成本等方面的限制，这些方法的推广普及有一定的难度。

紫外光谱、荧光光谱和核磁共振谱的测试常需对药材进行提取分离处理，而红外光谱和拉曼光谱可直接测试药材，拉曼光谱和近红外光谱对未经预处理的样品不需与仪器本身接触也可测试，还可通过光纤等方式进行原位在线检测。因受到荧光背景的干扰，很多中药材的拉曼光谱特征性较差，使其应用到中药材鉴定受限。近红外光谱技术适宜于物化性质近似的大量样本的统计分析，中红外光谱既可进行中药材定性鉴别又可以进行常量成分定量分析。

2）色谱鉴定技术

色谱法是在20世纪初产生，于60年代开始用于中药分析，经逐步完善于1977年列入《中国药典》，且在以后各版药典的中药和成方制剂中的应用比例迅速上升，成为中药鉴别最主要的方法之一。色谱技术是中药化学成分分离分析及中药质量评价和控制的核心技术，其中薄层色谱最早应用于中药的理化鉴定，目前高效液相色谱法（HPLC）为代表的高效色谱技术逐渐成为中药鉴定主要技术，其他还有气相色谱法（GC）和高效毛细管电泳（HPCE）等。

HPLC鉴定技术。HPLC以液体为流动相，采用高压输液系统，将不同极性流动相泵入装有固定相的色谱柱，在柱内各成分被分离后，进入检测器进行检测。利用梯度洗脱技术可将药材中的各类成分分离结果表征在一张色谱图上。HPLC色谱鉴定技术用于中药材鉴定的优点是：具有高效的分离能力，可精细和准确地表征中药材小分子化学成分的数和量特征；利用不同溶剂不同提取分离分析方法不但能消除复杂背景的干扰，而且可将微量成分富集并进行表征；利用不同的色谱柱和流动相及不同的检测系统，可以获得中药材中多种多类化学特征指纹；表征有效成分或活性成分HPLC色谱特征可与中药材的功效建立关系。其缺点是：色谱指纹在种内的多变性，色谱指纹图谱提供的化学信息比较精细，不同中药材的鉴定特征提取和鉴定标准建立需要较大的样本量；每种中药的鉴定包括了特定的固定相、流动相和检测方法的特定组合，鉴定方法上通用性较差；色谱指纹图谱随色谱柱的品牌型号、色谱仪器等影响稍有变化。如对人参、西洋参与三七及地丁类、石斛类及淫羊藿类药材的鉴别。

GC鉴定技术。GC主要是根据不同化合物在固定相和气体流动相之间的分配不同进行分离分析的手段，适用于气体、挥发性和半挥发性液体以及能够产生足够蒸气压固体的分析。程序升温分析方法可以获得更为详尽的成分信息，用于鉴定的GC指纹图大多是通过程序升温方法获得。GC指纹鉴定是针对中药中可挥发性且热稳定性的药材化学成分，是HPLC指纹的有效补充。如羌活与独活、西红花及其伪品的指纹快速鉴别。

HPCE鉴定技术。HPCE是以高压电场为驱动力，以毛细管为分离通道，依据样品中各组分之间淌度和分配行为上的差异而实现分离分析的液相分析方法。HPCE易于选择各种分离性的添加剂，具有分析效率高、扩散系数小和样品量小等优点，可分离蛋白质、多肽等大分子成分，也可以分离小分子成分，特别适合有机酸、生物碱等带电荷物质。HPCE适用于中药的水溶性成分以及蛋白等大分子成分，可以成为HPLC指纹的有效补充，但HPCE方法的重现性较色谱差。如对三七及其混淆品菊叶三七的蛋白多肽及冬虫夏草及混伪品的HPCE鉴别。

色谱联用鉴定技术。色谱联用鉴定技术是具高效分离性能的色谱技术与能获取化学成分丰富结构信息的光谱及质谱技术相结合形成的系列中药鉴定技术。主要有高效液相色谱－质谱（HPLC–MS）、超高效液相色谱－质谱（UPLC–MS）、气相色谱－质谱（GC–MS）、气相色谱－傅里叶变换红外光谱（GC–FTIR）、高效毛细管电泳－质谱（HPCE–MS）等。其中应用最广泛的是HPLC–MS。联用技术利用质谱进行成分的检测和解析，提高了传统检测器灵敏度和选择性，可对中药样本中未知化学成分进行定性、初步确定未知化学成分的化学结构。如对木通、川木通和关木通、南方菟丝子和菟丝子的鉴别等。中药材所含化学成分复杂，有些相似来源药材的光谱或色谱等化学指纹图谱差异很小，不易直接观察。需要借助化学计量学技术，对大量样本的化学指纹图谱进行统计分析，寻找出相似药材之间微小但是有规律的特定差异。主成分分析，SIMCA，PLS-DA，支持向量机、人工神经网络等多种模式识别方法均可用于中药材化学指纹图谱的分析，从而建立客观准确的药材鉴定方法。

（5）中药分子鉴定

中药分子鉴定一般是指依据大分子（核酸和蛋白）特征的鉴定。按鉴定特征可分为核酸分子鉴定和蛋白质分子鉴定两大类，由于中药样品的特殊性，核酸分子鉴定主要集中于DNA分子鉴定。

1）DNA分子鉴定

传统鉴定方法主要依据性状特征差异进行鉴定，而DNA分子鉴定技术则依靠反映生物个体、居群或物种基因组中具有差异特征的DNA片段来鉴定，不受环境饰变影响及经验的限制，在中药材品种鉴定上具有一定优越性。分子生物学技术的迅猛发展促进了DNA分子标记鉴定技术的诞生、发展和在中药鉴定中的应用。中药DNA分子鉴定经历了以RFLP，RAPD和DNA条形码技术为代表的3个阶段，形成了基于分子杂交信号、PCR扩增指纹、核酸序列分析的3大DNA鉴定技术体系。基于序列分析的DNA条形码技术是目前影响较大、应用较广泛的DNA鉴定技术。

DNA条形码鉴定技术。DNA条形码是指利用基因组中一段公认标准的、相对较短的DNA片段作为物种标记而建立的一种新的生物鉴定方法，由加拿大分类学家保罗·赫伯特（Paul Hebert）于2003年首次提出。该方法通过筛选确定通用条形码，建立条形码数据库和鉴定平台，通过生物信息学分析方法分析比对DNA数据，进而对物种进行鉴定。DNA条形码鉴定快速准确、有望实现自动鉴定，是传统生物鉴定方法的有效补充，因而受到了国内外学者的广泛关注，目前，已成为物种鉴定和分类的研究热点。与其他分子鉴定方法相比，DNA条形码鉴定具有鉴定结果可重复性、方法通用性强、可构建统一数据库和鉴定平台，易于推广和标准化3大优势。近年来，中药DNA条形码鉴定研究得到快速发展。陈士林等建立了以ITS2为核心、psbA-trnH为补充序列的植物类药材DNA条形码鉴定体系和以COI序列为核心、ITS2为辅助序列的动物类药材DNA条形码鉴定体系，并编著《中药DNA条形码分子鉴定》一书。同时，为加快中药DNA条形码研究和应用步伐，中国医学科学院药用植物研究所建立了药用植物DNA条形码数据库，可通过数据库对中药材进行快速检索和鉴定，应用前景广阔。

基于PCR的分子鉴定技术。随机和简单限定引物的PCR标记技术：该类技术不需要知道研究对象的DNA信息，采用随机引物对模板DNA进行扩增；或对引物进行简单限定等。目前主要用于生物遗传关系和多样性分析。在中药鉴别方面也有一些报道该类标记技术可通过特异条带法和聚类分析法来实现中药材的鉴定，但方法的稳定性和可重复性需要提高。引物进行简单限定进行扩增的方法要随行实验和比较，通用性差。因此，该类方法较难满足良好的鉴定要求。

特定引物的PCR标记技术。该类方法需要事先知道研究对象的DNA序列信息。如SCAR（Sequencing Characterized Amplified Region），是根据RAPD，AFLP，ISSR等方法得到的差异条带，进行测序，设计引物，获得特异鉴别条带。2SSR（Simple Sequence Repeat）是依据已知研究对象简单重复序列类型以及两侧序列，用两侧序列作为引物，扩增其重复序列，根据不同对象的重复次数不同获得不同长度的条带进行鉴定。杨维泽等对dbEST数据库中人参属植物人参、西洋参和三七的EST序列进行搜索和SSR引物设计，能有效扩增三七的SSR序列；丹参也有相关的研究报道。3位点特异性PCR鉴定（Allele-specific Diagnostic PCR）是对已知待鉴别中药与混伪品基因序列进行比对分析，确定正品的特异性变异位点，引物设计时将该位点互补碱基设计在引物 3' 端最末端（或在靠近 3' 端的 2 ~ 6 个碱基引入变异碱基，增强扩增的特异性），正品可扩增出含有特异性突变位点的基因扩增片段，混伪品没有，从而实现中药材的真伪鉴别。该技术在石斛、鳖甲、紫苏等中药材品种的鉴别中得到了广泛应用，2010年版《中国药典》也收录本方法为蕲蛇和乌梢蛇的分子鉴定方法。

基于分子杂交的 DNA 分子技术。RFLP（Restriction Fragment Length Polymorphisms）是依据序列差异并产生特定的限制性内切酶酶切位点，从而导致酶切片段长度的变化或片段数量的增减，进行鉴定。该项技术首次应用到北沙参基原植物珊瑚菜不同居群的鉴别，随后应用到柴胡等药材或其基原植物的鉴别中。因该方法所需 DNA 的量较大，对 DNA 的质量要求较高，限制了其广泛应用。在保留酶切方法，简化杂交技术的基础上建立了 PCR-RFLP（PCR-Restriction Fragment Length Polymorphism）技术。目前，已有灵芝、绞股蓝等药材的 PCR-RFLP 鉴别方法。

DNA 微阵列（DNA 芯片）是将不同中药的特异性基因片段作为探针，固定在支持物上制成芯片，通过待测药材的 DNA 与基因芯片上的基因片段发生互补结合，从而实现该中药的鉴定。Caries 等利用基因芯片对几种有毒中药进行了鉴别，蔡佩欣将不同种属多态性片段的特异性寡核苷探针制成芯片，建立了贝母类药材基因芯片检测方法；YanBo Zhang 等建立了 16 个不同种属石斛的检测基因芯片，有效检测出《中国药典》收载的 5 种石斛，并能检测复方中的金钗石斛。DNA 芯片技术具有高效、快速、准确的优势，但由于芯片制作、检测仪器设备较昂贵，过程复杂。因此在中药材的鉴别应用受限。

2）蛋白质标记技术

抗血清鉴别技术。抗血清鉴别技术是利用中药含有的抗原性物质，如蛋白质、多糖等物质，制备特异性的抗体，采用免疫酶联吸附法（ELISA）或抗体酶免疫试验（SAEIA）等免疫学测定方法鉴别中药。Kitagawa Tsunehiro 等采用 SAEIA 法对半夏、茯苓等进行了鉴别，阿胶及其代用品也采用抗血清鉴别技术鉴别。

蛋白质电泳鉴别。利用中药中所含蛋白质分子大小、形状或所带电荷差异，通过电泳分离而鉴别中药的方法，常见有聚丙烯酰胺凝胶电泳（Polyacrylamide Gel Electrophoresis，PAGE）和毛细管电泳（Capillary Electrophoresis，CE）。前者有用于一些果实种子、动物类药材鉴别的实例。后者近年来在中药的鉴别研究中报道较多。

同工酶鉴别技术。同工酶鉴别技术是基于待鉴定中药的同工酶（isozyme）分子结构、活性和免疫原性等方面的特异性，采用酶活性分析和电泳检测的技术，鉴定不同中药品种的方法。李明利用植物鲜叶中的过氧化物同工酶，成功鉴别了当归及其混伪品欧当归、独活，也有报道用同工酶鉴别藤茎类药材。

蛋白飞行时间质谱鉴定技术。蛋白飞行时间质谱鉴定技术是利用飞行时间质谱、荧光标记技术，对中药所含肽和蛋白质种类和组成进行分析，从而鉴定不同中药材的一种鉴定技术。王若光等用商品蛋白芯片结合飞行时间质谱的方法，建立了地龙、羚羊角等动物类中药蛋白质/肽成分质量指纹图谱的鉴别方法。

（6）中药生物鉴定

生物鉴定方法是对中药所含化学物质的生物效应（药效、活力或毒力）测定或对生命信息物质（DNA、蛋白质、细胞结构等）的识别，以达到品质鉴定目的的一种方法。常用的方法有免疫鉴定法、细胞生物学鉴定法、生物效价测定法、单纯指标测定法、DNA 遗传标记鉴定法、mRNA 差异显示鉴定法等。

不同动植物药材含有不同的特异蛋白，免疫鉴别即用动植物所含的特异蛋白制备的特异抗体与待检品中的特异抗原结合产生沉淀反应来鉴别药材的真伪。该技术适用于亲缘关系比较接近的动物药的鉴别。国内学者采用免疫电泳法及琼脂免疫扩散法准确鉴定了虎、豹等多种动物的骨骼，还能将豹骨进一步鉴定为雪豹、石豹或金钱豹，说明免疫鉴定方法是一种特异性很强的鉴别法。

对活性物质不明确的中药，生物效应测定是评价质量常用的方法。常用的有抗菌效价和溶血指数测定等。肖小河等依据中药药性理论和热力学理论，提出基于生物热动力表达的中药质量生物效价评价方法。不同中药作用于微生物生长代谢的热功率谱图和热动力学参数可作为中药生物检测的定量指标。以大肠杆菌、金黄色葡萄球菌、痢疾杆菌等细菌为观察对象，研究了不同种质的板蓝根、不同产地的黄连对菌株的不同生物热力学表达影响，表明该方法可用于鉴定不同品种、不同产地、不同生长年限的药材等。

在《中国药典》（2010 年版一部）中，用抗凝血酶活性来评价水蛭药材的有效性，并规定每 1 g 水蛭抗凝血酶活性应不得低于 16.0 U，柳叶蚂蟥和蚂蟥的活性应不低于 3.0 U。在地黄的薄层鉴别中，采用 1，1- 二苯基苦基苯肼（DPPH）处理过的薄层板，既可有较好的显色效果，又可同时检测供试品抗氧化的强度。中药生物效应测定是以中药有效性为基础，既是一种对中药优劣鉴定的较佳方法，对中药真伪鉴定不失为一个良好的补充方法。

2. 发展趋势

传统的药材鉴定方法是来源鉴定、性状鉴定、显微鉴定和理化鉴定 4 种方法。这些方法在保证临床用药安全有效方面有着不可替代的重要作用，对推动中药鉴定学的发展有非常重要的影响。近年来分子鉴定技术在中药基原植物和药材鉴定方面取得了突出成绩。以下几方面将逐渐成为今后研究的热点：中药材 DNA 提取试剂盒以及 PCR 扩增试剂盒的研发；制定中药材 DNA 条形码鉴定的技术标准，完善条形码数据库和鉴定平台；建立 DNA 条形码转换为二维码的技术标准，并将其推广应用到中药生产、流通和药品监管等领域。由于中药品种复杂多样，其他分子鉴定方法，如蛋白鉴定方法、基因芯片、特异引物 PCR 鉴定技术等，也将在中药材鉴定中发挥重要作用。

中药鉴定随商品生产的发展而不断发展，鉴定技术随物理、化学、数学、生物学和计算机学科的发展而不断提高，在当前我国大力加强中药研究和加速中药现代化的进程中，中药的准确鉴别仍然是确保中药科学研究的结果可靠，确保中药材和中成药质量可靠必不可少的工作。随着现代科学的不断发展和新技术的不断出现，中药鉴别工作者应在保留和继承传统的、有价值的鉴别技术的基础上，不断研究和发展中药的现代鉴别技术，使中药鉴别研究的内容更为丰富，更为完善，以不断满足整个中药事业发展的需要，为中药现代化做出应有的贡献。

三、中药制剂

（一）现代中药制剂学科的形成和发展

中华人民共和国成立后，政府高度重视中医药事业，制定了以团结中西医和继承中医药学为核心的中医政策，提出了发展中医药的"系统学习，全面掌握，整理提高"的方针，中医药事业发展取得了巨大成就。在中医药大发展的背景下，中药药剂学作为完整的学科概念也得以在20世纪50年代被提出，80年代中期，由北京中医药大学主编的首部全国中医院校统编教材《中药药剂学》问世，使得中药药剂学正式成为中药专业的主干和桥梁学科。近年来，随着现代科学技术的发展和国际学术交流的深入，药剂学的分支学科如工业药剂学、物理药剂学、生物药剂学和药物动力学也在不断渗透，使中药药剂学科内涵不断充实。尤其是"九五"以来，"十五""十一五""重大新药创制"等一系列重大科技计划的实施，促进了中药药剂学术水平的不断提高，推进了科教与生产实践的结合，在提高中成药研究生产水平、促进中成药走向世界等方面起到了重要作用。

（二）中药制剂研究在不同阶段的重要成果

1. 中药剂型与中药新药研究

（1）中药剂型的研究与发展

中药制剂在长期的发展历程中创制出了约50余种传统剂型，如丸、散、膏、丹、酒、露、汤等。中华人民共和国成立后中药剂型的研究始于对传统剂型的发掘和改进，以提高制剂的安全性、有效性、稳定性、可控性和顺应性，适应人民药品用量不断增加及用药习惯改变的需要，如原粉蜜丸或水丸服用量大，将处方中部分或全部药料经提取，制成"水蜜丸"或"浓缩丸"大大降低其剂量；汤剂煎药不便，将协定处方或成药改进为中药合剂，将茶剂改为袋泡茶或将药料提取精制后制成速溶袋泡茶剂，贮藏、服用更为方便。

随着新技术、新材料的出现，许多现代制剂技术被引入中药领域，促进了中药剂型的发展，特别是"九五""十五"和"十一五"以来，国家支持了一大批中药新药的研发课题，中药新制剂新剂型的研究取得了显著成绩，初步完成了剂型的更新换代，如片剂（分散片、咀嚼片、口腔崩解片、泡腾片等）、丸剂（浓缩丸、滴丸、微丸等）、颗粒剂、口服液、胶囊剂（软胶囊、液体胶囊、肠溶胶囊）、膜剂、软膏剂、橡胶膏剂、凝胶剂、注射液、栓剂、灌肠剂、气雾剂、喷雾剂等。凡西药常用的剂型，在中药里几乎都得到了应用，在一定程度上改变了传统中药"粗、大、黑"的形象。

（2）中药制剂品种研究与开发

从中药药剂学科特点出发，创制新的中成药是中药药剂学科的主要成果指向，它为中药制剂注入新的生命力。中华人民共和国成立以来，研究开发了可直接用于临床的各种中成药，中药制剂品种不断增加。1962年出版了《全国中药成药处方集》，收载中成药2700余种，是继《太平惠民和剂局方》后又一次中成药的大汇集，起到了承前启后的重要作用。1983年出版《中药制剂汇编》，重点收载中药制剂达4000余种，剂型30余种。2011年出版了《新编国家中成药》（第2版），收载含有4728个处方的中药制剂品种7260个。

一批中药新药的研究成果分别获得国家级奖项，如"葛根素注射液的研究"于1996年获国家科技进步奖三等奖（中国医学科学院药物研究所）、"薏苡仁酯制剂及其抗癌作用机理和临床研究"于2000年获国家科技进步奖二等奖（浙江中医药大学）、"抗肝癌新药槐耳颗粒剂的研制"于1998年获国家科技进步奖三等奖（南京中医药大学）、"青蒿素及其衍生物抗疟的临床研究和推广应用"于1999年获国家科技进步奖三等奖（广州中医药大学）、"抗药性恶性疟防治药青蒿素复方的研发与应用"于2005年获国家科技进步奖二等奖（广州中医药大学）、"戒毒新药——福康片"于 1999 年获国家科技进步奖三等奖（甘肃民族科技研究院）、"蚕砂提取物研制中药 1 类新药生血宁片"于 2004 年获国家科技进步奖二等奖（浙江省中医药研究院）。

一批上市中成药新品种以其拥有的科技含量和研究水平获得国家级奖项。如："通心络胶囊治疗冠心病的研究"于 2000 年获国家科技进步奖二等奖（石家庄以岭药业有限公司）、"复方丹参滴丸现代药学系列研究"于 1999 年获国家科技进步奖三等奖（天津天士力制药集团有限公司）、"传统外用藏药创新产品奇正消痛贴膏的开发与产业化生产"于 2000 年获国家科技进步奖二等奖（西藏林芝奇正藏药厂）、"桂林西瓜霜与西瓜霜润喉片的研制"于 1997 年获国家科技进步奖三等奖（桂林三金药业集团公司）。

2. 中药制剂技术、设备的研究与应用

中华人民共和国成立以来，中药制药工业生产规模开始扩大，中药制剂设备从手工器具起步，设备不断更新，经过半机械化、机械化，到目前大多数设备已经实现自动化，逐步走上了工业化生产道路。特别是近年来，各种制剂新技术、新设备在中药制剂生产中得到了广泛应用，现代化水平不断提高。

（1）新技术

在中药制剂生产中得到广泛应用。创新的粉碎技术如超低温粉碎、超微粉碎等；提取分离技术如超临界流体萃取、微波提取、动态循环阶段连续逆流提取、超声提取、大孔树脂分离、膜分离等，这些技术的应用，大大提高了产品纯度，降低了服用量。干燥技术如冷冻干燥、喷雾干燥、沸腾干燥、微波干燥、真空干燥等，这些方法具有效率高、速度快、干燥均匀、节能等优点，避免了高温对热敏感物质的破坏，确保了产品质量稳定和临床疗效。新型制剂技术如薄膜包衣、环糊精包合、固体分散、原位凝胶、纳米囊泡、pH 梯度释药、微囊化、微型成球、微乳化、脂质体、缓控释、经皮给药以及靶向给药等，这些技术和设备有的已用于生产，有的处于研究阶段，如浙江康莱特药业有限公司应用该超临界二氧化碳萃取技术生产康莱特薏苡仁原料药，其"超临界二氧化碳萃取中药有效成分产业化研究"获 2007 年国家技术发明奖。

（2）新设备

建立了提取、浓缩、纯化、干燥、灭菌、制剂成型等生产过程组装式自动化流水线，加快了中药制药工艺参数在线检测和自动化控制系统及其装备的产业化开发与应用；通过引进和采用快速搅拌制粒机、沸腾制粒机、喷雾干燥机、一步制粒机、粉末直接压片机、高速压片机、中药防黏冲压片机等国内外先进成套装备，大幅提升了我国中药装备水平，促进了中药制剂产业的技术升级。

3. 中药制剂的质量控制

中药制剂的质量综合反映了制剂的优劣，关系到中医临床用药的有效和安全。传统中药制剂缺乏内在质量控制，常有"神仙难辨丸散膏丹"的说法。受中药鉴定学、中药化学、中药药理学、分析技术等相关学科的限制，中药制剂的质量控制研究起步较晚，20 世纪 50 年代开始用常规方法分析中成药，仅对少数成分明确的品种进行检测。到 70 年代后期，尤其是 90 年代以来，由于现代分析仪器的逐渐普及，中成药质量控制体系获得了全面提升，控制技术与方法从单一技术到联用技术，如原子吸收光谱、原子发射光谱、气相色谱、毛细管电泳、高效液相色谱、气相 – 质谱联用、液相 – 质谱联用、毛细管电泳 – 质谱联用等已广泛应用于中药制剂的质量控制。中药制剂质量标准有了很大的发展和提高，从过去对制剂的一般性要求，逐步发展到有定性、定量、检查及稳定性等控制项目，含量测定从单一成分到多成分的检测、2010 年版《中国药典》已将指纹图谱引入到中药制剂的质量控制，大大提高了中药质量的可控性，使中药制剂的质量控制标准日趋完善。

4. 现代中药药剂学教育的发展

1956 年创办了中医学院，1958 年起又相继设置了中药专业，从此中医药踏入了大学的讲堂，为中医药事业的发展开辟了广阔的道路。在中医药理论指导下，在传统剂型理论和经验基础上，运用现代科学技术、方法研究中药药剂，并已发展成为独立的学科。1986 年，出版高等中医药院校中药专业试用教材《中药药剂学》；1997 年，出版普通高等教育中医药类规划教材《中药药剂学》；2002 年，又出版了高等中医药类规划教材《中药药剂学》与教学参考丛书；2008 年，出版了高等中医药类精编教材《中药药剂学》等，对中药药剂学的发展起到积极的推进作用。随着中药药剂科研的深入，工业药剂学、物理药剂学、生物药剂学、药动学等药剂学分支学科，被广泛地引入到中药药剂的各项实践工作中，极大地丰富了中药药剂学的学科内涵。通过重点学科和创新平台建设，结合国家各项科技计划，以任务带动人才培养，造就了多名院士、专家教授等一批学术带头人和科研骨干，培养了博士、硕士、本专科生等一批致力于中药制剂工作的各学历层次人才，成为中药制剂学科发展的后备军。

（三）中药制剂研究进展及发展趋势

1. 现代中药复方多元释药系统设计思路的提出

"十五"期间，中药药剂领域的专家提出推动中医药科研方法由"本体"研究向"状态"研究转变，提出"在中医药基础理论的指导下，建立有中医药特色的现代中药复方释药系统研究平台"。现代中药复方释药系统是在中医药理论指导下，以治疗法则为核心，依据中药药性理论、方剂配伍理论、方剂与剂型的关系，运用现代系统论和控制理论，并借鉴西药新型释药系统技术方法，以中药有效组分为配伍形式或重组中药效应组分复方，制备既充分体现中药多途径、多环节多靶点的整体治疗理念，又具有安全、有效稳定、可控等特征的现代中药新制剂。现代中药复方释药系统既区别于以单纯化学药物或天然药物制成的新型释药系统，也区别于将中药复方提取物简单统一制成的单一的释药系统，是一个有学术价值、有实用价值、有深度的研究新领域。一些关于现代中药复方释药系统的研究正在积极探索性地开展，例如，进行大白芍复方释药系统、愈肠宁复方释药系统和芍药甘草复方释药系统等研究，提出"剂有致效之奇功"的观点，初步构建了现代中药复方释药系统的研究思路。

2. 现代制剂技术在中药中应用的适宜性研究与应用，提升了中药制剂的技术水平

"十一五"期间，国家支持了"现代制剂技术在中药制剂中的适宜性研究"，探索了中药制剂技术的共性问题，形成了一系列符合中药特点的新的释药技术与评价技术，提升了中药制剂的技术水平，为国家"十二五"重大新药创制研究奠定了坚实的基础。

（1）中药超微粉碎关键技术

中药材超微粉碎具有加速有效成分溶出、提高生物利用度、减少药材用量等优点，但是由于中药材粉碎规律不清、中药超微粉体的粒度如何控制等问题，使得超微粉碎技术在中医药领域并未得到广泛应用。制备了多种不同类别、不同粒径级别的中药材超微粉体，以中药材超微粉体的粉体性质、药剂学性质为基础，而不是仅以粉体粒径或破壁率为标准，进行中药材的超微粉碎程度研究，确定了中药材超微粉碎的适宜性和适宜超微粉碎中药材的超微粉

碎程度，减少中药材超微粉碎的盲目性。

（2）符合中药特点的新释药技术

针对中药复方的作用特点和成分的复杂性，形成了一系列符合中药特点的新的释药技术。①中药缓控释"均衡释放"技术。在中药缓释制剂的研究中，辅料种类和用量的筛选是关键环节，如果适宜的辅料或辅料的组合能够调节不同成分的释放速度，使其在体内达到同步或趋近于同步的"均衡"释放，得到较为规则释药过程，就可以通过研究其中一个代表成分的释放规律来反映整个制剂的体内外过程。②结肠定位技术。利用pH-时滞和pH-酶触多种释药结合模式，成功制成具有胃肠二步定位释药特点，形成了"一种剂型，胃肠二步释药"的结肠给药研究思路。在辅料、成型工艺方面满足中药复方制剂的制备需要，提升了中药制剂的研究水平，对于创建中药复方制剂定位定时结肠给药制剂的共性技术，具有指导性和示范性意义。③中药分散片共性关键技术。应用数理统计方法——混料实验设计结合计算机SAS软件辅助计算建立了制剂成型多种辅料种类、用量、配比的优选方法，筛选了适合中药特点的分散片预混辅料，解决中药分散片崩解困难的问题。④中药喷雾剂技术。开展了基于控制微粒的表面几何形貌而不是通过微粒表面化学成分决定微粒间作用力的制粒方法提高气雾剂剂量均一性。该方法制备的药物微粒不受批次间化学成分波动而影响微粒分散性与分散稳定性，可广泛适用于提高不同物料特性的中药、化学药或蛋白质药物的分散性与分散稳定性以及剂量均一性。⑤口腔贴片技术。以治疗口腔溃疡的有效中药——侧金盏为模型药物，提取分离其有效部位总黄酮，将该提取物和双层生物黏附贴片技术融合于一体，研制成目前国内外唯一一个治疗口腔溃疡的中药口腔贴片制剂。⑥环形泡腾片促崩技术。采用环形片促崩技术可以有效加速中药泡腾片的崩解，环形片遇水后内外环两面同时与水接触，增大了片剂与水的接触面，减少辅料用量，降低生产成本，显著降低中药泡腾片的崩解时间，有效解决了中药泡腾片崩解慢技术瓶颈问题。⑦中药复方经皮给药系统处方设计技术。针对中药油水分散类、贴膏类外用制剂处方设计盲目、载药困难，稳定性和渗透性不佳等关键问题，探索了系列中药物料溶度参数、理化性质表征技术，基于溶度参数、有机概念图的处方设计技术，基于凝胶网络微结构性质、经皮渗透性的制剂性能评价技术，形成了基于表面活性剂组装的中药外用制剂载体技术（微乳、液晶、囊泡、脂质体等）和终端制剂共性技术（乳膏、凝胶、贴剂等），为中药外用皮肤局部制剂和经皮给药制剂提供了有效的技术支撑，继承和发扬了中药外治的特色疗法。

（3）符合中药特点的新评价技术

针对中药复方多成分、多靶点的作用特色，探索了符合中药整体特点的评价技术方法。①基于kalman滤波原理的中药缓控释制剂多组分物质组释放溶出动力学评价方法提出了基于多组分测定或物质组定量的中药物质组药物动力学基本方法和原理，初步建立了中药物质组释放动力学理论。采用Kalman滤波法，基于中药物质组的整体定量特征，建立了定量测定中药物质组的计算方法，实现了以多组分为基础的中药物质组的整体评价。②中药分散片溶出度与分散均匀性评价方法以具有代表性有效成分的溶出度并结合代表全方成分溶出的自身对照检测方法，评价分散片的溶出效果，符合中药复方制剂多成分的特点；研究的分散片和普通固体制剂在模拟人工胃液、人工肠液中溶出行为，较目前中药分散片不进行溶出度研究的思路更深化一步，为中药分散片建立溶出度方法提供了科学依据。③基于生物效应计量的中药粗糙集总量释放动力学评价方法初步建立了基于生物效应或效价检测的中药复方制剂体外释放行为模式方法，如建立了基于中性粒细胞呼吸爆发效应的生物化学发光检测技术进行中药复方制剂体外释放行为的评价方法，为其他配伍复杂、药味繁多的治疗冠心病类中药复方制剂的评价探索了一种新评价方法。④基于总量统计矩原理的中药复方总量药物动力学评价方法基于总量统计矩原理提出了"统计矩总量动力学"假说，实现了微观各单一成分动力学参数与宏观总量动力学参数的统一，沟通了单个成分药物动力学（微观，可测）与整体总量（宏观，可算）药物动力学表观参数的关系，从而可满足中医"整体观念"需要（总量统计矩动力学参数）。⑤基于微渗析采样理论的药物动力学与药效动力学评价方法建立了 MD /PK/PD 同步在线和非同步在线检测方法。随着新型探针的不断出现，有力地支持了 MD 技术在 PK–PD 结合研究中的应用。⑥中药经皮给药系统经皮渗透动力学评价方法采用偏光显微镜、DSC/DTA 热分析、近红外稳定性以及旋转 / 光学微流变测量技术，对中药油水分散类制剂微观组装微结构的构建、性质和稳定性进行定性定量评价；采用体外扩散池法、皮肤局部药物动力学、血液药物动力学方法评价中药外用制剂的经皮传递及皮肤深层组织的渗透动力学过程。

（4）新型脂质递药技术改善中药活性成分跨膜导向

针对影响中药难溶性成分临床应用存在的生物利用度低等关键问题，以卵磷脂高分子材料为载体，借助其弱键耦合作用及两亲性性能，研究新型导向型脂质递药系统的设计、组装与评价理论方法；以聚乳酸－羟基乙酸共聚物生物相容性材料为载体，开展了纳米粒鼻黏膜给药脑靶向的特性研究，改善中药活性成分的分子药剂学水平的递药能力，提高中药活性成分的透膜特性，从而改善中药活性成分的功效，充分发挥中药活性成分的作用。

3. 适合中药特点的辅料研究与应用提高了中药药用辅料及其制剂水平

（1）增溶性辅料的行业标准及规范化研究

开展了符合中药特点的增溶性辅料研究，重点研究了吐温–80 的增溶适宜性研究，阐明了吐温–80 的理化性质与其增溶能力的关系，以及可能产生安全性问题的物质基础，有利于提高吐温–80 的质量控制标准，提高了中药药用辅料及其制剂水平。

（2）中药直接压片辅料及技术研究

研究直接压片共处理辅料的粉体性质和成型性关系，结果表明通过共处理的方式能改善单个辅料的不良性质，发挥协同作用，使辅料整体性能提升，适合于粉末直接压片使用，为共处理辅料在中药制剂粉末直接压片工艺中应用提供了有效的技术支撑，有效地推动中药片剂的压片工艺水平的提高。

4. 新的中药制剂设备提升了中药制剂的生产水平

（1）微波提取与干燥设备

采用因子设计系统地研究了影响微波提取的各种因素，通过理论和实践分析，形成了关于微波辅助提取的关键技术；系统研究了避免溢箱以及过度干燥的条件，形成了规律性认识，为微波技术在中药制药工艺中推广应用奠定了基础。

（2）膜分离关键技术设备

鉴于膜分离技术具有节能、高效、无相变化、耗能低、操作方便、无二次污染等特点，以无机陶瓷膜为主体的膜集成技术为基本平台，采用计算机辅助设计、单元模拟等现代高技术开展多学科联合攻关研究及其设备的工程化技术研究，形成具有自主知识产权的中药挥发油高效收集成套技术，为提高中药产品技术含量提供技术支撑。

（3）中药防粘冲压片机设备

针对现有常规压片机无法适应中药泡腾片的生产，设计研制了防粘装置，对预压轮进行了升级使其预压压力可以达到 100kN，增加了贝加莱控制器，CPU 运算速度提高 15 倍、增加了三轮双层填充系统，增强了产品流动性和均衡产品密度、采用了伺服电机代替同步电机，反应速度提高 50 倍，大大提高了现有设备防粘性能。

5. 中药提取物物性表征的深入研究推动了基础理论的发展

针对中药提取物的物料的晶型、粒径、粒径分布、粒子形态、比表面积、孔隙率、含水量、吸湿特性等物理性质会直接影响制剂的成型性能，中药药剂领域的专家对物料、中间体所表现出的共性和特殊性进行了深入的评价与研究，在阐明中药浸膏粉体的结构、研究其物理化学性质、参数表征等方面正在形成热点，试图通过辅料改善中药的粉体学性质，通过基础理论和应用研究促进中药制剂研究水平的提高。

6. 中药制剂多成分体内过程的研究

中药制剂研究已更多关注体内过程研究，从生物药剂学层面开展了中药制剂多成分的体内过程研究，尤其中药多成分相互作用对药物成分吸收、分布、代谢等过程的影响以及体内外相关性研究等；开展了多成分的 PK-PD 评价研究，有利于阐释中药多成分、多靶点的相互作用。

四、中药药理学

（一）中药药理学学科的形成和发展

中药药理学是一门运用现代科学方法研究中药及其中药复方药理作用及其规律的学科。中药药理学属应用学科，自中华人民共和国成立以来，中药药理学经过了几十年的发展，成为被广泛应用于中药药效研究的重要学科和基本手段。几十年来，研究人员厘清了该学科与中医药理论结合的紧密性，并由此制定了在中医药理论指导下探讨发现中药及其复方药理作用的指导方针。在方法上突破了药理学固有的模式，创立了符合中药自身特点的药理研究方法和技术：血清药理与血清药化学的结合技术、中药复方药代动力学的研究技术等。

自 20 世纪末清华大学介入中药现代化研究，利用自身综合学科优势，在分子生物学技术与信息技术的支撑下，探讨了青蒿素、小檗碱、栀子苷等药理作用的分子靶点，探索并建立了网络中药作用分子靶点整合模式等，上述成果在国外学术界产生了较大的影响。

（二）中药药理学研究在不同阶段的重要成果

1. 血清药理学与血清药化学结合的方法学研究

中药血清药理学研究方法是指给动物经口用药一定时间后，取含药血清进行体外实验的一种实验方法。该方法很好地解决了中药及其中药复方体外实验的非特异干扰的问题。鉴于目前多数中药或复方有效成分尚不明确，已成为制约中药现代研究的瓶颈，中药血清药化学与血清药理学协同应用，有效地揭示了产生药效的物质基础，打开了含药血清有效性的"黑箱"。

2. 中药复方药代动力学的方法学研究

中药复杂体系的体内过程能否表征、如何表征，是中药药理学的所面临的另外一个问题。20 世纪 90 年代之前，先后有学者试图从效应动力学和毒效动力学角度来表征中药复方的体内动力学过程。随着化学分析技术的发展和在国内的普及提高，中药药代动力学得到了长足的发展和提高。人们利用 LC/MS 对体内微量的中药成分进行测试分析，极大地促进了中药药效的物质基础的阐明。与此同时，人们也对这种中药复杂体系的药代动力学的方法学和思路进行了反思和探讨：测一个成分和测多个成分的区别以及如何权重和确定。针对中药复方的药代动力学的数学模型也得到了研究和发展，有力地推动和促进了针对中药复杂体系的体内药代动力学的研究。

3. 中药药效作用多靶点观点的提出

针对中药药效作用的多样性提出的"霰弹"理论，显示了中药药理作用的复杂性。这一观点的提出，使人们从新的视角去审视中药的药效。而这一提法又与现时所流行的网络药理学有某种相合。只是后者从分子角度出发更具确切性，而前者只是笼统地表述了中药药效的多方面性和复杂性。利用生物信息学和计算生物学理论和方法对中药药效复杂性进行综合分析，极大地促进了中药药效多靶点的综合效应的研究，从而有力地促进了对中药药效的认识和理解。

4. 中药单体、单味中药、中药复方及有效部位药理的方法学研究

针对中药活性成分、有效部位及其中药复方进行分层次研究，是中药药理学的药理作用机制研究发展的一个突出特点。

借助于现代分子生物技术，中药单体成分的研究取得了突出的成绩，而且在世界上产生了一定的影响。例如：从砒霜抗"癌"到其主要成分三氧化二砷抗粒细胞白血病的分子机制的深入揭示；从青蒿"截疟"到其主要成分青蒿素、双氢青蒿素的发现和分子机制深入探讨；从葛根治疗"项背强几几"到葛根素的发现等，均是在中医药临床应用基础上的进一步发展和提高。

中药有效部位的提出与应用也是中药药理所取得的一个重要成果。将含有相同母核结构的类似物并具有一定活性的归为一起称为有效部位，如总黄酮、总皂苷、总生物碱等。这一类物质具有成分相对集中、药效明确、易于分析和质量控制等特点。相对于中药提取物来说，成分更集中，可控性及物质阐明性更强。中药有效部位的提出，也极大地推动了中药药效机制的研究和提高。基于此，近年来更有人提出了中药"组分配伍"的中药复方新药研发的理念。

对中药经典复方的药理研究是中药药理学的另外一个义不容辞的重要工作。为此，广大科技工作者进行了艰苦卓绝的研究，取得了较好的成果，大大地提高了对这些经典复方的认识，也推动了中医药理论的发展和提高。如近年古方的药理研究包括：桂枝汤、六味地黄汤、四君子汤、四物汤、大承气汤、补中益气汤、当归补血汤等。

（三）中药药理学研究进展及发展趋势

20 世纪 70 年代，药理学家周金黄教授提出"向中西医结合的药理学前进"的口号，呼吁创立中西医结合药理学，指出要从中医中药理论出发，研究和阐明中药药理作用的思想。此时中国在单味中药的药理研究方面已积累了大量的知识。1982 年国家组织编写了《中药药理学》教科书，把中药药理学正式列为一门重要专业课程，推动了学科的发展。1985 年 10 月，中国药理学会的中药药理专业委员会正式成立，同时确立了中药药理研究的方向。1985 年王筠默编著《中药药理学》，标志中药药理学科正式形成。1990 年国家教委正式批准中药药理学科本科专业。1992 年由成都中医药大学、南京中医药大学在全国首批招收五年制中药药理专业本科生，这标志着中药药理学科教育体系的建立。

中药药理学科的建立与发展，极大地推动了中药的现代研究，使得许多过去以临床使用的经验得到了实验数据的支持，极大地加强了国际学术界的交流性。与此同时，通过中药药理研究，一些中药及其经内复方还获得了新的发现。创新药物的研究离不开中药药理的技术。一些有价值的中药新药的研究与发现，也推动了我国的中药制药产业，中药制药业 GDP 不断提升，表明其在促进国民经济的发展中所起到的重要作用。

在早期中药药理学者们解决的药效作用的确证及特点的基础上，目前更突出其分子机制的研究；同时更强调与中医药理论结合，并能在一定程度上阐明中医药相关理论。由此，中药的药性理论，符合中医证候的中药药理等将是今后一段时期内着重探讨的命题。

由于中药药理所应用的仍然是药理学的基本理论体系，因此从理论上很难有相应的学派产生。只是根据各自多年研究的中药对象不同而有所侧重。比如：以周金黄、刘干中为主的补益类中药的神经内分泌研究团队；以陈可冀、李连达为主的活血化瘀类药理研究团队；以姜廷良、富育杭为主的解表药桂枝汤药理研究团队；以沈映君为主的辛温解表药药理研究团队；以易育宁为主的知母与神经药理研究团队；中国医学科学院葛根及葛根素用于心脑血管药理研究团队等，还有许多。这些团队都是对所研究的对象进行了长期不懈的研究，取得了较大的成绩，有力地推动了中药药理学科的发展。中药药理学科更倾向于综合发展，其中分子生物技术与病理生理的结合、药理学与药学的结合等将是今后的发展趋势，这将更有利于对中药复杂性的阐释。

第四节　医院药学学科

医院药学是一门既古老又年轻的学科，是以患者为中心、药剂学与药物治疗学为基础、临床药学为重点、合理用药为目标的综合性应用学科，研究内容几乎涵盖药学的各分支学科。由于医院药学学科的形成只有二三十年时间，学科的性质与定义、内涵与外延、学科领域的界定、学术研究的范围，均需进一步完善。基于此，本节将分别探讨医院药学学科的形成与发展、建设与成果、未来与趋势，以便理清中华人民共和国成立 70 年来我国医院药学工作的脉络，明晰亟待解决的问题，客观公正地评价现状，更加理性地思考未来。

一、医院药学学科的形成与发展

（一）医院药学的起源与发展

医院药学起源与发展经历漫长的探索与实践过程。医院药学亦称为药房、药局、药剂科及药学部。754 年，阿拉伯人在巴格达城建立药房，被认为是当时一所独立配制与发售药物的专门机构。1407 年，意大利城热那亚典对药剂师做出明确要求与规定，那时药剂师已成为法律所认可并对其进行管理的一种专门职业。由于英国的传统医生既要看病又要配药，所以在18 世纪前，美国的药房被称为"医生商店"，就是医生在看病的同时将自己配制的药剂供应病人，与中国中医的看病卖药基本一样。直到 1870 年后，美国有少数化学家与药物学家将他们自制的药物与药物制剂开店出售，这时才称为"药店"。药房与药剂师的出现和发展标志着医药分业的过程，它们对药学事业与药学科学发展也起到不可忽视的影响。

我国医药学从神农尝百草治疗人类疾病开始，医药不分，师徒相传，行医兼售药。各地药王庙中供奉是名医孙思邈；佛教寺院中供奉有药师佛；世界上公认药物学家李时珍是中国明代的著名医生。古代学医要先熟读本草，然后采药、制药、配药煎药等工作。学徒期满后才跟随师父行医。到汉朝以后，方有公办药房出现。"药局"的名称始于魏（386—534年）。宋神宗熙宁九年（1076年），设立"惠民和剂局"，在世界上堪称第一所公办药房。1104年，又设修和药所，后改称医药合剂局（为中国最早制造中成药的药厂）。中药房前店后厂，并在店内设坐堂医诊病，这是中医药的特别服务模式，就诊与取药均方便病人。

清朝末年，私人开办的药店已很兴盛，出现北京"同仁堂""鹤年堂"等著名药店，同时西医药开始进入中国。1832年，英商在广州开设怡和洋行，经营进口西药。与此同时，西方各国大量派遣传教士与医生来我国，先后在澳门、广州等地开设诊所、医院，出售西药，西医学开始进入中国。这些医院初期大多以传教与教会医院的形式开办，如1835年11月，美国传教士伯驾（Parker）在广州开办我国最早的西医院（即后来博济医院，现在中山大学附属第二医院）。直到辛亥革命后，才有中国自办的医药院校与医院。

（二）我国医院药学的发展历程

1. 我国医院药学发展经历的几个时期

中华人民共和国成立60余年来，我国医院药学工作经历4个不同的时期：① 20世纪70年代前，基本是以药品调配为主的阶段，按方调配，保障药品供应；② 70年代后，是以制剂业务为主的阶段，配制医院制剂，满足临床医疗需求；③ 80年代后，医院药师开始进入病房，进行治疗药物监测（TDM）、药物情报咨询、药品不良反应（ADR）监测与报告，参与临床药物治疗、制订合理的给药方案等，临床药学逐渐成为医院药学工作的重心；④ 90年代以来，医疗体制的变化促使药学服务意识增强，医院药学工作重心从"药物"转移到"人"，工作模式从传统的"供应保障为主"向"技术服务为主"转变，医院药学的主要工作内容向药学服务转变。目前医院药学仍然呈4个阶段并存的局面。

（1）以调剂为主的时期

20世纪50年代，我国医院药学主要业务是按方调配，处方调剂工作量大，手工操作多；60年代后，产生协定处方配药，按协定处方开方，药师可预先配制，减少患者等候时间，提高效率，保证药品质量。此种制度类似国外"医院处方集"与"单剂量包装"。

改革开放后，医院调剂服务获得相应发展。调剂室面积由狭小阴暗变为宽敞明亮。调剂设施也不断更新换代，服务规模逐步增长。调剂工作制度与操作规范从无到有，逐渐完善。2006年，中国药学会医院药学专业委员会正式宣布《中国优良药房管理规范》（GPP）出台，为药房的管理与服务提供行业标准。

除改善硬件环境、普及医院信息系统（HIS）、优化工作流程外，医院药学调剂服务越来越重视患者用药的有效性与安全性。药师在发药时与患者近距离交流，认真、专业地提供与所配药品相关信息，以提高患者药物治疗的顺应性与有效性。在成都军区总医院（现解放军西部战区总医院）出现"药学城"——即将药学部门与药师集中配置在同一个大厅，药师在一个个分割窗口向患者面对面提供药学服务，同时保护患者隐私。

（2）以制剂为主的时期

中华人民共和国成立初期，中国制药工业很落后，市售药品品种少、数量少、规格不全、剂型不全、供不应求，不能满足医疗需求。因此，无论是基层还是大型综合性医院都设立制剂室。20 世纪 60 年代后，配合临床开展中西医结合工作，配制中药片剂、丸剂、注射剂等，弥补当时市场供应的不足。医院制剂大发展的态势持续到 70 年代末，即改革开放前期。

医院制剂发展促进了药品检验与科研的快速发展。医院药剂科成立药检室，并装备相应仪器设备，严格控制药品质量。卫生部药政局组织编写出版《中国医院制剂规范》（第 1 版，1990 年；第 2 版，1995 年），共收载医院常用各类制剂 249 种。有些医院制剂疗效确切，已被开发成新药，推向市场，如第一军医大学南方医院（现南方医科大学南方医院）的"三九胃泰""正天丸""疗毒清"，解放军第 254 医院的"复方丹参滴丸"，武汉市儿童医院的"龙胆壮骨颗粒"，及其复方氟尿嘧啶多相脂质体、蝮蛇抗栓酶及灭澳灵等新药。为控制医院制剂质量并规范申报与审批，国家食品药品监督管理局先后颁发了《医疗机构制剂配制质量管理规范》（2000 年）和《医疗机构制剂注册管理办法（试行）》（2005 年）。

在特定时期，医院制剂发挥积极的作用，扮演着"拾遗补阙"的功能，坚持"控制规模，保证质量，创造特色，开发新药"的医院制剂发展策略，以补充市场上没有供应而临床需要的药品为主要目标。进入 21 世纪初，随着我国制药工业与商业的迅猛发展，医院制剂的生产效率、质量保证、设备更新、先进技术的采用等，都落后于以药品生产质量管理规范（以下简称"GMP"）要求建设与生产管理的制药企业，医院制剂将逐步减少、萎缩或者改变功能。

（3）以临床药学为主的时期

临床药学始于 20 世纪 60 年代的美国：1966 年，赫芬达尔（Herfindal）等在美国南加州大学药学院率先创立临床药学专业；1970 年，美国对全国药学院的学生实行强制性的临床药学教育；1975 年，美国出版第一部临床药学教科书；1990 年，美国的赫普勒（Hepler）与斯特兰德（Strand）教授提出临床药学的新模式——药学服务。因此，美国药学教育委员会通过药学博士专业教育实施程序认证标准指南，规定从 2000 年 6 月 1 日起，全面实施药学博士教育；1998 年 3 月，在美国首次举办国际药学服务（Pharmaceutical Care，PC）专题研讨会。至此，作为执业方向的 PC 被美国药学界广泛接受，并不断传播至世界各国。

国内的临床药学工作，应该说在 20 世纪 60 年代就已开始萌芽：1963 年，在制定国家科技规划有关药剂学课题时，曾列入"临床药剂学"内容；1964 年，汪国芬、张楠森、钱漪等在全国药剂学研究工作经验交流会上首先提出开展临床药学工作的建议；1978 年，在中国药学会上海市分会年会上，汪国芬、张楠森、钱漪等发表题为《临床药学前瞻》专题报告；1979 年，陈兰英、彭名炜主任药师等第一批医院药学工作者到美国访问；1980 年 3 月，我国著名药学教育家刘国杰教授于《药学通报》发表《国外临床药学的发展和临床药师的培养》论文，首次明确提出要在我国改革药学教育与培养临床药师的建议；1980 年 4 月与 12 月，汪国芬、张楠森等又撰写《阐述临床药学》《论临床药学内容的八个方面》等文章；1980—1982年，中国药科大学、华西医科大学、上海医科大学等举办临床药学进修班，培训临床药学骨干；1982 年，国家卫生部在《全国医院工作条例及医院药剂工作条例》中列入临床药学内容；1983 年 5 月，中国药学会在安徽黄山召开全国首届临床药学学术会议；11 月，卫生部在成都主持召开的全国临床药学工作座谈会；1987 年，批准湖北省人民医院、黑龙江省人民医院等12 家重点医院作为全国临床药学工作的试点单位；1989 年，国家教委在华西医科大学试办 5 年制临床药学专业；湖北医科大学在其第一附属医院药学部设立临床药师专业。南京军区总医院、北京协和医院、湘雅二附院等单位先后多次举办临床药学培训班；1991年，卫生部在医院分级管理中首次规定三级医院必须开展临床药学工作，并将其作为考核标准之一；北京协和医院、上海华山医院及广东省人民医院等16家医院被卫生部确定为全国临床药学试点单位。

1992年，上海医科大学创刊《中国临床药学杂志》，南京军区总医院陈刚教授等编写专著《治疗药物监测》；1993年，卫生部在上海医科大学药学院建立临床药学培训中心；1999年，北京地坛医院创办《药物不良反应杂志》；2000年，中美临床药学学术交流会议分别在广州、北京、西安及上海举办（由《中国临床药学杂志》主办）；2001年，第二军医大学长海医院创刊《药学服务与研究》；2002年，卫生部及国家中医药管理局颁布的《医疗机构药事管理暂行规定》（2011年修订为《医疗机构药事管理规定》）中，明确提出"开展以合理用药为核心的临床药学工作""逐步建立临床药师制"；2004年，首届全国药学服务与研究学术会议在上海召开；四川大学华西药学院开始临床药学专业的硕士与博士学位研究生教育；2005年，卫生部启动"临床药师培训试点基地建设"，遴选批准"临床药师培训基地"（2005年第一批19家，2006年第二批32家，2010年第三批43家，2011年第四批11家，2012年第五批29家，2013年第六批20家，2014年第七批44家），截至2014年，共批准7批198家医院，其中有1家已停止招生。2006年7月，成立全国高等学校临床药学专业（方向）教材评审委员会，并启动临床药学专业的教材建设。

30余年来，我国的临床药学从无到有，因地制宜，各具特色，在原有的药品采购与保管、调剂、调配及制剂等工作基础上，逐步面向患者的临床药学、TDM及PC等方向拓展。但是，我国已开展临床药学的医院实际上把业务主要集中在两个方面：一是有选择地开展TDM，并将测得数据提供给临床医生，帮助制订个体化给药方案；二是开展药物情报服务，向全院医药护技人员提供药物情报（drug information，DI）。其他如参加临床查房、制订个体化用药方案、控制药物滥用、书写药历、报告ADR、进行药物咨询等尚未很好地开展，成为制约我国临床药学发展的瓶颈。

（4）以药学服务为主的时期

国内外药学界普遍认为，未来的医院药学应是以将患者健康为目标的"药学服务"为重点的药学专业服务工作。20世纪90年代中期，PC理念传入我国，长海医院胡晋红教授提出"全程化药学服务"（integrated pharmaceutical care）概念获得较普遍认同。PC包括用药前宣传、教育；用药过程中顾问、监测及用药后监测与评价。

PC是现代医院药学关注的重点，但面临3个定位难题：①合理用药不仅仅涉及患者的处方调配、调剂及制剂，还应该涵盖对患者病情资料的收集、分析及判断，一名主修化学、缺乏医学基础知识的医院药师，如何确认其在PC中的角色？②理想的临床药师应该是懂医的药师，还是懂药的医师？③药学服务是学科交叉的新专业，还是全部医院药学的专业方向？

2. 不同时期我国医院药学家的关注点

随着医疗卫生体制改革与医院药学的发展，医院药学工作模式正在从传统的药品供应型、经营型向知识信息型、医药结合型、技术服务型转变，它要求药师工作将逐渐转变到"以患者为中心""以安全、有效、经济、适当地用药"的合理用药上来。在这场变革中，我国医院药学家关注点表现为：①转变观念，定位从以"物"为中心到以"人"为中心；②转变定位，从"后台"服务到"面对面"服务；③专业水平走向"精"与"深"；④综合素质定位变"被动"为"积极"。

另外，从 2001—2008 年全国医院药学学术年会的主题报告《医院药学发展中的热点问题》中，亦可对我国医院药学家关注点变化窥见一斑：2001 年为临床合理用药的管理；2002 年为学习贯彻《医疗机构药事管理（暂行）规定》；2003 年为从静脉配液中心的发展与利弊分析到医院药学工作定位；2004 年为从中国医药卫生体制改革对医院药学的影响到"抗菌药物临床应用指导原则"简介；2007 年为从运用科学发展观来分析医院药学发展机遇到持续关注用药安全；2008 年为从探讨医疗体制改革方案背景到逐渐浮出水面的药事服务费。

3. 技术进步促进我国医院药学的发展

与其他应用学科发展受制于基础科学的进步一样，医院药学直接受到其他科学技术发展的影响。目前，高速发展的计算机网络信息技术、先进仪器分析测试技术、药品精细化管理信息平台、医院单剂量分包调剂技术、处方药物配伍自动筛查与警示等技术的广泛应用，使医院药学上升到一个新的层次，并使医院药学的工作内容及工作模式继续发生深刻的变化。

（三）医院药学学科的概念与研究内容

1. 医院药学学科的特色

医院药学既不同于药剂学、药理学、药物化学、药物动力学、药物流行病学及药物经济学等自然科学，亦不同于管理药学、社会药学及行为药学等具有社会科学性质的药学分支学科。与药学领域中其他学科比较，医院药学的学科特色可以概括为综合性、实践性及社会性 3 个方面。

2. 医院药学与相关学科的关系

医院药学与药学专业各分支学科的关系表现为相互支持、相互融合；与医学专业各学科的关系将更为密切。药师有责任帮助解决有关药物治疗的问题，提供合理用药的相关信息等；计算机技术为医院药学的发展发挥着不可替代的作用；医院药学与社会学、心理学、道德伦理学、法律学、管理学等有着密切的关系。医院药学是综合性应用学科，必须取得各相关学科的支持，吸取相关学科的先进方法与技术，并结合自身特点与需求，充分发挥医院药学各专业学科的主动性、积极性及潜力。

3. 医院药学的研究内容

世界各国医院药学内容基本相同，但侧重点稍有差异：日本医院药学内容是以药房的主要职能，即药物的采购供应、调剂、制剂、药检及药物情报等实际业务工作为研究的主要内容；美国是以患者为中心，侧重管理与临床药学。我国主要包含下列内容：药品供应管理、药品调配、医院制剂、医院中药、医院使用药物质量控制、临床药学、临床药理学、药学信息、医院药事管理及医院药学资源管理等。

（四）现代药学教育与临床药学教育

1. 现代药学教育

中国现代药学教育始于 1906 年的清朝陆军医学堂药科，学制 2 年。此后至 1949 年，全国先后创办高等药学院校共 20 余所。1952 年，开始进行院系调整；1955 年全国高等医学院系有南京药学院、沈阳药学院与北京医学院、上海第一医学院、四川医学院的 3 个药学系，以及华东化工学院的化学制药专业、抗生（菌）素专业、第二军医大学药学系。目前，我国设置药学类专业的高等院校约 160 所，专业包括药学、中药学、药物制剂及制药工程等。

2.临床药学教育

1987 年，经卫生部同意、国家教委批准，华西医科大学率先在我国设立临床药学专业，招收 5 年制临床药学专业本科生：华西医科大学（1989 年）、大连医科大学（1993 年）、湖北省咸宁医学院（1996 年）、徐州医学院（1997 年）。1998 年，我国药学专业设置调整，华西医科大学等的临床药学专业被并入大药学专业。2000 年后，各种形式临床药学教育又逐渐发展进来。

近 10 年来，全国至少有 30 余家医药院校系陆续开设临床药学专业或者方向（省市批准，教育部备案）。其中，北京大学药学院 2001 年设立 6 年制本硕连读研究生教育。从 2002 年起，教育部批准部分院校在药学一级学科中自主设立临床药学二级学科，截至 2013 年共有 17 所院校设立硕士点、15 所院校设立博士点、24 所院校设置 5 年制本科（见表 3-1）。

表 3-1　教育部已经批准设立临床药学研究生与本科生教育的院校一览表

5 年制本科	硕士点	博士点
中国药科大学	天津医科大学	天津医科大学
哈尔滨医科大学	中国药科大学	中国药科大学
首都医科大学	沈阳药科大学	沈阳药科大学
沈阳药科大学	四川大学	四川大学
南京医科大学	山东大学	山东大学
广东药学院	第二军医大学	第二军医大学
重庆医科大学	河北北方学院	武汉大学
四川大学	吉林大学	吉林大学
徐州医学院	复旦大学	复旦大学
中国医科大学	武汉大学	北京大学
昆明医科大学	暨南大学	上海交通大学
福建医科大学	北京大学	北京中医药大学
安徽医科大学	上海交通大学	哈尔滨医科大学
大连医科大学	北京中医药大学	—
温州医科大学	哈尔滨医科大学	—
天津医科大学	—	—
河北医科大学	—	—
吉林大学	—	—
遵义医学院	—	—
天津中医药大学	—	—
内蒙古医科大学	—	—
广西中医药大学	—	—
齐齐哈尔医学院	—	—
泸州医学院	—	—

（五）医院药学学科的地位与作用

1. 医院药学在国民经济中扮演的角色

1997 年，世界卫生组织（WHO）指出，从推动合理用药的政治模式来看，药品不仅是防治疾病的物质与具有内在价值的可上市产品，也是实现政府愿望的工具。因此，合理用药问题已从单纯技术问题演变成为具有一定政治内涵的问题。基于这种认识，药品质量与用药安全问题受到国家与全社会高度重视，医院药学已经不再是从药物研发到药物使用整个药学工作的龙尾，而有可能成为带动整个药学事业发展的龙头。

2009 年，国家新医改方案出台，对医疗卫生事业发展提出新的目标与要求。尤其是实施国家基本药物制度与建立药品供应保障体系，弱化或消除医院与药品的经济联系，这将改变医院药学服务理念与范围。医院药学工作将由单纯供应型向技术服务型转变，要求药师应用专业优势，以患者为中心，以优质的 PC 确保患者合理用药，使医院 PC 为整个医疗服务增值，成为医疗服务链条中不可或缺的重要一环。

2. 医院药师的职业价值

未来的医院药师应该成为"药物治疗师""用药咨询师"，真正成为药物合理使用的专家与顾问。可以预见的将来，基因药物的出现将彻底改变药师调剂工作面貌。通过基因测定的患者可以期望医院药师为其定制化地调配出适合其基因类型的治疗药物，从而彻底治愈疾病。医院药师职业价值将得到更加完美的体现。

二、医院药学学科的建设与成果

中华人民共和国成立 70 年来，我国医院药学学科产生很多新理论、新成就及新方法，学科发展进程中涌现许多重要人物与事件，学科建设取得不菲的成果。各项医院药学工作得到较全面的发展，特别是 TDM、结合临床研究新制剂与新剂型等方面具有中国特色。

（一）医院药学的新理论、新成就及新方法

1. 开展"以患者为中心"的临床药学工作

（1）推动药师参与临床合理用药

目前，药师参与临床用药，干预及纠正不适宜用药已逐步成为医疗常规，具体表现为：①参与临床药物治疗，提高合理用药水平；②积极参与抗感染药物治疗和专项整治，提供专业技术支撑；③加强处方审核，减少用药差错；④积极对患者进行用药教育，提升患者诊疗的依从性。例如，首都医科大学宣武医院临床药师参与难治性癫痫手术治疗、南京鼓楼医院临床药师参与抗凝药物治疗，明显改善了药物治疗效果与预后。

但与美国临床药师相比，依然有本质的差距。我们工作模式仅限于"去"临床，而美国工作模式是"在"临床。由于缺少医学知识与临床药学教育，药师与临床医护人员、与患者不易沟通，导致"临床药师"在临床遭遇红灯。

（2）实施治疗药物监测与用药个体化

国外 TDM 能够监测的品种，国内都可以测定，仪器设备也与国外相差无几。尤以原南京军区总医院工作开展较早、较深入，为 TDM 提供更新、更科学的方法与手段。另外，中南大学湘雅二医院李焕德等人开展了各类药物急性中毒检测及毒代动力学研究。

（3）完善药学信息咨询服务

各医院因地制宜配备相应的人力与工具（如图书、杂志、计算机、软件、数据库及网络等），以提高药学信息咨询服务的水平，如上海长海医院药学部与原广州军区武汉总医院（现解放军中部战区总医院）药学部的网站均发挥很好的示范作用。

（4）探讨临床药师培养模式

如何在临床实践中从普通药师成长为一名合格的临床药师？临床药师的工作重点在哪里？在实践中应该具备哪些知识？药学与临床医学的衔接点在哪里？在基础阶段应该从药品说明书入手，全面熟悉药物；从药动学入手，掌握药物的体内特征；提高阶段应该关注药物配伍禁忌与药物相互作用，关注引起 ADR 的药物成分，关注治疗药物浓度监测等知识。

北京地区医院药师毕业后临床实践与规范化培训分为两个阶段：第一阶段（通科药师培训阶段），需要培训的 6 大技能是：审方调配、发药、药物咨询、不良反应报告、药事管理及药品质量管理；第二阶段（临床药师培训阶段），需要培训的 6 大技能是：查房、会诊、疑难病例讨论、情报信息、患者教育及药历书写。

2. 结合临床开展应用研究

结合临床开展应用研究工作，对医院药学发展具有重要的影响，可以提高医院药师的专业知识与技术水平，使之成为医院技术队伍中一支重要力量（见表 3-2）。

表 3-2　1995—2009 年医院药学主要研究领域的文献量分布

排序	研究领域	代表主题词及检索策略	1995—1999 年 文献量（篇）	2000—2004 年 文献量（篇） 增长率（%）	2005—2009 年 文献量（篇） 增长率（%）	合计 （篇）	占医院药学文献比例（%）
1	药品、制剂质量标准研究	"质量标准"或"含量测定"	537	1275 137.43	2401 88.31	4213	9.26
2	新药临床前药理研究	"大鼠"或"小鼠"或"家兔"或"鼠"或"动物模型"	419	1080 157.76	2232 106.67	3731	8.52
3	新药、新制剂的研究	"制备"或"研制"	514	982 91.05	1727 75.87	3223	7.36
4	药物临床疗效研究	"临床研究"或"临床观察"或"疗效观察"	457	843 84.46	1572 86.48	2872	6.56
5	药物不良反应研究	"药物不良反应"或"药品不良反应"或"ADR"	153	608 297.39	1860 205.92	2621	5.98
6	药事管理研究	"实践"或"体会"或"药事管理"或"药品管理"或"药房管理"	248	417 68.15	1181 183.21	1846	4.21
7	药物利用研究	"处方分析"或"用药分析"或"药物利用"	97	366 277.32	1084 196.17	1547	3.53
8	药物动力学和生物利用度研究	（"志愿者"或"健康志愿者"或"人体"或"受试者"）和（"药动学"或"药物动力学"或"药代动力学"或"生物利用度"或"生物等效性"）	228	331 45.18	853 157.70	1412	3.22

排序	研究领域	代表主题词及检索策略	1995—1999 年 文献量（篇）	2000—2004 年 文献量（篇） 增长率（%）	2005—2009 年 文献量（篇） 增长率（%）	合计（篇）	占医院药学文献比例（%）
9	药学服务研究	"药学服务"或"药学监护"或"药学保健"	36	241 569.44	915 279.67	1192	2.72
10	药物经济学研究	"药物经济学"或"成本效果分析"或"最小成本分析"	42	269 540.48	504 87.36	815	1.86
11	治疗药物浓度监测研究	"治疗药物监测"或"血药浓度监测"或"TDM"	110	234 112.73	409 74.79	753	1.72
12	中草药研究	"中药材"或"饮片"或"中药饮片"或"汤剂"	105	165 57.14	355 115.15	625	1.43
13	药物配伍研究	"配伍"和"稳定性"	69	147 113.04	315 114.29	531	1.21
14	循证医学研究	"循证医学"或"循证药学"或"Meta 分析"或"系统评价"或"荟萃分析"	2	31 1450.00	138 345.16	171	0.39

3. 推广应用药学新技术

医院药学的发展进步离不开现代科学技术的推动，特别是以计算机与互联网为代表的信息技术、人工智能与自动识别技术、现代物流系统、自动摆药系统、静脉药物配置中心、小包装饮片、中药配方颗粒剂及中药超微饮片等对医院药学发展有着重要的意义。

（1）信息技术

利用无线通信技术（手机 / 网络）可以为患者提供用药即时提醒等远程药学服务；以无线网络与 PDA 构成的移动药师知识库为合理用药咨询服务提供强大的后台支持。

（2）人工智能

静脉用药调配中心对医嘱的输液分组，可在计算机中建立一个自我学习系统，让药师智能变为机器的智能，并逐步为机器智能所替代。

（3）自动识别技术

带有条形码（bar code）的患者腕带，带有射频（RFID）芯片的摆药筐、药杯、药盒等，防止人为错误，加强用药安全。

（4）现代物流系统

国内一些地区的医疗机构正在尝试将药库的采购、保管及配发药品的工作交给药品经营公司或专门的药品物流公司，美国、澳大利亚、日本等发达国家早已在这方面积累成功的经验。而新药遴选（淘汰）、处方（医嘱）审核、药品核发等调剂的核心业务则由医院药师承担。

（5）自动摆药系统

国内一些大中型医院尝试着引进自动摆药机，以提高医疗服务质量，实现调剂工作模式由单纯药品保障供应型向全面药学服务型转变。

（6）静脉药物配置中心

建立静脉药物配置中心（PIVA），开展细胞毒性药物、全肠外营养液、抗生素与普通输液的集中配制。

（7）中药小包装饮片

小包装饮片按设定剂量包装，能直接"数包"配方的中药饮片，避免一方多剂间重量差异。

（8）中药配方颗粒剂

中药配方颗粒是按一定比例制成的、遵临床医嘱随证配方，按规定剂量调配给患者直接服用散剂或颗粒剂。

（9）中药超微饮片

中药超微饮片是利用超微粉碎细胞破壁技术，将药材制成超微粉末，按不同的规格剂量分装在密封的包装袋里方便配方，倒入水中几秒钟就可溶化服用的一种剂型。

4. 加强药物临床应用管理

长期以来，医院药学一直具有技术服务与职能管理双重的功能特点。一方面，医院药学部门的处方审核、制剂生产、临床药学、临床药理及新药开发等工作具有很强的专业技术性；另一方面，医院药学又具有贯彻执行药政法规与实施医院药品管理的职能，因此医院药学部门是代表医院对全院药品实施监督管理的职能机构。

特别是由卫生部颁布了一系列法律、法规与规章制度，包括《处方管理办法》（2004年颁布，2007年2月修订）、《抗菌药物临床应用指导原则》（2004年8月颁布，2015年8月修订）、《抗菌药物临床应用管理办法》（2012年4月公布）、《医院处方点评管理规定（试行）》（2010年2月公布）、《中国国家处方集（化学与生物制品卷）》（2010年2月发布）、《静脉用药集中调配质量管理规范》（2010年4月公布）后，这些法规有助于推进医院药学发展，发挥医院药师作用，规范临床药物治疗，促进合理用药，保障患者用药安全。

但是，这依然没有改变医院药学所承担的上述两个基本功能。在技术性方面，原来的工作内容得到进一步充实与拓展，成为整个医院药学今后发展的重心；在职能性方面，由于国家新医改、医保制度改革步伐加大，对药品使用过程监管力度亦加大。在医院内，参与制定医院药物临床应用管理办法、抗菌药物临床应用指导原则及分级管理制度、处方分析与点评及合理用药干预、用药安全与风险、基本药物处方集、药品品种的引进与淘汰、药品采购、库存与消耗中各个环节的管理等，都体现出医院药学职能性的强化。

（二）医院药学的学术建制与发展

1. 确立临床药学专业学制教育

我国有多所高校设立临床药学专业，学制为4~7年不等。目前，我国的临床药学教育处于迅速发展阶段，临床药学专业的本科、研究生学位教育日益增多，但尚无统一或大家公认的临床药学教材。2005年，由人民卫生出版社组织的卫生部"十一五"规划教材——临床药学系列教材编写工作正式启动，于2007年与2008年出版发行教材6本。2015年3月，全国中医药高等教育学会中药教育研究会与人民卫生出版社联合启动《中药临床药学》系列创新教材的编写工作。

2. 组建中国药学会医院药学专业委员会

1990年之前，在中国药学会的专业委员会中尚未成立医院药学专业委员会。根据当时的设置，在药剂专业委员会与药事管理专业委员会各有 10 位医院药学专家担任委员，医院药师根据个人特长与所取得的成就，分别参加上述两个专业的学术活动。

中国药学会于 1990 年 11 月批准并在郑州召开医院药学专业委员会成立大会暨学术交流会，当初名称为中国药学会医院药学分科学会（后更名为中国药学会医院药学专业委员会），由北京友谊医院汤光主任药师组建并担任第一届与第二届主任委员；自 2001 年起，时任北京协和医院药剂科主任的李大魁教授担任中国药学会医院药学专业委员会第三届与第四届主任委员；2011 年起，时任北京协和医院药剂科副主任的朱珠教授担任中国药学会医院药学专业委员会第五届与第六届主任委员。

作为中国药学会 28 个专业委员会之一，医院药学专业委员会所代表的医院工作者队伍数量最为庞大：据不完全统计，我国药学工作者目前约 42 万人，其中 90% 是医院药学工作者。医院药学专业委员会成立 20 余年来，在六届领导班子的带领下，积极开展医院药学学科建设、学术交流、人才培养及临床药学培训等活动，为推动我国医院药学学科发展、临床药学人才队伍建设、临床药学服务规范化与质量提高、国内外医院药学学术交流等做出了重要贡献。

中国药学会医院药学专业委员会注重学科建设与人才培养，与清华大学继续教育学院及西安杨森制药有限公司联合举办的"清华大学国际创新管理（医院药事管理）研究生课程进修项目"，与西安杨森制药有限公司联合筹划、制作并推出的"医院药师人文素质培训项目"音像培训系列教材。1999 年和 2003 年翻译、2005 年编译的《优良药房工作规范》；2007 年整理推介、2012 年正式出版发行的《中国药历书写原则与推荐格式》；2008 年，组织完成《国家基本药物制度研究报告》；与其他单位联合倡议并启动"药师在中国医疗卫生体系中的地位与作用"合作与调研项目。2009 年，中国药学会医院药学专业委员会设立"阿斯利康杯——中国医院药学奖"（2013 年更名为"中国医院药学奖"），包括：资深药师成就奖、优秀团队奖、领导力奖、青年药师优秀奖及创新奖，表彰在医院药学领域做出突出成绩的团队和个人。

此外，与医院药学学科相关的专业学会还有中国医院协会药事管理专业委员会、中华医学会临床药学分会、中华中医药学会医院药学专业委员会、中国药学会药事管理专业委员会、中国药理学会治疗药物监测研究专业委员会、中国药师协会、中国医院装备协会药房装备与技术委员会及中国药理学会药源性疾病学专业委员会等。

3. 开展医院药学学术活动与国际交流

目前，我国医院药剂科在引进知识结构合理、专业扎实的高层次人才外，还加强了对医院药学人员继续教育。医院药剂科选派相关人员进行进修学习，定期或不定期组织召开有关医院药学的专题座谈会或研讨会，给药学人员提供学习与交流的机会。医院药师读在职硕士与博士的人数大大增加。

近年来，国内学术交流、培训更加广泛与注重实效，国际交流日益加强，中国药学会医院药学专业委员会每年召开全国医院药学学术年会、FIP 中国卫星会、全国青年药师成才之路论坛等，定期举办全国医院药学学术会议、全国儿科药学学术年会、全国医院传染病药学学术会议、全国妇产科药学大会、全国肿瘤药学学术会议及全国培训班，以及各种不定期的学术研讨会等；由医院药学专业委员会主办、《中国药学杂志》市场部承办的"临床药学高端论坛"系列研讨会 2005—2014 年已成功举办 29 期，每次主题都密切结合当前医院药学新政策、新趋势及新问题。

1993年，我国首次派代表参加了国际药物学联合会在日本东京举办的第53届世界药学大会，周海钧、彭名炜等10余人参加，陆丽珠在医院药学组的分场上介绍了中国医院药学发展。1999年，第二届东亚临床药学教育与实践学术会议在上海召开，李大魁、张楠森、陆丽珠教授等作了大会报告。2007年，第七届亚洲临床药学大会在上海举行。2007年，由国际药学联合会（FIP）和中国药学会（CPA）共同主办的第67届世界药学大会在北京召开，这是我国首次举办世界药学大会，3200多名国内外药学同道包括医院药学工作者参加了会议。中国药学会百年庆典活动同期举办。

20余年来，中国药学会医院药学专业委员会每年都派专家参加世界药学大会、亚洲临床药学大会、日本医疗药学年会、美国卫生系统药师协会（ASHP）年会及香港药学年会，逐步扩大中国医院药学的参与程度与影响力，培养和锻炼了一大批青年药师。

4. 出版医院药学学术期刊、专著及系列培训教材

1981年3月，《医院药学杂志》创刊；1982年为季刊；1983年改为月刊，同时更名为《中国医院药学杂志》；1988年，中国科协批准《中国医院药学杂志》由中国药学会主办，武汉市药学会承办；2008年改为半月刊。此外，与医院药学学科相关的期刊包括：中国药学会系列期刊有：《中国药学杂志》《中国临床药学杂志》《中国临床药理学杂志》《中国新药与临床杂志》《中国新药杂志》《药物分析杂志》《中国中药杂志》《中草药》《中国现代应用药学》及《药物流行病学杂志》等；中国药理学会主办的期刊有：《中国药理学通报》《中国药理与毒理学杂志》《中国临床药理学与治疗学》及《医药导报》等；另外，其他常用的期刊还有：《中国药房》《药学服务与研究》《中国药师》《药物不良反应杂志》及《中国药物依赖性杂志》等。

自从周维书教授《现代医院药学》出版以来，有关医院药学的专著不断问世，为医院药学的学科建设奠定了坚实的基础（见表3-3）。

表3-3 有关医院药学专著一览表

专著名称	主 编	出版社	版 次	出版时间（年）
现代医院药学	周维书	中国医药科技出版社	1	1993
教材：医院药学	胡晋红	人民军医出版社	1	1996
医院药学	郑明新、高绪文	人民卫生出版社	1	1997
实用医院药学	胡晋红	上海科学技术出版社	1	2000
全国高等医药院校药学类规划教材：医院药学	张静华	中国医药科技出版社	1	2001
医药院校本科教材：医院药学	胡晋红	人民军医出版社	2	2002
继续教育本科系列教材：医院药学	张三奇	第四军医大学出版社	1	2003
实用医院药学	胡晋红	上海科学技术出版社	2	2007
供中等卫生职业教育药剂专业用：医院药学概要	彭丽红	人民卫生出版社	1	2008
供药学专业用：医院药学概要	张明淑	人民卫生出版社	1	2009
新编医院药学	孙世光、闫荟	军事医学科学出版社	1	2010

专著名称	主编	出版社	版次	出版时间（年）
医院药学	胡晋红	第二军医大学出版社	3	2010
医院药学	高绪文、郑明新	人民卫生出版社	2	2011
高职高专药学类专业"十二五"规划教材：医院药学	陈菲、蒋小林	化学工业出版社	1	2013

近年来，汤光教授、李大魁教授积极策划主编的"临床药学系列丛书"，2005—2006年已出版11本。由李大魁教授、彭名炜教授主编的中华医学会《国家级继续医学教育项目教材：临床药学》分册、全国《继续医学教育》系列培训教材"临床药学分册"也于2006年出版。赵志刚等中青年药师组织编写多本药学专著；同时将国外药学图书翻译出版，如金有豫教授翻译的《治疗学的药理学基础》、李大魁教授组织翻译的《澳大利亚治疗指南》系列（11本）、徐翔教授翻译《注射药物相溶性手册》（4本）、翟所迪教授组织翻译的《牛津临床治疗药物学手册》《马丁代尔药物大典》《英国国家处方集》等。

5. 评选国家临床药学重点专科建设单位

2010年12月，卫生部首次将临床药学学科与临床专科并行评选国家重点专科建设单位，按重点专科评审标准，评选出5家首批国家临床药学重点专科建设单位，分别为：北京大学第三医院、中南大学湘雅二医院、哈尔滨医科大学附属第二医院、郑州大学第一附属医院、上海交通大学医学院附属新华医院。

2014年1月，卫计委评选出第二批国家临床药学重点专科建设单位，分别为：四川省医学科学院、四川省人民医院、中国医科大学附属盛京医院、中山大学附属第一医院、华中科技大学同济医学院附属同济医院、华中科技大学同济医学院附属协和医院、北京协和医院、上海交通大学医学院附属第一人民医院、北京大学第一医院、北京医院、浙江大学附属第一医院、中南大学湘雅三医院、苏州大学附属第一医院。从而为医院药学学科建设增添了浓墨重彩的一笔。

三、医院药学学科的未来与趋势

（一）医院药学存在的问题与反思

1. 临床药师培养模式的困惑

纵观当前国内各类临床药师培养的方式及其内容，在培养模式上还存在着许多有待思考与商榷的问题。

（1）培养方式

我国临床药学人才培养有许多困难，其原因之一在于不能像美国那样有大批临床经验丰富的临床药师带教，我们教育陷入"是鸡生蛋，还是蛋生鸡"的困惑。这种方式培养出来的临床药师只能相当于美国20世纪60年代以医师为中心的医院药师（药师专家），想让这种模式培养出来的药师开展真正意义上"药学服务"还有很长的路要走。美国经验提示，跟在医师后面亦步亦趋，并不是临床药师的出路，临床药师的出路在于利用自己药学专业知识，敢于深入临床、向医师讨教用药问题、面向病人并全心全意地为患者的合理用药服务。但具备这种能力与勇气，必须要有规模化正规学院教育作为后盾且具备与医师相称的专业素质。

（2）培养地点

现在我国几乎清一色的是让学生到大医院去实习，培养"专科"临床药师，而社区卫生站与中、小型医院则成为"被临床药学遗忘的角落"。我国现在正在大力提倡社区医疗服务，急需"全科"与"特色药学服务"的临床药师。临床药师接触最多的是患者，工作能力应在患者面前体现。患者是临床药师与临床医师工作的交集点与目标人群。

（3）培养层次

社会对临床药师的需要是多层次的，应该说各个层次的临床药师人才都应有用武之地。药学实践本身就分为五种模式（或层次）：药物调配模式、药物信息模式、临床模式、患者自我监护模式与药学服务模式。我国目前培养"专科"临床药师，是想在某一个医学或药学专科培养能提供所有这些服务的"全才"。是否应转换一下思维方式，尽量培养在某些层次能提供最佳服务的临床药学人才，以获得临床药学工作的"专业化"技能？

2. 临床药师在医院的地位

我国关于临床药师的编制、职称、待遇、工作职责等一系列配套内容的管理制度尚未建立。一方面，长期忽视医院药学建设导致药剂科整体水平较低；另一方面，众多医院药剂科开展临床药学工作少，日常工作繁杂，条件设备差，使专业技术才能无用武之地，人员工作不安心，外流严重。

从医院管理者来看，初始阶段临床药学工作仍摆脱不了"投入多而产出少"局面。但与此同时，每位临床药师为胜任工作必须投入比别人多几倍的精力与努力，去更新自身知识；同时他们可能失去很多发表科研论文、申请科研基金、申报成果奖励等机会。如果其待遇得不能关注，难保他们能在自己岗位上安心工作多久。反过来，如果对其具体工作职责不能尽早明确甚至量化，那么管理者也无法真正了解临床药师实际工作效果与能力，更无法保证其全身心地投入到自身工作中去，势必会影响到我国临床药学工作的发展。

3. 临床药学工作的反思

30 余年来，我国临床药学进展缓慢，长期处于低水平徘徊，发展极不平衡；能够担纲临床药师角色的高级人才凤毛麟角。如果把临床药学与临床药学教育及人才喻为"釜"与"薪"，釜与薪本应搭配，可现状却是釜底无薪。为何釜底无薪？显然不能只责怪薪，这些现象应该引起对临床药学工作的反思。

（二）医院药学学科的未来

70 年来，我国医院药学已取得长足的进步，在认识程度、工作内容、研究方法及手段等方面都有较大发展，充分显示出医院药学在保障合理用药、提高医疗水平、减少药品不良反应（ADR）及杜绝药疗事故等方面的巨大作用。目前，医院药学的未来发展应该重视解决以下问题。

1. 抓紧医院药学的学科建设

医院药学作为独立的学科，不但有自身的基本理论，而且其教学、科研以及临床实践的内容正日益丰富。特别是随着临床药学的发展以及临床药师制的逐步实施，医院药学学科正在逐步发展成为一门走向临床的学科，将对整个医疗机构的整体发展产生非常重要的影响。

医院药学学科发展可实施的 4 个举措：①减少制剂；②走向临床；③细化管理；④加大合作。医院药学学科发展应重视的 4 项建设：①人才队伍建设；②组织构架建设；③药学部的现代化与信息化建设；④医院药学的内涵建设。

2. 完善临床药学的教育体系

要进一步提高我国的临床药学水平，首先必须有针对性地改革我国的药学教育。在专业与课程设置上，我国药学系毕业生缺乏住院医师临床轮转培训制度。与中国药学教育的学术化相比，美国的药学教育更加职业化。系统的临床基础知识、必要的临床实践、实用的分专科培养方向，使美国临床药师较早地接触与了解患者的实际需要，掌握与患者、医师建立信任及交流的技巧，具备充足的药学与临床知识。

在我国临床药学教育中，应突出"服务"与"责任"意识的培养，强调临床药物应用技能训练。实践环节是临床药学教育的重点之一，应加强与临床实践机构的联合，建设临床药师临床实践基地，增强教与学中的实践意识。临床药师的培养模式应当不拘一格，临床经验的积累比学历高低更重要。在现有人员中充分挖掘人才，进行普及性、提高性教育，并为临床药师的工作环境的改善创造更好的体制氛围。

3. 充实医院药学的内涵

医院药学应侧重于软科学研究，如循证药学、药物流行病学、药物经济学、药物利用研究、社会药学、药物信息咨询技术、计算机应用、科学管理等作为重要内容，以充实医院药学的内涵：①开展药物评价研究，以便对临床药物的安全性、有效性、经济性、适当性进行综合评价；②药物利用研究立足从整体上探求合理用药与纠正不适当用药，这是一项适合更多单位参与的新课题；③药物流行病学在评价药物安全性的方法方面取得明显进展，主要表现在风险探测、风险研究、风险评价、风险最小化等方面；④我国药物经济学研究未来发展趋势表现为：药物经济学分析方法将逐步由成本－效果分析向成本－效用与成本－效益指标过渡，将需要有更多的统计与计算机模拟方法应用于药物经济学的研究，国际上卫生技术评价领域普遍使用的模型，将逐渐被用于决策分析与敏感度分析中，药物经济学评价所涉及的要素、方法等研究将进一步细化与深入；⑤进一步认识药学信息咨询服务的作用，收集、整理、分析、反馈药物安全信息；掌握现代计算机及网络技术，开发适合临床药学需要的各类软件系统，提高临床药学信息咨询服务水平；探讨数据挖掘技术在医院药学中应用；⑥循证医学的发展趋势表现为：形成可供系统评价的证据，搜集、整理证据，进行系统评价，依据循证医学证据，制订新的临床诊疗原则，指导临床实践；⑦摸索建立适合自身的临床药学评价方法与评价标准；设计临床药学服务质量评价体系框架；⑧建立高警示药品目录，并对目录中药品的调配使用按照严格的章程进行管理；对所有接触高警示药品的人员进行培训，及时将应急处置等信息以书面形式告知，防患于未然；⑨开展计算机技术和信息技术在医院药学中的应用研究，研发"智能化用药监测系统"，实现数字化药房管理模式，体现现代化药房的建设与发展方向。

4. 开展医院药学的研究

医院药学研究包括：① TDM 的研究重点表现为：游离药物监测方法的研究，活性代谢物的研究，对映体的监测研究，生物药物与基因工程药物的 TDM 方法及代谢研究；②个体化给药方案设计：探讨种族差异与性别差异对疗效的影响；建立适用于中国人群用药方案与剂量调整的简便算法；③药物相互作用的研究应更多地注意代谢环节的相互作用；研究膳食结构与药物吸收、药品不良反应及药效的相互关系；④中药临床药学的研究包括：用药禁忌与复方配伍的研究，用药剂量的研究，中药品系质量的研究，合理炮制研究，传统剂型的改进与新剂型的选用；⑤其他：利用药物基因组学、代谢组学等新方法，开展基因多态性测；⑥探索个体化用药的分子生物学基础与临床合理用药方法；⑦选择预混型输液或床旁即用型装置，提高工作效率与患者的用药安全。

5. 推动相关法律法规建设

我国尚未出台完全针对医院药学服务的法律法规。通过对现有相关法律法规的对比分析发现，各项法律法规中关于医院药学服务的具体内容，均存在一定缺失，不够完备，扶持力度不够。虽然《医疗机构药事管理规定》的出台对药学工作开展起到一定的推动作用，但无相关实施细则，以至于在实施过程中标准不明、界限不清、产生众多阻碍。要积极推动立项起草《中华人民共和国药师法》，制定《临床药师管理办法》，促进药师履行自己的义务与权力，同医师一起完成对患者的药物治疗，使医院药学工作走上有法可依、有章可循地顺利发展。

6. 全面推进药学服务

药学服务理念的提出不仅是美国药学领域发展的里程碑，给中国的医院药学界带来新鲜的空气，使临床药学焕发出新的生机，大有取代临床药学的趋势。其推动力一方面来自医药科技的飞速发展，另一方面是来自医院药学工作者对自身命运的思考、对医院药学前途的重新设计。

（1）开展药学服务的标准方法

美国卫生系统药师协会（ASHP）关于开展 PC 的标准步骤为：①收集整理必要的病人信息；②确定药物治疗中出现的问题；③总结病人的健康需求；④确定药物治疗的目标；⑤设计药物治疗方案；⑥设计药物治疗方案的监测计划；⑦制订药物治疗方案并保持监测；⑧实施初始化药物治疗方案；⑨监测药物治疗方案的效果；⑩调整药物治疗方案。

（2）从事药学服务工作所应具备的知识与技巧

一般知识与技能：①药品基础知识与技能；②判断处方合理性的知识与技能；③药学信息检索与评价的知识与技能；④自我药疗的知识与技能。

关键知识与技能：①临床药学的知识与技能；② PC 的知识与技能。

外延知识与技能：①病理学与治疗学知识；②计算机及网络知识与技能；③人际交流与沟通能力；④其他相关专业知识，包括中医药知识、药物经济学、药物流行病学、循证医学、分子生物学与基因组学知识等。

（3）药学服务的实践

药师在执行 PC 时着重于解决三个任务：①发现与药物治疗有关的问题；②预防与药物治疗有关的问题；③解决与药物治疗有关的问题。按照斯特兰德教授的说法，这个流程被称为"药师参与药物治疗的流程"。

（4）药学服务在期待中前行

开展 PC 的困难：①临床药学教育滞后与临床药学专业人才缺乏；②医院药学发展相对缓慢影响并导致临床药学的现状；③临床药学在国内医疗单位还没有形成市场需求；④社会对合理用药需求的迫切性不高；⑤缺乏法律保障与行动指南。

开展 PC 的有利因素：① PC 是社会的需求；② PC 是医院药学发展的必然；③医疗保险体制改革催生 PC。

PC 的成效：Leape 等在《美国医学会杂志》（*The Journal of the American Medical*）上发表了关于临床药师参加深切治疗部查房的作用。ICU 病区查房时药师作为医疗团队中的一员参加可以降低开处方错误引起 ADR 事件的比率，从而保障病人的用药安全；Gatts 等报道，在对 181 例心衰病人的治疗中，随机化接受药师临床评估的干预组，与接受常规临床治疗的对照组比较，干预组所有病因的致死率与临床心衰事件显著低于对照组（4 : 16，p = 0.005）。

PC 的困惑：值得深思的是，迄今最大的研究 PC 成效的试验——IMPROVE 试验的结果并不乐观。虽然接受药师随访照看的病人满意度较高，但他们因症状控制不佳而必须接受急诊诊治的数量显著高于医师组。PC 的效果与效益无法被证实，是现阶段我国临床药学工作难以开展的主要原因之一。PC 质量评价指标体系的建立与实施，可以科学衡量 PC 的实施效果，并通过进一步的成本 – 效果评价证实其经济学价值；同时，也可作为临床药师薪酬计算的基础。药师能否真正摆脱调剂药品的习惯思维，真正负起病人药物治疗的责任，这需要时间与行动来证明。

（三）医院药学学科的展望

1. 关于医院药学未来的巴塞尔宣言

2008 年 9 月，第 68 届世界药学大会在瑞士巴塞尔举行，作为大会的一部分，由国际药物学联合会（FIP）医院药学委员会发起并经过两年精心筹备的首届"全球医院药学未来发展大会"同期举行，来自 98 个国家的 348 名代表参加，大会就医院药学实践与管理等问题达成 6 方面 74 项共识。

这些共识涵盖药品在医院使用过程的各方面。另外，关于药学人力资源与培训也有所表述。共识的开宗明义第一项就明确提出"医院药师的整体目标是透过审慎地、安全地、有效地、适当地及符合经济效益地使用药物，让病人的治疗效果臻于完善"。在所达成的共识中，药品安全是一个重要考虑因素。

2. 世界药学大会对医院药学发展的展望

在第 68 届世界药学大会上，国际药学联合会（FIP）主席 Midha 教授在开幕式致辞中，描绘全球药学事业的发展纲要，包含着对医院药学发展的展望：

（1）3 个首要任务

①为药学教育与实践建立高标准；②为人类健康提供可利用的人力资源信息；③提高药师与药学专家在公共健康、优良的药学实践及病人安全等方面发挥作用的意识。

（2）FIP 的未来使命

通过先进的药学实践与理论促进全球健康，以便能够在全球范围内更好地发现、发展、接近以及安全使用合适的、经济的药物。

（3）FIP 的 3 个战略目标与 4 个战术方法

3 个战略目标是：促进药学实践；发展药学理论；增强 FIP 在改进药学实践与理论教育中的作用。4 个战术方法是：建立建设性的伙伴关系；增加 FIP 在全球中的可视性；增加有效的沟通；为 FIP 完成其全球性任务而增加收入项目。

（4）FIP 对于健康的全球性视角 2020 年发展远景

提升药学实践与科学水平，使患者受益。

3. 我国医院药学发展的展望

我国医院药学的整体发展呈现六大变化：①观念变化；②环境变化；③人员流向变化；④人员构成变化；⑤重心的变化；⑥管理模式的变化。

2009年4月，国务院发布《医药卫生体制改革近期重点实施方案（2009—2011年）》。方案的出台给医院药师提出严肃的问题，使许多医院药学工作者困惑与彷徨，面临着药品零差率、药房托管或外包、医事服务费、医药分开等医改政策对医院药学本身带来的冲击与挑战，需要重新思考与定位。作为医疗健康服务团队中重要的一员，医院药师将在药品质量保证、药品供应、处方审核、用药指导、药物治疗方案设计、用药安全性监测、患者与公众教育等方面发挥作用，这既是药师价值体现的机遇，也是重大挑战。药师并非无事可做，而是有没有较高的素质与足够的能力去做。我们准备好了吗？我们有能力承担这些责任吗？

国务院发布的《深化医药卫生体制改革2013年重要工作安排》中第18项"继续推行便民惠民措施"将推行预约诊疗，优化就医流程；第21项"继续实施国家基本公共卫生服务项目"特别关注高血压、糖尿病等慢性非传染病的健康管理。这给PC开拓了更为广阔的服务空间。近年来临床药师也出现专科化趋势，临床药师除需要具有一定的医学基础知识与基础技能外，重要的是要具有厚实、渊博的药物与药物治疗知识与技能，并随时保持其领先水平，这样才有可能与临床医师产生互补性，在为患者服务中发挥实质性作用。实施临床药师专科化实质是药师利用专科化药学知识直接为患者提供PC，使临床药物治疗效果逐渐提高，缩短患者住院时间，使医院的经济效益与社会效益得到提高。

总之，作为21世纪的朝阳职业，医院药学具有广阔的发展前景与更多的提升扩展空间：PC突出"以患者为中心"，医院药师要面对病人提供直接的药学技术服务；随着我国医疗卫生体制改革的深入，合理用药的呼声日益高涨，医院药学正朝着朝气蓬勃的春天进发；医院药学工作者需要明确任务，制定规划，进一步促进我国PC的发展，缩短与国外先进水平的差距；通过增加与医护人员沟通合作，积极创造条件努力为病人服务，真正承担起病人药物治疗的责任；拓展医院药师的工作范畴，实现医院药师的专业价值，突出PC的知识服务及技术服务性质，真正使医院药学工作者成为21世纪医疗团队中不可或缺的一员。

第五节　微生物药物学科

20世纪40年代，青霉素的问世开创了人类抗感染化疗的新时代。我国随之于50年代初研究成功青霉素，1953年投入生产。同时在北京、上海、福建、四川等地建立了抗生素专业研究机构，开展新抗生素筛选及工艺研究。1958年建成亚洲最大的抗生素生产企业——华北制药厂，开创了我国大规模生产抗生素的历史。

20世纪60—80年代，随着全球抗生素研究进入全盛时期，我国抗生素事业也得到蓬勃发展。新抗生素筛选逐渐由随机向理性化定向筛选过渡，研究建立了相应的筛选模型，国外发现的新抗生素能很快由国内土壤微生物中筛选得到产生菌并实现产业化，基本填补了国内临床急需的各大类抗生素新品种的空白；同时加强了抗生素的创新性研究，获得一批重要成果。通过对众多抗生素新品种和全新抗生素系统深入的研究，培养造就了一大批抗生素研究和生产的科技人才，促进了各学科的全面发展与学术水平的提高，使我国具备了从发现新抗生素直至组织临床试用、推广工业生产全套的研究开发能力，是我国抗生素发展的黄金时期。

80年代后，抗生素研究随着国际发展趋势发生了重大转折，由传统的从微生物代谢产物中筛选具有抗菌、抗肿瘤、抗病毒抗生素扩展到作用于心脑血管物质、溶血栓、降血脂、酶抑制剂、免疫调节与生物应答调节剂、抗衰老物质等生理活性物质的研究。现代生物技术手段的采用、百余个定靶筛选模型的创建和药物分子的化学设计、高通量筛选体系的建立等，大大提高了抗生素等微生物药物研究的整体水平，并实现着由仿制向创新的转轨，抗生素学科拓展成为微生物药物学科。

一、抗生素学科建立的时代背景

1928年，英国亚历山大·弗莱明偶然发现了一株有抑菌作用的霉菌，限于当时的条件未能从中提取纯化出具有抑菌作用的物质。直到1940年霍华德·弗洛里和厄恩斯特·钱恩，从文献中找出了这个已被人们遗忘的发现，并从该类霉菌中分离获得了青霉素。

青霉素的问世及其惊人的疗效，开创了人类抗感染化疗的新时代，成为20世纪医学界最伟大的创举。随之世界各地的科学家掀起了筛选抗生素的热潮，1946年美国的沃克斯曼发现了链霉素，至50年代初头孢菌素、氯霉素、土霉素、红霉素等一批新抗生素相继诞生，抗生素作为国际医药科学的新兴领域，成为全球医药学研究的新热点。其中青霉素和链霉素发明人分别于1945年和1952年获得诺贝尔生理学或医学奖。阿维菌素发明人大村智和威廉·坎贝尔2015年获得诺贝尔生理学或医学奖。

我国最早开始接触、研究青霉素的时间，可以追溯到1941年。抗日战争期间，中央防疫处从北京天坛迁至云南昆明，1941年,《柳叶刀》杂志上发表的青霉素研究论文，引起汤飞凡的关注。他立即组建青霉素研究组，开启了我国研制青霉素的历史。

汤飞凡领导研究组成员魏曦、朱既明、黄有为、卢锦汉等，寻找、分离获得几十株青霉菌，并于1944年9月5日成功制得我国首批青霉素制品。期间，1944年夏，由美国留学回来的樊庆笙任新建血库的检验主任，并参加青霉素研究组的工作。由于当时国内医药工业基础几乎为零，工业化生产盘尼西林的愿望未能实现。1946年，中央防疫处迁回北京天坛西里。汤飞凡处长重建青霉素室，先后聚集了从欧美、日本留学归来的童村、马誉澂、许文思等专业人才，以及北京原有的科技骨干刘璞、黄大馪、徐尚志等，继续进行青霉素试制。1946年，美国医药援华会向中央防疫处赠送了一套小型青霉素制造设备，随即于1947年在青霉素室建成一个小型青霉素生产车间，使我国青霉素研制进入中间试制、小规模生产阶段。童村等研究用棉子饼粉代替进口的玉米浆进行发酵培养，马誉澂、刘璞等研制获得青霉素钾盐结晶，1950年初，成功生产出中国第一批结晶青霉素钾针剂。受到中央人民政府卫生部的嘉奖。

1952年2月，张为申等改用美国导师赠送的无色青霉菌株W–49 133，并对用棉子饼粉代替进口玉米浆发酵培养的工艺进行改革，使效价达到1600单位/毫克，结晶回收率可达90%且无色，大大降低了成本。同时齐谋甲采用进罐无菌空气的处理方法，成功解决了发酵罐染菌问题，使每周能生产100多支青霉素钾针剂，支援朝鲜战场。当时市场上一小瓶进口青霉素粉针剂售价为一两黄金，张为申和齐谋甲因这两项重大贡献同时获得北京市一等劳动模范称号。

中华人民共和国成立初期上海市市长陈毅亲自批准一笔费用，童村、马誉澂、许文思等先后调至上海筹建华东人民制药公司青霉素实验所，童村任所长，领导青霉素中间试验和工业化生产研究。1952 年国家规划在上海建立抗生素生产厂，1953 年将华东人民制药公司青霉素实验所扩建为上海第三制药厂，并在中国科学院、北京生物制品研究所等有关单位的协作下，研制成功我国第一批符合药典规定的青霉素钾盐结晶并正式投入生产，揭开了中国生产抗生素的历史。与此同时，还有蔡润生、王岳、阎逊初、戴自英、刘璞等学者纷纷在北京、上海、福建等地筹建抗生素研究机构，开展抗生素筛选、研究工作。

以上所提人物，为创建、发展我国抗生素事业，各展所长，是我国最早从事抗生素研究的先辈，也是我国抗生素事业的奠基人。

1952 年，戴自英编著的《临床抗生素学》、1955 年马誉澂编著的《抗生素》、1959 年张为申编著的《抗生素演讲集》先后出版。

二、抗生素机构的设置与布局

为适应国内抗生素研究、生产发展的迫切需要，在 20 世纪 50—60 年代相继在北京、上海、福建、四川等地建立了一批抗生素专业研究机构，地理布局基本合理，方向任务各有侧重。

（一）中国医学科学院抗菌素研究所

1956 年 1 月时任中央卫生研究院院长的沈其震决定在中央卫生研究院组建抗生素专业，由张为申领导筹建工作，于 1956 年以卫生部生物制品研究所青霉素室、中央卫生研究院微生物系细菌室、真菌室、药物系生化室等部分人员为基础，正式成立了中央卫生研究院抗生素系。随于 1958 年扩大成立了中国医学科学院抗菌素研究所，聚集了一批由欧美、苏联留学归国的科技骨干和国内院校毕业的新生力量；初步建立、健全了研究所的体制，成为我国第一个学科比较齐全、专业基本配套、力量比较雄厚的专门研究机构。主要方向任务是以从土壤微生物中筛选抗感染新抗生素为主。由于现代生物技术的发展和研究领域的扩大，1987 年，卫生部将研究所更名为中国医学科学院医药生物技术研究所。现拥有 400 多名科技人员、在读研究生和职工；拥有药用微生物菌种保藏中心、新药筛选实验室等 13 个研究室，形成了综合的新药研发体系，范围涵盖了药物研发从上游到下游的各个环节，包括：药用资源、药物靶点发现与鉴定、分子模型、药用生物技术、高通量筛选、药物化学、化学生物学、发酵工程、细胞工程、药效学评价、药物作用分子基础、毒理、药代、药剂学等。在抗感染、抗肿瘤和代谢性病药物以及生物技术药物的研发领域处于国内领先水平，部分工作处于国际领先水平。

（二）中科院上海药物研究所抗生素研究室

上海药物研究所于 1951 年从北京农业大学调进蔡润生先生筹建抗生素研究组，带领十余位年青科技人员，以从土壤微生物中筛选新抗生素为主要研究内容。20 世纪 60 年代，正式建立抗生素研究室，科技人员由十几位逐步扩展至 68 位，并建立了相当规模的中试车间。80 年代抗生素研究室被研究所撤销。

（三）上海医药工业研究院抗生素研究室

1953 年，在上海工业试验所内组建了研究抗生素的两个课题组，1956 年，成立了化学工业部上海抗生素研究所，1957 年，上海抗生素研究所与其他 3 个研究所合并成立了上海医药工业研究所，同时设立抗生素研究室。1960 年研究所更名为上海医药工业研究院，内设抗生素研究室。1965 年，上海医药工业研究院抗生素研究室搬迁至四川省成都市，成立了四川抗生素工业研究所。部分课题组留任上海医药工业研究院继续从事新抗生素的研究。上海医药工业研究院 2000 年 10 月转制为企业，现隶属于国务院国有资产管理委员会。抗生素研究室的方向任务主要侧重于选育抗生素高产菌株、研究抗生素生产工艺，同时也进行新抗生素筛选。经过多年发展，现抗生素工艺研究开发综合技术水平在国内处于领先地位，并在与国内各大抗生素厂开展广泛的课题协作中，为企业培养了大量从事抗生素生产的工程技术人员。

（四）福建省微生物研究所

1955 年福建师范学院化学系成立抗生素研究室，由链霉素的发明者沃克斯曼的博士毕业生王岳任主任，当时只有 2 ~ 3 个人。至 1975 年正式成立福建省微生物研究所，拥有 100 多名科技人员和职工。主要研究任务有：开展从微生物特别是从小单孢菌中寻找新抗生素、免疫调节剂和酶抑制剂等微生物药物的研究和开发。在由小单孢菌中成功获得免疫抑制剂研究方面处于国内领先水平。研究所为加速微生物新药开发和科研成果产业化，1999 年与外商合作建立了高新技术企业——福建科瑞药业有限公司。

（五）四川抗菌素工业研究所

1965 年，上海医药工业研究院抗生素研究室搬迁到四川省成都市，成立了四川抗菌素工业研究所，现隶属于中国医药集团总公司科技研发中心。以抗生素研究开发、生产技术研究及产业化为主要任务，是融科研、中试、生产、信息为一体的现代化医药科研院所。其研究内容涉及生物制药、化学制药、药物制剂、药品质量研究、药理毒理研究、药物信息研究等。

除以上主要研究院所外，其他还有：中国科学院微生物研究所抗生素室，由阎逊初负责抗生素菌种的分类、鉴别研究；刘璞筹建、领导的北京医药工业研究院抗生素研究室，从事抗生素工艺研究；由导师为青霉素发明者弗莱明的戴自英博士领导的上海华山医院，以及由吴朝仁领导的北京医学院第一附属医院，是最早负责抗生素临床试验的两个基地。

同时，为适应抗生素生产的需求，20 世纪 50—60 年代相继建成了一批抗生素生产工厂。

1953 年建成了我国第一座生产抗生素的专业工厂——上海第三制药厂，开创了中国抗生素工业的历史。此后经过多次改制、发展，于 2002 年 9 月，进一步改制成为多元化投资的上海医药（集团）有限公司。

1958 年建成亚洲最大的抗生素生产企业——华北制药厂，开创了我国大规模生产抗生素的历史，结束了我国青霉素、链霉素严重短缺和依赖进口的局面。后扩建为华北制药集团，并于 2009 年 6 月，通过资产重组并入国有特大型企业集团——冀中能源集团。

60 年代中期，为加强三线建设，我国制药工业布局有所改变。1965 年从上海第三制药厂、上海信谊制药厂抽调部分人员在四川制药厂内建成四环素车间，1969 年又建成青霉素发酵车间，使其成为西南地区以生产抗生素原料药为主的大型制药企业。

三、我国抗生素研究取得丰硕成果的黄金时期

20 世纪 60—80 年代，随着全球抗生素研究进入全盛时期，我国抗生素事业也蓬勃发展，紧跟国外研究步伐，抗生素从研发到生产均有了重要进展。一般来说，国外发现的新抗生素，我们在 3~5 年内就能由国内土壤微生物中筛选到产生菌并实现产业化，基本上填补了国内临

床急需的各大类抗生素新品种的空白，并开始了抗生素的创新研究，培养造就了一大批抗生素研究和生产的科技人才，是我国抗生素发展的黄金时期。

这一阶段的主要成果有：新抗生素筛选逐渐由随机向理性化筛选过渡，筛选目标定为国外已有、国内临床急需的新抗生素品种。

中国医学科学院抗菌素研究所分别建立了氨基糖类、大环内酯类、安莎类三种抗细菌抗生素的定向筛选模型，并在较短时间内筛选获得了灰黄霉素、曲古霉素、卡那霉素、巴龙霉素、核糖霉素、大观霉素、青紫霉素、麦迪霉素、螺旋霉素、柱晶白霉素、曲张霉素、康乐霉素等的产生菌；创建了精原细胞法初筛模型，找到了光神霉素、洋红霉素、争光霉素等抗肿瘤抗生素的产生菌；研究建立了抗流感病毒抗生素筛选模型，改进了组织培养方法，获得对流感和脑炎有效的新抗生素 1647 等。除个别品种，上述抗生素很快研制成功并推上工业生产、提供临床使用，填补了我国新抗生素重要品种的空白，创造了显著的经济效益与社会效益，分别获得省部级成果奖或科学大会奖。

周恩来总理对抗生素事业倍加关心，于 1969 年提出"抗生素要突破创新"，推动了研究所在定向仿制的同时也重视了创新药物的研究。这期间发现了我国第一个由稀有游动放线菌产生的结构新颖的全新抗生素创新霉素，1978 年获全国科学大会奖；由浙江平阳县土壤中分离出一株放线菌，其产生的主组分为博莱霉素 A5，定名为平阳霉素，是我国自主研发成功的第一个临床应用的抗肿瘤新抗生素，1982 年获国家发明奖二等奖。除从微生物来源筛选抗生素外，也开展了半合成抗生素与全合成抗菌药的研究，突出的成绩是 1971 年 6 月遵循周总理亲自下达的"要批判地吸收外国先进技术，研制甲烯土霉素"的指示，在短短一周内合成成功；同时为防治真菌感染和支援越南战场的需要，研制成功广谱抗真菌药克霉唑。这两个品种都很快投入了工业生产和临床使用。通过对上述众多抗生素新品种和全新抗生素全面系统地深入研究，促进了研究所各学科的全面发展与学术水平的提高，使该所具备了从发现新抗生素直至组织临床试用与推广工业生产全套的研究开发能力。

中国科学院上海药物研究所抗生素室先后筛选到抗肿瘤抗生素放线菌素 K、新霉素与制霉菌素 A-94 的产生菌，这三项工作均获得中国科学院重大成果奖。此后又相继筛选到抗肿瘤抗生素丝裂霉素 C 与阿克拉霉素、抗真菌抗生素金褐霉素、农用抗生素放线酮、抗鸡球虫病抗生素南湖霉素与海南霉素、抗寄生虫新抗生素梅岭霉素（与江西农业大学合作）、抗结核菌抗生素环丝氨酸、植物生长素赤霉素 A3 以及氨基糖苷类抗生素青紫霉素等。

上海医药工业研究院抗生素研究室，完成了链霉素、金霉素、四环素、土霉素、制霉菌素、多粘菌素、新生霉素、青霉素酶法制备 6-APA 等的全套生产工艺研究；研制成功我国第一代头孢菌素头孢噻吩；完成青紫霉素、庆大霉素、克念菌素、红霉素、青霉素、灰黄霉素、阿弗菌素、麦白霉素、赤霉素、杆菌肽、青霉素球状菌株、利福霉素、乙酰螺旋霉素、核糖霉素、托布霉素、西梭米星、青霉素 V、头霉素等品种的高产菌种选育。

福建省微生物研究所，发现抗肿瘤抗生素放线菌素 23-21，用于治疗恶性葡萄胎、上皮膜绒毛癌以及淋巴肉瘤、鼻咽癌等有一定疗效；后重点开拓小单孢菌研究，研制成功庆大霉素，为我国医药工业填补了一个重要空白，获得 1978 年全国科学大会奖。此后相继从小单孢菌中筛选并研发成功抗耐药性细菌的西梭霉素、福提霉素，均推向工业生产；20 世纪 80 年代，率先在国内研究成功新型免疫抑制剂环孢素并实现产业化，填补了一项重要空白，结束了我国抗排斥药物依赖进口的局面，为发展我国器官移植事业做出了重要贡献。

四川抗菌素工业研究所，首次筛选获得产生利福霉素 S 的小单胞菌 S-190，为利福霉素衍生物的研究开创了新的途径，先后研究成功其半合成衍生物利福平、新衍生物利福喷汀，为临床治疗结核菌感染做出了重要贡献。利福喷汀获国家技术发明奖二等奖。此外，采用细胞工程——原生质体融合技术，获得了麦迪霉素新菌种，使其产量提高 7 倍并推广工厂生产；研究成功青霉素绿色孢子丝状菌发酵工艺，解决了我国青霉素生产水平十年徘徊的状况；筛选得到抗肿瘤抗生素阿克拉霉素产生菌 77-3082 并推广生产。

这 20 年国内抗生素企业也得到迅速发展，较大规模的工厂已达 14 家，品种达 90 多个，产量合计 1700 吨，比 1958 年提高 20 倍。

随着我国抗生素事业的蓬勃发展，全国性学术交流也相应迅速开展：1976 年，四川抗生素工业研究所创办了全国性专业杂志《抗菌素》（后正式改名为《中国抗生素杂志》）；1977年，抗生素大型工具书《抗生素生物理化性质》出版；《抗菌素生产》《抗菌素生产工艺学》《临床抗菌药物学》《抗生素》和《β–内酰胺抗生素》等专业书籍也相继出版发行。

"文化大革命"后全国性学术组织纷纷恢复或成立，1981 年中国药学会设立了抗生素专业委员会，11 月即以此名义举行了第四次全国抗生素学术会议。自此，从 1964 年召开第三次全国抗生素学术会议后中断了 20 年终于得以恢复、延续，并结束了过去以两部一委（国家科委、化工部、卫生部）等不断变化的名义召开全国性抗生素学术会议的局面。这次会议上明确提出用"抗生素"一词取代"抗菌素"。此后抗生素专业委员会始终坚持了每年举办一次专题研讨会，每四年召开一次全国性抗生素学术会议，至 2013 年已召开了第十二次全国抗生素学术会议。为加强抗生素学术交流、促进抗生素事业发展做出了重要贡献。

四、"抗生素学科"发展为"微生物药物学科"

20 世纪 80 年代后，抗生素研究的科研方向随着国际发展趋势发生了重大转折，由传统的从微生物代谢产物中筛选具有抗菌、抗肿瘤等作用的物质扩展为筛选具有生理活性物质的研究。即由抗菌、抗肿瘤、抗病毒抗生素的筛选扩展到作用于心脑血管、溶血栓、降血脂、抗衰老等物质，以及酶抑制剂、免疫调节与生物应答调节剂等的筛选研究，从抗生素拓展为微生物药物。依据"没有新的筛选模型和方法就没有新药"的指导思想，更加重视了筛选方法和模型的设计，使体内外筛选模型和筛选体系的检测手段迅速增加；尤其近年来，随着人类基因组计划的研究进展和许多药物新靶标的发现，我国相关抗生素研发单位建立了百余个定靶筛选模型。新筛选模型的创建和药物分子的化学设计，已逐步由常用模式向酶、受体与分子水平发展；同时，高通量筛选体系的建立，各种分离分析技术的进步，光谱技术的发展，大大提高了抗生素等微生物产物研究的整体水平；在原有发酵工程的基础上相继开展了基因工程、细胞工程、酶工程的研究，使单纯从天然微生物的筛选扩展到采用现代生物技术手段，如采用活化沉默基因、基因重组、原生质体融合，以及酶促生物转化等手段筛选新抗生素；利用淋巴细胞杂交瘤技术产生单克隆抗体，并与抗癌药物等连接研制抗肿瘤"导弹"药物；以及利用细胞融合技术等提高抗生素的单位产量或获得新衍生物；等等。

这阶段取得的创新性研究成果最为突出的有：①以中国科学院上海药物研究所杨胜利院士为首的基因重组青霉素酰化酶的研究成果。该成果成为我国通过基因重组技术构建重组质粒、获得高表达的工程菌并应用于工业生产的首例，因此获得国家重大科技成果奖一等奖与香港亿利达奖。② 2003 年，由上海交通大学与国家基因组南方中心、华中农业大学、江西农业大学合作完成的抗生素药物基因工程实用化平台建设的基础研究，取得一系列成果，包括从链霉菌中分离出 8 个聚酮化合物基因簇、国际上首例聚醚类抗生素南昌霉素生物合成基因簇的结构组成、聚醚链形成和释放的机制以及整个抗生素生物合成组装的分子模型研究等。这是我国迄今在抗生素分子生物学领域最重要的贡献之一，在国际权威杂志上发表了 8 篇高水平论文，表明我国抗生素药物基因工程研究已达到本领域国际先进水平。③利用太空诱变育种技术，筛选得到摇瓶效价比出发菌株提高 91.5%、总效价达 14950 μg/mL 的泰乐菌素高产菌株，为工业化生产打下了基础。

这一阶段，相继发现了若干具有自主知识产权并有应用前景的新抗生素，如：中国医学科学院医药生物技术研究所甄永苏院士等研究的一类新药抗肿瘤抗生素力达霉素，它是迄今发现的活性最强的天然烯二炔类抗生素；王以光等利用分子生物学手段构建得到抗生素基因工程菌 WSJ-195，其产生的 1.1 类新药可利霉素已完成新药证书申报及生产现场的考核；博莱霉素类新成员 1 类抗肿瘤抗生素博安霉素，2004 年已获得新药证书；江苏微生物研究所研制成功一类新药依替米星；福建省微生物研究所研发成功疗效比环孢素强百倍、肾毒性低的新型免疫抑制剂西罗莫司，现产品已出口多个国家。

面对我国抗生素研究发展的新时期，有关专家在《中国抗生素杂志》上发表文章《从抗生素到微生物药物》《生物药物素及其寻找》，明确提出"将微生物产生的次级代谢产物中具有生理活性的物质，连同抗生素统称为微生物药物"。"微生物药物"一词在我国被正式使用，标志了我国抗生素研究进入一个开发微生物产生的有实用价值的生理活性物质的新阶段。

现代生物技术的应用在我国合成、半合成抗生素研究中也取得了重大进展和成果：最突出的创新性成果是，中国科学院上海药物研究所筛选并研究成功氟喹诺酮类抗菌药 – 盐酸安妥沙星，是我国首创的具有自主知识产权的新品种，与已有药物相比，其疗效与安全性都具有明显的优势；上海医药工业研究院王文梅等研究的半合成头孢菌素——头孢硫脒，是我国具有自主知识产权的 1 类新药，荣获 2005 年上海市科技进步奖一等奖、2006 年国家技术发明奖二等奖。同时，我国半合成新青霉素和新头孢菌素的研究，由于化学裂解法的改进和酶法裂解法的进展，使关键中间体 6-APA（6- 氨基青霉烷酸）和 7-ACA（7- 氨基头孢烷酸）的产量显著提高，促进了临床疗效更好、可口服、对青霉素酶稳定、超广谱等半合成新青霉素和新头孢菌素的迅速发展。先后研究成功并投产的新青霉素有：青霉素 V、苯乙青霉素、氨苄青霉素、羧苄青霉素、磺苄青霉素、氧哌嗪青霉素、苯唑青霉素、美洛培南以及酶抑制剂棒酸和氨苄青霉素合剂等；新头孢菌类抗生素包括第三代口服头孢菌素和第四代头孢菌素：头孢硫脒、头孢呋辛、头孢氨噻肟、头孢曲松、盐酸头孢吡肟、头孢泊肟酯、盐酸头孢甲肟、盐酸头孢他美酯、头孢美唑、头孢米诺、头孢替坦、头孢地尼、头孢克肟、头孢西丁、头孢哌酮、头孢拉宗等。

抗生素工业方面，现我国已有抗生素原料生产企业 200 多家，能生产 100 多种抗生素原料药，青霉素的产量已由中华人民共和国成立初期的 30 吨达到现在的 10 万吨，抗生素总产量已跃居世界第一位。我国生产的抗生素除满足国内需求外，还大量出口国外，由抗生素进口国变成了抗生素出口大国。

五、教育与人才培养

（一）中华人民共和国成立后开设抗生素专业的院校比较少

1952 年，马誉澂在北京医学院药学系开设抗生素课程；1955 年，沈阳药学院设置抗生素专业；1955 年，上海华东化工学院设置抗生素制造工艺专业。马誉澂调任主持该专业的建设与发展工作，并自行培养研究生，首位抗生素制造工艺副博士于 1961 年毕业。

（二）早期抗生素人才培养主要由研究单位办培训班进行

为加快寻找新抗生素，20 世纪 60 年代中国医学科学院抗菌素研究所等举办过多期新抗生素筛选技术学习班，面向全国有条件的抗生素研究、生产企业，接受技术人员培训。使此后主要的几个抗生素生产企业如石家庄华北药厂、上海第三、第四制药厂等相继设立了新抗生素筛选机构，掀起了国内抗生素筛选、研究的热潮。突出的成果如华北药厂筛选、研制成功抗肿瘤抗生素正定霉素。

（三）招收研究生自行培养人才

中国医学科学院医药生物技术研究所，1961 年开始招收微生物药学硕士研究生，自 1986 年开始招收博士研究生。据统计至 2015 年已培养博士研究生 340 名，硕士研究生 360 名。现在每年招收博士研究生 27 名，硕士研究生 28 名。

上海医药工业研究院，于 1979 年开始招收硕士研究生，1982 年开始招收博士研究生。此外，还设有博士后流动站 1 个。自 2000 年 2 月起，上海医药工业研究院与上海交通大学共建上海交通大学药学院，资源共享，提升了培养研究生的质量。

北京大学临床药理研究所，承担着北京大学附属的 7 家临床医学院本科生、硕士生与博士生临床药理学课程的教学任务，同时每年招收研究生 2～3 人。此外，自 1984 年起每年举办全国临床药理试验基地质量管理培训班，培训的临床药理专业人员已达数千名，其中大多数成为各研究机构主要业务骨干或负责人。GCP 培训班及临床药理学的教育实施与推广，为我国临床药理研究做出了突出贡献。

其他如四川抗生素工业研究所、福建省微生物研究所、沈阳药科大学、中国药科大学等也都招收和培养了一批微生物药物相关专业的硕士、博士研究生。

（四）通过开展国际合作积极培训、引进人才

人才是研究院所生存与发展的根本所在。20 世纪 80 年代初期，在新的发展形势下，我国打开了进行国际学术交往与科技合作的大门，中国医学科学院医药生物技术研究所相继与美国阿普强制药公司、日本北里研究所、日本大鹏制药公司等签订了合作筛选新抗生素、互派访问学者等协议。在此后 10 年里，该所中级职称以上科研人员基本上都具有了出国深造、合作研究或访问学者的经历，培养了各学科的学术带头人和科研骨干。其间，该所于 1986 年聘请合作单位日本北里研究所所长、中国工程院外籍院士、2015 年度诺贝尔生理学或医学奖获得者大村智教授为名誉教授，并设立了大村智青年科技奖，30 年来奖励了一批我国微生物药物优秀科技工作者。至 90 年代中后期，资深科学家相继到达或接近退休年龄，人才短缺现象逐渐突出，促使各单位重视并积极引进人才。如：中国医学科学院医药生物技术研究所实施了人才引进的系统工程，先后由国内外引进数十位相关专业人才，形成了新的科研和管理群体，为研究所带来了新的思想和流动的气息，有效改善了学科发展的状况。同时，加强了人

才的国际化培训，并在美国高校通过双方合同建立了比较稳定的人才培训基地，先后将几十位青年学者送往美国波士顿、亚特兰大、密执安、得克萨斯、加利福尼亚、新泽西、俄勒冈等地，以及加拿大、英国等国高校的实验室学习、工作，并建立新的合作课题。派出人员中大半已回到研究所，成为一线科研骨干和学科带头人。现在研究所已形成年龄结构合理、学科专业齐全、德才兼备、锐意创新的人才群体，其中有中国工程院院士、国务院学位委员会委员、长江学者、"千人计划"海外高级人才、国家杰出青年基金获得者、国家或部级"有突出贡献中青年专家"、"百千万人才工程"国家级人选、教育部新世纪人才、政府特贴专家、数十位博士生导师，等等。

六、国家对微生物药物学科的支持

我国政府和领导从一开始就对抗生素学科的建立与发展给予了高度重视和支持。1952年12月中央卫生部、中国科学院、中央轻工业部联合在上海召开了全国抗生素座谈会，形成了"创造性合作"的方针；1955年6月，在中国科学院学部成立大会上讨论并修订的中国科学院五年计划纲要里，抗生素研究被列为重点工作之一；1955年国内高等院校开始设置抗生素专业；1955年10月卫生部、轻工业部、高等教育部、解放军总后卫生部和中国科学院共同组织了全国抗菌素工作委员会，统一领导和协调我国抗生素研究工作。在周总理的亲自关怀下，于1955年12月在北京召开了第一次全国抗生素学术会议，邀请了苏联、波兰、保加利亚、罗马尼亚、日本、越南、印尼、缅甸、蒙古等国的学者参加。周总理接见了会议主席团成员和中外代表。

在1956年制定的《国家科学技术远景规划》中，抗生素被列为尖端科学之一，并做了全面具体的研究部署；1958年9月10日，卫生部依照毛主席的指示发出通知，因当时抗生素主要用于治疗细菌性感染，将"抗生素"改称为"抗菌素"。为进一步加强对抗生素事业的领导，1959年8月国家科学技术委员会成立抗菌素专业组。由卫生部钱信忠部长任专业组组长，中国医学科学院沈其震副院长任副组长，中国医学科学院抗菌素研究所所长张为申为主持工作的常务副组长。至此，我国抗生素事业步入了有组织、有计划、迅速成长的道路。

近年，微生物药物学科的不断发展，各主要研究院所、高校及大型制药集团得到政府经费资助的国家级科研项目不断增加，包括：国家重大专项，高技术研究发展计划（"863"计划），国家重点基础研究发展计划（"973"计划），科技部、高教部等的基础条件项目、攻关计划、重大国际合作项目，国家自然科学基金委重点项目，卫生部公益性研究，中组部的"千人计划"项目，等等；先后完善和新建了国家级的药物研究平台，包括20世纪90年代建立的卫生部抗生素基因工程重点实验室，国家新药（微生物）筛选实验室，21世纪后建立的国家药用微生物资源中心（2001年）、科技部新药筛选平台（2002年）、抗癌药物临床前药效学评价平台（2003年）、抗生素临床前药代动力学评价平台（2003年）、抗感染药效评价平台（2008年）、化学药物合成的关键生物技术（2008年）、抗结核药物靶标平台（2008年）等一批具有先进水平的技术平台；2007年，微生物药物国家工程研究中心正式落户华北制药集团，这是"十五"期间国家重点建设的23个国家工程研究中心之一；2008年，以石药集团、华北制药集团为依托，组织国内30余家具有较强研发实力的同类企业和高校、科研单位，联合组建了"国家抗生素技术创新战略联盟"，集约型研发模式正在新时代里萌生着；2014年，由中国医学科学院医药生物技术研究所牵头国内优势单位承担的国家"重大新药创制"科技重大专项顶层设计项目"抗 G– 耐药菌新药的发现研发"也已正式启动。

这些大平台、研发基地的建立使科研资源最优化，形成支撑我国微生物药物自主发展的创新能力与技术体系，无疑将加快实现我国微生物药物研究和医药产业由仿制为主向自主创新为主的历史性、战略性转变。

第六节 军事药学学科

1894 年，北洋政府在天津总医院设立学堂，专门培养军医人才；1908 年，陆军医学堂设立药科，为我国最早的高等药学教育机构，专门培养军事药学人才。其后经历了不同时期并得到发展。相关军事学科与药学学科的新理论、新成就、新方法在军事药学中得到应用，军事药学与药学学科交叉渗透发展，我国现代军事药学学科体系构建并完善，军事药学进一步形成军事药物学、军队药材保障管理学、军队医院药学等分支学科，解放军药学专业委员会、第二军医大学药学院、军事医学科学院、第四军医大学药学系等军事药学机构以及大量军事药学工作者在不同领域做出了显著的成绩，推动了军事药学的进一步发展。

一、军事药学学科的定义、范畴及主要研究对象

军事药学是研究军队平、战时条件下后勤药材供应保障，军队作战行动保证与军人健康保障，涵盖军队药材供应管理、军队特需药物研制使用、军队医院药学服务等内容的一门综合性学科。其范畴涉及药学科学的各个领域，如中药学、药剂学、药理毒理学、药物化学、药物分析、药事管理、药物情报、药学教育、军队药材供应（包括平时的预防与治疗药物和战役战斗药材保障等）以及药物科研、生产和药学史等，并吸收发展生物学、生物化学、免疫学、分子遗传学、心理学、信息科学、管理科学以及经济学等相关学科的理论和研究方法。它的研究对象既包括药物，也包括军队及其医疗机构或其他相关的对象。军事药学的主要内容体系包括军队药材供应管理、军事药物学、军事医院药学服务等内容，并随着药学科学与军事学科的发展而发展。

二、20 世纪军事药学科学及学科发展的趋势与重要变化

军事药学随着药学科学的发展而不断发展，作为现代药学科学的重要组成部分，国际化、专业化、军事化程度不断加深。国际药联设有军事药学分支机构，定期召开学术活动。中国人民解放军医学科学技术委员会下设药学专业委员会，中国药学会也下设军事药学专业委员会，促进军事药学学术活动，推动军事药学学科的发展。

军事药学的内涵从"关于防治特种及常规武器伤和防治军队特殊环境引发疾病所用药物的研究、生产、储运、供应和使用的科学"到"为军事服务，保障军队作战行动与保证军人健康的药学"。学科间的融合、技术协同集成越来越明显，涉及药学科学的各个领域，如中药学、药剂学、药理毒理学、药物化学、药物分析、药事管理、药物情报、药学教育、军需药物供应（包括平时的预防与治疗药物和战役战斗的药材保障等）以及药物科研、生产和药学

史等，并吸收发展生物学、生物化学、免疫学、分子遗传学、心理学、信息科学、管理科学以及经济学等相关学科的理论和研究方法。

军事药学发展的初期，主要任务是药材保障。在革命战争年代，经历了种种困难，建立了药材保障体系。1928年5月，红军攻克江西永新县城，获得五六百担药材，在茅坪附近的茶山源设立了红军最早的药材库。1931年11月25日，中华苏维埃共和国中央革命军事委员会成立，下设军医处，贺诚任处长，处下设科，其中材料科负责红军药材工作。1932年9月，中央军委决定总军医处改为总卫生部，贺诚任部长兼政治委员，原属各科改称局。药材局局长唐仪贞，下设生产采购科、保管供应科。1939年1月，八路军卫生材料厂（八路军制药厂）成立，李维祯任厂长。1948年12月，军委卫生部在平山西柏坡召开全军首届药工会议，制定了药材供应标准与工作制度，周恩来副主席到会作了指示。1949年9月15日，军委卫生部在北平召开第二届全军药工会议。朱德副主席到会指示，发展药学事业，争取自足，并考虑面对群众。1951年6月，中国人民志愿军卫生部成立，部长吴之理、军药处长郑文甫，在成川设立中国人民志愿军卫生部药材总库。

在军队药材供应管理学领域，它综合运用药学各学科专业的理论和方法，研究平时和战争条件下军队卫生保健所需药品的供应规律和方法，研制开发军队特需药品，解决军事环境下军队的卫生保健物质供需矛盾，以提高部队战斗力，保障部队指战员的身体健康。

在军事药物学领域，未来战争将会更加残酷，生物技术和现代药学科技的飞速发展为军事药物的研制提供了强大支持。药物作用新靶标、新机制的不断发现，生物技术、基因重组、组合化学、计算机辅助药物设计和机器人技术，生物信息学、信息技术、基因芯片技术、药物基因组学等新技术平台的应用，新药研究发现能力大大提高，为军事药学的发展注入新的活力，促进研制更加安全、有效、便捷的常规武器伤救治新药和制剂。对特种武器（核化生武器）及新机制武器等伤害的战场防护救治药物研究成为军事药物学的重要研究目标，阐明新概念武器的病理学和损伤机制成为研制相应的防护救治药物的重要基础。

当前需要加强军队特需药品的研究与开发。战时的精神紧张和劳累导致精神紊乱、身心病、腰腿痛、疲劳综合征等，航空、航天、海洋、沙漠、丛林、高山等特殊环境下出现冻伤、中暑、高山病等疾病，会造成部队非战斗减员，严重影响战斗力，迫切需要各种相应防治药物以及增强环境耐受力药物、防止认知损伤药物、针对睡眠环境恶劣的快速催眠药和快速催醒药等。

军事医院药学方面，自中国工农革命军成立起，我军医院药学发展经历了土地革命战争时期、抗日战争和解放战争时期、中华人民共和国成立后的经济建设时期3个发展阶段。在土地革命战争中，中国工农红军在极端艰苦的卫生工作条件下，在根据地逐步组建起卫生机构，组建医院药房，克服种种困难，保障医院和部队药材供应任务。军队医院药学体系初步形成。

在抗日战争和解放战争时期，由于部队员额迅速扩大，战斗任务频繁，战役规模越来越大，医院药房的药材保障任务也越来越艰巨，药材供应机构也不断完善，医院药房的保障能力也不断加强，药学队伍不断壮大，药房的管理制度逐步建立和健全，制剂的剂型、品种和数量不断增加，广大医院药学工作者有力地配合了各级卫勤保障工作，为抗日战争和解放战争的胜利做出了巨大贡献。医院药学体系基本形成。

中华人民共和国成立以后，尤其是20世纪80年代以后，医院药学从供应保障模式发展到药学技术服务，以及临床药学为核心的现代医院药学模式，军队医院药学发展到了新阶段。

在药物生产方面,战争年代,部队药剂工作者在十分简陋而艰苦的条件下,进行战地输液的配制以及利用当地中草药资源制备战伤救治用的制剂等,为抢救伤员做出了卓有成效的贡献。建国初期,遗留下来的药厂制剂照搬西方国家,质量标准较为混乱,1953 年 8 月《中国药典》出版发行后,我国有了自己的医药法典,使我国的药物制剂生产有了质量依据。改革开放以后,在整顿、规范制剂的同时,全国掀起了办药厂的热潮,军内也相应建立药厂。如第二军医大学药学系朝晖制药厂、第一军医大学南方制药厂、军事医学科学院四环药厂、北京军区天津天士力制药厂、第四军医大学科研药厂等,1998 年军队企业改制后为支援地方医药企业做出了重大贡献。

三、国家对军事药学科学技术研究的支持

军事药学是军事的一个组成部分,着眼于提高卫勤保障水平,保持和提升军人作业能力,保障战争与非战争军事行动,维护社会安全稳定,因此关乎国防和国家安全。国家历来对军事药学的研究高度重视,必须将军事药学放在国家安全的战略高度。

军事药学是在军事领域这一特定环境中的药学工作和科研学术活动,包括军队特需药品的开发研制、军队卫勤保障所需药品的储备和供应、平战时条件下军队医疗保健药品的研制与使用以及药品的监督管理等。涉及军事行动的医疗保障问题,军队特需药品的供应和使用,都由国家保障支持。作战部队常规药品的配备,对于特殊战争环境和武器造成的伤病需要的军队特需药品,在生产、供应、使用和管理时,把军事效益放在第一位,相关的研究、生产、供应保障纳入国家战略。我国政府在"十一五"和"十二五"期间均设立"重大新药创制"专项,其中针对军队特需药品研制单设保密专项,大力支持军事创新药物的研究,推动建立起一批集成或综合性的新药研究技术平台或关键技术。

中国人民解放军卫生工作贯彻"救死扶伤,人道主义,全心全意为官兵健康服务"的宗旨,有力地保障了部队作战、训练、作业、施工及科研等各项任务的完成。在国家强有力的支持下,我国军事药学得到迅速发展,为部队的卫生保障工作做出贡献。

四、大科学研究模式的产生及对军事药学学科的影响

当前世界政治和军事力量格局发生了重大变化,局部冲突与战争威胁始终存在,科技水平迅速发展,军事药学也在不断变革发展。军事药学在药学学科发展的背景之下,吸取相关理论与技术同步发展,适应时代需要,提高部队的卫勤保障能力,增强部队战斗力。

军事药学作为药学科学的一个重要分支,具有很强的综合性与应用性。战伤的复合化,疾病谱的多元化,无论是新药研制,药品供应保障还是医院药学服务,都不再限于单一学科的知识与方法,对于复杂的多元化的问题与任务,必须采用大科学的研究模式。药学各分支学科之间交叉与融合发展越来越明显,注重多学科协作,充分利用大科学研究模式的优势,利用各分支学科的先进技术与理论,发展军事药学。

五、军事药学新理论、新成就、新方法

军事药学在军特药研究、药材供应保障以及医院药学等方面发展了一些新理论、新方法,并取得了一些新成就。

（一）军特药研究

在军事药物学方面，随着高技术武器装备的发展，高技术局部战争条件下的致伤特点从单因素单途径单处杀伤向多因素多途径多处杀伤方向发展，从硬杀伤向软杀伤发展，以及造成心理创伤和心理失能等，而对伤情的认识从整体和脏器层面向细胞分子层面发展。另外，核化生武器也有了新的发展，高强度连续作战条件下心理与生理应激问题更加突出。对此研究形成了有关核生化武器损伤防治的新理论与新方法。通过运用新技术、新方法，以提高疗效，减小毒副作用，适合军队特殊用药需求为目的，研制新型药物递送、释药系统或药械一体的新品种。

（二）药材供应保障

在军队药材保障管理学方面，在军队平战时所需药材的供应体系方面形成独特的组织和实施方法，建立起完善的药材供应分类体系，分别组织供应，提供快速有效的药材保障。建立科学的药材储存补给系统、药材供应机构，推行医疗箱供应制度，提高野战条件下的药材保障能力。尤其是高科技条件下药材保障以及突发灾害事件的医疗救护药材保障。以多样化军事任务特点和要求为牵引，研究军队药材的需求计划、生产、储备、筹措、供应以及药材保障指挥，以提升药材保障力和效能、促进战斗力生成方式的转变。

美军的药材保障战略思想具有信息化程度最高的先进体系，为我军提供了药材保障比较研究的范式。美军将卫生物资（包括药材）视为"聚焦后勤"的重要组成部分，通过开发多种药材需求预测模型工具，采取合同招标、小公司激励计划等吸引地方科研力量参与特需药品新药创制。建立工业生产基地维系计划、主供货商制、供货商管理库存制、直接配送商制等多种模式和制度理顺军地联合保障渠道；建成联勤医药资产信息库、实现药材供需信息流畅、全资产可视化管理和计算机辅助决策支持。

我军传统的药材保障理论和工作模式创新，应当对多样化军事任务药材保障进行持续研究，推动军队药材供应理论、保障模式、管理手段创新，以适应后勤现代化建设需要，确保多样化军事任务药材保障，实现药材保障战斗力生成方式的转变。

实现多样化军事任务药材保障理论创新，涉及以下几个方面：①大规模作战药材保障的组织指挥、力量编成、职能定位、部署运用；②聚焦保障的理论和模式，优化药材供应资源配置方式；③非战争军事行动药材模块化保障的理论和模式；④民品动员机制，军民融合式药材保障政策和制度建设。

工作模式创新主要是开发多样化军事任务药材保障模拟工具。构建药材需求预测模型，分析多样化军事任务中药材需求总量和需求结构的影响因素，如伤员的创伤性质和创伤严重度、救治机构对伤员采取的救治措施和救治强度、卫生减员等，实现需求预测和计划拟定的智能化；开发基于地理信息系统的药材保障辅助决策系统，应用数据挖掘技术，整合需求信息、军地资源信息、药材临床消耗信息，模拟多样化军事任务药材供应链的动力学过程，针对不同需求规模下药材综合保障、应急保障、机动保障和持续保障的需求，制定保障时效性评价要素和优先规则，优化药材储备结构和布局、军队药材物流网点和配送规划，实现药材保障储备、筹措、供应和指挥等决策支持技术的信息化。

（三）医院药学

在军队医院药学方面，军队医院药局（药剂科、药械科）的工作模式已由战争年代沿袭下来的供应保障模式转变为以药剂学为核心的技术模式。20世纪80年代开始又逐步转向临床药学为核心的医院药学新模式。今后将进一步向以病人为中心的全面药学技术报务方向发展，形成物理药学、化学药学、临床药学及社会药学四方面的高级体系。

六、军事药学与药学学科交叉渗透发展

军事医学是在与药学学科交叉渗透、分化整合中产生发展的。它需要综合运用药学各学科专业的理论和方法，研究平时和战争条件下军队卫生保健所需药品的供应规律和方法，研制开发军队特需药品，解决军事环境下军队的卫生保健物质供需矛盾，以提高部队战斗力，保障部队指战员的身体健康。军事药学以任务与对象分，大致可分为军事药物学、军队药材供应管理学和军队医院药学。

军事药物学与现代药学学科融合发展的重点方向，对包括"三防"药品，以及镇痛、抗休克药物，心肺脑复苏药物，抗感染药物，创伤止血药物，战创伤免疫治疗药物，血浆代用品，烧伤治疗药物，军用营养制剂，野战环境所致疾病防治药物，战时精神疾病防治药物，军事训练伤防治药物，病毒性肝炎、流行性感冒、疟疾、战时营养缺乏病、战斗疲劳综合征防治药物，战时皮肤病防治药物以及战时化学、物理因素所致疾病防治药物的机制及创新药物进行研究，研制高效、安全、便捷、经济的军队特需药物。

七、我国现代军事药学学科体系的构建与形成

军事药学是军事医学的重要组成部分，是关于防治特种及常规武器伤和防治军队特殊环境引发疾病所用药物的研究、生产、储运、供应和使用的科学。它几乎包括药学科学的各个领域，如中草药学、药剂学、药理毒理学、药物化学、药物分析、药事管理、药物情报、药学教育、军需药物供应以及药物科研、生产和药学史等。军事药学有一般药学的属性，又有其特殊的军事属性——在应用领域、药品需求、供应等方面具有特殊性。在战争时期，军事药学以维护、恢复和促进军人健康，保存和提高战斗力为目的。随着军事药学的发展和医药科技的进步，军事药学已形成比较完整的体系，包括军事药物学系统（含军特药生产研制）、军队药材供应管理学系统、军队医院药学系统以及军事药学教育系统。

解放军药学专业委员会开展了大量工作。1960年全军药学专业组成立，黄鸣驹任组长；1985年11月，药学专业组升格为药学专业委员会，龙焜担任主任委员；之后芮耀诚、胡晋红、柴逸峰先后担任专业委员会主任委员。几十年来，委员会开展了各种学术活动，促进了军事药学的发展。

八、军事药学分支学科的布局

根据军事目的与任务，军事药学主要可分为军事药物学、军队药材供应管理学、军队医院药学等学科。

（一）军事药物学

军事药物主要用于防治特种武器及常规武器伤以及军队特殊环境引发的疾病，又可分为辐射防护药物、化学武器损伤防治药物、生物武器损伤防治药物、镇痛药物、抗休克药物、心肺脑复苏药物、抗感染药物、创伤止血药物、血浆代用品、战斗疲劳综合征防治药物、治

疗烧伤药物、军用营养制剂、野战环境所致疾病防治药物、战时精神疾病防治药物、军事训练伤防治药物、战时皮肤病防治药物、战时化学或物理因素所致疾病防治药物等。此外，病毒性肝炎防治药物、流行性感冒防治药物、疟疾防治药物也都是军事药物学需要研究的内容。疟疾是因感染疟原虫引起的传染病，如部队进入疟区，尤其是高疟区，可能遭遇疟疾爆发大量减员，所有事先应做好流行病学侦察，以服药预防与防蚊叮咬为主。

（二）军队药材供应管理学

军队药材供应管理学是研究军队平战时药材供应和药事管理规律的学科，是军事药学和卫生勤务学的组成部分，它研究在现代战争条件下，如何运用医药科学技术和管理科学的新成就，科学地组织军队药材保障，充分、及时并合理地为部队各级卫勤机构提供量足、质优的医药卫生器材，以维护指战员的身体健康和保障部队战斗力。具有社会科学与自然科学的双重属性。需要军事科学、后方勤务学、卫生勤务学和管理科学知识支撑。药材保障从军队自我保障向军地联合保障以及供应保障为主向供应保障与管理监督并重转变。1952年8月，总后勤部卫生部出版了我军第一部有关军队卫材管理的学术专著《军队卫生器材管理》。

军队药材供应管理学主要内容包括：药材标准和规章制度、药材供应组织、药材供应环节、药材学的有关知识、药材核算与统计、战斗（役）药材保障等。内容涉及军队药材管理体制及供应标准、药材预算、采购与核算、药材储备、药材仓库管理及各种条件下的药材保障等。

（三）军队医院药学

军队医院药学是以药学理论为基础，以确保军队医院平战时患者用药、保证药品质量、增进药品疗效、保障官兵用药安全、维护官兵身体健康为宗旨的一门现代技术和科学管理相结合的综合性应用学科。是与医院临床工作密切接触的药学工作，是军事药学及卫生勤务学的重要组成部分。军队医院药学业务范围广，涉及学科多，与管理学、药剂学、药理学、药物化学、中药学、临床药理学、治疗学、生物医学、临床检验学和临床基础医学等密切相关。它以药剂学和临床药学为中心展开的医院药事管理和药学技术工作，以保障医院医疗、科研、教学的药物供应，并以指导、参与临床安全，合理、有效的药物治疗为职责，在军队医院特定环境下的军事药学工作。军队医院药学的任务包括医院药事管理、调剂工作、制剂工作、药物检验、临床药学、药学信息工作、药学研究、战备药材的储备与管理、药学教育与训练等内容。

军队医院药学发展史，既是解放军医药工作和科技发展史的重要组成部分，也是我国医药发展史的重要组成部分。自1927年8月1日中国人民解放军建立，同年10月在江西宁冈建立红军第一所医院，随后相继建立了许多野战医院、基地医院和后方医院，积累了丰富的战时医院药学管理经验，我军医院药学随着军队的壮大而发展。在艰苦的战争年代里，革命战争造就了一大批医院药学科技工作者，为我军医院药学事业的发展奠定了坚实的基础。中华人民共和国成立以后，我军广大医院药学工作者在科学道路上开拓进取、不断攀登，使我军医院药学的组织机构不断完善，医院药学管理走向科学化、规范化、标准化；药品调剂、医院制剂、药品质量检验、临床药学、药物情报信息、药物科研等技术建设都取得突飞猛进的发展，为祖国医药卫生事业的进步，为保障全体指战员的健康做出了巨大的贡献。

军队医院药局（药剂科、药械科）的工作模式已由战争年代沿袭下来的供应保障模式转变为以药剂学为核心的技术模式。20 世纪 80 年代开始又逐步转向以临床药学为核心的新型医院药学模式。今后将会进一步向以病人为中心的全面药学技术服务方向发展，形成包含物理药学、化学药学、临床药学及社会药学四方面的高级体系。

1978 年 12 月，总后勤部卫生部颁发了《中国人民解放军医院药材工作制度》，对加强我军医院药材管理，促进医院药学发展起了重要作用。1984 年 9 月，《中华人民共和国药品管理法》颁布，一系列配套法规出台，同年第二军医大学药学系编写了《医院药局管理学》教材，并从 1986 年开始，主办了 8 期全军药械科主任学习班，我军医院药学工作也全面走上规范化、标准化和法制化管理。

军队医院药学已由战争年代沿袭下来的单一药材保障供应的模式逐渐向科技服务型转变，医院药学机构亦由过去的药局、药剂科逐渐向由若干个二级科室组成的药学部的方向发展，使之适应现代医院药学科学技术发展的要求，满足现代医学药物治疗高质量的需要。军队医院药学的迅速发展，对于临床合理、安全、有效地使用药物，避免药源性疾病和事故，进一步提高医院的整体医疗质量，保证全体官兵的身心健康，保持部队的战斗力具有重大意义。

九、军事药学研究机构与学科力量

军事药学因其独特的军事属性，研究方向和研究目的必须服务于国家军事战略需要。作为药学学科的分支，在具体某个药学研究领域中形成的中国学派与其他药学分支基本一致。

中国人民解放军药学专业委员会为中国军事药学的学术组织，作为中国军事药学的权威学派，于 1960 年成立，时称解放军药学专业组，1985 年升格为解放军药学专业委员会。在总后勤部领导的关心支持下，专业委员会引领全军药学工作者对军事药学的各个领域进行学术交流与探索，推动了我国军事药学的进一步发展。迄今共组织开展了 16 届全军药学专业学术会议。

军事药学研究机构主要集中在军医大学、军事医学科学院以及部队医院药学部门等。

中华人民共和国成立后，上海第二军医大学、天津第一军医大学、重庆第七军医大学均设有药学系（科）。1951 年军事医学科学院在上海成立，建有药物研究系。1955 年全国院系调整时将第一和第七军医大学的药学系（科）合并到第二军医大学建立药学系。与此同时各军区的军医学校均设有药学专业系（科），培养中级药学人才。解放军的药学教育目的明确，注重实际，采取高级与中级、干部轮训与新生同时培养，骨干队伍的不断提高和新生力量增补，同时并进，配套培养的方法。从战争年代到和平建设时期。培养了成千上万的药学人才，为革命战争和现代化国防建设做出了巨大贡献。

第二军医大学药学院前身可以追溯到创立于 1908 年的陆军军医学院药科。1949 年，第三野战军卫生部医学院、华东医务干部学校与国防医学院留沪人员，组成华东军区人民医学院，设有药科。1951 年 7 月正式命名为第二军医大学。

1954 年 4 月，中央军委发布《关于军医大学整编的决定》，将 7 所军医大学合并为 4 所，并于次年将第一、第七军医大学的药科合并到第二军医大学，成立药学系，黄鸣驹任主任，下设药物化学、生药学、药剂学、药政学等 7 个学科；1995 年，建成药学博士后流动站；1998 年成为国内首批药学一级学科博士学位授权学科；2007 年，药学一级学科提升成为国家重点学科。如今该药学院已经形成了自己的特色，重点研究方向包括军用特需药物研究、抗心脑血管疾病药物研究、抗肿瘤药物研究与抗病毒研究，成为全军唯一能培养各种层次药学人才的教学、科研单位。第二军医大学新药评价中心是国内较早开展新药安全性评价的研究单位之一，2006年11月通过国家食品药品监督管理局的检查验收，2010年通过"全军特需药品研究与安全性评价重点实验室"评审，有较深厚的安全性评价研究基础和较丰富的实践经验，建立了一整套严格的质量保证体系，完成160多个新药的安全性评价研究。

第二军医大学药学院是全军最早、规模最为齐全的能培养各种层次药学人才，培养军事药学人才的教学科研基地。全国军事药学专业委员会和全军药学专业委员会主任委员依托单位，也是全军药学教育专业分委会主任委员依托单位，全国高等药学教育研究会副理事长单位，是总参批准的唯一的医药专业"全军院校基础课实验教学示范单位"。在国内率先提出军事药学理念并付诸实践，最早编写《军事药学》《军队药材供应管理学》教材用于教学，是国内最早开展军队药学任职培训的单位。"十三五"期间担任9门国家规划教材的主编工作。

第二军医大学药学院的药学学科为国家一级重点学科，涵盖7个国家二级重点学科（药物化学、药理学、药物分析学、药剂学、生药学、微生物与生化药学、中西医结合临床）。国内最早建立药学博士后流动站（1995年），最早成为药学一级博士授权学科（1998年）的单位。

"十一五""十二五"期间，第二军医大学药学院承担国家"重大新药创制"科技重大专项及军队保密专项、国家"973"项目、国家"863"课题、国家科技重大专项、国家自然科学基金重点项目、国家杰出青年科学基金等重要项目多项。获国家自然科学奖二等奖1项，国家科技进步奖二等奖1项。

军事医学科学院是中国人民解放军的最高医学研究机构。1951年8月，军事医学科学院在上海成立，院长由宫乃泉兼任，建有药物研究系、化学研究系，两年后又成立了药理系。成立当年即试制成功丝虫病特效药（海群生）和结核病特效药（异烟肼）。1958年迁至北京，由药物、化学、药理三系合并成立药理毒理研究所，主要任务是适应军队现代化建设需要，以防化医学研究包括军事药学为方向，同时承担军事工业毒理学研究。

军事医学科学院下设卫生勤务与医学情报研究所、毒物药物研究所、卫生装备研究所等11个研究机构。毒物药物研究所设有精神药理学和新药评价、军事毒理与生化药理学、中药和神经免疫药理学、药物安全毒理学、药物制剂、药物代谢、药物合成、植物化学和药物毒物分析化学等研究室。获国家和军队科技成果奖130余项，特别在新药研究方面取得了显著成绩。该所1965年首次招收药理学和药物化学研究生，1981年被国务院第一批批准为博士学位授权点（药理学和药物化学）及硕士学位授权点（药理、药化、药分），随后扩展到药剂学，1998年国家批准为药学一级学科博士学位授权点，1988年国家批准军事医学科学院建立药学博士后流动站，1989年该所药理学被批准为国家重点学科。该所建有抗毒药物与毒理学国家重点实验室、国家应急防控药物工程技术研究中心、国家战略性药品创新及产业化平台、军队特需药品生产基地、国家北京药物安全性评价研究中心、国家食品安全风险评估中心分中心。该所主办的全国性刊物《中国药理学与毒理学杂志》和《国外医学药学分册》（现名《国际药学研究杂志》），在学术界有较大的影响。2014年1月10日举行的国家科技奖励大会上，军事医学科学院高月领衔的"中药安全性关键技术研究与应用"项目，获得国家科技进步奖一等奖。贺福初院士领衔的蛋白质组学创新团队获得国家科技进步奖创新团队奖。

第四军医大学于 1954 年由原第四军医大学和第五军医大学合并而成，原第四军医大学前身是创建于 1941 年的八路军晋西北军区卫生学校，原第五军医大学的前身是创建于 1935 年的南京国立中央大学医学院，招收培养医学学生。2000 年，该校开始招收药学、生物技术专业本科学员。

第四军医大学药学系于 2004 年 10 月在陕西西安成立，2010 年更名为药学院，2008 年获批药学博士后流动站，设有全军军用特需药手性技术研究平台、军事药学、军事生物工程药物、军事药物分析学、军事治伤机理研究等研究室。有中国工程院院士 1 人，获得国家、军队创新药物研究近 30 项，获国家、军队省部级科技成果奖 10 余项。第四军医大学军事药学专家长年从事新药、新制剂研发，针对高原部队唇炎高发现象，研发出具有预防和治疗双重作用的拥有自主知识产权的新药护唇膏，并列装于高原部队。还研出包含脱敏牙膏、保健牙刷等 8 种口腔防护药品器材的军队口腔防护便携集成包，为官兵常见应激性龋痛、溃疡、出血、牙周炎等口腔疾患提供了便携、高效的一站式解决方案，产品受到应用部队的肯定。特别是"防泡鞋垫""寒区防冻霜"等项目已经在相关部队使用，"敏净"列装部队效果良好。主编了《军事药物学》，在学术界有较大的影响。

十、军事药学家在不同时期所关注的主要问题及相关工作

军事药学既是一门军事医学的分支学科，也是药学学科的一门分支学科。不同时期，军事药学家关注的问题及承担的工作任务具有明显的时代特征。

革命战争时期，军事药学家主要关注的是军队药材的保障供应。中华人民共和国成立后，军事药物的研究、军队医院药学工作、军事药学教育等均得到关注与发展。

生药学家关注的是如何应用中草药为军事服务，如何提高生药的资源与品质。20 世纪 60 年代第二军医大学药学系李承祜组织编写出版中国第一部《中国药用植物图鉴》。60 年代末军事医学科学院毒物药物研究所为战备需要调研编写了《几种茄科中草药在治疗神经性毒剂中毒方面的应用》，绘制成彩色图谱推广各地，平战时均可应用。80 年代初海军卫生部组织编写了《122 种中国药用海藻资源与鉴定》一书。2012 年，302 医院肖小河等编写出版了《中国军事本草》，对可用于军队野外生存的中草药进行了系统介绍。2013 年，第四军医大学药学院王玉琨、罗晓星等编写出版了《军事药物学》，针对各种战伤和军事特殊环境引发的疾病、伤痛而进行的药物防治进行了介绍。

在天然药物化学研究领域中，我军科技工作者广泛协作、集体攻关，分离了大量的活性化合物，为军队服务。此外，在药物分析、药理学、药物化学等方面均取得了重要进展。

在医院药学领域，中华人民共和国成立后，我军医院药学工作，渐渐从经验管理到规范化管理以及科学管理。20 世纪 50—70 年代，军区总医院、中心医院、驻军医院、疗养院均编设药局，负责全院药品器材的筹措供应管理工作，属于供应为主的传统经验管理模式。一般分设调剂室、普通制剂室、灭菌制剂室、中药室、药品检验室、库房和器械修理组等几个部门。

20 世纪 80 年代开始，军区总医院、中心医院分设药剂科和器械科，实行药械分开管理。医院药学工作的组织形式也有了较大的变化，医院药师参与临床用药，开展了临床药学工作，医院药学工作从传统的供应保障服务逐步转向药学技术服务的模式。因此。在药剂科的组成

中增加了临床药学室、药学情报资料室和药物研究室。1990年以后，解放军总医院、军医大学的附属医院如南方医院、西京医院和长海医院以及北京军区总医院先后成立了药学部，使其成为与医务（教）部、护理部平行的医院职能部门。

在新的历史条件下，为贯彻我军新时期战略方针，大力加强军事药学学科建设，全面提高应对多种安全威胁，执行多样化军事任务及非战争军事行动的药材保障能力，我国的军事药学工作者立足于现代化高科技战争条件下的卫勤保障，以保证平战时军事人员健康，保障部队战斗力为目标，瞄准世界领先水平，发展军事药学。加强现代化高科技战争条件下各种战伤救治药品的研制开发。

在军事药物学领域重点关注军队特需药品包括常规武器伤救治药物和制剂的研究，加紧开发核化生武器损伤的防护药物，提高抗核化生武器伤害的整体能力，加强对新概念武器损伤防护救治药物的基础应用研究，开发研制更加有效的防治传染病和虫媒病的药物及其制剂，加强恶劣环境的防护保健药物研发，包括防治高山病的药物、防治潜水病的药物、防治冻伤的药物等，另外还有提高军事人员对特殊地理环境、特殊作业和作战环境耐受力的保健药物。此外要解决战争条件下的合理用药问题，重点研究如何以有限的医药资源，发挥尽可能大的战场救治效能。

十一、军事药学学科在我国政治格局以及国民经济发展进程中的地位和作用

军事药学是药学、中药学、管理学、军事医学交叉学科，是研究军队特需药品创制、多样化军事任务药材保障、军队药事管理、军事药学教育的一门特殊科学。军事药学为军队卫勤保障提供物质基础，为多样化军事任务提供药材保障理论支持，为军队药学事业发展提供人才，对战斗力的生成巩固和恢复提高具有重要作用。新时期核心目标是全面提高遂行多样化军事任务药材保障能力。

军事药学作为军事医学的一个部分服务军事卫勤保障，无论是军事药物研究、药材供应保障还是军队医院药学服务，首先要满足国家新时期军事战略要求，为国家国防安全和维护政治格局服务。

军事药学作为药学科学的一个分支，与国民经济关系密切，90%左右的军用药物可以民用。有很多民用药物因为军事目的而首先在军事药学中得到突破。外科的发展，尤其是创伤和烧伤外科的发展，各国都是在军中先行。外科的基础之一是麻醉、麻醉药、愈创药、止血药、止痛药、抗休克药等外科用药及很多抗感染药，都是在军队中首先研究和应用成功。军事药物具有要求高、时间紧、集中力量协同攻关而成的特点。在军用药物向民用推广方面，各国都有不少成功的例子，如多种解毒药，抗休克的高渗盐溶液、复苏溶液、无基质代血浆以及高效镇痛药二氢埃托啡等。

很多军用药品和器械已成功地用于我国灾害医学和特殊医学的需要中。如：超低容量消毒剂喷洒技术，用于唐山地震后的卫生保障，防止了大灾以后的大疫，防严寒、防日晒药，成功地用于南极考察；辐射防治药，用于核事故应急处理；各种解毒药用于特殊中毒抢救等都取得了很大的成功。通过军事药学研究突破，民用推广，以军助民，提高军用和民用药物研究和应用水平，也促进了国民经济发展。在2008年汶川地震救灾中，我军部队在24小时内

紧急筹措供应了大量救灾药材,包括第二军医大学药学院军特药中试基地研制的高原护肤霜与长效驱蚊霜。

此外,和平环境中一些特殊药品保障问题很难通过民用药物研发储备,需要通过军事药学途径。如特殊病毒防治、灾害医学药材保障等,因时间急、任务重、需用量大,往往需要依靠部队救灾,通过军事药学的途径才得保证。军事药学在灾害医学救治中,过去曾做出很大的贡献,今后仍将发挥更大的作用。

其他军事医药学,如防原医学向肿瘤和血液病治疗的发展,防化医学向化学中毒防治和神经精神系统疾病防治的发展,防生物战医学向传染病防治的发展,野战内、外科和卫生勤务向急救医学、灾害医学的发展,航空、航天医学向太空飞行医学保障的发展,航海医学向海洋医学、水下作业的医学保障的发展,也促进了相应药学研究的发展。

军事药学应战争的需要而存在和发展,为了捍卫国家利益,维护人民安全,军事药学工作者义不容辞地担负起随时准备响应祖国召唤,应对任何战争的工作。为了更好地履行保家卫国的军队职责,必须大力发展军事药学。我军军事药学的发展要贯彻新时期军事战略总方针,瞄准国际前沿水平,立足现有装备和技术,着眼药材保障和医学技术发展的需要,突出重点,平战结合,超越发展。

十二、军事药学学科成果产出的统计分析

中华人民共和国成立以来,我国在军事药学各领域取得了一系列的成果,对有效方剂、有效成分的提取工艺进行研究,对止血剂、镇痛药、抗疟药、化学武器抗毒药、急性放射病防治药等的研究均取得突破。

1958年,为解决福建前线部队防治肠道疾病所需的大量小檗碱,第二军医大学药学系组织全系教授专家集体攻关,一周内攻下了用水提法取代醇提法的难关,并得到全国推广。在毒物分析化学领域,黄鸣驹于1957年编著《毒物分析化学》,并先后提出了碱性含氮毒物的两种快速分离鉴别方法。

1978年7月28日,河北唐山地区发生里氏7.8级强烈地震,我军在军委统一领导下,共派出283个医疗队、6个防疫队、5个野战医疗所、3个野战医院,共8000余人参加抗震救灾卫生保障工作。军队医院收治灾区伤员2.2万余名,军队发往灾区药材18540箱,约375吨,价值2549403元。

20世纪60年代,第二军医大学药学系抗疟研究组(简称523组)编写了专著《抗疟药物化学》,开展哌嗪氨基氮杂环衍生物的合成及其抗疟作用研究,研制抗疟新药羟基哌喹获军队科技成果奖一等奖及国家技术发明奖二等奖。与上海医药工业研究院、军事医学科学院协作攻关研制成功口服预防用药"防疟片2号",口服长效药"防疟片3号",均获1978年全国科学奖。军事医学科学院邓蓉仙等在合成了近200个抗疟化合物的基础上,创制了一类新药本芴醇。秦伯益等研制了高效镇痛剂二氢埃托菲。

空军航空医学研究所詹皓主编的《航空药理学》,主要内容包括航空药理学概论、中枢兴奋药、镇静催眠药、抗运动病药、组胺 H_1 受体阻断药、抗高血压药和降脂药、飞行人员保健药、神经毒剂防护药物与防辐射呕吐药等飞行人员的合理用药问题。

由海军医学研究所研制成功的抗晕新药——速效抗晕胶囊和戴胺宁缓释胶囊,起效快,

维持时间长，对于海上舰只作业人员是较理想的抗晕药物。

其他如甘草褐藻酸胶类止血剂，复方甘藻止血纱布，适用于平战时各类创伤、战伤，烧伤等所致的大出血。

第二军医大学药学院自1979年以来，在国内首先进行了多种结构类型的抗真菌药物的合成及生物活性研究，先后研制了酮康唑、氟康唑等一系列抗真菌药物，在军内和地方特别是南方边防部队防治真菌感染方面取得了显著疗效，尤其是复方酮康唑霜可有效医治南方炎热潮湿地区部队的皮肤真菌感染。2006年，军队特需药品研发与中试生产基地在第二军医大学药学院建成。

通过对现用药物作用机理的深入研究和临床治疗实践，开发出新的适应证，防治恶劣环境引发的疾病。如用钙拮抗剂、吗啡受体阻断剂治疗高原肺水肿，复方党参片降低高原地区部队人员头痛发病率，口服山莨菪碱与α受体阻断药苄唑啉组成的复方可提高皮肤表面温度，预防冻伤。

1986年3月，军事医学科学院成立新药研究中心。1991年军事医学科学院毒物药物研究所于成立"全军毒剂毒物检测中心"，并于2007年12月正式挂牌，成为国际禁止化学武器组织指定实验室。使我国成为继美国之后世界上第二个同时拥有两个指定实验室的国际禁止化学武器公约缔约国，标志着我国军事分析化学及化学毒物分析检测技术已经达到世界先进水平。

此外，我军药学科研人员从解决平战时部队的卫生保健需要出发，在常规武器损伤，包括创伤止血、止痛、液体复苏、休克防治、感染控制、创口愈合、器官衰竭防治等方面取得了系列成果，如战伤手术用的中药麻醉剂、肌松剂、催醒剂，抗休克用的各种晶体和胶体液，治疗伤口的止血、止痛、抗感染和防血吸虫病药物取得不少进展。针对核、化学、生物等武器伤员所急需的防治药物的研制也取得可喜的成绩。先后研制开发本芴醇、磷酸萘酚喹、盐酸苯环壬酯、盐酸戊乙奎醚、促肝细胞生长素、盐酸二氢埃托啡等国家一类新药。

在处置突发公共卫生事件和军队疾病防控药物方面，继2005年研制抗禽流感新药"军科奥伟"之后，又自主研制成抗甲型H1N1流感病毒新药"帕拉米韦三水合物"，不但可克服达菲的耐药性，而且体外实验对甲流病毒疗效远优于达菲。

军队中心医院以上的医疗单位都建立了药物情报资料室，1987年召开的首届药学情报学术会议，建立了药学情报网。同年11月，总后勤部卫生部第一届药品审评委员会成立。

在军事药学教育领域，第二军医大学药学院在国内率先构建了适应新军事变革需求的军事药学人才培养体系，对新时期军事特色药学人才培养模式进行研究与实践。建设一批国家精品教材、精品课程、优秀教学团队。组织实施了全军医院药事管理、军队药品监督员、全军药材仓库保管员、军队各系统药学专业知识与技能培训。构建了军事药学多学科教学训练基地，对药学后期专业基础及专业课程如生药学、药物化学、药理学、药剂学和药物分析学进行综合性实验训练，加强对军队特需药品的发现筛选、质量评价以及制剂研究方面的经验。

适应军事后勤现代化建设需要、转化战斗力生成方式，发挥已有的学科优势和学术特色，不断追踪国际药学学科发展前沿和现代高新技术，深入研究人才培养规律，根据健全军队院校教育、部队训练实践、军事职业教育三位一体的新型军事人才培养体系目标，构建适应军事药学发展需要的学历教育和任职教育人才培养模式。

十三、军事药学学科人才培养及评价机制

新形势要求军事药学人才在保卫国家领土完整和安全、反恐怖袭击、应对各种突发公共事件、抗击重大灾害等医学救援中，具有高效快速的药材保障水平，能更好地适应社会发展和部队建设的需要。

要对军事药学专业人才培养模式进一步优化。在学习通用药学课程的基础上，提高军政素质，培养德、智、军、体全面发展，掌握药学专业核心知识和技能，熟悉军队药材保障供应和突发公共事件药材保障供应特点，能适应军队和国家医疗卫生事业发展需要的专业人才。

军事药学作为药学学科的一个分支，有药学学科共有的属性，同时作为军事学科，有其特殊性，必须服从国家统一战略，服务于军队保障为宗旨。有关资源分配、评价机制、奖励机制也须围绕军事用途与军事意义为主。

十四、军事药学学科发展展望

军事药学无论在战争年代还是和平时期都有它独特的作用。未来战争的类型可能会有多种。从局部冲突到全面战争，从传统武器到现代化武器（如 X 线激光武器、激光束、粒子束或微波束等定向能武器），都将试用于未来战争中，这对各种武器损伤的药物防治研究也提出了新要求。

特殊环境下的军事作业也对军事药学提出了新的要求，如在潜艇、坦克、航天器的密闭舱中，人体会受到噪声、振动、高温或低温的影响，会受到氮氧化合物、一氧化碳等有害气体的损害。驾驶员也会受到速度、冲击、噪声、振动、气流吹袭、电离辐射、非电离辐射、缺氧、高低温等物理化学因素的损伤。因而对军事特殊药品和装备也提出了新要求，成为军事药学需要研究和解决的问题。

在生物武器伤防治方面，各国都密切关注基因工程的高毒性产品，其杀伤力将大大提高，对生物武器伤害防治药物的研究将再度成为热点。随着许多致病机理在分子水平得到阐明，通过三维靶结构和活性部位解析及计算机辅助设计将用于研发高效低毒的军事用途药物。

未来一段时期，军事药学的发展战略将紧紧地服从于国防发展战略和军事医学发展战略和国家经济发展战略，始终坚持以军事斗争卫勤准备为龙头，本着"着眼实战，紧贴实际，注重实效"的原则，做好军事药物的研发、药材的供应管理和部队医院药学工作，做好军用药物的战时应急和平时储备。

由于国际竞争的加剧及世界格局的变化，局部战争的威胁始终存在。我国的军事药学应始终立足我国国情，面向未来，以打赢战争目的，以军为主，军民结合，发展军事药学，研制出高效、速效、低毒及高质量药品，做好平战时的药材供应管理和医院药学工作。

第七节　药物流行病学学科

药物流行病学是研究药物在广泛人群中的效应及利用的科学，是将流行病学的方法用于临床药理学研究的学科。从 20 世纪初到 20 世纪 80 年代，世界多个国家陆续发生过一系列严

重药害事件，特别是围绕沙利度胺导致的"海豹肢畸形婴儿"等事件开展的一系列流行病学研究，催生与促进了药物流行病学学科的创立。1985 年，第一届国际药物流行病学大会召开，标志着国际药物流行病学新学科的正式创立。

20 世纪 80 年代初期，我国医药界已开始关注上市药品安全性及有效性再评价。此间，温州医学院郑荣远等进行的"散发性原因不明脑炎"病因研究是我国开创药物流行病学研究的重要标志之一。

1992 年，《药物流行病学杂志》在武汉创刊。1994 年《药物流行病学杂志》杂志社发起，向中国药学会申请组建中国药学会药物流行病学专业委员会，于 1995 年获中国药学会和中国科协批准成立。1996 年，我国第一部《药物流行病学》专著出版。这些是我国药物流行病学学科创立和发展的重要标志。

1984 年，我国始开展药品不良反应监测，2011 年我国《药品不良反应报告和监测管理办法》正式实施，标志我国药品不良反应监测工作步入法制化轨道。药物流行病学研究在我国药品不良反应监测工作中逐步成熟，并已成为上市后药品再评价和保障用药安全的重要方法。

2003 年中国药学会药物流行病学专业委员会经民政部批准正式成立，桑国卫任主任委员。专委会成立以来开展了丰富多彩的学术活动，各地委员积极开展学术研究和专业知识传播工作，推动了本学科的发展，促进了临床合理用药。2015 年 10 月，在武汉召开了第四届中国药学会药物流行病学专业委员会会议，选举产生了专委会新一届领导班子。曾繁典担任名誉主任委员，詹思延当选本届专委会主任委员，毛宗福、文爱东、方世平、辛华雯、蔡卫民当选专委会副主任委员。

近些年来，药物流行病学研究领域不断扩大，从最初的不良反应监测扩大到药品不良事件监测，进一步发展到药物警戒和风险管理；从强调药物利用扩大到药物的有益效应、新上市药物不明效应筛选、药物效应与生命质量研究、荟萃分析与循证药学、分子药物流行病学以及药品注册登记与治疗结局等真实世界研究领域，在保障公众健康方面发挥了重要作用。

一、药物流行病学学科的定义、范畴及主要研究对象

临床药理学是研究药物对人体效应的科学，它的宗旨是合理有效地使用药物，强调个体化的给药方案。药物流行病学可提供大量有关药物有益和有害作用的信息，给出个体化用药的更科学的药物风险 / 效益评估。

药流行病学是研究人群中疾病的分布及其影响因素的学科。初期，流行病学研究传染性疾病，即流行病。其后，流行病学涉及群体的慢性病的研究，形成临床流行病学。药物流行病学采用的是临床流行病学的有关技术和方法，以研究药物的效应和利用规律。总之，药物流行病学是联系临床药理学与流行病学的桥梁，是应用流行病学的理论与方法研究临床药理学问题的新兴学科。

药物流行病学的研究主要的应用于药品上市后阶段。虽然近些年来药物流行病学研究领域有所扩大，但其重点仍是药品上市后监测及再评价。

药物流行病学研究可补充上市前研究所得信息，它可以包涵未参与药物上市前临床研究的特殊人群，如老人、儿童、孕妇等，可观察到因其他药物和疾病干扰而出现的药物效应。药物流行病学还可获得上市前研究不可能得到的新信息，如在现实医疗环境下药品的治疗效

果及不良反应发生概率、发现新的药物不良反应或有益效应，了解大范围人群中药物利用情况，对药物使用情况进行经济学评价。

二、国际药物流行病学学科的创立和发展

（一）国际药物流行病学的萌芽阶段

20 世纪初，世界多个国家陆续发生过一系列严重药害事件（Severe Drug Event，SDE），如美国破伤风疫苗（1902 年）、二硝基酚（1934 年）和磺胺酏剂（1937 年）等事件，曾导致大量用药者的残疾与死亡。这些事件增进了医药界对药品作用两重性的认识，引发了社会各界对药品安全的重视与思考，萌发在国家层面上制定和实施预防和控制严重药害事件的药品监管法规。

1906 年，美国国会针对当时市场伪劣及虚假标识食品和药品的泛滥，颁布了最初的药品法规即《纯净食品和药品法》（*Pure Food and Drug Act*）。依法遏制假冒伪劣药品的制造与销售，从一定程度上减少了药害事件的发生，保护食品药品消费者的权益。为了防范药害事件，1938 年美国通过《食品、药品和化妆品法》（*Food，Drug，and Cosmetic Act*），首次提出新药上市前需做临床前毒性试验，药品标签上需有明确的安全使用说明，还要求制药企业在药品上市后收集该药安全性的临床数据，并呈报美国食品和药物管理局（Food and Drug Administration，FDA），开始重视从药品审批、制药源头等环节上用法规来保障上市药品的安全性。

20 世纪 50 年代初，氯霉素被 FDA 批准上市 6 个月后，美国与欧洲的医学文献报告提示，致命性再生障碍性贫血可能与氯霉素使用相关。1952 年 6 月，FDA 调查城市 10 万以上人口，收集并分析 217 例与氯霉素相关的恶性贫血事件资料，确认"氯霉素导致再生障碍性贫血"的因果关系。发现了上市前新药临床试验存在的局限性：由于服用氯霉素的受试患者数量少，不足以测试罕见的严重不良事件（发生率小于 0.1%）。该事件说明对上市新药实施不良事件监测非常必要，是不可缺少的药品监管措施。1954 年美国医学会成立研究血液恶液质病委员会，专门收集药源性血液病案例报告，开展药物不良反应（Adverse Drug Reactions，ADRs）监测项目，1961 年扩大为更全面的 ADRs 登记制度。1956 年 FDA 牵头与美国医院药师协会、医学会等学术团体合作开展"ADRs 监测计划"，参加医院从起初的 6 家扩展到 200 多家教学医院，建立医院 ADRs 监测网络体系。为日后各国建立的 ADRs 自愿报告系统和 ADRs 监测体系树立了榜样。1952 年，荷兰第一本《药物副作用》问世，人们开始逐渐认识 ADRs，重视与研究 ADRs，药品上市后的安全性问题得到关注。

20 世纪初到 1960 年间，人们提高了对这些药害事件的认识，不但密切关注药品生产的科学性、合法性，而且开始重视药物的毒性作用、重视药品法规的建立与健全、重视协作开展药物不良事件的早期探索和研究，萌发了药物流行病学研究的新思维，开辟了药物流行病学研究的新天地。

（二）国际药物流行病学创立的初始阶段

严重药害事件给人类带来灾难，人类也从中吸取沉痛教训，不断制定防范药品相关灾难事件的应对措施。1959—1962 年，在欧洲、大洋洲、亚洲国家发生上万例沙利度胺导致"海豹肢畸形婴儿"的灾难，为世界药物不良反应史上最严重的药害事件。世界各国围绕该群体

事件开展了一系列的流行病学研究，探索畸形儿发生与药物的密切联系，这一国际药物流行病学典型案例研究，催生与促进了药物流行病学学科的发展。

沙利度胺药害事件的深刻教训，促使各国相继出台和完善加强药品管理的法律法规。如1962年美国通过的《食品、药品和化妆品法》（《Kefauver-Harris修正案》）。该法案强调新药进行人体试验前需完成充分的药理学和毒理学试验，以证明药物的安全性和有效性，并对新药审批程序作出详细规定。据此，FDA要求申办者在新药临床研究前递交临床前药理毒理研究数据，明确规定新药临床试验分三阶段进行，药品上市前需完成随机化临床试验以证明其有效性与安全性。保障上市药品安全有效，不断完善的新药审批程序也一直沿用至今。该法案还要求对1938—1962年批准上市的药品进行药品质量、有效性、安全性的回顾性审查，对许多无疗效的药物及复方制剂作撤市处理，开辟了主动进行上市后药物再评价研究的先例。《Kefauver-Harris修正案》是现代药物发展史、也是药物流行病学发展史上的里程碑。

1961—1965年，澳大利亚、加拿大、捷克、爱尔兰、荷兰、新西兰、瑞典、英国、美国和联邦德国10个国家组建ADRs自愿报告系统，制定与运行收集可疑ADRs信息的相关程序。美国约翰·霍普金斯医院和波士顿医院协作ADRs监测计划实施住院患者药物队列研究，对ADRs进行集中监测，以期发现药物短期的副作用。1968年拥有ADRs自愿报告系统的国家决定将各国监测中心收集到的所有报告汇总到世界卫生组织，共同发起了"国际药物监测计划（International Drug Monitoring Project）"，举全球同仁之力，盼能尽早发现罕见而严重的不良反应，服务于世界大众。该计划于1970年在WHO日内瓦总部正式启动，1978年在乌普萨拉设立了WHO国际药物监测合作中心，WHO总部的药品安全顾问委员会负责协调运作，全球药物监测计划内容逐年不断更新，延续应用至今。

在学术上，20世纪60年代中叶，大量关于药物利用的研究成果相继发表，这些研究首次提出有关临床医师如何使用药物信息，开展一系列关于不良处方的出现频率及影响因素的调查。1968年英国成立药物安全委员会（The Committee on Safety of Medicine，CSM），有组织、有计划地开展ADR监测工作。

综上所述，20世纪60年代是药物流行病学学科的开创时期，药物流行病学的研究已经初见端倪。

（三）国际药物流行病学学科的诞生

尽管药品管理的程序日趋严格，法规更趋完善，但20世纪60年代末至20世纪80年代仍爆发了以氯碘喹啉引发亚急性视神经脊髓病（Subacute Myelo-Optic Neuropathy，SMON）（日本）、孕妇服用己烯雌酚导致子代少女阴道癌（欧美国家）等一系列严重药物不良反应（severe Adverse Drug Reactions，sADRs）。上述药害事件的严重性与普遍性使国际医药界有识之士认识到：要保障人群的用药安全，除了上市前严格的临床试验之外，还必须系统地建立基于人群的研究药物效应研究的理论和方法，由此促进了药物流行病学新学科体系的形成。

于是，相应的学术研究机构相继产生。20世纪70年代初，美国成立"药物流行病学中心"——即现今波士顿大学Slone流行病学中心前身，用于收集住院病人终身的药物暴露史，进行病例对照研究和队列研究。1976年，美国又成立了由各科专家组成的"处方药物应用联合委员会"，负责对当时药物流行病学状况进行评价，对学科发展提出改进建议。1977年，美国初步建立"Medicaid计算机联网分析和监测系统"，利用其数据库进行药物流行病学研究。

1981 年英国南安普敦药物安全性研究中心，根据苏格兰流行病学、统计学专家芬尼（Finney）1965 年提出的新理论体系建立了"处方 – 事件监测系统"（Prescription Event Monitoring, PEM），即一种以处方为基础的监测药物不良事件的新系统，在上市后 ADRs 监测和药物警戒中发挥了深远的作用，受到同专业领域专家的广泛认可。

1983 年，在英国药物安全性研究中心主办的国际会议上，英国医药界有学者提出"现有的药事管理与临床药理学等专业仍不能满足保障用药人群安全的需要，应当加强对药物安全性监测工作的领导"，并在多次专业会议中进行深入探讨，形成建设性的倡议，与会专家一致认为需要组建与培育一个由临床药理学与流行病学交叉的边缘学科，即药物流行病学，以保障药物安全性监测工作科学有序的发展。

"药物流行病学"一词，1974 年最早以短语形式"pharmaceutical epidemiology"由简·维努莱特（Jan Venulet）提出，1984 年正式命名"Pharmacoepidemiology"，首次出现在劳森（Lawson）发表的论文中，该文对新兴学科药物流行病学进行了系统、详尽的阐述。1985 年，第一届国际药物流行病学大会（International Conference on Pharmacoepidemiology，ICPE）在美国明尼阿波利斯顺利召开。至此，正式创立国际药物流行病学新学科的时机已成熟，并将此交叉学科——药物流行病学定义为"研究药物在广大人群中的效应及其利用的科学"。

（四）国际药物流行病学的学术建制与发展

1. 药物流行病学学科专业组织的建立

20 世纪 80 年代，在药物流行病学相关专业会议的实践和倡议下，世界各国纷纷建立与药物流行病学密切相关的学术性机构和协会。瓦尔特·斯皮策（Walter Spitzer）教授领导的加拿大 McGill 药物流行病学项目，美国堪萨斯大学医学中心斯坦利（Stanly–A. Edlavitch）教授为首的预防医学部，美国布赖恩（Brian L. Strom）博士为首的宾夕法尼亚大学医学系临床流行病室，英国药物监察机构创始人威廉·英曼（William Inman）教授参加的南安普敦大学药物流行病学室，瑞典福尔克（Folke Sjoqvist）和本特 – 埃里克·维霍尔姆（Bengt–Erik Wiholm）领导的卡罗林斯卡医学院临床药理系均已成为国际著名的药物流行病学学术中心。此外，世界许多国家大学临床药理系或是社会药学系也都开设了药物流行病学课程。一些发达国家的大学，如美国哈佛大学、加拿大麦吉尔大学、日本东京大学已开始招收药物流行病学专业博士研究生。

自 1985 年召开第一届 ICPE 之后，参加会议的人数与年俱增，在第五届 ICPE 会议上，决定筹备国际药物流行病学学会（International Society for Pharmacoepidemiology，ISPE），1990 年 ISPE 宣告正式成立，药物流行病学学科有了自己的专业组织，一个非营利性的国际学术团体，主要致力于推进药物安全信息的公开交流和公共健康政策的发展，它还为宣传药物流行病学，包括药物警戒、药物利用研究、效益比较研究、风险管理和学科研究方法等内容而举办国际论坛。ISPE 逐渐发展壮大，目前有来自全世界 53 个国家的上千名会员。

每年 8—9 月举办一届 ICPE、4—5 月 ISPE 召开年中论坛会（兼定稿会），两会分别在美洲与非美洲国家轮流交替承办，至今已成功举办了 31 届。此外，ISPE 还在各大洲举办区域性专业会议，影响比较大的是亚洲药物流行病学大会（Asian Conference on Pharmacoepidemiology，ACPE），至今已举办了 9 届。ISPE 对于推进国际药物流行病学研究的迅速发展起到了重要的作用，越来越多的发展中国家也开始运用药物流行病学方法进行药物安全性评价、风险管理与药物利用等领域的研究。

2. 药物流行病学主要的学术出版物

Pharmacoepidemiology and Drug Safety 作为学科专业性期刊，为展示药物流行病学研究成果，发挥了积极推广学科理念与使命的作用。*Journal of the American Medical Association*、*Clinical Pharmacology and Therapeutics*、*The International Journal of Risk & Safety in Medicine* 等知名国际杂志也刊登了本领域的研究成果。以布里安·L·斯特罗姆（Brian L. Strom）主编的 *Pharmacoepidemiology* 和亚伯拉罕·G·哈策马（Abraham G. Hartzema）主编的 *Pharmacoepidemiology：An Introduction* 的药物流行病学专著影响力最大。

3. 其他国际组织也积极参与推广与应用药物流行病学

1970 年启动国际药物监测计划的 WHO 国际药物监测合作中心（The WHO Collaborating Centre for International Drug Monitoring）、国际临床流行病学网（International Clinical Epidemiology Network，INCLEN）药物流行病学小组、国际合理用药网络（International Network for Rational Use of Drugs，INRUD）等组织均开展了大量的活动，为发达与发展中国家的研究人员进行药物流行病学知识培训、提高医疗卫生保健体系的工作效能、推动全球范围内的合理用药。

4. 跨国制药企业重视药物流行病学研究

为了防范药品安全问题造成的公共性危害，避免药品撤市带来的巨大经济损失和法律责任等，制药企业需要及时了解自己生产的药品长期使用的安全性与潜在的风险，必须开展上市后的药品安全性监测；还需要通过与 ISPE、FDA 合作，利用药物流行病学研究信息去教育公众、患者和医生，从而改进干预措施来保证医药产品实际应用中的安全性和有效性，寻找上市药其他新的适应证以获取审批，对药品上市后发现的问题进行深入研究和对药品监管相关法律问题做出及时决策。为了开展药品上市后再评价研究，有些跨国制药企业甚至开设了专职负责药物流行病学研究的新部门。

5. 与药物流行病学紧密相关活动相继出现

美国卫生保健研究与质量局（Agency for Healthcare Research and Quality，AHRQ）下设了 7 个治疗学研究与教育中心（Centers for Education and Research on Therapeutics，CERTs）用于医疗实践研究、公众医药教育、提高卫生保健水平，保障患者医疗安全。同时医药界有关保障患者治疗安全活动兴起，旨在对临床用药错误（Medication Error）采用系统防范措施，以及时识别并有效纠正各类用药错误，包括开发电子处方系统安全用药监视软件等技术措施。药物流行病学的实践推动药物警戒及药品风险管理理念的完善，人们越来越多地认识到，只有风险 / 效益平衡达到最佳的药物，才能得到有效利用，才能最大限度地提高其效益和降低其风险损失。同时，民众医药教育活动的开展，对学科发展也起到积极推动作用。

（五）药物流行病学学科研究的深入、拓展与完善

1. 药物不良反应的深入研究

1980 年至今，相继又有几十种处方药因存在用药风险从多国撤市，这些撤市药品大多存在严重的、非常见的药物不良反应。正是由于这些非常见的药物不良反应的出现，加快了探索在广大用药人群中研究药物不良反应的新方法。药物流行病学研究也从最初主要关注药品不良反应 / 事件记录和自愿报告，逐渐深入到对药品不良反应 / 事件的监测、电子化数据库分

析、药物警戒与风险管理,以及上市后药品安全性再评价。

全球 ADRs 监测体系日趋健全完善。美洲、欧洲、大洋洲、亚洲的大多数国家都已建立了较为完善的 ADRs 监测体系。如建立国家及地区 ADRs 监测中心与 ADRs 自愿报告制度、国家药物安全监测中心或药物安全委员会、国家 ADRs 数据库等。其中将近 90 个国家与地区的 ADRs 监测中心每年向 WHO 国际药物监测合作中心(Uppsala Monitoring Center,UMC)ADRs 数据库传送 20 万份以上的可疑 ADRs 报告,已累积 300 万份以上。众多国家 ADRs 监测体系,共同保障 WHO 国际药物监测计划协调的运行。UMC 已制定了 ADRs 报告指导原则。发达国家 ADRs 监测体系已较完整,具较高运行效能,而发展中国家新建立的 ADRs 监测系统尚有待继续改进。由于用药史记录不全,上报的 ADRs 数量少、质量差、漏报率高,距离有效利用存在较大差距,延缓了这些国家在药品安全性方面的,尤其是 ADRs 系统研究的发展速度。

ADR 救济制度的建立。所谓 ADR 救济指在正确适当使用合格药品、医疗器械,发生 ADR 而引起一定程度健康损害时,依据法律要求给付医疗费用等补偿行为。目前国际上成功实施该制度的国家有美国、德国、日本和瑞典等发达国家,发展中国家尚未建立 ADR 救济制度,未来应借鉴他国的成功经验,逐步建立适合本国国情的 ADR 救济制度。

2. 利用自动化数据库分析监测 ADRs

20 世纪 80 年代以来,伴随着计算机和互联网技术的发展,许多国家和地区的大型多功能数据库逐渐建立,越来越多地被应用于药物流行病学研究。如欧洲科研工作者建立使用的病历数据库:苏格兰 Tayside 药物监测单位(The Medicines Monitoring Unit,MEMO)和英国全科医学研究数据库(UK General Practice Research Database,GPRD);北美以健康保险管理为目的建立的报销清单数据库与医疗服务病历数据库等。21 世纪以来,这种自动化电子记录系统(病历数据库)在发展中国家也逐渐普遍应用与推广。这种常年累积的电子化医疗保险数据库或医院病历数据库,由于其存储的病例样本量大、用药与疾病信息全,病历资料真实、数据可信,研究耗费成本低,非常适用于多种药物流行病学项目研究,如上市后药品的安全性研究、非预期效应研究、数据挖掘、数据库链接等,由此产生的 ADRs 数据分析新方法的应用也越来越多。

为了规范药物流行病学研究,1990 年,美国临床药理学和治疗学会发表了加强药品上市后监测,促进药物流行病学研究发展意见书。1996 年 ISPE 在美国发表了《关于药物、器械及疫苗的流行病学研究规范》,于 2004 年修订更名为《良好的药物流行病学实践指南》(*Guidelines for Good Pharmacoepidemiology Practices*),并先后于 2007 年和 2015 年进行了第二次和第三次更新。2012 年欧盟药品管理局也组织欧盟药物流行病学和药物警戒网络中心制定了《药物流行病学研究方法学标准指导手册》,作为欧盟药物警戒工作方法学的标准参考文件。

三、药物流行病学在我国的创立和发展过程

(一)我国药物流行病学的萌芽阶段

随着我国现代医药学的发展,新的药物层出不穷,广大民众用药频度及用药人群不断扩大。与药物相关的不良事件亦见增加,严重药品不良事件已成为危害人群健康的重要医源性疾患之一。一些重大药害事件的频发,更唤起了人们对药物上市后的安全性、有效性的关注。

20 世纪 80 年代初期，我国医药界已开始关注上市药品安全性及有效性再评价。1982 年 9 月 4 日卫生部第一次正式宣布淘汰 127 种化学药品。同时在药厂整顿过程中，开展药品品种全面清理，对各地区生产的中西药品逐一登记复查，在广泛征求意见的基础上，结合药品临床疗效进行审评。对疗效不确切、毒副反应大的品种，向卫生部提出淘汰建议。

1983 年，卫生部药政局委托河南省卫生厅负责组织起草《药品的毒、副反应报告制度》。1984 年 3 月，河南省卫生厅牵头组成起草小组，完成《药品不良反应监察报告制度》草案，这是我国制定 ADR 报告制度的初步尝试。

1984 年，上海第一医学院（现复旦大学上海医学院）王永铭教授率先开展药品不良反应（ADR）监测试点研究，先后在上海 9 所医院 1200 名住院病人进行为期 3 个月至 1 年的 ADR 监测，并对所获数据进行流行病学分析与评价。

1986 年，卫生部组织开展对上市中成药再评价，对疗效不确切、毒副作用明显、组方不合理以及同方异名等中成药进行整顿。此后十年间，卫生部先后 4 次发文，共淘汰上市中成药 796 种。

20 世纪 70 年代，我国各地散发原因不明脑炎，温州医学院神经病学专家郑荣远等为探究其病因，通过临床成组病例观察分析，掌握该病的临床及流行病学特点、病理及免疫学特征；通过病例对照研究筛选致病危险因素。在浙南地区部分农村 10 万劳动人口中开展相关药品队列研究，观察左旋咪唑驱蛔的毒副作用，发现左旋咪唑致脑炎综合征的特异危险度 45.8/10 万；回顾性调查温州市（1976—1988 年）四咪唑和左旋咪唑历年销售量和"脑炎"病例数的相关性。全面总结 20 年"驱虫药性脑病（炎）"202 例的暴露情况、流行病学特点。最终确认，驱虫药四咪唑（TMS）/ 左旋咪唑（LMS）是"散发性原因不明脑炎"的主要病因。该项研究案例是我国开创药物流行病学研究的重要标志之一。20 世纪 90 年代初，桑国卫等在浙江省医学科学院计划生育研究所进行了一项涉及 4500 例病例的大规模多中心临床试验，评价了序贯合用抗孕激素米非司酮与 dl-15- 甲基前列腺素 F2A- 甲酯阴道栓（简称卡孕栓，PG05）的终止早孕作用和不良反应，证明了分次口服米非司酮配伍卡孕栓为一高度有效终止早孕方法。这也是药物流行病学在我国早期实践的典型案例。

1985 年颁布的《中华人民共和国药品管理法》（简称《药品管理法》），把开展药品不良反应监测报告工作列为各级医疗卫生单位的法定任务。1987 年 12 月，卫生部颁布《卫生部药物不良反应监测试点工作方案》。1988 年，卫生部组织北京 3 所医院、上海 7 所医院进行以自愿报告方式实施 ADR 监测的试点，为制定 ADR 监测制度积累经验。1989 年，卫生部成立以朱永琪为主任的卫生部药品不良反应监察中心。1994 年，卫生部药品不良反应监察中心正式公布我国第一批 ADR 重点监察医院名单（包括 26 个省、自治区和直辖市 66 个医疗卫生单位）。1998 年，北京、上海、湖北、湖南、浙江、天津、辽宁、河北、福建、甘肃等地区及解放军 ADR 监察中心相继成立。1999 年 11 月，国家药品监督管理局（SFDA）会同卫生部联合颁布《药品不良反应监测管理办法（试行）》。李少丽、曹立亚、武志昂、杜晓曦、杨威等曾先后担任国家食品药品监督管理局药品不良反应监测中心主任，他们为我国的药品不良反应监测工作做出了重要贡献。

（二）我国药物流行病学的初创

20 世纪 90 年代起，国际药物流行病学研究迅速发展，我国周海钧、耿贯一、刘国杰、朱永琪、潘学田、王树歧、周元瑶、王永铭、王家良、徐淑云、吴系科、唐镜波、程经华、郑荣远、曾繁典、施侣元、王大猷、陈冠荣、吴庭琓、熊方武等一批药学、流行病学和临床药理学的学者及药政管理人员，高度重视，以极大的热情投入国内药物流行病学的初创工作。上海、北京、温州、武汉等地的医药工作者开展了一些相关研究。

20世纪80年代初，武汉军区总医院的唐镜波写出了在当时国内第一本药物相互作用的专著，同时主研了"临床用药监护仪"Ⅰ型机和Ⅱ型机。1989年，合理用药国际网络（INRUD）成立，作为最早参与该网络活动的中国学者，唐镜波首次将合理用药的理念和国际标准引入中国。此后他负责组建了中国合理用药中心组，主编了《合理用药国际网络通讯》（中国版）。他长期致力于药物评价及合理用药的研究与推广，为我国药物流行病学的创立和发展做出了贡献。

原上海第一医学院王永铭是20世纪80年代改革开放后首批赴国外研修药物不良反应监测与合理用药的临床药理学家，回国后率先开展药物不良反应和药物流行病学研究，组织开展学术交流，他和他的团队建立了我国第一个大型药物流行病学数据库系统，对推动我国药物不良反应监测制度及机构建设做出了突出贡献。

北京大学公共卫生学院詹思延1991年开始涉足药物流行病学，她首次在预防医学统编教材中撰写药物流行病学章节，较早将病例交叉设计、病例时间对照设计、数据挖掘与信号检测、处方序列分析等新方法介绍到国内，并首次在北京大学医学部开设药物流行病学研究生课程。她曾先后承担国际和国家项目，在政策层面上探讨构建中国药品安全综合评价指标体系，在大样本人群中研究了抗结核药物的不良反应。

1992年，中国药学会武汉分会理事长周元瑶主编的《药物流行病学杂志》（*Chinese Journal of Pharmacoepidemiology*）在武汉创刊，于1993年就集中报道了温州医学院神经病学专家郑荣远等关于四咪唑和左旋咪唑是"散发性原因不明脑炎"的主要病因的系列研究成果。1994年《药物流行病学杂志》杂志社发起，向中国药学会申请组建中国药学会药物流行病学专业委员会，于1995年获中国药学会和中国科协批准成立。1995年，首届中国药物流行病学学术大会在武汉召开。1996年，《药物流行病学杂志》杂志社组织编写、由周元瑶任主编的《药物流行病学》专著出版，这是我国第一部药物流行病学专著。专业杂志的发行、专业学术机构的建立、专业著作的出版，是我国药物流行病学学科创立的标志，为学科发展构建了交流和合作平台。

（三）药物流行病学在中国的实践及其发展

1. 药物流行病学与药物不良反应监测

药品安全性问题是药物流行病学关注和研究的重要内容之一。近20年来，药品安全性问题逐步引起全社会的关注，药品不良反应报告和监测工作也得到政府和广大医药工作者前所未有的重视。2001年12月1日我国正式实施修订后的《药品管理法》，该法第71条规定"国家实行药品不良反应报告制度"，2011年我国《药品不良反应报告和监测管理办法》正式实施，标志我国ADR监测工作步入法制化轨道。

1999—2014年，国家药品不良反应监测中心已累计收到《药品不良反应/药品不良事件报告表》790万份。截至2015年12月月底已发布《药品不良反应信息通报》69期，涉及百余个品种。

ADR 监测机构及信息网络是药物流行病学研究工作的基础。我国目前已有省、自治区、直辖市级药品不良反应监测机构 34 个，省级以下药品不良反应监测中心或监测站 333 个。国家药品不良反应（ADR）监测信息网络覆盖全国，已基本实现 ADR/ADE 电子报告和在线实时报告。

药物流行病学起源于药物安全性监测，药物流行病学方法及思想贯穿整个药物安全性监测，从数据收集、评价，形成信号、确认信号，直到采取措施以及对所实行措施的评估。近些年来，越来越多的药物流行病学专家参与了国内信号挖掘的科研工作。温州医学院郑荣远等运用多种流行病学研究方法证实咪唑类驱虫药与脱髓鞘脑炎的相关性，成为国内药物流行病学方法应用的成功典范。其他研究如双黄连注射剂的安全性研究、马兜铃酸的安全性评价、葛根素与溶血性贫血相关性研究、葛根素注射液与不明原因发热的因果关系研究等运用药物流行病学方法的科研性工作越来越多。

随着药物流行病学研究工作在我国药品不良反应监测工作中的逐步成熟，我国药品不良反应监测工作在保护公众用药安全上发挥越来越大的作用。

2. 药物流行病学与药物上市后再评价

药品上市后再评价是指从药理学、药剂学、临床医学、药物流行病学及药物政策等方面，对已批准上市的药品在社会人群中的疗效、不良反应、用药方案以及药物稳定性、药物经济学等方面进行科学评价和估计。药物流行病学的研究正逐步成为上市后药品再评价的主要研究方法。

随着中药注射剂的广泛应用，中药注射剂引起不良反应及死亡病例的报道也日益增多，如莲必治注射液引起的急性肾衰竭，葛根素注射液引起的急性血管内溶血以及鱼腥草、双黄连、清开灵注射液引起的过敏性休克等，这些安全性问题进一步凸显对中药注射剂进行上市后再评价的紧迫性和必要性。

利用药物流行病学的方法，开展中药注射剂上市后再评价研究是解决安全性问题有效的方法。例如，关颖卓等人的病例报告均提示葛根素注射液与急性血管内溶血、肾衰等罕见 ADR 有关。为了确认这种假设，邓培媛等人采用前瞻性队列研究法研究葛根素注射液的 ADR，并探索了葛根素引起溶血性贫血的发生机制。陈颖等人应用病例对照研究方法研究了双黄连注射剂在儿童中的不良反应。

2009 年 7 月，国家食品药品监督管理局下发了《关于做好中药注射剂安全性再评价工作的通知》，这是我国有计划对一类上市中药品种进行再评价的具体实践。2012 年 2 月 19 日，"中药注射剂上市后临床安全性监测"大会在京举行，宣告参麦注射液、疏血通注射液、灯盏细辛注射液、苦碟子注射液、参附注射液、喜炎平注射液 6 个品种上市后安全监测启动。该项目采用与国际接轨的大样本药物临床安全性监测方案，以参研医院使用中药注射液的住院患者为研究对象，登录其基本信息、中药注射液使用和合并用药情况、理化检查结果和治疗期间的不良事件，建立起实时动态的监测平台。每个中药注射剂品种至少监测 3 万例，以获得中药注射液 ADR/ADE 发生率及其影响因素并进行中成药联合用药及临床合理用药评价。

开展上市后药物的安全性监测与评价的最终目的是实现药品的风险管理。2004—2007 年间，我国食品药品监督管理局国家药品评价中心联手温州医学院附属第一医院郑荣远研究团队，共同完成了左旋咪唑、甲苯咪唑、阿苯达唑等上市后安全性再评价以及实施风险管理措施的系列研究，是我国上市后药品实现风险评估与风险管理的又一典型案例。

2004 年 3 月 18 日，国家 ADR 监测中心在北京召开了"左旋咪唑安全性问题国内专家论证会"，随后在第六期《药品不良反应信息通报》和国内新闻媒体公开发布了《左旋咪唑等咪唑类驱虫药与脑炎综合征》的药品监管信息。国家药品评价中心委托温州医学院郑荣远教授联合开展该类药品的上市后安全性再评价计划。2005 年计划完成后，递交了三全套（30 多万字）的有关《左旋咪唑、阿苯达唑、甲苯咪唑等上市后安全性再评价文献调查研究报告》，召开了研究计划总结报告会，该三种药品的风险评价结果，成为我国 CFDA 和 WHO 制定该类药物风险管理措施的决策依据。如评价报告提出"从国家和 WHO 基本药物目录中取消左旋咪唑，限制与淘汰左旋咪唑的临床应用"的建议，我国 CFDA 采纳建议，在我国新版基本药物目录中删除了左旋咪唑；并且派吴桂芝博士参加第 28 届 WHO 国际药品安全监测项目成员国年会（2005 年 9 月），大会报告《左旋咪唑安全性问题及我国采取的监管措施》，引起 WHO 药物安全顾问委员会（ACSoMP）的关注，同年署名中国 SFDA 和温州医学院联合撰写的 *Post-marketing Surveillance and Re-evaluation for the Safety of Levamisole*，全文公布在 WHO 网页上，世界卫生组织第三届药物安全顾问委员会会议预告中国提案：建议左旋咪唑撤出 WHO 基本药物目录，并通报 WHO 各成员国。2007 年 2 月（日内瓦）WHO-4th ACSoMP 会议审议了"中国议案"，北京协和医院李大魁作为 WHO 的中国专家成员，作了专题发言，介绍了郑荣远提供的左旋咪唑上市后安全性再评价的研究成果。WHO 专家们审议后达成共识，作出决议："由于其安全性问题，左旋咪唑应该从 WHO 基本药物目录中删除。"2008 年 2 月（日内瓦）世界卫生组织第五届药物安全顾问委员会会议上，再次确认并公布了 2007 年会议纪要文件。该"左旋咪唑等致急性脱髓鞘脑炎的上市后风险评估与管理的药物流行病学研究"成果，2011 年获中国药学会科学技术奖二等奖。这标志着我国在上市后药品安全性再评价与实施风险管理研究领域已经进入成熟阶段。

无疑，药物流行病学研究手段和方法对我国建立和完善药品再评价体系以及建立风险管理长效机制有重大意义，药物流行病学术研究的成果，成为完善国家药品监管和保障广大民众安全有效用药的实践与理论基础。

3. 药物流行病学数据库建设

数据库的分析是药物流行病学研究的基本方法和资料。建立数据库是药物流行病学首先需要考虑的问题，也是开展药物上市后监测必行的工作。药物流行病学涉及大量数据信息的收集、存储、加工、分析、统计等操作，不但研究结果直接产生自这些数据信息，而且结果的可靠性也取决于这些数据的质量以及处理技术和方法的科学性。药物流行病学的发展依赖于数据库的建立和自动链接系统，建立大型数据库的方法在药物流行病学研究中极有潜力，因为：①使在短期内完成大规模队列研究有了可能；②由于数据通常都是因为其他目的而收集，因此研究费用较少；③链接量大。国际上已经有许多大型药物流行病学研究数据库，我国的药物流行病学研究时间较短，药物流行病学数据库的建立更是刚刚起步。

2003 年上海市药品不良反应监测中心与复旦大学药学院程能能等教授合作，启动了《上海市药品不良反应与用药人群监测平台系统的建立》的大型药物流行病学研究课题，自此建立了我国第一个大型药物流行病学数据库系统，目前数据库系统包含近 30 万社区中老年人群数据库、7 家医院 20 多万住院病历和 5 万多份 ADR 报告的数据。该数据库的建立填补了我国大型动态药物流行病学研究数据库的空白。广东省药品不良反应监测中心建立 ADR 数据库，并依靠 ADR 网络管理平台，进行信号检测，为发现药物新的非预期 ADR 及其他药品安全问题积累了有益的经验。

（四）药物流行病学的学术建制与发展

近年来，药物流行病学研究的领域不断扩大，从最初的不良反应监测扩大到不良事件监测，进一步发展到药物警戒和风险管理；从强调药物利用（drug utilization）扩大到研究有益的药物效应，以及药品经济学评价、生命质量评价等。与此同时，随着流行病学研究理论和方法的进展、人类基因组计划的完成和计算机技术日新月异，国际上药物流行病学专业进入蓬勃发展新时期。

1. 专业学术团体的组建

1994 年，《药物流行病学杂志》杂志社发起并开始了筹建药物流行病学专业学术团体的工作。1994 年 12 月在北京召开筹备工作会议，卫生部药政局局长潘学田亲自担任筹委会主委并主持会议，周海钧、耿贯一、朱永珙、周元瑶、王永铭、王家良、汤光、唐镜波、刘维杰、颜敏华、郑荣远、汪桂清与会，成立了专委会筹委会并逐一研究了筹建事项。经过一年的筹备，1995 年 4 月中国药学会药物流行病学专业委员会获中国药学会和中国科协批准。2003 年专委会经民政部批准，桑国卫院士任专委会主任委员并在成立大会的学术会上作专题学术报告。专业学术团体是学科发展的重要组织基础，从此，我国药物流行病学工作者有了联系的纽带，专委会组织学术交流，各地委员积极开展学术研究和专业知识传播工作，推动了这一新学科的建立和发展，带动了药物安全性有效性的科学评价工作，促进了临床合理用药。2015 年 10 月，在武汉召开了第四届中国药学会药物流行病学专业委员会会议，选举产生了专委会新一届领导班子。曾繁典担任名誉主任委员，詹思延当选本届专委会主任委员，毛宗福、文爱东、方世平、辛华雯、蔡卫民当选专委会副主任委员。

2. 专业学术活动的开展

中国药学会药物流行病学专业委员会成立以来，以其办事机构《药物流行病学杂志》杂志社为依托，开展了丰富多彩的学术活动。1995 年 4 月，首届全国药物流行病学学术会议在武汉召开；1996 年 11 月全国药物流行病学专家研讨会、首届全国药物流行病学讲习班在武汉召开；1998 年 3 月在昆明召开第二届全国药物流行病学学术会议；2001 年 7 月第三届全国药物流行病学学术会议在成都举行；2002 年 8 月在武汉召开全国药品不良反应培训班暨中药上市后再评价研讨会；2003 年 11 月第四届全国药物流行病学学术会议在深圳举行，中国药学会药物流行病学专业委员会正式成立，桑国卫院士任主任委员；2004 年 11 月全国药品不良反应与临床安全用药学术会议暨首届上海药物流行病学与合理用药国际研讨会在上海召开，大会主题为"加强药物警戒，促进合理用药"；2005 年 10 月第五届全国药物流行病学学术会议在上海举行，会议主题为"加强上市药品评价，促进临床合理用药"；2006 年 11 月全国药物警戒与临床合理用药学术会议在武汉召开；2007 年 7 月在温州召开第六届全国药物流行病学学术会议；2008 年 7 月第七届全国药物流行病学学术会议、药物流行病学在药品风险评估中的实际应用研讨班在重庆举行；2009 年 11 月全国临床药物安全性专题学术研讨会在武汉召开；2009 年药物警戒与合理用药培训班在武汉、宜昌、襄樊、孝感等地区相继举行；2011 年 10 月在北京召开第六届亚洲药物流行病学学术会议暨中国药学会药物流行病学专委会学术年会；

2012年7月全国药物流行病学学术年会在温州举行；2013年6月全国药物流行病学学术年会在广州举行；2014年10月全国药物流行病学学术年会在西安举行；2015年10月全国药物流行病学学术年会暨学科发展20年回顾在武汉举行。《药物流行病学杂志》杂志社在这一系列学术活动中始终起到了具体组织作用，体现了学科专业期刊与学科学术活动的并进共生。

2007年11月，由国家药品不良反应监测中心、中国药学会、《中国药物警戒》杂志社主办的第一届中国药物警戒研讨会在北京举行。2009年9月，由国家食品药品监督管理局药品评价中心、国家药品不良反应监测中心、《中国药物警戒》杂志共同主办的第二届中国药物警戒研讨会在天津召开。2011年9月，第三届中国药物警戒研讨会在上海召开。2013年7月，第四届中国药物警戒研讨会在烟台市召开。2015年10月，第五届中国药物警戒大会在成都召开。2008年，中国工程院医药学部在周宏灏院士倡导下，在中国长沙举办药物警戒与药品安全国际学术交流会。

这些学术会议的专题报告及学术论文集中地反映了我国在新药评价及药品上市后再评价，药物不良反应监测，药物利用，循证医学与合理用药等方面所取得的丰硕成果，并促进了药物流行病学领域的国际交流。通过学术研讨，不仅交流我国药物流行病学发展的成果，也找到了工作中的薄弱环节，并就我国药物流行病学的进一步发展达成了共识。

3. 专业学术期刊

专业学术组织和专业期刊是学科建立和发展必不可少的条件。专业期刊在推广学术研究成果、宣传普及学科知识，包括药物流行病学方法、药物警戒、药物利用研究、药品风险管理等方面发挥了积极作用，促进了学科发展。

我国《药物流行病学杂志》于1992年出版试刊，1993年1月取得国内国际刊号，正式出版，周元瑶任主编，1994年杂志社独立建编，颜敏华任专职副社长兼编辑部主任至今，杂志现由中国药学会和武汉医药（集团）股份有限公司联合主办，曾繁典于2001—2015年任主编。2015年10月第七届《药物流行病学杂志》编委会在武汉召开，聘请曾繁典担任杂志荣誉主编，聘请了詹思延、翟所迪、辛华雯三位专家共同担任主编。《药物流行病学杂志》是我国乃至整个亚洲药物流行病学学科领域中最早公开发行的专业期刊，2002年由季刊改为双月刊，2010年进而扩为月刊。成为中国药学会系列期刊后，杂志的学术质量、编辑出版质量不断提高，现已成为药物流行病学及药物安全性领域的较权威杂志，是中国科技核心期刊，被美国的"国际药学文摘"和WHO西太平洋地区医学索引（WPRIM）等遴选收录，发行量与覆盖面正不断扩大，2008年前后影响因子在全国数十种药学期刊中列第五位，越来越深受广大临床医生和药学工作者的重视。

继《药物流行病学杂志》之后，我国先后出版有北京市卫生局主管的《药物不良反应杂志》，国家食品药品监督管理局主管的《中国药物警戒》以及上海市卫生局主管的《药物警戒通讯》等与药物流行病学相关的期刊，共同构建我国药物流行病学学科交流与发展的平台。

4. 专业学术著作

药物流行病学作为一门相对年轻的新学科，国内广大工作员急需一本适合中国国情，便于学习的专业工具书。《药物流行病学杂志》杂志社颜敏华和汪桂清到全国各主要研究机构及院校，联络组织有志者，经过近半年准备，撰写了全书提纲，于1994年6月9—11日在湖北陆水召开《药物流行病学》专著编写工作会议。会议确定全书章节和撰写提纲，确定该书主审为耿贯一、周海钧；主编为周元瑶；副主编为朱永珙、施侣元、唐镜波、曾繁典；汪桂清、蔡大勇为学术秘书。该书共 80 余万字，于 1996 年 8 月出版，采用公益性赠阅方式发行。《药物流行病学》专著从我国国情出发，借鉴国外有关资料，结合我国公众实际，写作遵循普及与提高相结合、理论与实际相结合的原则，使之成为广大医药工作者的专业参考书和高等医药院校的教材，成为开展 ADR 监测工作的制药企业、医疗单位、医药管理部门和广大相关专业人士的工具书，为促进我国药物流行病学研究、教学和其他有关工作，提供了最早最全面的专业参考，成为 ADR 监测工作者的案头必备，仅 CNKI 统计被引用达 266 次。时隔 20 年，由桑国卫和施侣元作顾问，曾繁典、郑荣远、杜晓曦、詹思延等担任共同主编的《药物流行病学》（第二版）也已出版发行。

在专委会委员曹立亚、曾繁典、施侣元、詹思延、李自力等主持下，于 2008 年翻译印制的美国《药物流行病学教程》一书，更是近年来专业院校的选读教材，深受教学单位和有关研究人员青睐。2012 年，专委会、杂志社与上海市疾病控制中心等单位合作，组织翻译出版和推广美国卫生健康研究与质量管理署《评估患者结局 注册登记指南》中译本，采用公益性赠阅的发行方式，很短时间便不胫而走，受到更多临床医生及医药学研究人员的欢迎。

四、药物流行病学发展的各个阶段所产生的新理论、新方法

（一）药物流行病学理论的发展

1. 药物流行病学主要采用流行病学的原理和方法

药物流行病学是应用流行病学的原理和方法，研究人群中药物的利用及其效应的科学。因此，药物流行病学所应用的理论主要是流行病学关于疾病分布的理论，多病因论和因果关系推断原则及疾病防治原则和策略。疾病在人群中并非随机分布，而是呈现出一定的时间、地区和社会人口学分布特征。这种分布差异又与危险因素的暴露或个体的易感性有关。对此进行监测，并采取相应的控制措施，疾病可予防范。

ADR 在临床上以某些症状、体征、综合征或疾病形式呈现，在未进行因果关系评价前统称为药品不良事件（Adverse Drug Event，ADE）。这些事件的发生，可能归于药物本身的药理作用（即 ADR），也可能是药物使用不当、质量问题所致。即使是 ADR，也不是所有使用者都发生，还与个体的易感性有关联。因此，确定 ADE 的原因离不开流行病学病因论，尤其多病因论的指导。流行病学是从群体水平去探讨疾病病因的，药物流行病学对 ADE 和 ADR 的研究亦如此。ADE 在群体中的分布差异是发现安全信号、形成病因假设的基础。然而，仅仅通过 ADR 监测，收集、分析与药物有关的发病和死亡的自发报告，很难确定因果关系，需要进一步设立对照组，比较药物暴露人群是否比未暴露人群更容易发生不良结局来评价因果关系。因此，从假设的提出到最后论证的各个阶段，都离不开流行病学的各种研究方法，尤其是描述性研究和分析性研究。

流行病学的 Mill 准则和 Hill 标准是推断因果关联的重要路径，同样是药物流行病学研究中不良反应因果关系评价的准则。主要包括：用药与不良事件的出现有无合理的时间关系、联系是否具有普遍性、联系的特异性、联系强度和能否用其他暴露因素或混杂因素来解释。

2. 从 ADR 监测扩展到药物警戒

近年来国际上 ADR 监测的范围已经从一般的化学药品扩展到传统药物、草药、血液制品、

生物制品、医疗器械及疫苗。药物安全性工作已不拘泥于药品不良反应报告制度所要求的监测上市药品不良事件的早期信号，还涉及临床可能发生的任何药源性损害，如假劣药物的使用、用药错误、缺乏药物疗效、无科学依据地扩大药物适应证、药物的急性和慢性中毒病例、药物相关死亡率的评估、药物滥用和误用所致的潜在性安全性问题等，因此，"药物警戒"的提出可以视为药物流行病学理论和实践上的重大发展。

药物警戒（pharmacovigilance）一词由法国学者在 1974 年提出。WHO 在 2002 年将其定义为：发现、评估、理解和预防药品不良反应或其他与药物相关问题（Drug Related Problems，DRPs）的科学活动。药品不良反应监测是药物警戒的重要内容和基础工作，但不是药物警戒的全部。药物警戒还包含着上市后药品的再评价和药品不良事件的预警。更广义地讲，药物在临床前的研制阶段及在临床试验阶段都应纳入药物警戒的范畴。也就是说，药物警戒涵盖了药物从研发直到上市使用的整个过程，而药品不良反应监测仅仅是指药品上市后的监测。

3. 从药物警戒到药品风险管理

"是药三分毒"，没有零风险的药品。药品风险主要来源于药品质量缺陷、用药错误、已知不良反应（分为不可避免和可避免）、未知因素 4 个方面。如果控制不好，药品不仅不能起到治疗疾病、促进健康的目的，还会带来致病的危险。所谓安全的药品是人们认为它对人体损害的风险程度在可接受的水平，是一种"风险可接受"的有临床疗效的药品，安全是权衡药品风险 / 效益的结果。

因此，引入药品风险管理是药物流行病学理论与实践的又一次发展。美国 FDA 于 1999 年制定"药品风险管理的框架"，2002 年提出"21 世纪药品生产质量管理实践：一项基于风险考虑的举措"，2005 年发布药品风险管理的工业指南，包括《上市前风险评估指南》《风险最小化计划的制订与应用指南》及《药品警戒规范与药物流行病学评价指南》。2005 年欧盟颁布药品风险管理的核心文件《促进欧盟实施风险管理策略报告》及《人用药品风险管理指南》。2009 年发布《风险评价和降低策略（REMS）及其评估与修改的格式和内容》，为制药企业制定药品风险评估和降低策略，提供必须遵循的技术规范。这些管理指南及技术规范的实施，显著提高了药品生产企业药品风险管理水平。

4. 循证药学

近年来许多大样本的临床随机对照试验和药物流行病学研究发现，一些理论上或凭经验应该有效的治疗方法实际上无效甚至弊大于利，如雌激素替代疗法预防绝经后妇女的心血管病，利多卡因治疗心肌梗死后各类室性心律失常；另一些似乎无效的治疗却被证实利大于害，如链激酶治疗急性心肌梗死，阿司匹林预防心血管病。这些实例表明，实践经验和理性推理并不完全可靠。医学干预，不管新旧，都应接受严格的临床评价，我们应有意识地、积极地和系统地采取措施，淘汰医学实践中无效的干预措施，并防止新的无效措施引入医学实践，即所有医学实践的决策都应基于严格的研究证据之上。这正是 20 世纪 90 年代以来迅速发展的循证医学的核心思想。

在循证医学的概念提出后，人们很快意识到这种思想可以应用到临床的各个领域和环节，药物治疗是临床医学干预最重要的手段，尤其需要循证。利用证据评价一些可能存在问题的药物疗法，得到较为明确的结论以促进合理用药，理所当然成为循证医学研究的一项重要内容。1998 年 Etmisnan M. 等学者提出循证药学就是以证据为基础的临床药物治疗学，其核心内容和基本精神就是寻找证据、分析证据和运用证据，以做出科学合理的用药决策。循证药学工作的主要内容包括药物疗效证据的收集、整理和提供咨询；深入临床，协助医生制订最佳用药方案；新药准入与基本药物遴选；已上市药品再评价（安全、有效、经济）和中医药临床疗效评价体系的建立等。

（二）药物流行病学研究方法的发展

1. 传统的流行病学研究方法

药品上市后研究可根据研究目的需要，使用流行病学的各种研究方法（图3-1），既可以是常用的原始研究，如描述性研究、分析性研究和实验性研究；也可以采用二次研究，如系统综述和 Meta 分析。尤其在上市后监测和重大药害事件的调查中，可以灵活运用多种流行病学研究方法，以确定药物与不良事件的关系。

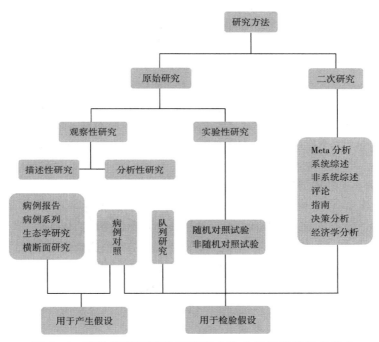

图 3-1 药物流行病学常用研究方法（按设计类型分类）

2. 新出现的一些衍生研究方法

药物流行病学研究中传统的研究方法有时无法解决面临的实际问题，如数据的缺失或不完整，由此推动了药物流行病学方法的发展。例如，针对实际研究中只能获得病例组混杂因素的资料，而无法得到对照组混杂资料的情况下，1991年麦克卢尔（Maclure）提出评价药物急性不良事件危险性时，选择病例源人群时最好的对照来源是病例自身，因而提出了病例交叉设计（Case-crossover design）。该方法的基本原理是：如果暴露与某急性事件有关，那么在事件发生前较短的一段时间（危险期）内，暴露的发生应比事件发生前较远的一段时间（对照期）更频繁或强度更大。病例交叉设计的研究对象包含病例和对照两个部分，但两部分的信息均来自同一个体。其中，"病例部分"被定义为危险期，该期是疾病或事件发生前的一段时间;"对照部分"为对照期,该期是指危险期外特定的一段时间。研究就是对个体危险期和对照期内的暴露信息(如服药、运动等)进行比较。例如,据报道某种药物可以引发猝死,如果该报道正确,则应该可以观察到服用此药物后一段时间内猝死增多,或者说在猝死前几天或几周内应有服药增多的现象。这种对研究对象的自身暴露情况做出比较的自身对照方法,尤其适合估计短暂药物效应相关的急性不良事件的危险性。

病例交叉设计仅适用于效应短暂事件的研究,不适用于随时间的推移暴露可能会变化的情况。例如,随着时间的推移,药物的使用可能会"自然增加"。药物使用的"自然增加"不仅与研究的事件相关,而且与医疗措施改变、对药物效益的认识加深、对使用该药物信心增加、适应证扩大、病人对药物依赖增加以及市场的推广等均有关。这样,药物使用的自然变化趋势会混杂到由病例交叉分析所得的 OR 值中。另设一组对照,对照组中每个研究对象也观测两次,则可以消除该影响。1995 年 Suissa 提出的病例 – 时间 – 对照设计(case-time-control study),可解决随病情的改变,暴露随时间改变问题。

此外,一些杂交设计也越来越多地用于药物流行病学研究领域。1973 年美国流行病学家曼特尔(Mantel)提出了综合式病例对照研究设计,1982 年正式命名为巢式病例对照研究(nested case-control study)。它是将传统的病例对照研究和队列研究的一些要素进行组合后形成的一种研究方法,也就是在对一个事先确定好的队列进行随访观察的基础上,再应用病例对照研究(主要是匹配病例对照研究)的设计思路进行研究分析。病例 – 队列研究(case-cohort study)也是一种队列研究与病例对照研究结合的设计形式。在流行病学的队列研究中常常会见到,随访一段时间后只发生了少量病人,其他大多数对象只能得到截尾(censored)观察结果,这时如果要获得所有对象的协变量资料做统计分析,则需花费大量的资源。为此,普伦蒂斯(Prentice)在 1986 年提出了一种新的设计方法,即病例 – 队列研究。病例 – 队列研究的基本设计思路是队列研究开始时,在队列中按一定比例随机抽样选出一个有代表性的样本作为对照组,观察结束时,队列中出现的所研究疾病的全部病例作为病例组,与上述随机对照组进行比较。病例 – 队列研究与巢式病例对照研究的不同之处在于:①对照是在基线队列中随机选取的,不与病例进行匹配;②对照是在病例发生之前就已经选定,而巢式病例对照研究,选择对照是在病例发生之后进行;③可以同时研究几种疾病,不同的疾病有不同的病例组,但对照组都是同一组随机样本。

3. 数据挖掘和药品不良反应信号的探索与分析

数据挖掘(data mining)就是从一些大型的计算机数据库中提取一些以前未知的,有价值的信息资源。在药物流行病学中,数据挖掘可以理解为在医药卫生相关的数据库中,应用传统的流行病学和统计学知识,描述、分析在一定时间内用药人群中可疑药物使用和不良事件发生的情况,进而探索两者之间可能存在的关联。

(1)ADR 监测数据库的挖掘和分析

目前 ADR 监测数据库不良反应信号检测主要基于比值失衡测量法(measures of disproportionality)。该方法的基本思路是估计自发报告中实际出现的与某种药物有关的不良反应数据量与预期数量或者与其他药物引发的其他不良反应数量的比值。如果测量的比值非常大,大到一定的程度(失衡)时,那么可疑药物和可疑不良反应之间很可能存在某种联系,而并非是由于机会因素或者数据库"嘈杂背景"所造成。目前,该方法已经被荷兰药物警戒中心，英国药品不良反应监测系统，WHO Uppsala 药品不良反应监测中心（WHO，UMC），以及美国国家食品药品监督管理局的药品不良反应自发报告系统（Spontaneous Reporting System，SRS）采用。

（2）处方数据库的挖掘和分析

处方数据库也是可以充分挖掘和分析的资源。处方序列分析（Prescription Sequence Analysis，PSA）就是一种依据可靠、完整的药品处方记录来检测药品不良反应的研究方法。当某些药物的不良反应本身是其他药物使用的指征时，患者的处方药物记录会显示出某种特定的药物使用先后序列（顺序），因此，在大量的处方记录数据库中就会表现出特定的频率分布。例如，通过对加拿大不列颠哥伦比亚省居民 2000—2008 年期间 420 万处方记录的分析发现，治疗腿痉挛的奎宁（quinine）的使用，更高比例出现在保钾利尿剂、噻嗪类利尿药和吸入性长效 β_2 受体阻断药（LABA）的处方之后，由此提示这 3 类药可能引起腿痉挛的不良反应。

目前应用更多的是在 PSA 基础上发展起来的处方序列对称分析（Prescription Sequence Symmetry Analysis，PSSA），该方法是通过评价某种特定药物在服用前和服用后事件分布的对称性，来评价药物与事件是否存在关联。

4. 其他

随着后基因组时代的到来，药物遗传学（pharmacogenetics）和药物基因组学（pharmacogenomics）受到了前所未有的重视，将它们与药物流行病学有机结合，优势互补，不仅能加速新药开发和真正实现个体化给药，而且对这些学科的发展亦有很好的促进作用。此外，倾向评分（propensity score）和工具变量（instrument variable）等调整混杂的统计学技术也被开发出来，从而更有利于调整药物流行病学中大量观察性研究不可避免的混杂偏倚。

五、药物流行病学学科的人才培养

由于药物流行病学是一门新兴交叉学科，且其研究的领域非常广阔，涉及医政、药品监督管理、药品研发、生产、临床试验、市场流通、临床应用、上市后监测以及药物经济学等，这个领域的专业队伍尚未完全形成。为了培养这方面的专业人才，我国一些临床药理学家和药物流行病学家为此做出了不懈努力，并初见成效。

1. 培养我国药物流行病学的高级专门人才

我国一些专家结合自身专业特色努力探索培育药物流行病学高级专门人才的新途径。例如，安徽医科大学吴系科教授、复旦大学药学院王永铭教授和华中科技大学同济医学院曾繁典教授等就已培养多名药物流行病学的博士生。

2. 组建地方学术组织，壮大我国药物流行病学研究的专业队伍

许多省市已经成立或正在酝酿成立药物流行病学学术组织，通过学会组织壮大专业队伍，通过学会活动培养人才。如中国药学会武汉分会已成立了药物流行病学专业委员会并开展了不少工作，促进了武汉地区药物流行病学事业的发展；湖北省药学会药物流行病与药物评价专业委员会于 2013 年 4 月正式成立；甘肃省药学会药物流行病学专业委员会也于 2013 年 6 月正式成立。

3. 建立研究基地，开展药物流行病学课程教学

温州医学院郑荣远教授率先建立了省级神经系统药物流行病学研究中心。此外，药物

流行病学已列入北京大学医学部、华中科技大学同济医学院、武汉大学药学院和公共卫生学院、复旦大学药学院、温州医学院等十几所高等医药院校的本科生和研究生的选修课程。

六、药物流行病学学科发展展望

进入 21 世纪后,大规模随机临床试验已成为药品上市后监测的重要方法,非实验性研究越来越多地用于药品上市后安全性监测。研究领域扩展到药物的有益效应、新上市药物不明效应筛选、卫生经济学角度研究药物效应与生命质量、Meta 分析与循证药学、分子药物流行病学、药品注册登记与治疗结局研究、药品风险评价与风险管理措施等领域。为了实行风险管理、达到风险最小化甚至风险控制的最终目标,研究领域已经延伸到改进医师处方行为、制定或修正国家宏观药品政策与战略等方面。

药物流行病学已发展成一门涵盖数据获取、方法学探索、药物效应研究、风险评价与风险管理等方面的系统性学科,在保障公众健康方面发挥了重要作用。医药领域还有很多问题需要解决,药物流行病学学科正是在不断应对这些挑战的过程中逐渐发展壮大。

第八节 药剂学学科

药剂学学科是药学学科的重要组成部分。药剂学学科经历了中华人民共和国成立初期的重建、恢复及调整之后,在改革开放之后进入繁荣与快速发展的新时期。药剂学学科的发展主要表现在药物制剂的剂型和品种的日益增多,制剂新技术和新释药系统的不断涌现,新型药用辅料得到不断的开发和应用,新型制药机械和设备已不断被开发与使用,药剂学学科的基础理论和应用基础研究不断深入,药剂学相关分支学科日益壮大与发展,药剂学的学术交流活动日益活跃并趋于国际化,药剂学教育与人才培养取得显著进步,具有重大贡献的药学人物不断涌现,中国药学会药剂专业委员会为药剂学学科发展做出更大贡献,等等。

一、药剂学学科的定义及主要任务

(一)药剂学学科的定义

药剂学(Pharmaceutics)是研究药物制剂的处方设计、基本理论、生产技术、质量控制和合理应用等的综合性应用技术科学。药物制剂是有一定的质量标准,适合临床用药要求,规定有适应证、用法和用量的药品,是用于临床的药物的最终形式。

(二)药剂学学科的主要任务

药剂学学科的主要任务包括:研究药剂学的基本理论与新技术;开发新剂型和新制剂及新型给药系统;开发新型的药用辅料;整理与开发中药新品种以及研究和开发新型的制药机械和设备;等等。

二、现代药剂学学科在当代的发展

药剂学的发展与药学的发展密不可分,药剂学有着悠久的发展历史,但作为学科发展而言主要是在近一个世纪。我国古代从单方草药到复方草药;从医师开具药方到药铺;从草药方剂到中成药；中成药制备从作坊发展到药厂制备生产；从西医西药传入我国与医院药房到社会开放的药房出现；从西方医学科学医院传入我国到医学与药学专门学校在我国的建立；药剂学专业教材及专业书籍的传入我国；成批医药人才尤其是药剂专业人才的培养及涌现，等等，这些均为药剂学学科的系统发展奠定了坚实的基础。几千年来成功的医疗经验，凝结在药店的成药、药厂的产品、药学科书籍出版发行，都为现代专业药学科的发展做出贡献。可以说药店（房）的调剂学和药厂制剂学是药剂学发展的起源。中华人民共和国成立以来，药剂学学科在原有的基础上得到了巨大的发展。

中华人民共和国成立以来，我国药剂学学科经历了建国初期的重建和恢复时期（1949—1957 年）、调整和发展时期（1958—1965 年）、"文化大革命"时期（1966—1976 年）和快速发展时期（1976 年至今）等几个时期：

（一）中华人民共和国成立初期药剂学学科的重建和恢复

1950 年全国制药工业会议制定了"原料为主、制剂为辅"的方针。1957 年，解热、抗生素、维生素、地方病用药、抗结核药原料产量达 2.296 吨，针剂 7.3 亿只，片剂 272 亿片。该时期 80% 以上的药物制剂可以实现自给。但是该时期国内临床用剂型较为单一，主要有片剂、胶囊、软膏、注射剂、溶液剂等。这一时期的药剂学研究侧重于物理药剂学和工业药剂学的早期研究，侧重于改善外观、掩盖不良嗅味和便于服用。

（二）药剂学学科的调整和发展时期

这一时期我国药学事业发展很快，药政管理得到大力加强。这一时期制剂的重要性得到重视，我国科学家开展了生物药剂学的研究，并进行了大量的剂型革新实验，出现了缓释长效制剂 20 余种，如没食子锑酸钠缓释片等。呋喃丙胺缓释肠溶片是我国最早期的缓释制剂，纸型避孕片是我国首创的膜剂。

（三）药剂学学科在"文化大革命"时期的发展

这一时期我国医药工业和药学学科的发展受到严重影响，总体处在低潮。在这一阶段，药剂学的主要研究包括物理药剂学（晶型与药效的关系）、生物药剂学（溶出度与剂型的关系）等，也发明了部分速释、缓释膜剂，如速效硝酸甘油膜剂，投产 10 余个产品。

（四）药剂学学科的繁荣与快速发展时期

改革开放后，我国药剂学学科和制剂工业得到了大力发展。国家投入大幅度增加，研究水平不断上升，新剂型和新技术不断出现，GMP 的确立，制剂生产类别和总量大幅度增加，等等。这一时期，我国药剂学的经历了仿制为主到仿创结合的过程，产业结构优化升级，竞争力得到加强。

1. 药物制剂的剂型和品种的发展

20 世纪 70 年代至 20 世纪末，我国现代药物剂型的研发和生产体系基本确立，通过仿制为主、仿创结合使我国的主要剂型与发达国家基本一致。至 1989 年，全国已生产近 40 个剂型，4000 多个品种。列入我国药剂学教材的剂型累计近 100 余种。例如，《中国药典》（2005年版）收载药物品种 3214 种，其中，化学药物制剂剂型 21 类 102 种剂型，品种 1967 种；生物制品药物分为预防类、治疗类、微生态类、诊断类 4 个大的类别，品种 101 种；具有我国特色的中药制剂剂型 26 类 62 种剂型和品种 1146 种，中药制剂得到了大力发展，传统剂型丸、散、膏、丹等的黑、大、粗问题得到了全面改善，制剂新技术和新剂型不断应用于中药和植物药，不少中药制备成了片剂、硬胶囊、软胶囊、注射剂等现代制剂，甚至还有缓释制剂生产。2010 年版《中国药典》是在 2005 年版的基础上进行了大幅度的修订和新增品种的工作，反映了我国这几年医疗事业和制药行业的发展和进步，收载药物品种 4567 种，其中，化学药物品种 2271 种，生物制品药物品种 131 种，中药品种 2165 种。随着制剂新技术的发展，我国也出现了一批新型释药系统。2015 版《中国药典》共收载品种 5608 种，其中新增品种 1082种。药材和饮片、植物油脂和提取物、成方制剂和单味制剂等品种共计 2598 种，其中新增440 种，修订 517 种；化学药品、抗生素、生化药品及放射性药品等品种共计 2603 种，其中新增 492 种，修订 415 种；生物制品共计 137 种，其中新增 13 种，修订 105 种；药用辅料共计 270 种，其中新增 137 种，修订 97 种；制剂通则 38 个。

2. 制剂新技术和新释药系统的发展

在追踪性研究的基础上，完善了普通制剂的制备技术，并逐步建立了一些新型的制剂技术，包括脂质体、纳米粒、微球、乳剂、透皮贴剂、口服缓控释制剂、口服速释制剂、吸入剂等的制备技术，表明新释药系统技术获得了长足的进展。目前，国内已批准生产紫杉醇酯质体、注射用两性霉素 B 脂质体和阿霉素脂质体，其中紫杉醇酯质体为国内首创；国内批准生产的新型释药系统还有口服环孢素自微乳化给药系统、多种口服渗透泵片剂、多种口服速释片剂、多种透皮给药系统等，而注射用醋酸亮丙瑞林微球和注射用 PEG-G-CSF 已批准生产，注射用利培酮缓释微球成为我国在美国提交新药申请的首个微球制剂，口服雷帕霉素纳米晶制剂已完成临床研究，还有一大批相关的新释药系统正在临床前的研究中，其中不乏创新品种。这些成果标志着我国新型制剂技术的重大进步。国外在统计新制剂品种时往往没有把我国上市的品种统计在内，实际上我们也有创新品种，其中包括部分脂质体注射剂、多种注射用载药乳剂等；可喜的是，越来越多的制药企业参加到新制剂新技术的研究队伍中来，并发挥重要的作用。近年来，我国研究开发的部分新制剂品种也获得了较好的市场效益，多个品种的年销售额超过 10 亿元，显示了创新制剂巨大的市场前景。

在制剂技术的研究方面，创新是主流，从品种创新、追踪创新开始，目标是原创性 DDS和新释药技术平台，形成完整的创新体系，综合的创新能力和系列化的新品种；在此过程中应充分利用最新的科学技术研究成果提高现有普通制剂水平，促进新型 DDS 的发展，以达到制剂研究的宗旨：安全、有效、质量可控、顺应性良好，使临床用药更科学化、准确化、精密化、理想化，以获得临床最佳治疗效果。不仅创新释药系统和新释药技术需要发展，而且也需要制药设备、给药装置、药用辅料、包装材料、检测设备等方面同步发展，特别是有的创新释药系统产业化需要特殊制备工艺和制药设备或给药装置；有些创新释药系统需要与相应的新辅料进行同步开发。

具体来说，新制剂研究的主要发展动向包括：①改变药物的溶解性能，增强药物穿透细胞膜的能力，提高药物的生物利用度；②保护药物在到达靶器官前免于降解，增加靶器官和靶细胞的药物浓度，从而降低药物的毒副作用；③定时、定速、定位药物释放技术的相互结合，最大限度地发挥药物的治疗作用；④药物释放系统的载体材料由生物相容性向智能感应型方向发展；⑤药物释放技术与细胞生物学、分子生物学、分子药理学、分子病理学、药物分子传递学及系统工程学、信息科学等学科的联系日益紧密；⑥DDS 的构建、表征、质量评价趋于规范化、标准化、平台化。

3. 新型药用辅料的研究开发

我国辅料的研究开发和工业化长期处在比较落后的局面，严重影响了我国制剂工业的发展。虽然一些常用药用辅料国内也有生产，但普遍质量标准低，规格不全，而且缺少专用辅料和功能化辅料。国家曾设立一些攻关项目促进相关的研究开发，也有部分产品投入生产。近年来，随着我国制药企业的壮大和开发的需要，一些新型药用辅料的研究与开发得到了加强，我国先后开发生产了丙烯酸树脂、羟丙纤维素、卡波姆、泊洛沙姆、环糊精等10多个新辅料，还有若干研究单位和企业开发了注射用生物降解性聚乳酸–羟基乙酸共聚物 [poly(DL-lactide-co-glycolide)，PLGA]、注射用磷脂、PEG-DSPE、包合物用羟丙基–β–环糊精、渗透泵制剂用醋酸纤维素等药用辅料。

4. 制药机械和设备的研究开发

中华人民共和国成立以来，药物制剂的制备由手工操作、半机械化、机械化、半自动化、全自动化的方向发展，取得了可喜成就。与我国的辅料工业类似，我国的制药机械和设备长期也是比较落后的，特别是我们的研究开发新型设备的能力比较弱。由于成本等问题，我国制药工业中国产设备占主要地位。目前常规制剂生产所需的设备已基本实现国产化，如粉碎机、一步造粒机、旋转式压片机、全自动胶囊填充机等。在我国的外资和合资企业中进口设备比较常见。随着我国机械制造技术的不断发展，目前一些国内机械设备制造企业已经研究开发了一批具有先进功能的新型国产制药设备，如高压乳匀机、冷冻干燥机、喷雾干燥机等。

5. 药剂学学科的基础理论和应用基础研究

近年来，我国在药剂学基础研究和应用基础研究方面的投入不断加大，"973""863"和国家自然科学基金重点项目等，都有与药剂学学科直接相关项目的实施；重大新药创制中也有新制剂与释药技术平台和制剂关键技术等重大项目的实施；自然科学基金项目中药剂学项目的数量和资助力度也在不断增加。相应地，我国药剂学的研究水平和研究能力明显提高，过去药剂学家主要研究物理药剂学或制剂学，而现在更多地与生物学和材料学相结合，研究领域不断扩展，更多新技术得到应用，研究深度向细胞和分子水平发展。近30年以来在药物制剂与药效的关系、新的给药体系如脂质体、纳米粒、微球、前体药物、疫苗等多个重要领域的基础研究取得了重要进展。据统计，我国给药系统相关的研究论文数量居世界第二，相关专利数量增长很快。其中，越来越多的论文在国际知名学术杂志上发表，并引起关注。在药剂学和相关领域国际一流的学术杂志上（如：*Journal of Controlled Release*、*Biomaterials* 等），几乎每期都有我国学者发表的论文。学科交叉得到进一步加强，更多的高分子材料和生物学家等加入药剂学的研究领域，同时更多的学术论文也发表在国际一流的材料学（如：*Advanced Materials*）、纳米科学（如：*ACS NANO*）和肿瘤学（如：*Cancer Research*）等杂志上。药剂学研究水平的提高为我国新型释药系统的研究开发打下了良好的基础。

6. 药剂学相关分支学科的发展

工业药剂学是研究制剂工业化生产的基本理论、工艺技术、生产设备和质量管理等的一门分支学科，普通药剂学以工业药剂学为主。解放战争时期建立的西北、东北、华北和新华制药厂等，开始了我国现代制剂的研究与生产，逐步形成了我国现代工业药剂学的基础。中华人民共和国成立以后特别是改革开放以来，我国的工业药剂学有了长足的发展。20世纪50年代，我国物理药剂学发展较快，通过物理化学的原理和手段，研究制剂的各种性质及其内在规律，为新制剂的设计和开发提供了理论依据。60—70年代，生物药剂学与药物动力学发展较快，研究使人们认识到药物、剂型、生物因素与药理效应之间存在紧密的关系。到90年代，生物药剂学与药物动力学已从药剂学的一个章节中分离出来成为一个单独的学科。近年来，生物药剂学分类系统的概念也得到了高度重视；80年代，人类对生存质量的关注提升到新的高度，药物制剂的设计与应用与患者个体化给药联系在一起，促进了临床药学的发展；90年代至21世纪初，科学的发展使人们可以分子水平上构建并研究新的释药系统，随之产生了分子药剂学，国内不少药学院（系）成立了分子药剂学研究室，并开设了相关课程，分子药剂学成为重要的研究方向之一。

7. 药剂学的学术交流活动

在中国药学会学术部、国际交流部和药剂专业委员会等的组织下，在我国相关学术机构和药剂学家的共同努力下，我国药剂学的学术交流活动正在不断加强，在我国举行的药剂学的国际会议也正在增多。例如，2004年，首届药物制剂国际论坛在杭州举行，侯惠民院士任大会主席；2005年，第二届药物制剂国际论坛在上海举行，侯惠民院士任大会主席；2007年，第三届药物制剂国际论坛在上海举行，侯惠民院士任大会主席；2009年，第四届药物制剂国际论坛在上海举行，侯惠民院士任大会主席，等等。现在每年比较有规模的药剂学学术活动在两次以上，包括从2011年开始的每年一次的中国药物制剂大会和中国药学大学的制剂分会场，以及从2008年开始每两年一届的亚洲阿登制药技术研讨会等，参加人数也在不断增加，2013年在武汉举行的中国药物制剂大会上参会代表达800人；2014年在湖南长沙举办的中国药物制剂大会，参会代表达1100余人，本次会议新增了工业药剂学、青年论坛、医院药学等分会场。2015年在浙江杭州举办中国药物制剂大会，分别设立基础药剂学、工业药剂学、药用辅料与包材、医院药剂学、青年药剂学等分会场，并特设研究生药物制剂论坛，另外，大会将根据需求还增设企业新制剂品种筛选立项、技术转移项目推介会等，本次会议参会代表达1200余人。此外，中国药剂专业委员会作为主办方之一，于2015年4月在浙江杭州组织承办首届China Nanomedicine 2015年国际会议。

2009年石药集团出资，与中国药学会设立了我国第一个药剂学奖；以前我国学者由于经费和语言等原因参加国际会议很少，现在这种情况也有了改观，包括世界药学大会（FIP）、国际控释协会（CRS）、亚洲药学科学联盟（AFPS）学术年会在内的国际重要的学术会议上，已有我国药剂学家的大会报告；另外，我国药剂学研究者正越来越多地参加其他学科（如材料学科）的相关学术活动，促进了学科间的交流与融合；1990年以前，我国学者鲜有参与国际药剂学相关学术杂志的同行评审工作，目前国内很多药剂学家担任了重要国际杂志的审稿人或编委，如 *Journal of controlled release*、*Namomedicine:NBM* 等。2003年，《中国药剂学杂志》创刊，2006年，《亚洲药物制剂科学》杂志创刊。

8. 我国药剂学教育与人才培养

1911—1949年全国先后创办的高等药学校、院、系共20余所，40多年中，毕业仅2000人左右。1952进行院系调整。1956年全国设置了5个药学院（系），即2院3系，此后药学院（系）的数量不断增加（1965年13所，1978年41所，1988年48所，1999年96所）。到2007年年底，全国设置有药学相关专业的普通高校513所，其中四年制本科院校297所，药剂学专业点82个。目前多数药学院（系）将药剂学课程作为必修课，并设置独立的药剂学教研室。据统计，2007 年（49 所高校和 2 所研究所）药剂专业毕业本科生 1177 人、专科 535 人；在校生本科 6788 人、专科 991 人；硕士研究生毕业 370 人，在校 1499 人；博士生毕业 63 人、在校 250 人；在岗药剂学教师 324 人，其中教授 73 人，副教授 103 人；博士生导师 54 人、硕士生导师 236 人。

药剂学相关教材的建设也取得了长足的进步，从 20 世纪 50 年代的《调剂学》和《药剂学》，到现在已出版发行《药剂学》教材与相关专著近 100 部，包括适合中专、大专、电视大学、本科生、中药专业的药剂学材料，以及为研究生编写的药剂学教科书，如北京大学药学院的 6 年制《药剂学》教材等。全国各高等药学院校在特色药剂学专业建设、精品教材建设、精品课程建设、实验教学示范中心建设、人才培养模式、大学生创新实验计划项目等方面，都取得了可喜的成绩。随着我国药剂学研究的整体水平的提升，我国药剂学本科生和研究生的教育水平也不断提高。

近年来，我国药剂学领域的优秀人才不断出现，包括国家基金委杰出青年、千人计划、长江学者教授、国家基金委优秀青年、青年千人计划等，从无到有，而且数量正在不断扩大；全国百篇优秀博士论文也越来越多；也出现了全国第一个药剂学的创新团队和创新群体；很多优秀青年药剂学人才获得了教育部新世纪人才计划和中国药学会－石药集团优秀青年药剂学奖等；一批学成归国的青年药剂人才纷纷加盟科研院所和制药企业。总之，我国药剂学领域形成了优秀的人才团队，青年人进步很快，成为本领域的希望之星。

9. 中国药学会药剂专业委员会

中国药学会药剂专业委员会是本领域最具代表性的学术组织。各届药剂专业委员会都以药剂专业为本，以学科发展为先，发扬良好的学风和优良的传统，通过各种方式积极开展各种学术活动等，为我国药剂学学科和制剂工业的发展做出了重要贡献。

药剂专业委员会的成立是经中国药学会第十六届全国会员代表大会会前酝酿，而后经该次代表大会选举产生的第十六届理事会根据有关倡议讨论决定先行成立 4 个分科学会筹委会之一。经过两年多的筹备，决定在 1981 年 6 月 2—8 日，在陕西省西安市召开的"全国药剂学术会议"期间，成立首届药剂分科学会。会后该专业委员会的筹备工作是由刘国杰、顾学裘、陈兰英、汤光、奚念朱等多位专家教授的牵头组织和努力完成的，并得到总会的支持。成立时名称为"药剂分科学会"（后更名为"药剂专业委员会"），作为学会专业分科学会重要组成部分之一。第一届委员会由 57 名委员组成，经选举 19 名委员组成常务委员会。

经常务委员会民主推选，由沈阳药学院顾学裘和南京药学院刘国杰共同出任首届主任委员，王肇仪、陈兰英、胡长鸣、汤光任副主任委员，下设专业组长，分别为奚念朱任药学教育组组长、汤光任临床药剂组组长、吴文祺任工业制剂组组长、中药制剂专业组负责人缺。药剂分科学会的成立，标志着我国药剂学学科体系的确立和初步完善，同时也成为药剂学学科建设的重要里程碑。

从 1986 年至 1995 年的 10 年间，药剂分科学会开展了大量的学术交流活动与技术支持工作。从药剂学基础理论的深入探讨到制剂产业化难点的指导攻关，药剂分科学会针对当时制约国内药剂发展的一些瓶颈问题，成立了片剂、胶囊剂、注射剂等专业小组，集思广益，术业专攻，并在北京、上海、广州、天津、河北、湖北、四川、安徽等地联合地方医药局多次组织召开制剂专题研讨会和制药企业实践交流活动，切实协助行业解决了大量的技术难度突出问题。

1989 年和 1992 年，药剂分科学会分别于安徽黄山和广西南宁召开了第二、第三届代表大会，刘国杰连任两届主任委员。在第二届代表大会上，药剂分科学会正式更名为"中国药学会药剂专业委员会"。

1996 年 11 月，中国药学会药剂专业委员会在湖北省武汉隆重召开了第四届代表大会，大会对领导班子进行了民主改选。新一届主任委员由郑梁元担任，刘国杰任名誉主任委员，曹光明、平其能、蔡鸿生、黄斐、陈庆华任副主任委员，吴文祺等专家任顾问，工业药剂组组长由黄斐兼任，中药组组长由曹光明任，委员会委员 40 名。大会研究了国内药剂学学科的发展现况，并明确了国际间学术交流与国内专业经验交流并重的指导思想，加快药剂学学科紧随国际前沿发展的步伐。

2000 年，在北京召开的第五届药剂专业委员会代表大会上，郑梁元连任主任委员，平其能、蔡鸿生、张志荣、张强、陈庆华、黄斐任副主任委员，经代表商议决定，自此届后改为每 5 年召开一届代表大会，主任委员任期也为 5 年。

药剂专业委员会在主任委员郑梁元的引领下，继承了历届的良好学风和优良传统，以专业为本，以学科发展为先，分别于北京、贵阳、广州、沈阳、昆明等地每年召开一届专业全国性学术年会，其在学术代表性、学科参会人数、专业刊稿质量上都有了明显提高，为国内行业间学术与技术交流提供了宝贵的平台。并且，为促进我国药剂学学科的国际间学术交流，提高我国药剂学领域的技术水平，加强中美两国同行业间的学习与合作，药剂专业委员会联合美国药学会分别于 2002 年（北京）、2003 年（上海）和 2005 年（上海）成功举办了三届"中美药学高级研讨会"。大会由药剂专业委员会主任委员郑梁元牵头筹办并总负责，邀请美国药学会国际知名药剂学专家就药剂学领域不同阶段的前沿焦点技术问题进行高级学术研讨。中美药学高级研讨会汇集中美两国药剂学近年来发展的高级技术理论和宝贵实践经验，累计培训人数达 600 人次以上。

中国药学会第六届药剂专业委员会于 2006 年 12 月换届改选，名誉主任委员：郑梁元；主任委员：张强；副主任委员：蒋新国、潘卫三、张志荣、周建平，委员达 37 人。

中国药学会第七届药剂专业委员会 2011 年 6 月完成换届，主任委员：张强；副主任委员：潘卫三、周建平、陆伟跃、王浩、何勤，委员达 42 人。其间分别成立了基础药剂学学组、工业药剂学学组、青年药剂学学组、辅料包材学组、发展规划学组及归国专家学组，并确定了相应的负责人。

中国药学会第八届药剂专业委员会 2015 年 9 月完成换届，名誉主任委员：张强；主任委员：陆伟跃；副主任委员：王浩、何勤、吕万良、胡富强、吴传斌。委员达 47 人。

在中国药学会领导下，药剂专业委员会每年召开一届全国性学术年会即中国药物制剂大会，并主持中国药学会年会中的药剂学分会场。

随着我国医药事业的发展，专委会举办相关学术会议的学术水平、参会人数、会议规模等都有明显改善，国际学术活动日益增多，为行业内和学科间学术交流等提供了宝贵的平台。同时，药剂专业委员会也越来越具有人才聚集优势，当选的药剂专委会委员都具有较高的学术水平，已经成为本领域的优秀代表。目前专委会也正在尝试与相关部门（如科技部、国家食品药品监督总局、药审中心、药典会、知识产权局等）开展更多的互动，完成诸如：重大专项2016年新增课题建议、重大新药专项"十三五"战略报告——制剂与释药系统部分、纳米药物研究——重大新创制"十三五"规划建议方案等报告，为我国药剂学学科的全面健康发展提供更多的技术支持。

第九节　老年药学学科

我国已经进入人口老龄化社会。老年人特有和常见的疾病都存在着用药的特殊性问题。大科学研究模式的产生，更新并改变了已有的药学学科研究中的概念、思维模式、理论框架及实践行为，在一定程度上科学地推进药学学科的发展进步，并为中医药学的发展带来了良好的机遇。目前，在党和国家的大力扶持下，我国老年药学事业正在健康、有序、快速地发展，随着一系列药理学与其他学科之间的边缘学科的建立和发展，药理学的内容被大大的丰富。近两年来有关老年药学的研究取得了一系列的新进展、新成果、新见解、新方法、新技术，形成了一批在国内外均有广泛影响的科研成果。我国的药学事业和药学学科的发展是中华民族经过长期的生产和社会实践，不断与疾病作斗争中产生和发展起来的。老年药学是药学学科中新兴的分支和边缘学科，它的发展规律与自然科学发展规律一致，总体作为经济基础层面，受上层建筑制约，但由于它的发展与人类社会发展及医疗健康尤为紧密相关，因此它在我国政治格局及国民经济发展中有着重要而不可替代的作用和地位。自中华人民共和国成立以来，我国的老年药学学科发展反映了社会经济和科学技术水平的发展，也反映了人民生活水平的提高和需求，更反映各届政府的执政理念和对医药事业的重视。老年药学学科的发展也推动了药学学科及医药管理体制的进步。

一、老年药学学科的主要研究内容

老年药学是根据老年人的特征规律，研究开发延缓衰老和防治老年病的药物，研究老年人用药规律和合理、安全、有效用药为主要任务的一门新学科。主要内容包括以下4方面：① 老年药学的基础理论；② 老年医药保健和合理、安全、有效用药；③ 老年医学所确定的常见、多发老年病（老年痴呆、心脑血管疾病、骨质疏松、糖尿病等）防治药物的研究、开发与应用；④ 抗衰老药物的研究及其实验方法学和临床药理学。目前，老年药学作为一个学科，正处于迅速发展和不断完善的过程中。

二、大科学研究模式的产生及对老年药学学科的影响

当人类社会发展历史的车轮驶入21世纪的时候，我们切实地感受到了人类科学技术的日新月异。科学技术的发展，使得人类迎来了前所未有的物质财富和发展平台。大科学研究模式正是在这种背景下产生的，并对各学科的发展形势造成了深刻的影响。

（一）大科学研究模式的产生

"大科学"（Large Science）是国际科技界近年来提出的新概念，目前尚无统一的定义。美国科学家普赖斯于1962年6月发表了以《小科学、大科学》为题的演讲。他认为第二次世界大战前的科学都属于小科学，从第二次世界大战时期起，进入大科学时代。

　　根据大型装置和项目目标的特点，我们可以将大科学研究分为两类，第一类是需要巨额投资建造、运行和维护大型研究设施的"工程式"的大科学研究，又称"大科学工程"；第二类是需要跨学科合作的大规模、大尺度的前沿性科学研究项目，通常是围绕一个总体研究目标，由众多科学家有组织、有分工、有协作、相对分散开展的"分布式"大科学研究。

　　从运行模式来看，大科学研究国际合作主要分为3个层次：科学家个人之间的合作、科研机构或大学之间的对等合作、政府间的合作。

　　（二）大科学研究模式下药学学科的发展

　　1. 大科学研究模式背景下的新理论概念产生

　　科学的大格局正在发生着深刻的变化，包括：概念的更新，思维模式、理论框架和实践行为的转变，这对药学学科的发展和研究必定会产生一定促进作用。例如，关于暗物质、暗能量和反物质的相关研究，已经引起了科学格局的重大变化，核心就是非线性、不确定性纳入科学对象。这将有利于药学学科的发展和研究，因为，药学学科中就具有不确定性、非线性因素。

　　2. 大科学研究模式背景下的药学国际合作与交流

　　药学国际合作与交流的不断扩展和深入，不仅促进了我国的药学工作者和世界各国的生物医学或药物科学界人才在人文层面上的相互了解，而且促进了药学与生物医学和药物科学在科学意义上的相互渗透，由此使药学与现代生物医学和药物科学之间正在形成一个非常广阔的学术边界和交叉领域。相关的研究表明，在这一边界和交叉领域，蕴涵着许多新的生物医学和药物科学问题，这些问题或者是现代生物医学或药物科学正在研究或者是现代生物医学和药物科学尚未认识到的问题和领域，这些边界和交叉科学问题及领域的研究将促进一系列新兴学科的发育和诞生，给药学学科发展带来巨大的变革。

　　3. 大科学研究模式背景下的中医药发展契机与前景展望

　　中医药学许多问题的范围、规模、成本和复杂性远远超出中医药学自身的能力，开展大科学研究模式的合作成为中医药学进入国际科学前沿的重要途径。因此，大科学模式的产生给中医药学的发展带来了良好的机遇。

　　中医药主张象与体的结合，象与体能结合，主张科学和人文能融合互动，主张象与体的融通，不能够仅仅从人文到人文。因为从人文到人文，强调的是象科学、象思维，不与体融通。事物总是发展的，天地人相参、精气神一体，是整体医学的概念。在当今大科学研究模式下，中医药研究应该是整体医学指导下的还原分析，从科研的设计就应该注重整体医学的引领，而后进行还原分析。这正是大科学背景下的科学格局变化的特点，故大科学背景的到来给中医药的深入研究探讨提供了一个很好的平台。

　　综上所述，大科学研究模式的产生和发展在很大程度上对药学学科的发展起到了的推动作用。科学的大格局化是科学技术向前发展进步的历史必然产物，只有顺应潮流，抓住大科学研究模式带来的良好机遇，才能科学地推进药学学科的发展进步。中医药作为我国的国粹也必能得到长足的发展，最终实现中医药的国际化。

三、新理论、新成就、新方法

　　老年药理学是研究药物与机体间相互作用的一门科学，它阐明药物防治疾病的基本规律，从而为临床合理用药提供基本理论。近年来，由于分子生物学等学科的迅猛发展，以及新技术在药理学中的应用，药理学有了很大发展。随着自然科学的相互渗透，出现了一系列药理学与其他学科之间的边缘学科，如临床药理学、精神药理学、免疫药理学、时辰药理学等。这些分支学科的建立和发展，大大充实与丰富了药理学的研究内容。

随着我国经济社会的不断发展进步，人口老龄化的程度也日益严重，多种老年病成为影响老年人生活健康的常见疾病，同时给家庭和社会带来了沉重的经济负担。本章限于篇幅，仅就与老年神经系统疾病密切相关的基础理论知识做些概要的介绍，如阿尔茨海默病、脑卒中及帕金森病等。

（一）阿尔茨海默病（老年性痴呆）

阿尔茨海默病（AD）是一种中枢神经系统变性病，主要表现为渐进性记忆障碍、认知功能障碍、人格改变及语言障碍等神经精神症状。AD的特征性病理改变为β淀粉样蛋白沉积形成的细胞外老年斑和tau蛋白过度磷酸化形成的神经细胞内神经原纤维缠结，以及神经元丢失伴胶质细胞增生等。

对于AD的发病机制研究目前主要有以下学说：①β淀粉样蛋白级联学说；②中枢胆碱能损伤；③Tau蛋白异常磷酸化学说；④其他学说如兴奋性氨基酸毒性学说、炎症和免疫功能异常、自由基和氧化应激作用等，但这些病理生理机制尚待进一步阐明。

由于AD的病因和发病机制尚不明确，目前没有特效方法逆转和阻止病情进展。国内外批准用于阿尔茨海默病治疗的药物主要有胆碱酯酶抑制剂和谷氨酸受体拮抗剂两类。其他药物的研究如干预Aβ的异常代谢、干预神经原纤维缠结、增强神经营养因子和脑细胞代谢功能、阻滞钙离子、抗炎抗氧化等治疗AD的药物策略，但尚未有明确的结果，有待进一步的评价。

（二）脑卒中

脑卒中（Stroke）是由于各种诱发因素引起脑内动脉狭窄，闭塞或破裂而造成的一种急性脑血液循环障碍性疾病。中国每年发生脑卒中病人达200万。发病率高达1.2‰，致残率高达75%，每年死亡人数达120万。脑卒中给人类健康和生命造成极大威胁，给患者带来极大痛苦，给家庭及社会造成沉重负担。

目前关于脑缺血再灌注损伤的发病机理有若干学说，如：①兴奋性氨基酸毒性；②细胞信号转导（包括Ca^{2+}超载和NO损伤）；③线粒体损伤；④氧自由基大量生成；⑤免疫炎症损伤；⑥细胞凋亡及其他因素。这些学说并不是孤立存在的，而是密不可分，互相联系的。

（三）帕金森病

帕金森病（PD）是一种常见于中老年人的黑质及黑质－纹状体通路神经元变性所致的锥体外系疾病。帕金森病突出的病理改变是中脑黑质多巴胺能神经元的变性死亡、纹状体DA含量显著性减少以及黑质残存神经元胞质内出现路易小体。除多巴胺能系统外，帕金森病患者的非多巴胺能系统也有明显的受损。

PD的始发因素目前仍不清楚，被广泛接受的发病因素有以下几类：如氧化应激学说、环境因素、线粒体功能异常、炎症反应、遗传和基因突变等。

目前临床应用的抗PD药物主要有以下几类：①拟多巴胺药（如左旋多巴、多巴胺受体激动剂、多巴胺释放药）；②单胺氧化酶B抑制剂；③儿茶酚甲氧基转移酶抑制剂；④抗胆碱药；⑤其他药物（如兴奋性氨基酸受体阻断剂，5–HT2拮抗剂等）。

虽然已经有上面许多药物用于 PD 的临床治疗，但到目前为止依然没有一种药物或治疗手段可以治愈或阻止 PD 疾病的发展。临床医生提出 PD 治疗应该从神经保护、神经救护和神经修复几方面进行，才能达到治愈疾病的目的。

四、我国现代老年药学学科体系的构建与形成

老年药学专业委员会成立于 1987 年。在成立之前，是由时任中国药学会第十七届常务理事的李维祯以及一些对老年药学发展有共识的药学界人士多次向第十七届常务理事会建议，而被采纳接受列入常务理事会的讨论议程。在 1986 年 7 月于北京召开的第十七届常务理事会第六次会议上，决定成立 3 个专业委员会，包括老年药学专业委员会，由李维祯负责筹备成立。经过一年多的筹备工作，于 1987 年 8 月在沈阳召开的第一届老年药学学术会议上宣布成立了中国药学会第一届老年药学专业委员会。这标志着我国老年药学新学科的形成。老年药学专业委员会由李维祯任第一届、第二届主任委员（1987—1996 年），杜贵友任第三届、第四届主任委员（1996—2006 年），王晓良任第五届、第六届主任委员（2006 年至今）。自该专业委员会成立以来，历届委员会都按照学会的要求制订学术活动计划并能如期完成。

五、研究机构与大学内老年药学学科力量的分布

（一）我国老年药学学科力量分布概述

在我国老一辈药学教育家、原中国药学会副理事长、沈阳药学院院长兼党委书记李维祯（1910—1998 年）的积极组织和推动下，我国老年药学学科于 20 世纪 80 年代组建并发展至今。目前，该学科力量主要集中在部分药学学科实力雄厚、药学研究领域齐全、学科人才聚集的医药研究机构和大学。

（二）国内老年药学学科研究主要力量简介

1. 中国医学科学院 - 北京协和医学院药物研究所（简称"药物所"）

药物所是国家重点药物研究机构，治疗老年退行性疾病的药物是其主要研究内容之一。该所药理学科是首批国家级重点学科，其神经精神药理学研究以老年痴呆、帕金森病等神经退行性疾病为主要方向，部分研究内容属国内领先水平，某些达到国际水平。该学科王晓良研究员现任中国药学会副理事长兼老年药学专业委员会主任委员。药物所药物化学学科研究重点包括老年性退行性疾病、抗肿瘤、心血管疾病等 6 种类药物。

2. 中国医学科学院 - 北京协和医学院医药生物技术研究所（简称"药生所"）

药生所生物化学研究室以老年性疾病的新靶标和分子药理学研究为特色，药生所内设中国老年学学会衰老与抗衰老科学委员会办公机构，老年病的发病机理和药物干预是该委员会主要研究方向之一。李电东教授是我国早期从事抗衰老研究者之一，主编并参加编写多部与老年药学相关的著作，如《衰老分子生物学》《现代衰老学》《中华抗衰老医药学》《新编抗衰老中药学》《老年医学》以及《21 世纪老年学与老龄问题》等。他通过从延缓衰老和防治老年性疾病的新药研究策略考虑，同时参考中国古人的养生之道，首先建立了新颖的药物筛选模型和检测指标，并从中药及天然产物中筛选阳性药物，对丰富衰老理论和延缓衰老、研究防治老年病的药物研究均具有理论和实践意义。

3. 北京大学医学部

北京大学衰老研究中心主要研究老年神经系统退行性疾病、Ⅱ型糖尿病、骨质疏松症等老年常见多发病等。神经科学研究所4大主要研究方向之一是神经系统退行性疾病的防治研究。医学部基础医学院近年来在心血管疾病的基因治疗、干细胞治疗神经系统退行性疾病等领域取得重大进展。基础医学院下设的中西医结合学系以衰老、老年病与中医药为3大研究方向之一，该系主任韩晶岩教授现任中国药学会老年药学专业委员会副主任委员。医学部药学院的科研主要集中在心脑血管疾病、肿瘤、老年性疾病等领域的基础研究。

4. 沈阳药科大学

沈阳药科大学药理学学科的神经精神药理研究进行抗抑郁、抗焦虑、抗老年痴呆和抗帕金森病等药物的研究工作，研究水平处于国内领先地位，并有一定的国际影响力。该学科学术带头人吴春福教授现任校党委书记，兼任中国药学会副理事长兼老年药学专业委员会副主任委员，辽宁省药学会理事长。主编出版了国内第一部老年药学专著《现代老年药学》。该学科邹莉波教授，现任辽宁省药学会老年药学专业委员会主任委员。此外，该校神经生物学学科亦从事神经退行性疾病的生物学机制研究。

5. 中国人民解放军总医院老年医学研究所

中国人民解放军总医院老年医学研究所老年医学学科是国家级重点学科。该所药理研究室开展老年药学研究，该研究室杨新波教授现任中国药学会老年药学专业委员会副主任委员。

6. 首都医科大学宣武医院（北京市老年病医疗研究中心）

首都医科大学宣武医院以神经科学和老年医学的临床和研究为重点，北京市老年病医疗研究中心建在该院。宣武医院药物研究室长期从事老年神经重大疾病（老年痴呆、脑血管病）防治新药的研究与开发、老年人合理用药研究，获得多项科研成果。李林教授是该院老年药学领域的带头人。

7. 中国中医科学院中药研究所

中国中医科学院中药研究所中药药理研究室杜贵友研究员曾担任中国药学会第20、21届常务理事兼第三、第四届老年药学专业委员会主任委员。

8. 区域老年药学学科研究力量

在中国药学会老年药学专业委员会的指导下，上述部分单位以带头建立省市老年药学专业委员会的形式，将区域内学科研究力量集中起来，共同推动区域内学科发展。如沈阳药科大学以辽宁省药学会理事长和老年药学专委会主任委员身份，组建了多届辽宁省药学会老年药学专业委员会。设立区域老年药学专业委员会的还有北京药学会、上海市药学会、广东省药学会、黑龙江省药学会等。

六、在不同时期所关注的主要问题及相关工作

（一）延缓衰老、老年保健药物研究及学术探讨

1987年8月，中国药学会老年药学专业委员会正式成立，召开了老年药学分科学会暨中国保健食品协会抗衰老学术研究会，并确定了近两年的主要工作任务。之后，按期召开学术会议，围绕抗衰老、老年保健用药等进行了广泛交流、讨论，收录论文数量逐年增加，质量不断提升，其中，不乏在国内乃至在国际具有领先水平的研究成果。抗衰老药物的免疫学研

究、生化药理学研究、应用细胞生物学方法进行抗衰老药物的筛选等已经有了较成熟的方法；应用形态学的方法观察抗衰老药物的疗效研究，已进入了超微结构的层次。抗衰老药物的研究已从器官水平、细胞水平逐步发展到分子水平；发现了多种中药、天然食物以及合成化合物等具有抗氧化进而抗衰老的作用。

（二）针对常见的老年性疾病开展药学、药理学研究

王晓良用分子药理及分子生物学等方法在国内外首次证实，脑缺血及 β–amyloid 损伤神经元及中枢胆碱能抑制可引起脑内钾离子通道 Kv 亚家族和 Kir 亚家族的基因表达改变，在此基础上进一步转染、表达了多种通道亚型，作为新药筛选的新靶点和新模型；近年来开发建立了 Na/Ca 交换系统的新研究方法，并以此为新靶点，开展新型抗心肌缺血药物的研发工作。丁苯酞作为我国第一个抗急性脑缺血 I 类新药于 2005 年上市。20 世纪 80 年代，李连达等在国内率先建立动物和人的心肌细胞培养方法，并用于中药研究，向全国推广后至今仍普遍使用。中药防治冠心病心、老年痴呆、血管性痴呆、帕金森病等的研究工作取得了较大的发展：代表性成药有复方丹参片、冠心 II 号片、地奥心血康胶囊、复方丹参滴丸等。参乌健脑胶囊、天麻促智颗粒等已经开发。药理学研究表明，补肾、活血、祛痰等中药在防治老年神经退行性病变方面具有优势，其机制可能与其改善神经递质传导、调整神经递质水平、改善微循环、促进自由基代谢、抗细胞凋亡、调节基因表达等多种作用有关。

（三）老年人用药特点及用药安全

抽样调查显示：老年人门诊不合理用药处方占 1.8%，原因依次为：未关注老年人特点（38.7%），药物相互作用（24.5%），联合用药不合理（17.0%），未注意不良反应（14.2%），用药与诊断不符（5.7%）；约有 1/4 老年人同时用药 4~6 种，副作用发生率 15%。对此，老年药学工作者进行了大量的老年药动学和药效学的研究工作，通过与年轻人比较分析，总结出老年人药代动力学特点，提出了老年人合理用药基本原则。

（四）老年药学研究相关的技术平台建设和方法学研究

20 世纪 80 年代末，膜片钳技术引入国内，开始了心脑血管疾病和神经退行性疾病的细胞膜离子通道的研究工作，发现了钩藤碱、小檗碱在抗心律失常和抗糖尿病方面的作用并阐明了部分机制。D– 半乳糖衰老模型的构建，为衰老及老化机制产生的神经系统退行性疾病的基础研究和药物筛选提供了可用的动物模型。基于微透析技术的清醒自由活动大鼠脑内乙酰胆碱水平下降的拟痴呆模型、羟自由基升高的脑氧化损伤模型等，为研究活体动物脑细胞外液神经化学信息动态变化提供了方法。近年来应用血、脑双位点同步微透析技术进行清醒、自由活动 PD 大鼠 L-DOPA 血液与病变靶组织细胞外液药代动力学的同步比较研究；血药浓度与纹状体细胞外液神经递质及其代谢产物、羟自由基指标的同步研究等，使微透析技术在老年药学研究中的应用进一步发展。应用可视化、连续性、动态的微循环技术结合组织、组化、电镜、分子生物学研究方法，对多种微循环障碍的过程以及中药的作用靶点进行系统的研究，揭示了中药的心、脑保护作用机理，提供了微循环障碍关键环节、靶点的中药药理学依据。

七、在我国政治格局以及国民经济发展进程中的地位和作用

我国的药学事业和药学学科的发展是中华民族经过长期的生产和社会实践，不断与疾病

作斗争中产生和发展起来的。老年药学是药学学科中新兴的分支和边缘学科，它的发展规律与自然科学发展规律一致，总体作为经济基础层面，受上层建筑制约，但它的发展由于与人类社会发展及医疗健康尤为紧密相关，因此，它在我国政治格局及国民经济发展中有着重要而不可替代的作用和地位。

自中华人民共和国成立至今，世界和中国都发生了重大的历史变革，同时，也是科学技术迅速发展的世纪之交。我国的社会制度稳定，但不同历史阶段药学学科发展的速度和体制有所侧重。下面就以我国 1949 年以来几个代表时期为主轴来探讨这一问题。

（一）老年药学在"文化大革命"前的地位和作用

1949 年中华人民共和国成立，百废待兴，在党中央和毛主席领导下，全国人民革命热情高涨，在战争废墟上重建家园，恢复生产。为中国刚刚起步的大规模社会主义经济建设提供了难得的机遇。这段时间科学界记载了一段感人的事迹，许多身处海外卓有成就的专家学者如李四光、华罗庚、钱三强、老舍等辗转返回祖国参加建设，其中包括许多药学和医学专家冲破层层阻碍返回祖国，如周廷冲等。他们的归来为学科建设、方针政策制定奠定基础。

从 1956 年到 1966 年，是党领导我国社会主义建设在探索中曲折发展的 10 年。此时国家对科研和教育很重视，许多科研院所和中、高等院校开始组建和成立，加强和推动了药学学科的发展。这段时间政府专门成立药事管理机构，但老年药学尚未形成分支。

（二）老年药学在"文化大革命"时期地位和作用

1966 年正当国民经济的调整基本完成，国家开始执行第 3 个五年计划的时候，长达 10 年的"文化大革命"爆发了。在长时间的社会无序和动乱中，国民经济发展缓慢，主要比例关系失调，经济管理体制更加僵化。值得一提的是这场由文化领域开始的"大革命"，对教育、科学、文化的破坏尤其严重，影响极为深远。很多知识分子受到迫害，学校停课，文化园地荒芜，许多科研机构被撤销，严重影响到全民族文化素质的提高和现代化事业的发展。药学学科及老年药学发展也同样受到影响，新药的研究停顿或不规范，药学人才培养同样断档缺乏。

（三）老年药学在建设有中国特色的社会主义时期地位和作用

1978 年 12 月 18—22 日，党的十一届三中全会在北京召开。开辟建设中国特色社会主义新道路的历史大转折正在平稳地实现。科学文化受到人民和政府的极大重视，药学管理也是其中的重点之一，1978 年 5 月国务院批准成立了国家医药管理总局，由卫生部总管。

党的十三大后，党领导全国人民沿着中国特色社会主义道路继续前进。这时期人民生活水平和医疗水平均有大幅度提高，人均寿命延长，老龄化现象逐渐显现，疾病导致的死亡率由传染性疾病向非传染性疾病过渡，开始重视老年人合理用药，此时编写的药物学、药理学等教材都强调了老年生理和病理特点及老年药代学、药动学的规律。

（四）老年药学学科在我国全面建设小康社会十年的地位和作用

20 世纪末至 21 世纪的前 10 年，是我国药学事业大步前进的时期，新药研究从"九五"到"十二五"都得到国家极大重视和投入，医药产业在国民经济中所占的比例越来越高。1998年成立国家药品监督管理局，强化了对药品的监管和与国际的接轨。

2012 年党的十八大在北京召开，确定了全面建成小康社会和全面深化改革开放的目标。

随着我国经济发展和人民生活水平的不断提高，人均寿命不断延长。2010 年平均预期寿命达到 74.83 岁，而中华人民共和国成立前，我国人均预期寿命仅有 35 岁。但人口老龄化也随之更加明显，老年疾病及与年龄相关的慢性病发病率逐年提高，已经成为世界的头号杀手，占全球死亡总人数的 60% 以上。为了应对慢性病对人类健康的严峻挑战，国家于 2012 年 5 月 8 日出台了《中国慢性病防治工作规划》。

慢性病患者仍以中老年人为主，虽然在青年人中有增长趋势。老年人用药的个体化研究及老年疾病的新药研发备受关注，其中尤以中药及其提取物防治老年疾病和慢性病最为突出，老年药学的地位得到巩固，除中国药学会外，其他地区或社团也相继成立类似的学术团体，专门为老年设置的老年康复医疗机构也纷纷建起。

综上所述，自中华人民共和国成立以来，我国的老年药学学科发展反映了社会经济和科学技术水平的发展，也反映了人民生活水平的提高和需求，更反映各届政府的执政理念和对医药事业的重视。老年药学学科的发展也推动了药学学科及医药管理体制的进步。

2012 年 11 月 29 日，习近平指出：实现中华民族伟大复兴，就是中华民族近代以来最伟大的梦想。2013 年我国政府换届，食品药品管理机构改革是引人注目的一项重大改革，即将原国家食品药品监督管理局，升格为国家食品药品监督管理总局。这充分体现了新一届政府，高度关注民生，维护大众的食品药品安全权益，下决心改变食品药品多头管理的现状。

第十节　药物分析学科

药物分析学科是运用物理学、化学、生物学以及信息学等方法和技术，获得药物及相关物质的理化性质、组成、纯度、含量、作用与毒性等信息，筛选与发现药物，控制药品质量，保障人们用药安全有效的一门应用学科。它包括药物成品的质量检验，药物生产过程的质量控制，药物贮存过程的质量考察，临床药物分析，体内药物分析，等等，是药学学科的重要组成部分。

中华人民共和国成立以后，党和政府高度重视医药卫生事业，建国伊始即着手启动药品标准体系建设。1950 年成立了第一届药典委员会。1953 年《中国药典》（第一版）颁布后，药品检验工作引起了各级药品管理部门和学者的广泛关注，为适应药品检验工作的要求，药物分析学科应运而生。

为了促进药物分析学科的发展，中国药学会于 1981 年建立了药物分析专业委员会；药物分析学科的专家和学者于 2014 年在上海成立了全国药物分析大会理事会，每年在全国范围内组织召开药物分析学科的各类研讨会，为药物分析学者搭建了沟通和交流的平台。

经过几十年的建设和发展，药物分析学科在学术团队、科学研究、人才培养、学术交流和基础条件建设等方面均取得了重大发展，学科整体水平得到了显著提高。随着生命科学、环境科学、分析科学、材料科学、信息科学、计算机技术的发展和引入，药物分析学科正在与相关学科进行深入交叉和合作研究，从"服务支持"向"创新引领"转变，以便在新药研发以及药品生产等方面发挥好方法先行的作用。

一、药物分析学科的形成与发展

最早来源于天然植物、矿物和动物的药物最先被人们所认识。古代中医根据药材的外观特征、色味等感官反应和治疗效果等，通过经验对药用植物进行分类鉴别，以达到保障用药安全和有效的目的。

19世纪后，随着化学科学的发展，人们已不再满足于利用天然的药材治疗疾病，开始对天然活性产物进行分离和鉴定，在此基础上进行化学半合成和全合成，并逐步形成了现代的化学制药工业。化学药物一般纯度较高，质量控制方法相对较为成熟，可为其他类药品质量控制提供重要的参照物。一般化学药物质量标准中包括了性状、鉴别、检查和含量测定等核心内容。

中华人民共和国成立初期，由于科技水平较低、技术落后，对药物质量的分析控制能力有限，药品质量主要采用性状、化学鉴别和以容量分析为主的含量控制。改革开放后，药物分析也迎来了科技的春天。但是，在改革开放初期，由于经济落后和仪器设备条件的限制，药物分析只能够因陋就简，仍然依赖于化学分析。由于比色计和紫外-可见分光光度计较为普及并具有较高的灵敏度，所以在药品质量标准中应用广泛。为克服方法专属性差的问题，我国科研人员推动了"计算药物分析"在药品质量分析控制中的研究和应用。并以此为基础，进一步吸收和引进了计算机辅助优化、主成分分析和人工神经网络等计算技术，推动了药物分析学科的发展。药物光谱分析的发展随着光谱仪器的自动化、微型化和普及化，在药物分析中发挥着越来越重要的作用。红外分光光度法和核磁共振波谱法的推广及其在药物结构鉴定中的应用，光纤传感技术和新仪器的研究开发、近红外光谱等技术，构建了药物的快检技术系统，对加强药品监督、保障药品质量发挥了重要作用。

20世纪80年代，随着色谱技术不断发展和成熟，药物色谱分析得到了蓬勃的发展和广泛应用。目前，色谱分析技术已经成为国内外药品标准中应用最为广泛的分析测定技术。并且随着新仪器、新材料和新方法的不断推陈出新，色谱技术在药物分析的各个领域都发挥着重要作用。复杂样品的预处理技术、细胞膜色谱技术、手性药物分离技术，微径柱和整体柱技术等已经成为质量控制和体内过程研究的重要方法。随着色谱、光谱和计算机技术的不断发展和成熟，色谱-光谱联用技术自20世纪90年代得到了快速的发展，气相色谱质谱联用和液相色谱质谱联用技术已经成为药物相关物质研究、临床治疗药物监测、药物代谢研究、假冒伪劣产品的检查和打击等的重要手段。另外，高效液相色谱-磁共振联用技术，高效液相色谱-红外光谱联用技术在未知物鉴定中也引起人们的普遍关注。

生命现象和生命过程的复杂性使得药物分析学科面临着严峻的挑战。21世纪药物分析学科的研究范围已不再局限于药品检验。除了药品质量控制方法研究之外，药物筛选方法研究、药物体内作用研究、组学（基因、蛋白、代谢、细胞）方法研究等已逐渐成为研究热点。因此，药物分析的定义一直在不断更新和完善。目前认为，药物分析（pharmaceutical analysis）是运用物理学、化学、生物学以及信息学等方法和技术，获得药物及相关物质的理化性质、组成、纯度、含量、作用与毒性等信息，筛选与发现药物，控制药品质量，保障人们用药安全有效的一门应用学科。

目前，我国药物分析学领域已经形成了一支高水平的研究人才队伍，培育了一批重点实验室、研究团队和领军人才，为国家和药学科学的发展做出了巨大贡献。目前共有药物分析学二级国家重点（培育）学科1个（浙江大学），药学一级重点学科涵盖的药物分析学二级学科4个（第二军医大学，中国药科大学，中国医学科学院－北京协和医学院，北京大学）。据不完全统计，截至2015年，全国共有药物分析学博士点22个，硕士点104个。研究生招生规模扩大、层次提高、数量增加，遍及全国30个省、直辖市、自治区。药物分析学的人才培养，为学科的发展储备了力量、提供了动力。随着学科交叉的加强，药物分析学将发挥特长，解决更为关键的药学科学前沿问题。同时，药物分析学与药学相关学科、临床和基础医学紧密合作，为加速新药研究、保证药品质量和用药安全提供重要保障。

二、药物分析学科的人才培养

（一）本科生与研究生教育

1. 本科生教育

药物分析专业培养要求和目标：药物分析专业的学生应具备化学、生物学和药学的基本理论和技能；熟练掌握国内外药品生产质量管理规范、药品质量监督管理的法规与标准体系。培养能够在药物研究、生产、流通和临床使用领域从事药物分析研究、药物质量控制与管理、临床用药监测等工作的高级科学技术人才。

目前，招收药物分析专业本科生的学校主要是中国药科大学、沈阳药科大学和广东药学院。

1979年南京药学院（现中国药科大学）在药学专业的基础上建立了"药物分析专门化"专业。中国药科大学（1979年）和沈阳药科大学（1981年）首次招生"药物分析专门化"本科生；沈阳药科大学（1983年）和中国药科大学（1986年）开始招收药物分析专业本科生。1998年由于教育部不主张将专业划分过细，将药物分析专业合并到药学专业。

2010年国家政策调整，中国药科大学（2011年）和沈阳药科大学（2012年）相继恢复招收药物分析专业本科生。2013年教育部批准广东药学院设立药物分析本科专业，并于同年开始招收学生。

在课程建设方面，开设药物分析本科国家精品课程的学校有3所：沈阳药科大学（2006年）、浙江大学（2007年）、中国药科大学（2008年）；开设药物分析国家网络精品课程的学校有1所：浙江大学（2010年）；开设专科国家精品课程的学校有1所：药物检测分析技术（天津医学高等专科学校，2009年）；开设药物分析国家级网络教育精品资源共享课的学校有1所：浙江大学（2012年）。

2. 研究生教育

自1981年国务院学位委员会批准首批硕士学位授予权以来，我国药物分析教学科研水平提升显著，药物分析相关学科力量迅猛发展。据不完全统计，截至2015年，全国招收药物分析学研究生单位共103所，其中"985"与"211"院校34所，其他院校69所，详见表3-4。

表3-4　药物分析学科研究生招生单位分布情况

招生单位所在省市	招生单位名称
北京市（7）	北京大学、中国医学科学院－北京协和医学院*、中国人民解放军军事医学科学院*、北京中医药大学、北京理工大学、首都医科大学、中国食品药品检定研究院
天津市（3）	天津医科大学、天津大学、天津中医药大学
河北省（4）	河北大学、河北医科大学、河北科技大学、河北北方学院
山西省（3）	山西大学、山西医科大学、山西师范大学
辽宁省（4）	沈阳药科大学*、中国医科大学、辽宁医学院、大连医科大学
吉林省（4）	吉林大学*、延边大学、长春中医药大学、北华大学
黑龙江省（4）	佳木斯大学、哈尔滨医科大学、黑龙江中医药大学*、哈尔滨商业大学
上海市（6）	复旦大学*、第二军医大学*、中国科学院上海药物研究所*、中国医药工业研究院*、华东理工大学、上海交通大学
江苏省（8）	中国药科大学*、南京医科大学*、苏州大学*、南京工业大学、南京中医药大学、徐州医学院、扬州大学、江南大学
浙江省（4）	浙江大学*、浙江工业大学、温州医科大学、浙江中医药大学
安徽省（2）	安徽医科大学、安徽中医学院
福建省（4）	福州大学*、福建医科大学、福建中医药大学、厦门大学
江西省（2）	南昌大学、江西中医学院
山东省（9）	山东大学*、山东中医药大学、青岛大学、泰山医学院、济南大学、潍坊医学院、中国海洋大学*、烟台大学、滨州医学院
河南省（3）	郑州大学、河南中医学院、河南大学
湖北省（3）	武汉大学、华中科技大学*、湖北中医药大学
湖南省（4）	中南大学*、湖南师范大学、湖南中医药大学、南华大学
广东省（6）	中山大学*、广州中医药大学、广东药学院、暨南大学、南方医科大学、广州医科大学
广西壮族自治区（1）	广西中医学院
重庆市（4）	重庆医科大学、西南大学、第三军医大学、重庆大学
四川省（4）	四川大学*、成都中医药大学、四川医科大学、成都医学院
陕西省（3）	西安交通大学*、陕西师范大学、第四军医大学
甘肃省（1）	兰州大学
青海省（1）	青海民族大学
新疆维吾尔自治区（2）	新疆医科大学*、石河子大学
内蒙古自治区（1）	内蒙古医科大学
宁夏回族自治区（1）	宁夏医科大学
云南省（3）	昆明医学院、大理大学、云南中医学院
贵州省（2）	贵州医科大学、遵义医学院
海南省（1）	海南医学院

注：*药物分析博士点学科。

（二）教材建设

教材是体现教学内容和教学方法的知识载体，是教师进行教学的基本工具，教材的质量直接体现着高等教育和科学研究的发展水平，也直接影响教学的质量。编写先进的教材进行教学，是适应新时期本科教育教学改革的需要，培养具有国际竞争能力的素质人才的迫切需要。

在安登魁教授带领下，1966 年就组织南京药学院药物分析教研室同仁在国内领先编著了《药物分析》上、中、下三册讲义。1980 年，安登魁先生在没有国内外相应的药物分析参考教材的情况下，在国内开创性地正式出版了由南京药学院主编、人民卫生出版社出版的《药物分析》第一版教材。目前已经更新再版为第七版（表 3-5）。80 年代和 90 年代，安登魁主编出版了两版 200 多万字的《药物分析》大型参考书，2002 年又主编出版了《现代药物分析选论》研究生用教材。《药物分析》于 1998 年获国家科委颁发的科技进步奖三等奖。

表 3-5　人民卫生出版社《药物分析》教材出版情况

出版时间及版次（年）	主编	获奖
1980（第一版）	安登魁	全国高校优秀教材一等奖（1988 年国家教委）
1988（第二版）	安登魁	全国高校优秀教材一等奖（1988 年国家教委）
1992（第三版）	安登魁	全国医药类高校优秀教材二等奖（1996 年卫生部）
2002（第四版）	刘文英	
2003（第五版）	刘文英	全国高等学校医药优秀教材二等奖（2005 年卫生部）
2007（第六版）	刘文英	普通高等教育精品教材奖（2008 年教育部）
2011（第七版）	杭太俊	—

此外，结合学科发展和行业需要，其他出版社和学者也编写了相关教材进行教学，部分教材情况见表 3-6。

表 3-6　其他主要药物分析类教材出版情况

出版时间（年）	主编	书名	出版社
1998	曾经泽	生物药物分析	北京大学医学出版社
2003	梁生旺	中药制剂分析	中国中医药出版社
2006	贺浪冲	工业药物分析	高等教育出版社
2007	曾苏	药物分析学	高等教育出版社
2003 2011	李好枝	体内药物分析（第一、第二版）	中国医药科技出版社
2012	赵春杰	药物分析	清华大学出版社
2012	宋粉云　傅强	药物分析（案例版）	科学出版社
2001 2012	姚彤炜	体内药物分析	浙江大学出版社
2012	孙立新	药物分析	人民卫生出版社
2010	于治国	药物分析（第二版）	中国医药科技出版社

（三）全国教学研讨会

人民卫生出版社《药物分析》教材在编写和教学中不断总结发展，加强与国内外同行专家的交流。各版教材的编写均吸纳了国内医药教育著名单位的药物分析同行学者共同参与，如北京大学、复旦大学、第二军医大学、西安交通大学和沈阳药科大学等单位的药物分析学教授相继参编。由中国药科大学药物分析学科倡导发起，并一直主办的全国药物分析教学研讨会以交流教学经验、创新教学手段、提高教学质量、促进学科发展为主旨，以提高人才培养质量为目标，自1980年与人卫第一版《药物分析》教材编写同步举行。25年以来，已经召开了12次教学研讨会，见表3-7。与会人员广泛地参与和积极地研讨，对促进我国药物分析学教学改革与发展，提高教学质量和人才培养起到了积极的推动作用。

表3-7　全国药物分析教学研讨会情况

届　次	出版时间（年）	承办单位	负责人
1	1980	南京药学院	安登魁
2	1983	华西医科大学	伍朝赟
3	1986	沈阳药学院	何春馥
4	1990	上海第一医科大学	秦芝玲
5	1992	第二军医大学	李修禄
6	1995	浙江医科大学	姚彤炜
7	1999	山东医科大学	张君仁
8	2002	中国药科大学	刘文英
9	2006	第二军医大学	范国荣
10	2010	河北医科大学	张兰桐
11	2013	沈阳药科大学	于治国
12	2015	中国药科大学	张尊建

2011年9月由中国药学会药物分析专业委员会和国家药典委员会理化分析专业委员会联合主办，西安交通大学承办的"全国药物分析教研室主任工作研讨会"在西安召开。本次大会以"增进了解，分享心得，共话未来"为主题，为广大药物分析工作者提供一个交流平台，近百人出席了此次会议。

（四）全国研究生暑期学校

全国研究生暑期学校是由教育部、国家自然科学基金委员会共同主办、联合资助的项目，是指在暑假期间，委托有关研究生培养单位，面向全国招收研究生和青年教师，聘请海内外学术水平高、教学经验丰富的知名专家、学者担任主讲教师，根据不同的学科讲授若干门基础课程，同时开设选修课程和前沿学术报告，介绍本学科领域的学术发展动态和最新研究成果，学习结束，考试合格者各培养单位给予认定学分。

举办全国研究生暑期学校对于充分开发和利用研究生教育的优质资源，提高我国研究生教育的教学水平和科研水平，培养高素质科学后备人才，促进研究生教育的交流与合作，提高研究生培养质量具有重要意义（见表3-8）。

表 3-8　部分学校举办的全国研究生暑期学校项目

时　间	承办单位	项目名称
2009 年 7 月	西安交通大学	细胞膜色谱技术及应用
2012 年 7 月	西安交通大学	细胞膜色谱技术及应用
2013 年 7 月	第二军医大学	药物分析与天然药物领域前沿发展与关键技术
2013 年 7 月	西安交通大学	细胞膜色谱技术及应用
2013 年 7 月	山东大学	药学领域前沿发展与关键技术

三、科学研究

（一）学术刊物

与药物分析密切相关的学术刊物包括中文期刊《药物分析杂志》和英文期刊 *Journal of Pharmaceutical Analysis*（简称 *JPA*）。

《药物分析杂志》是由始创于 1951 年的《药检工作通讯》发展而来，1981 年更名为《药物分析杂志》，是由中国科学技术协会主管，中国药学会主办，中国食品药品检定研究院《药物分析杂志》编辑部编辑出版，国内外公开发行的专业性学术期刊，金少鸿任主编。2005 年由双月刊改为月刊，是中国自然科学核心期刊和中国中文核心期刊。

JPA 创刊于 2011 年（季刊），是由教育部主管、西安交通大学主办的国内外公开发行的专业英文学术期刊，贺浪冲任主编。*JPA* 于 2012 年变更为双月刊。2011 年 6 月，*JPA* 与国际著名出版集团 Elsevier 合作，采用 EES 投稿平台，实现了投稿、采编网络化，作者和同行评议的国际化，并且 *JPA* 上发表的全部论文在线向全球所有读者开放，免费下载阅读。

（二）国家、部委重点研究机构

药物分析的科研力量主要分布在高等院校、科研院所和省市级药品检验机构等，其中国家、部委重点实验室或工程中心为开展科学研究的重要基地。药物分析学科相关的国家、部委重点实验室或工程中心情况详见表 3-9。

表 3-9　国家、部委重点实验室或工程中心

批准时间（年）	实验室名称	主管部委	依托单位	负责人
2005	药物质量与安全预警教育部重点实验室	教育部	中国药科大学	张尊建
2009	中药分析实验室（三级）	国家中医药管理局	西安交通大学	贺浪冲
	中药分析实验室（三级）		天津医科大学	李惠芬
	计算机辅助中药分析实验室（三级）		浙江大学	程翼宇
	中药分析实验室（三级）		沈阳药科大学	李发美
	中药分析实验室（三级）		长春中医学院	张洁
2012	中药质量控制技术国家地方联合工程研究中心	国家发改委	沈阳药科大学	毕开顺
2013	天然血管药物筛选与分析国家地方联合工程研究中心		西安交通大学	贺浪冲

（三）中青年优秀人才项目

国家杰出青年科学基金和新世纪优秀人才支持计划是由国家自然科学基金委员会和教育部负责组织实施的资助优秀青年学者的人才项目。近年来，药物分析学科获得国家杰出青年科学基金和新世纪优秀人才支持计划的获得者见表3-10。

表3-10　国家杰出青年科学基金和新世纪优秀人才获得者

获得时间（年）	资助类别	姓名	依托单位
2002	国家杰出青年科学基金	曾苏	浙江大学
2003	教育部新世纪优秀人才	曾苏	浙江大学
2008		王嗣岑	西安交通大学
2011		付志峰	西南大学
2012		范晓辉	浙江大学
2013		张彦民	西安交通大学

（四）国家科学技术奖

国家科学技术奖包含国家最高科学技术奖、国家自然科学奖、国家技术发明奖和国家科学技术进步奖等。国家科学技术进步奖授予在技术研究、技术开发、技术创新、推广应用先进科学技术成果、促进高新技术产业化，以及完成重大科学技术工程、计划等过程中做出创造性贡献的中国公民和组织。国家技术发明奖授予运用科学技术知识做出产品、工艺、材料及其系统等重大技术发明的中国公民，国家技术发明奖不授予组织。近年来，药物分析学领域所获得的国家科学技术奖励情况详见表3-11。

表3-11　获国家科学技术奖励情况

获奖时间（年）	获奖类别	获奖等级	项目名称	第一完成人	主要完成单位
2001	国家科学技术进步奖	二等奖	β 内酰胺类抗生素过敏反应的研究	金少鸿	国家药品监督管理局
2004	国家科学技术进步奖	二等奖	中药质量计算分析技术及其在参麦注射液工业生产中应用	程翼宇	浙江大学
2012	国家技术发明奖	二等奖	细胞膜色谱技术及其在中药筛选中的应用	贺浪冲	西安交通大学

（五）吴阶平医学研究奖－保罗·杨森药学研究奖

吴阶平医学研究奖－保罗·杨森药学研究奖旨在奖励在医学、药学研究工作中，努力钻研并取得重大成绩的中青年医药工作者。从设立之初到目前，药物分析学领域所获得的奖项和获奖者名单见表3-12。

表 3-12 吴阶平医学研究奖 – 保罗·杨森药学研究奖获奖情况

届 次	获奖时间（年）	获奖人	获奖等级	依托单位
第三届	1996	金少鸿	一等奖	中国药品生物制品鉴定所
		陈建民	二等奖	中国医学科学院药用植物研究所
		贺浪冲		西安医科大学
		王 强		中国药科大学
		梁爱云	三等奖	山东省日照市药品检验所
		王跃生		中国中医研究院中药研究所
		宋俊峰		西北大学
		吕 扬		中国医学科学院药物研究所
		孙文基		陕西省药品检验所
第九届	2006	曾 苏	二等奖	浙江大学
		傅 强	三等奖	西安交通大学
第十三届	2012	董亚琳	杰出中青年医药卫生工作者	西安交通大学
第十四届	2013	马双成	杰出中青年医药卫生工作者	中国食品药品检定研究院

四、药物分析新技术和新方法

为适应面向重大疾病的新药研发，医药研究人员在药物设计、新药发现与研制以及检测技术研究等领域不断更新观念，通过与化学、生物学、纳米技术、信息技术、光电子技术等高新领域相融合，已形成新的技术创新体系，并取得辉煌成就。实践证明，生物医药与新兴的光电子技术、纳米技术相融合在药物设计、发现、毒理研究等方面能获得新途径、新技术和新系统。发展高通量的药品质量控制新方法和建立体内药物分析新技术永远是药物分析的两大主题，并通过融入简单、快速、高灵敏、高选择、高效率和准确、易自动化的现代分析方法而得到飞速发展。

（一）样品预处理技术

在体内药物分析中，生物样本成分复杂，除被测组分外，往往含有大量内源性物质、代谢产物及共存药物等干扰物质，且被测组分的含量往往处于 μg 至 ng 级甚至更低水平，大多现有的分离分析技术尚不能对这样的复杂体系直接进行检测，生物样品中的药物必须经过分离、纯化、富集，必要时还需对待测组分进行化学衍生化处理。随着固相萃取技术（solid phase extraction，SPE）、固相微萃取技术（solid-phase microextraction，SPME）、微透析取样技术（microdialysis，MD）、分子印迹技术（molecular imprinting，MIP）等多种新技术新方法的采用，使得生物样品的处理技术向着低污染、低用量、高选择、高通量、自动化、在线化方向发展。

（二）色谱及联用技术

分离技术是药物分析的关键技术之一，目前，用于药物分析的分离技术主要是色谱技术，如薄层色谱–生物自显影技术（thin layer chromatography–bioautography）、离子色谱（ion-chromatography，IC）、超高效液相色谱（ultra performance liquid chromatography，UPLC）、整体色谱（monolithic chromatography），亲水型色谱（hydrophilic interaction liquid chromatography，HILIC）、多柱色谱、亲和色谱法（affinity chromatography，AC）等新技术在药物分析中也得到了越来越广泛的应用。离子色谱和手性色谱（chiral separation chromatography，CSC）是近十多年来得到普及的具有特殊作用的色谱方法，IC可对各种常规色谱无法分离和检测的离子组分进行准确分析，而CSC则能够快速而准确地进行微量的光学异构体药物的HPLC拆分和测定。微柱液相色谱（μ–LC）是指柱内径约为0.1～0.5mm的填充柱色谱，其分离效能高，检测手段强，一滴流动相即可将混合物中大多数组分洗脱出柱，大大节省了流动相的用量，所以又有"一滴液相色谱"之称，特别适用于痕量药物的检测。

随着各种新的色谱方法和检测技术日趋成熟，色谱联用技术亦得到很快的发展。如LC-MS/MS、LC–NMR、LC–NMR–MS等的联合将色谱的高分离能力与NMR、MSn强大的结构确证能力相结合，正深刻改变并推动着药物分析发展。LC/MSn已成为药物分析、药物体内外代谢研究、药物及其代谢物的高通量分析、药物杂质和降解物的鉴别、手性杂质分析等方面应用最广泛和最有价值的技术之一。LC/NMR也已用于药物杂质、反应混合物、降解产物、天然产物、体内体外代谢物的分离与结构分析。

此外，在色谱技术的基础上，常常以某一类重要生理功能化合物（如激素类、药物代谢酶类等）或新药研发过程中的药效标志物等为目标，应运而生了诸多活性筛选和检测的联用技术。例如，将细胞膜色谱技术（CMC）与液质联用技术相结合，用于中药复杂体系中活性成分的筛选鉴定或中药注射剂中过敏组分的筛选鉴定；还有将液质联用技术与生物传感器技术联用，从中药中筛选抗氧化成分或与DNA相互作用的成分。这些技术对于药物先导化合物的发现起着至关重要的作用。

（三）药物分析信息学技术

随着基因组学、蛋白质组学及代谢组学等"组学"研究的兴起，以及现代分析科学的迅猛发展，药物分析学科领域所涉及的研究对象及分析需求日趋多元化，分析数据的规模及复杂度急剧增加，传统和经典的数据处理方法落伍于生命科学时代的要求，这促使数据解析、解释和解读成为当今药物分析研究领域所关注的关键科学问题之一，药物分析信息学就此应运而生并理所当然地成为药物分析学科的前沿。药物分析信息学就是以药物复杂体系为研究对象，采用适当的化学计量学和统计学方法，对分析仪器提供的信息进行变换、解析、挖掘、分类等处理，以实现对复杂体系定性定量分析的目的。

（四）其他新技术

1. 微流控芯片分析技术

微流控芯片的通道和液滴技术已经在对哺乳动物细胞及其仿生微环境的操控，单分子单细胞层面的检测以及生物标记物测定和快速诊断等领域显示出其不可替代的优越性。目前，有很多学者正力图把这种平台应用于分子水平、细胞水平到动物水平的药物筛选，以及先导化合物合成、活性检测、药代动力学研究、药物毒性评价方面。例如：在聚碳酸酯膜上培养Caco-2细胞（人结肠腺癌细胞）、HUVEC细胞（人脐静脉内皮细胞）、肝原代细胞和Hela细胞（人宫颈癌细胞），成功构建了一套包含人工肠、人工血管、人工肝和人工肿瘤病灶的微流控仿生系统，并评价了其每一层的功能，达到了设计要求。利用该仿生系统成功模拟了环磷酰胺经口服进入人体后的吸收、代谢以及药效发挥的过程，为在芯片上实现吸收、分布、代谢和排泄的深入研究奠定基础。

2. 成像技术

质谱成像技术是一种结合质谱分析和影像可视化的分子成像技术，不需要任何特异性标记，可对生物体内参与生理和病理过程的分子（基因、蛋白质以及药物等）进行定性或定量的可视化检测，因此在临床医学、分子生物学和药学等领域具有重大的应用前景。新型常压敞开式空气动力辅助离子化（air flow assisted ionization，AFAI）技术，提高了远距离敞开式离子化的灵敏度和稳定性，扩展了待测样品的空间和操作灵活性。采用该技术研发出整体动物体内分子成像分析（whole-body molecular imaging）的 AFAI-MSI 新方法，可以高效率地同时获得药物及其代谢物在整体动物体内的分布特征及动态变化信息，为研究药物的靶向作用，预测候选新药的可能肿瘤谱、药效与毒性等提供了新颖直观的方法与手段。

（五）国家药品标准的发展

药物分析学的发展史，既是一部药物分析技术的发展史，也是一部药物质量控制方法的发展史，并随着医药技术的整体发展而进步。我国的国家药品标准主要包括《中国药典》《药品标准》和药品注册标准，由国家食品药品监督管理部门颁布执行。

《药品标准》全称为《中华人民共和国卫生部药品标准》或《国家食品药品监督管理局药品标准》，也简称为"部颁标准"或"局颁标准"。药品注册标准是指国家食品药品监督管理部门批准给申请人特定药品的标准，生产或销售该药品的企业必须执行该注册标准。

《中国药典》依据《中华人民共和国药品管理法》组织制定和颁布实施，是药品研制、生产、流通、经营、贮藏、使用和监督管理等均应遵循的技术规范和法定依据，对保证和提高药品质量发挥了重要作用。中华人民共和国成立以后，党和政府高度重视医药卫生事业，中华人民共和国成立伊始即着手启动药品标准体系建设。1950 年成立了第一届药典委员会，并于 1953 年颁布了第一版《中国药典》。此后陆续部颁了 1963 年版、1977 年版、1985 年版、1990 年版、1995 年版、2000 年版、2005 年版、2010 年版、2015 年版，共 10 版。历版《中国药典》均客观地反映了我国不同历史时期医药产业和临床用药的水平，对于提升我国药品质量控制水平发挥着不可替代的重要作用。可以说《中国药典》是我国药物分析学科形成与发展的重要标志。

五、学术交流

现代分析技术的快速发展和应用，促进了药物分析学术交流的快速发展。为进一步提升我国医药创新、探讨药物分析学科的未来发展趋势，近年来，全国药物分析学术交流会得到了蓬勃发展并受到了广泛关注。

（一）岛津杯全国药物分析优秀论文评选交流会

岛津杯全国药物分析优秀论文评选交流会创办于 1992 年，由中国药学会药物分析专业委员会主办，《中国药学杂志》承办，日本岛津企业管理（中国）有限公司协办，迄今已成功举办了 12 届（见表 3-13）。经过 20 余年的发展，该交流会已形成精品系列会议和药物分析学科的重要学术交流平台，对促进药学学科的发展发挥了重要作用。

表 3-13　岛津杯全国药物分析优秀论文评选交流会情况

届　次	时间（年）	地　点	参会人数（人）	参评论文数
第一届	1992	北京	180	获奖论文 19 篇（一等奖 2 篇，二等奖 5 篇，三等奖 12 篇）
第二届	1995	北京	133	收录论文集 217 篇，大会交流 31 篇，其中获奖论文 19 篇（一等奖 2 篇，二等奖 5 篇，三等奖 12 篇）
第三届	1997	北京	132	获奖论文 19 篇（一等奖 3 篇，二等奖 6 篇，三等奖 10 篇）；178 篇优秀论文在《中国药学杂志》1997 年增刊中刊出
第四届	1999	北京	140	获奖论文 19 篇（一等奖 3 篇，二等奖 6 篇，三等奖 10 篇）；117 篇论文编入《现代药物分析论坛》（1999 年版）一书
第五届	2001	北京	120	获奖论文 20 篇（一等奖 3 篇，二等奖 4 篇，三等奖 13 篇）；180 篇论文收入《现代药物分析论坛》（2001 年版）一书
第六届	2003	苏州	100	收录论文集 156 篇，其中获奖论文 20 篇（一等奖 2 篇，二等奖 6 篇，三等奖 12 篇）
第七届	2005	西安	130	收录论文集 153 篇，其中获奖论文 23 篇（一等奖 1 篇，二等奖 6 篇，三等奖 16 篇）
第八届	2007	武汉	100	获奖论文 19 篇（一等奖 3 篇，二等奖 6 篇，三等奖 10 篇）
第九届	2009	广州	125	获奖论文 22 篇（一等奖 2 篇，二等奖 6 篇，三等奖 14 篇）
第十届	2011	上海	160	获奖论文 20 篇（一等奖 3 篇，二等奖 6 篇，三等奖 11 篇）
第十一届	2013	南京	140	获奖论文 23 篇（一等奖 3 篇，二等奖 6 篇，三等奖 14 篇）
第十二届	2015	沈阳	150	获奖论文 19 篇（一等奖 3 篇，二等奖 6 篇，三等奖 10 篇）以及优秀论文学生论坛获奖 9 篇（一等奖 1 篇，二等奖 2 篇，三等奖 6 篇）

（二）普析通用杯全国药物分析优秀论文评选交流会

普析通用杯全国药物分析优秀论文评选交流会创办于 2004 年。在中国药学会支持下，中国药学会药物分析专业委员会，《药物分析杂志》编辑部和普析通用仪器有限责任公司于 2004 年和 2006 年分别在深圳和成都举办了《药物分析杂志》第一届和第二届普析通用杯全国药物分析优秀论文评选交流会，并取得圆满成功，从而普析通用杯全国药物分析优秀论文评选交流会发展成为每两年举办一次全国性学术交流会（见表 3-14）。

表 3-14　普析通用杯全国药物分析优秀论文评选交流会情况

届　次	时　间	地　点	参会人数（人）	参评论文数
第一届	2004 年 10 月	深圳	200	获奖论文 14 篇（一等奖空缺，二等奖 6 篇，三等奖 8 篇）
第二届	2006 年 9 月	成都	100	获奖论文 14 篇（一等奖 2 篇，二等奖 4 篇，三等奖 8 篇）
第三届	2008 年 9 月	兰州	100	获奖论文 14 篇（一等奖 1 篇，二等奖 4 篇，三等奖 9 篇）
第四届	2010 年 10 月	上海	100	获奖论文 15 篇（一等奖 1 篇，二等奖 5 篇，三等奖 9 篇）
第五届	2012 年 10 月	济南	100	获奖论文 40 篇（一等奖 1 篇，二等奖 3 篇，三等奖 10 篇，优秀奖 26 篇）
第六届	2015 年 10 月	北京	100	获奖论文 56 篇（一等奖 1 篇，二等奖 5 篇，三等奖 10 篇，优秀奖 40 篇）

（三）全国药物分析大会

2011 年面对药物分析学科发展现状与存在问题，结合国家重大需求以及国家实施"重大新药创制"专项的历史机遇，探讨我国药物分析学科的发展策略、方向和重点领域，由中国药学会药物分析专业委员会、国家药典委员会理化分析专业委员会和国家自然科学基金委医学部七处共同发起，举办全国药物分析学科战略发展研讨会。2014 年在上海组织成立全国药物分析大会理事会并召开了第四届全国药物分析大会，进一步凝练了学科发展方向，有力地促进了我国药物分析学科的发展，提升了学科科研和教学水平，促进了学科人才队伍的发展壮大。历届会议举办情况见表 3-15。

表 3-15　药物分析学科战略发展研讨会情况

届　次	时间（年）	地　点	参会人数（人）	会议主旨
第一届	2011	西安	30	"十二五"药物分析学科发展前沿与方向学术研讨
第二届	2012	杭州	30	药物分析学科战略发展研讨
第三届	2013	北京	150	药物分析创新发展论坛
第四届 *	2014	上海	330	药物分析学科创新论坛
第五届 *	2015	南京	600	多学科交叉融合下的药物分析创新研究

注：* 改为全国药物分析大会。

（四）药物分析国际论坛

由沈阳药科大学主办的首届药物分析国际论坛于 2013 年在辽宁省沈阳市召开。15 位来自美国、日本、韩国等国家和地区的专家，以及国内知名院校的专家学者做了大会报告。此次大会得到了国内外 50 余家高等院校、科研机构、企事业单位的 200 余名药物分析工作者的支持和参与。

第二届药物分析国际论坛于 2015 年在沈阳召开，由沈阳药科大学和中国药学会药物分析专业委员会联合主办、沈阳药科大学药物分析学科、《沈阳药科大学学报》编辑部和《中国药学杂志》社共同承办。6 位来自美国、日本、葡萄牙等国家和地区，以及国内知名院校的专家学者做大会报告，并得到了国内外 50 余家高等院校、科研机构、企事业单位的 400 余药物分析工作者的支持和参与。药物分析国际论坛的召开标示着药物分析学科与国内外同仁的研究取得了突破性的进展与可喜的成绩，凸显了药物分析学科的地位与作用、推动了我国药物分析领域的学术交流与研讨，促进了药物分析最新技术与手段的快速发展。

（五）其他学术会议

2005 年 10 月 18—20 日，2005 杭州国际药物代谢大会（2005 Hangzhou International Conference on Drug Metabolism）在浙江大学举办。来自美国、日本、瑞典、韩国、加拿大、新西兰及国内的代表共约 200 人参加了本次大会。

2007 年 6 月 26—28 日，由中国药学会药物分析专业委员会、《药物分析杂志》编辑部主办，国药励展、Waters 公司协办，江苏省药品检验所承办的 2007 年全国药物质量分析、特邀专家研讨会在南京召开，来自全国有关省药检所、科研院所、高等院校、医院等单位的药物分析专业委员会委员、特邀专家近百人出席了此次会议。

2010年3月11—12日，在河南省郑州市召开了首届全国药品质量分析论坛。本次会议由中国药学会药物分析杂志编辑部主办，国家食品药品监督管理局药品市场监督办公室协办，河南省食品药品检验所及国药励展展览有限责任公司承办。论坛以"药品质量分析研究"为主题，加强药物分析研究技术交流，改进药品生产工艺，促进药品质量提高，保障公众用药安全有效。

2011年4月19—21日，在江苏省泰州市中国医药城成功召开了第二届全国药品质量分析论坛。本次会议由中国药学会药物分析杂志主办，江苏省泰州市中国医药城及国药励展展览有限责任公司承办，江苏省食品药品检验所、泰州市食品药品监督管理局协办。论坛以"药物分析与质量提高"为主题。

2012年10月15—16日，在山东省济南市成功召开了第三届全国药品质量分析论坛。本届论坛由中国食品药品检定研究院主办，山东省食品药品检验所和《药物分析杂志》编辑部共同承办。旨在"推进抽验工作成果转化，促进药品生产工艺改进，交流药物分析技术及研究检验新方法，提高药品质量"。

六、国家对药物分析学科的支持

随着药物科学的发展，药物学和药理学都对药物分析提出了新的要求和挑战，而随着生命科学与药学的融合，现代药物分析，无论是分析领域，还是分析技术都已经大大拓展，药物分析已经从一门技术发展成为一门科学。1997年国务院学位委员会和教育部联合下发《授予博士、硕士学位和培养研究生的学科、专业目录》，将药物分析学列为医学门类药学一级学科下的6个二级学科之一。教育部颁布的学科和专业目录中，可见药物分析学研究生专业比本科专业多一个"学"字。2012年9月教育部颁布《普通高等学校本科专业目录》将药物分析作为医学门类药学类下的特设专业，有力地推动了药物分析学专业人才的培养。

药品质量的优劣直接影响到药品的安全性和有效性，关系到用药者的健康与生命安危。虽然药品也属于商品，但由于其特殊性，其质量控制远较其他商品严格。因此，国家非常重视对药物分析科学和技术研究的支持，在国家"重大新药创制"科技重大专项、国家重点基础研究发展计划（"973"计划）、高技术研究发展计划（"863"计划）、国家科技支撑计划、国家自然科学基金（NSFC）、《中国药典》研究、国家药品计划抽验、国家仿制药质量一致性评价等，投入了大量科研经费。

2008年国家自然科学基金委员会开始设立药物分析学科（代码H3010），截至2015年共批准面上项目76项（4215万元）、小额资助9项（209万元）、青年科学基金66项（1430.8万元）、重点项目3项（710万元）、重大科研仪器设备研制专项1项（720万元）等，共计155项，总经费7284.8万元。通过7年连续支持，药物分析学的研究观念与时俱进，与生物医学、药理学、毒理学、信息学、工程学和化学的结合研究日益紧密，逐渐明确了药物分析学基础研究的主攻方向，与国际先进水平的差距正在迅速缩小。

2006—2015年，国家食品药品监督管理总局承担国家科技支撑计划等国家级课题94项，其中"十一五"课题41项，专项经费合计30444.79万元；"十二五"课题53项，专项经费合计30728.99万元。

在国家自然科学基金委员会等有关部门的大力支持下，我国药物分析学学科在基础研究和应用基础研究领域都取得了长足的发展；逐渐形成了一支以中青年科学家为主体、富有创新精神的研究队伍，初步形成了自由探索、积极进取、团结合作的研究氛围。

七、药物分析学科的发展趋势

传统药物分析，大多局限于分析药物成分，控制药品质量。然而，药学已从以物质为中心转移到与生命科学结合的基础上来，这已经深刻地影响到药物研发、制造、临床试验及药物使用，药学各相关学科对药物分析学学科不断提出更高更新的要求。现代药物分析，无论是分析领域，还是分析技术，都已经大大拓展。从静态分析发展到动态分析，从体外分析发展到体内分析，从品质分析发展到生物活性分析，从单一技术发展到联用技术，从小样本分析发展到高通量分析，从人工分析发展到计算机辅助分析。当前，药理学、毒理学、药剂学、药物化学和中药学等学科的发展，都离不开药物分析学。例如，在保障药品质量安全离不开各种药物及其杂质或代谢物的分析方法；各类药物组学（药物基因组学、药物转录组学、药物蛋白质组学、药物代谢组学、药物细胞组学等）研究中，分析和鉴定技术发挥着关键的作用；各类生物标志物的发现和药物的体内过程探究更是需要药物分析学提供高灵敏的分析检测技术。可以说，哪里有药物，哪里就需要药物分析学。同时，药物分析学的发展也离不开相关学科发展，只有通过与相关学科的深入交叉和合作研究，才能更好地发挥方法先行的作用。

长期以来我国药物分析学，虽然也有原始创新的工作，但主要还是从以应用为主，逐渐向转化创新发展。目前，已经形成一支较大规模的队伍，研究工作也具有相当的积累。但是，与其他学科比较，基础研究尚显薄弱。目前，学科发展到了一个关键的转折点，即从"服务支撑"向"创新引领"转变。只有完成了这个战略转变，药物分析学才有可能成为引领学科。从基金资助情况分析，今后5~10年的药物分析学研究，针对药物特别是大分子的生物技术药物，如大分子多糖、多肽、miRNA等，在成分分析和活性（药理活性和药物毒性）检测两个方面，围绕体外和体内两个层面，主要开展以下工作：①自主创新方法和技术研究特别是样品前处理、超微量药物及杂质和代谢物分子检测和鉴定、多种生物标志物的同时检测、分子成像、实时动态分析等；②转化方法研究，将分析化学、生物学、物理学、电子学和工程学的最新基础研究成果迅速转化成为药物分析检测的实用方法；③集成创新方法研究，将各种原理的分析方法有机结合发展高效灵敏和新型联用分析技术，如化学与生物学、化学与物理学、生物学与电子学、生物学与工程学等，解决药物科学中的难题。药物分析学与药理学结合，发展化学生物学检测方法，如基于生物亲合作用（受体、酶、蛋白、细胞、细胞膜、DNA等）的活性分子的快速识别与筛选新方法，在同一系统中以生物活性为检测指标，同时进行化学成分分离分析研究，提高寻找和发现生物活性成分的效率与靶向性。药物分析与工学结合，发展基于传感技术的高内涵药效分析方法（细胞、蛋白、DNA等），如微电极阵列传感器芯片、微电子复合传感器芯片、纳米细胞传感器等，可同时检测多组细胞生理参数和化学参数，获得细胞的多种响应参数，检测细胞对药物响应的药理与毒理效应。药物分析与影像学结合，发展基于分子探针和分析仪器的分子成像技术，用于药物分子体内过程和药效或毒性的实时动态检测。药物分析与过程分析结合，发展在线检测方法，用于制药过程的全程质量控制；发展高灵敏度、高通量分析方法，用于同时检测多种生物标志物、微量药物杂质和代谢物、中药活性成分、多糖、抗体药物、RNA药物等。

八、药物分析专业委员会历届领导

药物分析专业委员会历届领导见表 3-16 所示。

表 3-16　中国药学会药物分析专业委员会历届主任委员和副主任委员

届　次	成立时间（年）	主任委员（单位）	副主任委员（单位）
第一届	1981	涂国士（中国药品生物制品检定所）	许汝正（湖北省药品检验所） 安登魁（中国药科大学）
第二届	1985	黄乔书（天津市药品检验所）	安登魁（中国药科大学） 孙曾培（中国药品生物制品检定所） 张莅峡（中国中医研究院）
第三届	1991	黄乔书（天津市药品检验所）	孙曾培（中国药品生物制品检定所） 安登魁（中国药科大学） 张莅峡（中国中医研究院） 马剑文（总后卫生部药品检验所）
第四届	1997	田颂九（中国药品生物制品检定所）	王慕邹（中国医学科学院药物研究所） 张正行（中国药科大学） 马剑文（总后卫生部药品检验所）
第五届	2001	田颂九（中国药品生物制品检定所）	杨仲元（广州市药品检验所） 马剑文（总后卫生部药品检验所） 张正行（中国药科大学） 贺浪冲（西安交通大学）
第六届	2006	贺浪冲（西安交通大学）	毕开顺（沈阳药科大学） 曾苏（浙江大学） 柴逸峰（第二军医大学） 钟大放（中国科学院上海药物研究所） 王平（国家药典委员会） 丁丽霞（中国药品生物制品检定所）
第七届	2010	贺浪冲（西安交通大学）	毕开顺（沈阳药科大学） 曾苏（浙江大学） 柴逸峰（第二军医大学） 钟大放（中国科学院上海药物研究所） 王平（国家药典委员会） 马双成（中国食品药品检定研究院）

第十一节　药事管理学学科

1984 年,《中华人民共和国药品管理法》颁布后, 药品管理工作引起各级药品管理部门和学者的广泛关注, 为了适应药品管理工作的要求, 药事管理学科应运而生。1985 年华西医科大学在全国率先为药学系学生开设了“药事管理学”课程。1987 年国家教委修订高校本科专业目录时, 将药事管理学列为药学专业的主要课程。1990 年国家教委发布的《全国普通高等学校药学专业（四年制）主要课程基本要求》, 药事管理课程被列为其中之一。

经过 30 年的发展，中国药学会建立了药事管理专业委员会，高校成立了药事管理教研室；编写了药事管理学系列教材；为药学类本科生、研究生开设了药事管理学及其相关课程；设立了药事管理学本科专业；招收培养了一批药事管理学硕士、博士研究生；承担了药事管理领域课题研究；在全国范围内组织召开了多次药事管理学科研讨会。药事管理学科体系逐步形成。该学科的建立对我国药学教育的发展及药学专门人才的培养具有深远意义，丰富了学生的知识结构，弥补了药学技术人员药事法规知识的欠缺，推动了执业药师资格制度的发展，加强了药品管理干部药事管理专业的知识和能力，促进了药品科学监管工作。

一、药事管理学学科的定义、范畴及主要研究对象

（一）药事管理学科的定义

研究药事管理活动的基本规律和一般方法的应用学科。是药学科学的分支学科，该学科以药品质量管理为重点、解决公众用药问题为导向，应用社会学、法学、经济学、管理学与行为科学等多学科的理论与方法，对药品研制、生产、经营、使用、药品监督管理等活动或过程进行研究，总结其基本规律，指导药学事业健康发展。该学科具有社会科学的性质。

（二）药事管理学科的范畴

1. 药事管理学的学科体系

药事管理学的学科体系包括：①药事管理基础理论研究，如药事政策研究、卫生政策研究、药事法学研究等；②药事管理应用研究，如药品监督管理、药品质量管理、药品经营管理、药品使用管理、药事组织和人力资源管理等；③药事管理理论工具研究，如药事管理研究方法、统计学、会计学在药事管理中的应用研究等；④药事管理交叉和边缘理论研究，如药物经济学、卫生事业管理、卫生经济学、医院药事管理、药学史等。

2. 药事管理学科的内涵

药事管理学科是药学的二级学科，是一个知识领域；不同于药剂、药化、药理等学科，具有社会科学性质；是多学科理论和方法的综合应用；研究药品研制、生产、经营、使用中非专业技术性方面；研究环境因素（政治、社会、经济、法律、技术、伦理）和管理因素（管理者理念、管理职能、管理者水平）与使用药品防病治病、维护人们健康之间的关系，以实现卫生的社会目标。

（三）药事管理学科的主要研究对象

1. 以药事活动的整个系统作为特殊的研究对象

药事管理学研究对象是药事活动中各主体的活动及主体内部和主体之间关系问题，即研究药品监督管理机构、药事组织或单位及患者、医师和药师的活动及其关系问题。药事活动不是互不相干的，而是密切联系的，药事活动的主体三方形成药事活动的多元系统，使药事管理学成为研究管理者与被管理者结合的科学和艺术性实践活动的一门科学。

2. 药事管理与其他药学学科的区别点

药事管理学科与药学其他学科的研究目标一致，都是为防治疾病、计划生育、康复保健提供药品、药物信息和药学服务，以增进人们的健康。但是其研究角度、所应用基础理论、研究方向、研究方法和研究成果等却有所不同，可从以下几方面说明，具体内容见表3-17。

表 3-17　药事管理学科与药学其他学科的不同点

不同点	药事管理学科	药学其他学科
关于药品的定义及分类	从社会、心理、传统、管理及法律方向进行研究：如历史及现在、社会与个人如何看待药品及其作用；处方及其应用的社会、心理、行为分析；处方药与非处方药、基本药物、现代药与传统药等的分类	主要从理化性质、药理、病理生理方向进行研究：如某物质的成分、化学结构、药理作用、治疗适应证；化学分类、药理分类
关于新药的研究和药品生产	从药品研究与开发管理质量管理、法律控制、经营管理、市场营销、社会问题、资源合理利用等方向进行研究	从药物的提取分离、合成、组合、制剂、吸收、分布、代谢、机理、工艺、质量分析、检验等方面进行研究
关于影响药品作用的因素	从病人心理、社会经济条件、用药管理等社会、经济、管理方向进行研究	从物理、化学、生物学，以及生物药学方向进行研究
关于药品的效用评价	从人们的健康权利、生命质量、对医疗的满意程度、人均期望寿命、社会经济发展水平等社会、心理、经济方向进行研究	从治疗效果、毒副作用、药物不良反应等生理学、病理学效应方向进行研究

二、药事管理学学科的产生、发展

（一）药事管理学科的形成

1984年，《中华人民共和国药品管理法》颁布后，药品管理工作引起各级药品管理部门和学者的广泛关注，为了适应药品管理工作的要求，亟须建立一门学科来研究药事管理活动中出现的问题，总结药品管理及药事各部门活动的规律和方法，用于指导药事活动及其管理工作，提高工作质量和效率。药事管理学科应运而生。1984年，华西医科大学吴蓬、刘良述老师给药学系学生开设了药品管理法讲座，并提出给药学系学生开设药事管理学课程的建议，得到了药学系和学院领导的同意，药事管理学作为必修课被列入药学、药化本科专业教学计划，1985年，华西医科大学在全国率先为药学系学生开设了"药事管理学"课程。1987年国家教委修订高校本科专业目录时，将药事管理学列为药学专业的主要课程，1990年，国家教委发布的《全国普通高等学校药学专业（四年制）主要课程基本要求》共收载了11门课程，药事管理课程就是其中之一。至此，药事管理学在中国药学教育中取得了法定地位，奠定了药事管理学科在中国蓬勃发展的基础。

（二）组建教学机构、开设课程

1985年，在卫生部药政管理局的大力支持和关怀下，华西医科大学药学院（现四川大学华西药学院）成立了药事管理学教研室，给药学、药化专业学生开设了必修课程《药事管理学》。第二军医大学药学院、北京医科大学药学院（现北京大学药学院）、西安医科大学药学院（现西安交通大学药学院）也将该课列为必修课程。1987年9月15日，由卫生部用世界银行贷款项目Ⅱ在华西医科大学药学院建立的全国药政药检干部培训基地在成都正式建成。截至2011年年底，该中心根据卫生部下达的培训任务已经举办药政药检干部培训班32期，共培训人员1815人。

1987 年，国家教委在制定专业课程设置时，将"药事管理学"列为药学专业的主要课程之一，并制定发布了课程基础要求，建议学时数为 40。1988 年，华西医科大学修订的药学专业教学计划中，将药事管理列为主要课程；北京中医学院修订的中药学专业教学计划中开设36 学时的药事管理。浙江医科大学、北京中医学院、湖北中医学院、云南中医学院、西安医科大学、河南大学等院校也相继开设了药事管理学课程，山东中医学院为本科生开设了药政管理学。一些学校成立药事管理学教研室、教学组，配备专职教师，聘请药政管理干部和其他药学业务课教师担任该课程的教学，师资以兼职为主。1994 年，原国家医药管理局将药事管理学科列为 6 个重点发展的学科之一。

2007 年，沈阳药科大学向教育部申请了中央和地方共建高校优势特色学科实验室，建成了药事管理综合模拟实验室。项目总投资 160 万元，其中财政部出资 100 万元，地方匹配资金60 万元。该实验室使得药事管理学科的课程教学模式向现代模拟教学方向发展。

2009 年，第二军医大学药学院建成了药学勤务模拟实验室，总后勤部卫生部为该项目出资 90 万元。该实验室可以模拟"军卫Ⅰ号工程"的药品流转过程、电子处方及审方、发药过程以及对药物利用数据的分析评价；还可模拟各种环境条件下，如何实施药材供应保障。

（三）师资队伍

1985 年，全国有药事管理学科的教师 9 人，其中教授 1 人，副教授 2 人，讲师、助教 6 人。1990—2010 年，我国部分高等药学院校（系）药事管理专业课教师情况见表 3-18。

表 3-18　部分高等药学院校（系）药事管理学专业课教师情况

年份	统计院校（所）	教授（人）	副教授（人）	讲师（人）	助教（人）	合计（人）	所占比例（%）
1990	47	2	15	30	19	66	2.9
1991	49	4	19	32	24	79	3.4
1992	50	9	17	36	17	79	3.4
1993	57	8	23	33	11	75	3.3
1994	57	14	38	32	17	101	4.4
1995	52	10	27	32	29	98	4.5
1996	51	12	21	27	29	89	4.3
1997	60	16	25	31	33	105	4.2
1998	65	11	32	43	43	129	5.1
1999	59	11	31	39	26	107	5.3
2000	49	5	29	50	25	109	5.3
2001	47	9	34	33	16	92	4.9
2002	45	11	18	29	10	68	3.9
2003	56	12	19	31	16	78	3.68
2004	42	12	20	23	13	68	3.47
2005	38	17	15	28	9	69	3.72
2006	45	15	48	34	15	112	4.42

续表

年份	统计院校（所）	教授（人）	副教授（人）	讲师（人）	助教（人）	合计（人）	所占比例（%）
2007	49	29	40	48	22	139	4.45
2008	48	27	34	49	17	127	3.85
2009	46	16	25	37	5	83	3.05
2010	47	18	33	36	3	90	3.09

2007年对108所医药院校的调查显示，276名药事管理学科教师中，男性142人，女性134人，药事管理学科教学队伍中，30～49岁的教师占64.8%，硕士研究生学历占47.1%，博士研究生占20.7%。近年来，我国各院校培养的药事管理博士和硕士研究生不断充实一线教学岗位，为我国药事管理师资队伍提供了充足的人才资源。

教育部重视对药事管理教师的培训，2005年7月25—30日，首次全国性的药学高等教育中药事管理学科方面的教育教学培训活动——教育部2005年全国医药高等院校药事管理学骨干教师高级研修班在黑龙江中医药大学举办，来自全国17个省的医药高等院校的40余名骨干教师参加了研修培训活动。四川大学华西药学院吴蓬教授、西安交通大学药学院杨世民教授、中国药科大学胡廷熹教授、邵蓉教授、黑龙江中医药大学孟锐教授、北京秦脉医药咨询有限公司王波总经理、沈阳药科大学杨悦老师应邀做专题报告。2010年9月14—18日，中国药科大学受教育部委托举办药事管理青年骨干教师高级研修班，学员来自全国14所高等院校，中国药科大学药事管理学专家及美国FDA官员查尔斯·阿思（Charles Ahn）分别做专题报告。

（四）编写药事管理学专著、教材

1. 自编教材、专著

药事管理学科组建初期，为了适应教学工作的需求，一些学校编写了药事管理方面的教材和讲义。如华西医科大学编写了《药事法规》《药事管理学》；第二军医大学编写了《军队药材供应管理学》《军队医院药局管理》；中国药科大学、沈阳药科大学、西安医科大学等院校也自编了教材。

1985年10月，河北省卫生厅张静宇等人编写了《药政管理学概论》一书，由北京军区军医学校印刷，作为内部资料交流。该书的编者把药政管理当作一门学科，参考有关文献，力图从管理学、史学、药学、医学、法学等方面概述药政管理学的基本内容与方法。该书中的第一篇把"药政管理"叫作"药事管理"。1988年2月，张静宇、王玉祥主编了《实用药事管理学》由人民军医出版社出版。该书从药事管理、药品管理、特殊药品管理、药品遴选、药品审批和法律监督6个方面，概述了药品监督管理工作的基本内容与方法，为从事药品生产、药品经营、医院药房、药品检验、药政管理人员及医药院校师生提供了参考。

2. 编写专著及统编教材

1986年，卫生部药政管理局组织华西医科大学、第二军医大学有关教授及药政管理专家，编写药事管理专著。1988年8月，李超进主编的《药事管理学》一书由人民卫生出版社出版，以药学的社会和管理原则为重点，概述了药学事业管理发展简史和现代管理科学基本原理、内容、方法，简介了国外有关情况和经验。1991 年，全国药学类专业教材评审委员会组织编写药事管理学统编教材，华西医科大学吴蓬担任主编。1993 年 3 月该教材由人民卫生出版社出版，供高等药学院校本科药学类专业使用。该教材的出版，基本满足了当时各院校教学工作的需要，也为以后药事管理学教材的编写奠定了基础。

3. 编写规划教材

随着药学教育的发展以及社会对药学人才需求的变化，药事管理学教材建设取得了长足的发展，数量逐年增多，在评选中也多次获奖。截至 2013 年，人卫版《药事管理学》规划教材共 5 版，36 次印刷，印数 55 万册。中国医药科技出版社《药事管理学》已出版了 4 版。规划教材的出版情况，见表 3-19。

表 3-19　药事管理规划教材出版情况

年份	教材名称	主编	出版社	教材信息
1993	药事管理学	吴蓬	人民卫生出版社	统编教材
2001	药事管理学（2版）	吴蓬	人民卫生出版社	卫生部规划教材
2002	药事管理学	杨世民	中国医药科技出版社	全国高等医药院校药学类规划教材 西安交通大学优秀教材特等奖 2005 年度陕西普通高等学校优秀教材一等奖
2003	药事管理学（3版）	吴蓬	人民卫生出版社	普通高等教育"十五"国家级规划教材 全国高等医药教材建设研究会规划教材 卫生部规划教材 获首届全国高等学校医药教材优秀奖
2005	中国药事法规	杨世民	化学工业出版社	西安交通大学"十五"规划教材 2007 年度陕西普通高等学校优秀教材二等奖
2006	药事管理学（2版）	杨世民	中国医药科技出版社	全国高等医药院校药学类规划教材 2007 年被评为首届全国高等医药院校药学类规划教材编委会二等奖 全国执业药师"十一五"继续教育指导大纲规划教材
2007	药事管理学（4版）	吴蓬 杨世民	人民卫生出版社	普通高等教育"十一五"国家级规划教材 卫生部"十一五"规划教材 全国高等医药教材建设研究会规划教材
2007	药事管理学	孟锐	科学出版社	普通高等教育"十一五"国家级规划教材 中国科学院教材建设专家委员会规划教材
2008	药事管理学（3版）	杨世民	中国医药科技出版社	全国高等医药院校药学类规划教材
2009	药事管理学（2版）	孟锐	科学出版社	普通高等教育"十一五"国家级规划教材 中国科学院教材建设专家委员会规划教材
2009	药事管理学	刘红宁	高等教育出版社	普通高等教育"十一五"国家级规划教材 全国高等学校药学类规划教材
2009	药事管理学（案例版）	翁开源 汤新强	科学出版社	中国科学院教材建设专家委员会规划教材 全国高等医药院校药学类规划教材
2010	药事管理与法规实务	邵蓉	中国医药科技出版社	普通高等教育"十一五"国家级规划教材 全国高等医药院校药学类规划教材

续表

年份	教材名称	主　编	出版社	教材信息
2010	药事管理学（4 版）	杨世民	中国医药科技出版社	全国高等医药院校药学类规划教材
2011	药事管理与法规	杨世民	高等教育出版社	高等学校制药工程专业系列教材
2011	药事管理学（5 版）	杨世民	人民卫生出版社	"十二五"普通高等教育本科国家级规划教材 卫生部"十二五"规划教材 全国高等医药教材建设研究会"十二五"规划教材 全国高等药学专业第七轮规划教材
2012	药事管理学（3 版）	孟锐	科学出版社	普通高等教育"十一五"国家级规划教材 中国科学院教材建设专家委员会规划教材

另外，山东中医药大学邹延昌，北京中医药大学刘新社等老师也主编了本科生使用的《药事管理学》教材，中国药科大学胡延熹主编了《中国药事法规》和《国际药事法规》。

（五）课程设置逐步完善，精品课程涌现

据 1997 年的一项调查，30 所院校开设了药事管理学课程，学时数为 30~54 学时，有 8 所学校还开设了药事管理学系列课程，如管理学基础、药学史、药学概论、药品质量管理与监督、医院药房管理、药品生产经营质量管理、药品市场学、新药开发管理、药事法规、药学研究方法概论、药品生产企业管理等。30 所院校中，有半数以上的学校承担执业药师考试科目——药事管理与法规的培训任务。

据 2007 年对 201 所高校的调查显示，药学、制药工程、药物制剂、中药学、医药管理、医药营销等在内的 7 个专业均开设了药事管理学科课程。其中，药事管理学课程开设的频次最高（210 门次），其次是医药市场营销学课程（61 门次）、药事法规（26 门次）、药事管理与法规（19 门次），药物经济学、医院药事管理等课程的开设也呈上升趋势。

药事管理相关课程的开设不仅在数量上逐年增加，质量也逐步提升，获评精品课程情况见表 3-20。

表 3-20　药事管理相关课程获评精品课程情况

精品课程级别	获评年份	院　校	课　程
国家级	2008	中国药科大学	药事法规
省级	2005	四川大学	药事管理学
	2007	西安交通大学	药事管理学
	2008	沈阳药科大学	药事管理与法规
	2009	安徽医科大学	药事管理学
校级	—	河南大学、黑龙江中医药大学、成都中医药大学等	药事管理学

（六）创办专业学术期刊

《中国药事》杂志创刊于 1987 年，为我国第一个药事管理方面的学术期刊，其主管单位为国家食品药品监督管理总局，主办单位为中国药品生物制品检定所。此外，一些药学期刊开设有药事管理栏目，如《中国药房》《中国药学杂志》《中国医院》《中国医院药学杂志》《药学实践杂志》《临床合理用药杂志》《药物不良反应》《西北药学杂志》《中国执业药师》等，上述杂志的创刊和药事管理栏目的设立，对介绍国外药事管理的发展动向，探讨国内药事管理实践提供了平台。广大药事管理干部、教师充分利用这一学术窗口，进行药事管理实践和理论的研究、探讨，促进了药事管理工作和学科的发展。

（七）专业学会的建立、发展

为了促进药事管理学科的发展，中国药学会和部分省级药学会组建了药事管理专业委员会，全国高等药学院校成立了药事管理学科发展协作组，中国医院管理协会成立了药事管理委员会。一批药事管理干部、药学技术干部、药事管理学教师担任了专业委员会的学术职务，并以此吸引了大量的药事管理干部、药学技术人员和教师参加药事管理学科的活动。

1. 中国药学会药事管理专业委员会

1986年7月，中国药学会第十七届常务理事会决定成立药事管理分科学会。1986年10月，中国药学会药事管理分科学会在昆明成立，1992年，药事管理分科学会在北京换届改选，改名为药事管理专业委员会。至2015年已有七届专业委员会，见表3-21。

表3-21　中国药学会药事管理专业委员会主任委员、副主任委员名单

届　次	时　间	地　点	主任委员	副主任委员
第一届	1986年10月	昆明	唐国裕	曹玉泉、裴雪友、李曼芳、江焕波
第二届	1992年	北京	栗福民	吴蓬、李荫瑞、裴雪友、江焕波、徐英
第三届	1997年6月	北京	邵明立	裴雪友、白慧良、李玉珍、陈兰英、赵林、顾宝康、陈文选
第四届	2001年6月	深圳	邵明立	裴雪友、白慧良、赵林、李玉珍、杨世民、张象麟、闫希军
第五届	2006年	北京	邵明立（名誉）、白慧良	边振甲、邵蓉、闫希军、杨世民、张爱萍、张伟
第六届	2011年	广州	白慧良	边振甲、张伟、张爱萍、丛骆骆、刘新社、邵蓉
第七届	2015年	北京	张爱萍	刘新社、王波、田侃、武志昂、史录文

历届专业委员会在主任委员的领导下，各副主委、委员、名誉委员的协同工作，积极参加药学会组织的各项活动、主办药事管理研讨会、编印《中国医药卫生改革与发展相关文件汇编》、参与编写中国科学技术协会主编的药学学科发展报告，促进了药事管理学科的发展。

自2000年起，药事管理专业委员会编印《中国医药卫生改革与发展相关文件汇编》，至2015年年底已编印13本。将国家食品药品监督管理总局、卫计委、国家中医药管理局、社会保障部及海关总署等中央部门的有关医药改革文件汇编在一起。汇编分发给本专业委员会委员以及医院等药事单位，为方便专业人员学习、查阅资料起到了积极作用。

中国科协自2006年开始启动学科发展研究及发布活动，中国药学会承担药学学科发展研究工作，专业委员会负责药事管理学科发展报告的撰写，至2012年已出版了3个年度的《药

学学科发展报告》。《2006—2007年药学学科发展报告》中，杨世民、方宇撰写的《综合报告——药事管理》从药事管理学科的新进展，学科对药学事业、药品监督管理产生的影响和作用，学科国内外研究进展比较及学科发展的趋势和研究方向建议4个方面总结了药事管理学科的发展；裘雪友撰写题为《药事管理学科的创新型研究》专题报告。《2008—2009年药学学科发展报告》中，陈玉文、杨悦、史录文、杨世民、胡明、邵蓉等人从药事管理学科建设情况、学科发展面临的机遇与挑战、学科发展前景展望3方面对药事管理学科的发展进行总结与展望。《2010—2011年药学学科发展报告》中，陈盛新、白慧良、胡明、刘新社、邵蓉、史录文、杨世民、杨悦等人从药事管理学科建设回顾、学科发展的机遇与挑战、学科发展前景展望3方面对2010—2011年药事管理学科的发展进行总结与展望。

2. 建立全国医药院校药事管理学科协作组

1994年11月，在成都召开的药事管理学科发展研讨会上，全国医药院校药事管理学科协作组成立了，为了加强协调，提高协作效率，经协作组全体选举，成立了学科协作组核心组，由华西医科大学、沈阳药科大学、第二军医大学、北京医科大学、西安医科大学、中国药科大学、北京中医药大学、上海医科大学8所院校组成，吴蓬教授被推选为组长，该协作组成立后，加强了全国医药院校药事管理学教师的互相联系和教学、科研、师资培养、教材建设的讨论和合作，对学科的发展起到了重要的作用。2001年以后，全国高校药事管理学科协作组与中国药学会药事管理专业委员会联合举办学术年会，并以惯例的形式固定下来，每年或隔年举行。近年来，药事管理学术年会大多安排在七八月份的院校暑期举行，并已成为药事管理学术交流的盛会。每次年会都有一个主题，讨论社会的热点问题。

（八）举办学术会议、论坛

举办学术会议、论坛是促进学术交流、推动学科发展的重要途径。

1. 参与中国药学会学术会议

1999年8月，中国药学会首届药学学术会议在贵阳召开，药事管理被列为大会交流的一个内容，在中国药学会和药事管理专业委员会的组织下，开展了较大范围的研究。副主委裘雪友代表药事管理专业委员会做题为《我国药事管理工作的回顾与展望》的报告。药事管理工作者撰写的论文被评定为优秀论文二等奖2篇，三等奖5篇。

2002年11月25—29日，中国药学会第四届学术年会在桂林召开，药事管理被列为大会交流内容，共收到学术论文78篇，有16篇论文在药事管理分会场进行了交流。获二等奖3篇，三等奖4篇。副主委杨世民代表药事管理专业委员会在大会上作了《我国药事管理学科建设与展望》的报告。

2004年第五届中国药学会学术年会在昆明召开，杨世民代表药事管理委员会在分会场作了《新世纪药事管理学科研究进展》的报告。

2006年11月10—12日，中国药学会学术年会在广州举行，杨世民代表药事管理专业委员会在分会场作了《我国药事管理学科的进展》的学术报告。

2. 中国药学会药事管理专业委员会（分科学会）召开学术研讨会

自药事管理分科学会成立至1994年，药事管理专业委员会（分科学会）召开的学术研讨会见表3-22。

表 3-22　中国药学会药事管理分科学会召开学术研讨会情况

时　间	地　点	主　题	其他信息
1986 年 11 月	北京	社会药学管理讲座	130 余人参加了学习，美国明尼苏达大学药学院社会药学系主任韦特海默（Wertheimer）教授应邀到会授课
1987 年 9 月	武汉	医院药事管理学术讨论会	112 人出席，会议收到 377 篇论文
1987 年 11 月	北京	第一次全国 GMP 学术讨论会	与制药工程分科学会联合举办
1988 年	昆明	药事管理研讨会及分科学会委员会第二次工作会议	—
1988 年 11 月	北京	全国医院药剂科主任科学管理研讨班	50 余名医院药剂科主任参加
1989 年 12 月	广州	全国计算机在医院药学管理中的应用学术研讨会	—
1990 年 10 月	宜昌	第一届医药商业质量管理学术交流会	与中国医药商业协会共同举办
1990 年 11 月	福州	全国胃病哮喘病心血管疾病药物临床应用与评价学术研讨会	与中华内科杂志编委会联合
1993 年 8 月	乌鲁木齐	药事行政管理研讨会 主题为"贯彻医药法规，研讨药品专利政策，建议制定药师法"	来自全国各地从事药政管理的专家、药事教育和科研人员 60 人出席了会议，收到论文 42 篇，编印了论文集

1994 年 11 月 10—16 日，原国家医药管理局科教司在华西医科大学召开了药事管理学科发展研讨会，来自全国 25 所院校的 31 位教师参加了本次研讨会。与会教师交流了药事管理教学、科研的情况，对未来药事管理学科建设进行了广泛的探讨。原国家医药管理局科教司副司长苏怀德出席会议并做了《我国高等药学教育现状及药事管理学科的发展》报告，报告阐述了药事管理在现代医药卫生、医药经济发展中的重要地位和作用；药学教育改革、药学教育模式转变与发展药事管理学科的关系。卫生部药政局赵力黎、付俊一，华西医大吴蓬分别做了《美国、加拿大药政管理》《我国新药管理》《国内外药事管理学科的发展与展望》的专题报告。

1996 年学科研讨会上，原国家医药管理局苏怀德副司长、药事管理专委会副主委裘雪友到会。1998 年研讨会上，邵明立主任委员做专题报告，提出了药事管理的内涵，阐明了其性质和任务。会上进行了学术讨论，并决定成立药政、院校、医院药事和企业药事 4 个专业组。与会代表就 GMP 认证中存在的问题、药品分类管理及药师队伍建设、进口药品管理、严惩制售假劣药品行为、药品使用中存在问题及如何加强管理 ISO9000 与 GMP 的结合等进行了热烈探讨。

2004 年现代药事管理与论坛，邵明立主任委员做了题为《保障公众用药安全，促进药品的可获得性——关于中国药物政策的有关问题》的大会报告，白慧良、杨世民等 5 位副主委也分别就药品的质量管理、药事管理人员的培养以及药事管理如何促进企业发展等问题做了报告。

2005 年药事管理热点问题论坛上，吴蓬、白慧良、胡晋红、邵蓉、闫希军等人应邀在论坛上做专题报告，交流的主要内容是学科建设、研究内容及教学队伍建设等。

2006 年年会邀请吴蓬、杨世民、邵蓉、孙利华、赵汉臣等 8 位药事管理方面的专家教授在会上分别做"《基本药物目录》与保证农村药品供应""药事管理学研究的探讨与思考""对药房托管的几点思考""从合理用药水平看药事管理效益""医院药品供应与现代物流研讨"等专题报告。就新时期我国药事管理层面及如何保障人民群众用药安全等热点问题进行了研讨。

2007年年会上，全国人大常委会副委员长、农工民主党中央主席蒋正华出席了论坛开幕式，中国药学会药事管理委员会名誉主任委员、国家食品药品监督管理局局长邵明立在论坛开幕式上做了《保障药品安全，和谐医药发展》的主题演讲。代表们围绕"保障药品安全，和谐医药发展"这一主题，多角度进行了交流、探讨和论证，共议药品安全的社会责任，共商医药产业的发展大计。

2008年年会以贯彻党的十七大精神，积极推进医药卫生体制改革为中心，以加快推进国家基本药物制度为主题，探讨我国基本药物制度的推行模式和实施措施，并对药事管理学科建设与药品监督管理相关理论与实践进行了广泛的学术研讨。

2009年年会主要围绕药品研制开发、药品生产、药品经营和药品使用、药品安全、药品监督管理几大领域的政策与法规，重点研讨《中华人民共和国药品管理法》修订，提出修订与完善的建议和意见。全国人大常委会副委员长桑国卫出席会议开幕式并做重要讲话。国务院研究室社会发展司司长朱幼棣、国家食品药品监督管理局药品注册司司长张伟、国家食品药品监督管理局认证中心主任张爱萍、卫生部药政司基本药物处处长王雪涛、中国医药企业管理协会常务副会长于明德等多位专家围绕医药行业的政策法规、监管形势等热点问题做了专题报告。

2010年年会以完善医药政策，促进医药事业发展为主题，邀请中国医药企业管理协会于明德会长、国家食品药品监督管理局注册司张伟司长、北京市卫生局方来英局长、天津市食品药品监督管理局王生田局长、中国药学会政策研究中心宋瑞霖主任、北京中医药大学管理学院刘新社副教授、中国医药企业管理协会王波副理事长、天士力集团闫希军董事长，分别就"'十二五'发展高要良好的环境计划""2009年药品注册审批年度报告""北京市医药卫生改革对药事管理的影响""我国食品药品管理机构变化分析""浅谈我国医改中的药品政策与管理""植物提取物产品出口对中药产业发展的影响""中药国际化的实践与思考"等内容做了报告，优秀论文作者也分别进行了学术交流。内容涉及国际医药产业发展形势研究，药品安全对医药产业发展的影响研究，药品安全形势与监管模式创新研究，新医改对医药产业的影响研究，药品经济性与新医改专题研究5个领域。

2011年年会以促进药事管理学科发展、加强药品监管工作建设为主题，邀请卫生部药政司基本药物管理处王雪涛处长、国家食品药品监督管理局药品认证管理中心张爱萍主任、北京市卫生局方来英局长、中国医药企业管理协会于明德会长、北京秦脉医药咨询有限责任公司王波董事长分别就"关于医药行业'十二五'规划纲要的学习与思考""国家基本药物制度的进展和思考""药品GMP的实施""北京市医改最新进展""近期国家药品监管政策的思考"等内容做了专题报告。部分优秀论文作者也在会议期间进行了报告交流，内容涉及医药产业发展，药品监督管理体制改革和建设，国家基本药物制度的完善，药品生产、流通和使用管理，合理用药及医药信息化等多个领域。

2012年年会围绕国家医药产业"十二五"发展规划，有效整合医药资源提高医药产业集中度；实施国家药品安全"十二五"规划，保障药品安全有效质量可控；贯彻和完善国家基本药物制度；实施新修订的药品 GMP；药品招标采购及物流、配送；药品科学定价、合理售价；药品广告审定管理、违法查处；药事管理学科建设和人才培养等药事管理相关问题进行了深入的研讨。药事管理专业委员会名誉主任委员、国家食品药品监督管理局原局长邵明立出席会议，中国药学会副理事长、国家食品药品监督管理局副局长边振甲在开幕式致辞。北京市卫生局局长方来英、卫生部药政司处长李波、首都医科大学教授金有豫、商务部秩序司处长王胜利、国家食品药品监督管理局药品认证中心副主任沈传勇、北京秦脉药咨询有限公司董事长王波应邀就有关议题做了专题报告。

2013 年年会研究围绕药品管理实践中如何建设药品供应保障体系，药品研制开发、药品生产经营、药品安全使用管理、药品监督管理等药事活动的主题，重点研讨了药品管理与国家产业政策、药品生产流通及监督管理中的热点、难点问题，提出建议对策。国家食品药品监督管理总局党组成员、中国药学会副理事长边振甲，国家食品药品监督管理总局党组成员孙咸泽，北京大学药学院院长刘俊义与来自全国各省市药品监管部门、药品检验机构、医药院校、科研单位、医疗机构、医药企业等 60 多个单位的代表共 198 人参加了会议。卫生和计划生育委员会药物政策与基本药物司司长郑宏，国家发展和改革委员会价格司副巡视员郭剑英，工业和信息化部消费品工业司副司长吴海东，人力资源和社会保障部医保司综合管理处黄心宇，北京秦脉医药咨询有限责任公司总裁王波，北京大学医药管理国际研究中心主任史录文做了专题报告。

2014 年年会立足药事管理学科发展和我国当前医药行业现状，围绕国家医药卫生事业发展特别是新医改的实施及药品安全管理、生产、供应问题，通过学术交流为新时期加强我国药事管理学科建设，促进医药健康发展，提出了有建设性的建议和对策。国务院发展研究中心社会发展研究部葛延风，国家食品药品监督管理总局法治司徐景和，国家卫生和计划生育委员会药政司韩学会，西安交通大学药学院杨世民，四川省药学会宋民宪，沈阳药科大学工商管理学院武志昂，北京秦脉医药咨询有限公司王波等就"医疗服务体系改革与药品的若干问题""《药品管理法》修订相关问题""药品供应保障体系建设相关政策思考""我国药事管理学科的回顾与发展""药品行政处罚归责原则""药品上市后研究"以及"医药产业结构的调整对监管的依赖与冲击"等作了大会报告与讨论。来自全国高等院校、药监、药检、医疗机构、企事业的 99 个单位 269 名代表参加了会议。

2015 年年会暨学术研讨会围绕"推进法治社会建设，依法管理药品"的主题进行学术研讨。针对药品管理法律实践过程、药事管理学科发展的具体研究内容进行了研讨。会议邀请了国家食品药品监督管理总局药品化妆品注册管理司李茂忠，工业与信息化部消费品司吴海东，北京秦脉医药咨询有限公司王波等专家，分别做了题为《药品注册管理探索与实践》《我国医药产业发展与"十三五"规划编制》《药政改革新常态下的企业战略思考》的主题报告。本次年会组织了形式新颖的"面对面"互动交流，到会嘉宾专家就药品管理法修订与监督管理实践、药品注册与审批、新医改改革与实践存在的问题、药品价格与管理、中医药发展与管理、药事管理学科发展等专题与参会代表进行了面对面的交流。来自全国高等院校、药监、药检、医疗机构、企事业 77 个单位的代表近 170 人参加了会议。1994—2015 年，历年药事管理学科研讨会召开情况见表 3-23。

表 3-23 1994—2013 年药事管理学科研讨会召开情况

时　间	地　点	承办单位	主　题	论文（篇）	优秀（篇）	参会人数（人）
1994 年 11 月	成都	华西医科大学	药事管理学科发展研讨会	—	—	31
1996 年 8 月	沈阳	沈阳药科大学	学科发展研讨、师资队伍建设	—	—	29
1998 年 8 月	上海	第二军医大学药学院	药事管理学科科研研讨会	—	—	48
2000 年 6 月	北京	北京大学药学院、西安交通大学药学院	学科发展研讨、师资队伍建设、教材建设，科研、研究生培养	—	—	30 余
2001 年 6 月	深圳	广东省药学会	学科发展研讨、研究生培养	—	—	—
2002 年 4 月	海口	药事管理专业委员会	GMP 认证限期	58	26	53
2003 年 4 月	无锡	药事管理专业委员会	药品立法及药事管理热点问题	24	14	55
2004 年 11 月	南京	中国药科大学	国家药物政策、学科发展	65	39	126
2005 年 7 月	上海	第二军医大学药学院、复旦大学药学院、上海市药学会、解放军药学专业委员会、《药学实践杂志》	药品生产经营认证后面临的问题、药品监管中的体制建设与法制、农村药品供应网络建设	52	20	121
2006 年 4 月	开封	河南大学药学院	药事管理热点问题研讨会	91	25	128
2007 年 11 月	泰州	中国药科大学	保障药品安全，和谐医药发展	122	24	160
2008 年 7 月	哈尔滨	黑龙江中医药大学	加快推进建立国家基本药物制度	116	—	170 余
2009 年 8 月	本溪	沈阳药科大学	国家药物政策与《药品管理法》修订研究	160	27	180 余
2010 年 8 月	天津	天津大学药学院、天津市药学会、天士力集团	医药科学发展——新医改政策与药品管理	183	30	200 余
2011 年 8 月	广州	广东药学院	"十二五"药事管理学科发展与药品监管工作建设	190	38	200 余
2012 年 8 月	北京	《中国药事》编辑部	"十二五"医药科学发展	186	40	200 余
2013 年 8 月	北京	北京大学药学院、北京大学医药管理国际研究中心	医药安全与科学发展	205	47	近 200
2014 年 8 月	成都	四川大学药学院四川省药学会	药事管理学科建设，医药健康发展	217	40	269
2015 年 8 月	海口	海南省药学会	推进法治社会建设，依法管药	166	43	170

三、我国现代药事管理学学科体系的构建与形成

随着药事管理工作的发展以及药品市场的国际化进展，中国急需培养大量的药事管理人才参与药物研发、生产、经营、使用、管理等环节，2004 年教育部批准建立药事管理本科专业，中国的药事管理学学科逐渐走向完善。经过 30 年的发展，中国的高等学校药学各专业已普遍开设了药事管理学及相关课程，部分高等学校招收了硕士、博士研究生，药事管理师资

队伍人数增多、学历提高、更加年轻化，药事管理领域的科研工作广泛开展，申报、主持了国家及省、部级研究课题，开展了许多横向课题的研究，药事管理学科的教材、专著、论文数量和质量都在不断提高。药事管理学科已成为中国高等药学教育的重要组成部分、药学教育的基本科目。

药事管理学是药学与管理学、社会学、法学、经济学等社会科学交叉渗透而形成的边缘学科。它是以药学、管理学、社会学、法学、经济学、心理学等学科的理论和知识为基础形成的交叉学科。药事管理学主要探讨与药事有关的人们的行为和社会现象的系统知识，研究对象是药事活动中管理组织、管理对象的活动、行为规范以及他们之间的相互关系。药事管理学是药学科学与药学实践的重要组成部分，运用社会科学的原理和方法研究现代药学事业各部门活动及其管理，探讨药学事业科学管理的规律，促进药学事业的发展。因此，该学科具有社会科学的性质。与其他以自然科学为基础的学科在研究的角度、所应用的基础理论、研究方向、方法和研究成果等方面均有所不同。但与药学其他学科的研究目标是相同的，都是为防治疾病、计划生育、康复保健提供药品、药物信息以及进行药学服务，以增进人们的健康。

我国药事管理学科以国家对药品的监督管理为主要研究对象，以药品注册、生产、经营、使用等方面为分类框架，经过近30年的教学、科研实践，药事管理学科的构架和内容不断调整、充实、更新，形成了独特的风格。药事管理学研究的基本内容涉及以下九个方面：药品监督管理，药事管理组织，药品管理立法，药品注册管理，药品信息管理，药品生产、经营管理，药品使用管理，医药知识产权保护，药物经济学。

药事管理学在药学科学中所处的地位日趋重要和突出，主要表现在以下3个方面：国家教育行政部门颁布的药学专业业务培养要求对学生应获得的知识与能力提出了6个方面的要求，其中之一就是要求学生获得"药事管理和药事法规的基本知识"；药学专业主要课程有16门，专业课6门，药事管理学为其中之一；国家人事部、国家食品药品监督管理总局实施执业药师资格制度，药事管理与法规被列为3门必考科目之一。

四、药事管理学学科成果产出的统计分析

（一）药事管理科研课题

药事管理科研工作广泛、深入地开展。药事管理学教师和药政管理干部承担了教育部、国家药品监督管理局、省级教育厅、卫生厅、劳动保障局等政府主管部门的研究课题，四川大学华西药学院、中国药科大学、沈阳药科大学、西安交通大学药学院、第二军医大学药学院、北京大学药学院等院校作了较多的工作。研究内容涉及药品监督管理法制化建设的研究，执业药师立法基础调研，执业药师考试内容、试题的研究，处方药与非处方药制度的分析研究，我国新药法律体系的研究，药学教育改革的研究，药师作用、地位的研究，药剂科科学管理方法的探讨，药物经济学研究，基本医疗保险用药管理研究，医院药物利用与合理用药的研究以及药品生产、经营质量管理的研究，取得了一批研究成果，不仅为政府部门制定法律、法规提供了参考依据，还对药事管理实践工作起到了很好的指导作用。

2008年国务院发布《中国的药品安全监管状况》白皮书，沈阳药科大学、中国药科大学、北京大学和四川大学4所医药院校药事管理学科教师参与了白皮书的资料组织与起草工作。2008年，科技部启动"重大新药创制"专项，该项目下设立的"军队特需药品卫勤评估""军

队特需药品民品筛选与军地共享资源库""军队特需药品产品质量控制"课题，分别由军事医学科学院卫生勤务与医学情报研究所、第二军医大学药学院药事管理学教研室、总后卫生部药品仪器检验所承担。

近年来，药事管理研究人员承担了一批国家自然科学基金项目、国家社会科学基金项目、教育部人文社会科学项目，篇幅有限，仅列出 2005—2013 年药事管理领域的学者获得国家级科研基金课题信息，见表 3-24。

表 3-24　2005—2013 年药事管理研究领域获得国家自然科学基金资助项目情况

序号	年度	项目名称	依托单位	负责人	金额（万元）	项目编号
1	2005	上市后药物循证评价指标体系与方法模式研究	四川大学	王莉	20	70503021/G0308
2	2005	我国农村药品"监督与供应"网络建设评估体系的研究	江西中医学院	陈和利	16	70563003/G0308
3	2006	基层关注的医疗改革相关问题的政策研究	复旦大学	罗力	9.5	70641032/G0308
4	2007	构建我国新药循证评价的方法学体系和综合评价指标体系	四川大学	孙鑫	17	70703025/G0308
5	2008	农村药品流通安全监管长效机制的研究——以江西为例	江西中医学院	陈和利	23	70863006/G0308
6	2009	政府管制产业中跨国公司的全球定价战略：基于制药产业的研究	北京大学	刘学	22	70973005/G0308
7	2009	促进我国罕见病药品可及性的政策选择机制研究	华中科技大学	龚时薇	16	70903025/G0308
8	2010	医院临床药学服务的影响因素分析与质量评价研究	南京医科大学	李歆	17	71003055/G0308
9	2010	农村基本药物流通安全监管模式的研究——以江西为例	江西中医学院	王素珍	22	71063011/G0308
10	2010	我国农村地区基本药物可及性研究	复旦大学	罗力	27	71073027/G0308
11	2010	农村地区抗生素合理及耐药性评价研究	山东大学	孙强	27	71073098/G0308
12	2010	建立我国基本药物有效性评价方法学模式与循证决策辅助系统研究	四川大学	王莉	27	71073105/G0308
13	2011	利益集团博弈视域下社区基本药物制度补偿路径及可持续发展策略研究	杭州师范大学	任建萍	19	71103055/G0308
14	2011	基于改进的数据包络分析的我国基本药物制度绩效评价研究	四川大学	胡明	19	71103125/G0308
15	2011	社区卫生服务机构实施基本药物制度的绩效评估研究	卫生部卫生发展研究中心	张丽芳	17	71103130/G0308
16	2011	西部城乡基本药物可获得性评估与改善策略研究——以陕西为例	西安交通大学	方宇	21	71103141/G0308

续表

序号	年度	项目名称	依托单位	负责人	金额（万元）	项目编号
17	2011	基于分形理论的医药供应链信息协同及优化仿真研究	中国药科大学	侯艳红	19	71103199/G0308
18	2011	基于高透明度导向的基层医疗卫生机构基本药物使用监管回归模型研究	华中科技大学	张新平	42	71173082/G0308
19	2011	我国基本药物制度实施影响评估与政策优化研究——以山东省为例	潍坊医学院	尹文强	42	71173158/G0308
20	2012	基于交易费用理论的基本药物供应保障模式政策优化研究——以山东省农村地区为例	山东大学	左根永	21	71203124/G0308
21	2012	基于新医改的药品价格形成机制研究：市场竞争与政府管制的作用	天津大学	吴晶	18	71203155/G0308
22	2012	县级公立医院基本药物制度实施效果评估——基于干预前后对照设计的实证研究	西安交通大学	周忠良	18	71203177/G0308
23	2012	国家基本药物制度对医疗服务利用与药品合理使用的长期影响追踪研究	北京大学	杨莉	55	71273016/G0308
24	2013	中国国家基本药物制度实施效果评价研究	北京大学	管晓东	19	71303011/G0308
25	2013	我国应急药品资源的区域空间分布与应急准备供应保障模式研究	华中科技大学	龚时薇	57	71373089/G0308
26	2013	基于透明行动循环模型的药品使用监管透明机制研究	华中科技大学	张新平	56	71373092/G0308
27	2013	基于复杂适应系统理论下的基本药物制度综合指数评价建模与实证研究	哈尔滨医科大学	高力军	56	71373062/G0308

药学教育研究是药事管理研究的一项重要内容。2008 年开始，高等教育学会医学教育专业委员会药学教育研究会开展药学教育改革研究课题立项工作，经专家组严格评审，2008 年有 40 项课题获准立项，其中重点课题 20 项，一般课题 20 项。2010 年有 38 项课题获准立项，其中重点课题 20 项，一般课题 18 项。2012 年有 41 项课题获准立项，其中重点课题 21 项，一般课题 20 项。表 3-25 中列出了与药事管理研究相关的项目。

表 3-25　2008—2012 年与药事管理研究相关的教改课题

年份	类别	课题名称	承担单位	负责人
2008	重点	国外药学专业认证政策研究	中国药科大学	徐晓媛
		药事管理专业教学内容改革及课程体系建设	中国药科大学	邵蓉、陈永法
		药学专业长学制学科课程体系研究	北京大学药学院	刘俊义、张亮仁
		我国临床药师型人才培养体系建设研究	四川大学华西药学院	蒋学华、胡明

续表

年份	类别	课题名称	承担单位	负责人
2008	重点	药学教育与执业药师（临床药师）功能的衔接研究	西安交通大学医学院	杨世民
		药学人才培养模式创新实验区建设研究	沈阳药科大学	毕开顺
2010	重点	药学专业长学制教学团队建设研究	北京大学药学院	刘俊义
		我国药学类专业教材建设研究	西安交通大学医学院	杨世民
		以学生为主体的药学人才创新能力培养体系研究与实践	西南大学药学院	李逐波、胡昌华
	一般	中药学专业实习实训基地创新管理模式的探讨	成都中医药大学药学院	王世宇、付超美
		药学生毕业论文质量评价研究	西安交通大学医学院	康军、方宇
		药学类国家精品课程网络教学资源的研究	第二军医大学药学院	王培
2012	重点	构建全方位、多层次的药学终身教育体系的研究与实践	中国药科大学	徐晓媛
		以人才培养目标为导向的临床药学专业核心课程构建	四川大学华西药学院	蒋学华
		医药企业家创业案例整理研究	西安交通大学医学院	杨世民
	一般	我国药学类本科专业校企合作教育研究	广东药学院	蔡志奇
		药学创业型人才培养的创新体系研究	宁夏医科大学药学院	付雪艳
		药学专业本科生创新能力和科研能力培养体系的构建	吉林大学药学院	杨晓虹

（二）药事管理学科论文

为了解药事管理学科学术期刊论文的发表情况，2014年2月通过中国知网期刊数据库，以"药事管理""药品管理""药品监督管理""合理用药""药品不良反应""药学服务"等药事管理研究内容为关键词，检索文献。统计至2013年，逐年分别统计，按各个关键词检索到的论文数量，见表3-26。

表 3-26　药事管理研究领域相关期刊论文数量初步统计　　　（篇）

统计年份	药品监管	合理用药	药品价格	药品不良反应	药品质量	药学服务	药品生产	药品管理	药品说明书	执业药师	药品广告	基本药物	药品流通	药事管理	药品注册	药品研发
1983年以前	0	101	8	0	107	0	26	41	10	0	0	12	0	2	0	0
1984—1988年	0	167	23	3	169	0	68	90	14	0	5	28	0	18	0	0
1989—1993年	0	212	50	27	295	7	131	165	21	0	12	57	3	43	5	0
1994—1998年	3	1460	267	164	836	22	415	739	133	104	209	92	30	79	9	0
1999—2003年	905	2856	1288	648	1464	565	820	1037	608	1082	694	146	373	236	242	79

统计年份	药品监管	合理用药	药品价格	药品不良反应	药品质量	药学服务	药品生产	药品管理	药品说明书	执业药师	药品广告	基本药物	药品流通	药事管理	药品注册	药品研发
2004 年	488	922	410	361	361	358	240	239	210	330	174	19	83	115	77	56
2005 年	1150	1011	775	388	312	352	338	313	264	235	360	21	131	95	108	67
2006 年	2273	1156	1493	519	324	453	769	442	526	232	399	29	220	127	192	93
2007 年	3418	1323	1522	611	421	470	1014	544	491	199	664	47	351	158	432	144
2008 年	3162	1801	911	863	698	648	900	442	391	283	355	105	267	177	198	121
2009 年	3884	2557	859	1252	1287	910	733	451	447	395	381	309	270	212	333	223
2010 年	3466	2939	1035	1263	974	957	648	521	462	349	311	559	473	330	232	158
2011 年	2851	2899	609	1244	784	904	522	483	443	343	209	706	433	296	179	98
2012 年	2315	3118	448	1245	804	1038	515	518	515	349	186	812	374	419	186	78
2013 年	2594	2568	373	1100	619	853	388	471	469	366	190	507	302	259	139	97
合计	26509	25090	10071	9688	9455	7537	7527	6496	5004	4267	4149	3449	3310	2566	2332	1214

可以看出，所检索的药事管理研究领域内的期刊论文数量持续增长，尤其是 1996 年之后，增长明显。

（三）药事管理科研工作促进了药品科学监管工作

应用药事管理学的知识，有助于制定和完善国家药物政策，建立适合中国国情的药事法规体系，加强药品监督，提高医药经济在全球化进程中的竞争力，保证药品质量，并合理地利用药物资源，合理用药，维护人民身体健康和用药的合法权益。

高等药学院校的研究人员、学者通过药事管理的科研工作，取得了一批研究成果。通过参与国家、部委的横向课题，参与研讨、座谈会，为药品监督管理部门制定法律、法规提供了参考依据，并对药事管理实践工作起到了很好的指导作用。如参与调研、讨论、制定《执业药师资格制度暂行规定》《处方药与非处方药分类管理办法》《药品说明书和标签管理规定》《药品生产质量管理规范》《药品经营质量管理规范》等法规、文件。

五、药事管理学学科人才培养

（一）本科生培养情况

高等医药院校设立的与药事管理学科相关的本科专业主要有：医药工商管理、医药国际经济与贸易、医药市场营销、经济学等专业。2005 年，国家在本科专业目录中设置了药事管理专业（专业代码：100810），培养要求为：本专业学生主要学习药学、法学、行政学、管理学等社会科学的基本理论和基本知识，掌握现代社会科学基本理论和研究方法，精通药学专业知识，具有计划、协调、组织和决策方面的基本能力。

2005 年中国药科大学招收药事管理专业的本科生 60 名，2006 年沈阳药科大学经批准开始招收药事管理专业本科学生 30 名，学制均为 4 年。截至 2012 年，经教育部备案设立药事管理专业的普通高等学校已有 10 所，具体见表 3-27，2005—2010 年，部分院校招收药事管理专业本科生数量见表 3-28。

表 3-27　高等药学院校（系）药事管理专业点（本科）情况　（个）

年份	新增专业点		专业点总计
	专业点数	院校名称	
2005	1	中国药科大学	1
2006	1	沈阳药科大学	2
2008	1	天津商业大学	3
2011	2	南京中医药大学、广东药学院	5
2012	5	长春中医药大学、贵阳医学院、大连医科大学中山学院*、南京中医药大学翰林学院*、东南大学成贤学院*	10

注：学校名称加有*者为经教育部批准和确认的独立学院。

表 3-28　2005—2010 年高等药学院校（系）药事管理专业本科生情况

年份	统计院校（所）	专业点（个）	毕业生人数（人）	招生人数（人）	在校生人数（人）
2005	—	1	—	60	60
2006	45	2	—	89	155
2007	49	3	61	245	667
2008	48	2	33	94	305
2009	46	2	31	92	363
2010	47	2	86	94	372

（二）研究生培养情况

1. 硕士研究生

药事管理学硕士研究生教育最初是挂靠在其他专业下开始招生和培养的。1982 年第二军医大学药学院张紫洞在卫生管理专业下招收药学情报学方向的硕士研究生；1986 年，第二军医大学获得社会医学与卫生事业管理专业硕士授予权，随即将药事管理作为社会医学与卫生事业管理专业的研究方向；1990 年，国务院学位委员会学科评议组同意在药理、药剂等专业下招收药事管理学方向的硕士研究生；1992 年华西医科大学吴蓬教授在药剂学专业下招收了药事管理方向硕士研究生；1994 年中国药科大学、沈阳药科大学分别开始在药理学、药剂学专业下招收药事管理方向硕士研究生；1998 年西安医科大学在药物分析专业下招收药事管理学方向硕士研究生。2006—2010 年，高等药学院校药事管理研究生导师人数统计见表 3-29。

表 3-29　2006—2010 年全国高等药学院药事管理类硕士生、博士生导师基本情况　（人）

年份	硕士生导师数			博士生导师数		
	药事管理	社会与管理药学	合　计	药事管理	社会与管理药学	合　计
2006	18	9	27	10	1	11
2007	20	11	31	13	5	18

续表

年份	硕士生导师数			博士生导师数		
	药事管理	社会与管理药学	合　计	药事管理	社会与管理药学	合　计
2008	18	9	27	11	4	15
2009	35	13	48	16	5	21
2010	30	9	39	14	4	18

　　根据 2014 年中国研究生招生信息网的"硕士目录查询"显示，全国以药事管理专业招生硕士研究生的院校有沈阳药科大学、四川大学、西安交通大学、天津大学、郑州大学、河南大学、武汉大学、江西中医药大学、河南中医学院 9 所院校。在药学专业下招收药事管理方向硕士研究生的院校也为数不少。可见，药事管理学硕士研究生培养在全国医药院校中已经较为普遍，其中，中国药科大学、沈阳药科大学招收的药事管理学硕士研究生数量最多。根据《中国药学年鉴》，2006—2010 年高等药学院校药事管理硕士研究生人数统计见表 3-30。

表 3-30　2006—2010 年全国高等药学院药事管理类硕士研究生基本情况　　　　（人）

年份	毕业人数			招生人数			在校人数		
	药事管理	社会与管理药学	合　计	药事管理	社会与管理药学	合　计	药事管理	社会与管理药学	合　计
2006	0	3	3	20	36	56	36	86	122
2007	2	28	30	20	40	60	54	102	156
2008	15	29	44	28	40	68	67	113	180
2009	21	37	58	25	52	77	59	133	192
2010	18	23	41	30	60	90	85	148	233

2. 博士研究生

　　我国药事管理学博士层次人才培养始于 2000 年。2000 年，经批准沈阳药科大学成为我国历史上首次获得招收药事管理学方向博士研究生资格的大学，该校客座教授苏怀德成为我国历史上第一个药事管理学方向的博士研究生导师。2002 年，经教育部批准，中国药科大学首次在药学一级学科下设置了社会与管理药学博士专业；2003 年，沈阳药科大学、四川大学在药学一级学科下设置药事管理学博士专业；天津大学在管理科学与工程一级学科下设置了药事管理学博士专业；第二军医大学在社会医学与卫生事业管理专业下招收药事管理方向的博士研究生。2005 年，中国药科大学获准设立药物经济学博士专业。2006 年北京大学药学院设立了临床药学博士专业，开始培养药事管理方向博士生。截至 2013 年，沈阳药科大学药事管理博士毕业生为 60 名。

　　根据《中国药学年鉴》，2006—2010 年部分高等药学院校药事管理博士研究生人数统计见表 3-31。

表 3-31　2006—2010 年全国高等药学院药事管理类博士研究生基本情况　　（人）

年份	毕业人数			招生人数			在校人数		
	药事管理	社会与管理药学	合　计	药事管理	社会与管理药学	合　计	药事管理	社会与管理药学	合　计
2006	4	0	4	8	9	17	18	24	42
2007	8	3	11	12	8	20	29	27	56
2008	9	0	9	8	3	11	32	6	38
2009	7	15	22	9	12	21	32	47	79
2010	3	4	7	13	8	21	42	43	85

3. 研究生课程进修班

2004 年起，沈阳药科大学开办药事管理研究生课程进修班，先后在北京、哈尔滨、大连、西安、深圳、蚌埠等地开办多个药事管理学研究生课程进修班。截至 2013 年，与中国老教授协会医药专业委员会联合在北京地区举办 8 期药事管理研究生课程进修班，累计招收 226 名学员，已有 143 人获得结业证书，有 38 名学员获得了同等学力药事管理学硕士学位。

2006 年，北京大学药学院药事管理与临床药学系招收首届药事管理与临床药学研究生课程班，面向社会招收临床药学方向和药事管理方向各 30 名学生。

（三）对药学教育及药学专门人才培养的影响

药事管理学改变了药学生、药品研制、生产、经营、使用人员和药事管理干部的知识结构，增强其适应职业的能力，提高综合素质。学习药事管理学，将改变当前药学教育模式中重自然科学知识、技能，轻人文和社会科学知识的弊端；以及重智能素质培养，轻道德素质、心理素质培养的知识和技能的缺陷；培养学生进行有效的思维、表达交流思想、判断和鉴别价值的能力，使个人和社会的需要协调发展，成为认真负责、对社会有用的高级药学人才，并具备完成药学社会任务的能力。药事管理学知识强化了药品研制、生产、经营、使用人员依法研制、生产、经营、使用药品的质量意识和能力，促进了药事管理干部专业化发展，使其除具备行政管理的能力外，药事管理专业的知识和能力得到加强，并为科学管理和决策提供了理论依据，促进了中国药事行政管理的科学化、法制化、现代化。

我国药事管理学科自 1984 年建立至 2014 年，走过了 30 年的发展历程。2014 年，杨世民主编的《中国药事管理学科发展 30 年》由中国医药科技出版社出版。

第十二节　制药工程学学科

制药工程专业是一门建立在药学、化学、工程学、生命科学、管理学基础之上的新兴交叉学科，主要研究制药过程中的工程技术和生产现场管理问题。人才培育目标是培养从事研究药品制造新工艺、新设备，新品种开发、生产工艺放大和设计等工程技术问题，实施 GMP，实现药品生产及管理的中高等工程技术人才。制药工程专业的特色在于融合了化学制药、中药制药、生物制药、药物制剂等领域的共性知识和规律，强化了药品生产过程的特殊要求及工程化特色。

一、现代制药工程学科体系的构建与形成

1995 年，在美国科学基金项目的资助下，美国新泽西州立大学实施了世界上第一个制药工程研究生教学计划，标志着"制药工程"专业高端教育的开始。目前，美国、加拿大、德国、日本、英国和印度等国家的相关高校均已设立了制药工程专业。在我国，伴随着 20 世纪 50 年代华北、东北等地以抗生素生产为主的制药企业以及化学合成制药企业的兴建，高校内开始设置化学制药、抗生素制造、微生物制药、精细化工、中药制药、生物化工等专业的本科教育。1997 年，国务院学位委员会和教育部把制药工程研究生教育从药学类调整到工学类生物化工学科内。1998 年教育部又将原化学制药、生物制药、中药制药等专业整合为一个专业，即制药工程专业，并招收了首届制药工程专业本科生。从此，我国制药工程专业设置数和招生人数逐年增加，伴随着制药工业的迅猛发展，制药工程专业呈现出良好发展势头。

制药工程可细分为化学制药工程、中药制药工程、生物制药工程及药物制剂工程。

（一）化学制药工程

化学制药工程是一门新兴交叉应用学科，以化学、药学、工程学、管理学及相关管理法规为基础，涉及化学药物的研发、生产和运营管理等相关领域，尤其侧重于利用技术手段解决化学药物生产过程中的工程技术问题，实现化学药物的规模化生产，工程技术特征较强，是制药工程的主要部分。

1. 化学制药工程发展历程

1949 年至今，化学制药工程基于医药科研为医药工业提供了大批新品种、新剂型和新工艺技术，化学制药工业迅速发展，尤其是生产工艺的不断改进和革新，对提高产品质量、降低生产成本等起到了重要作用。

特别是 20 世纪 80 年代以来，我国医药工业快速发展，工业总产值年均增长速度持续保持在 17.5% 左右，90 年代的工业总产值较 1980 年翻了三番。化学原料药工业仅用 30 余年时间即从原来自给自足的阶段一跃占据世界原料药产业的"领头羊"位置，2010 年我国原料药的年产量超过 221 万吨，在数量上已超过美国位居世界第一。

在大力发展原料药的同时，我国的医药产品质量也不断提高，这得益于我国药品监督管理机构的设立和相关法律法规体系的建立。1978 年，我国成立国家医药管理局，旨在加强医药生产和经营的质量管理、监督、检测、标准、计量等工作，有效保证药品质量。1981 年以后，国家先后颁布相关法律法规，采取对开办医药生产、经营企业实行认证制度、实施监督性抽查等一系列的组合拳，逐步完善法制体系，加强监管效用，卓有成效地提高我国医药品的质量。目前，我国约有 40% 的医药产品采用国际标准或国外先进标准，300 多种化学原料药标准达到《英国药典》（*British Pharmacopoeia*，简称 *BP*）、《美国药典》（*United States Pharmacopeia*，简称 *USP*）或《日本药典》（*Japanese Pharmacopoeia*，简称 *JP*）水平。

在 60 多年的发展历程中，化学制药工程领域涌现出众多专家学者，代表人物有沈家祥院士、周后元院士、雷兴翰教授、王其灼研究员等，代表成果有两步发酵法维生素 C 生产新工

艺、维生素 B_6 噁唑法合成新工艺、高纯度尿激酶的生产方法和装置、小檗碱全合成工艺等，这些成果均是我国首创且具有国际先进水平，并曾荣获国家发明奖。此外，我国奈普生、扑热息痛中间体、头孢菌素 C 发酵等生产新工艺亦达到世界先进水平。

　　2. 化学制药生产质量管理

　　（1）我国生产质量管理的历史沿革

　　《药品生产质量管理规范》（以下简称 GMP）是药品生产和质量管理的基本准则。1982 年，我国中国医药工业公司制定了《药品生产管理规范》（试行稿），在一些制药企业中试行。1984 年，国家医药管理局正式颁布《药品生产管理规范》并在医药行业推行；在此基础上，1988 年 3 月卫生部颁布 GMP，并于 1992 年发布修订版；1999 年国家药品管理局颁布《药品生产质量管理规范》（1998 年版），此版本要求国内药品生产企业强制执行；2004 年后，我国药品生产企业（原料和制剂）基本通过国家 GMP 认证。在生产与质量管理水平大幅度提高的基础上，2011 年 3 月国家食品药品监督管理局颁布了《药品生产质量管理规范》（2010 年版），该版本是我国现行版，其要求较前版大幅度提高，引入与国际标准接轨的"软硬件并重"、质量风险管理、纠正与预防、变更控制、产品质量回顾分析等理念，细化对从业人员的素质要求，更具指导性和可操作性。

　　（2）现阶段生产质量管理水平

　　化学制药（包括原料和制剂）按生产洁净要求分类，可分为无菌及非无菌两类。从原则上讲，GMP 对制药生产的过程控制是从原料投入到成品出厂作全过程控制，但在硬件设施上更关注最终成品阶段。GMP 的管理水平间接地体现了制药工程的技术水平，现阶段我国在化学制药 GMP 管理方面已经达到了高水准状态，同时，具备较先进的工艺设备。主要体现如下：

　　1）厂房设施

　　强调易燃易爆类原料或溶剂的专项管理；强调人流物流的专项管理；强调洁净区的严格管理。

　　2）设备

　　必须易于在线清洗和在线灭菌，以降低生产中污染或交叉污染带来的风险，强调易于操作、便于清洁、方便维护；无菌药品或高活性药物生产中的关键设备，必须采用隔离设施并进行隔离操作，以减少对药品的污染或药品对人体的伤害。

　　3）空气调节系统

　　要求相对负压设计；在生产高致敏性、高活性、激素类等特殊药品空调系统的排风口，加装合适的过滤器并远离其他空调系统的进风口。

　　4）工艺设备配备

　　过滤设备。已经逐步广泛采用卧式刮刀离心机（图 3-2）和翻袋式离心机（图 3-3）。卧式刮刀离心机可用隔墙分开离心机的过滤部分和机械部分，但卸料时会破坏晶体晶型，且颗粒度较细的固体卸料不彻底；翻袋式离心机具有卸料干净、不破坏晶型的优点，但存在滤袋寿命受过滤介质的影响较大和硬件结构较大等缺点。

　　真空干燥设备。真空干燥设备与药品的质量密切相关，目前已经广泛采用双锥真空干燥机（图 3-4）。双锥真空干燥机具有传热性能好，干燥时间短的优点。有利于药品质量的提高。但缺点是装料量较单锥小，设备体积较大，加料卸料操作不便。

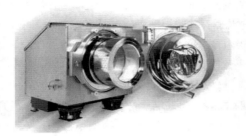 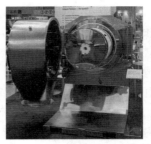

图 3-2　卧式刮刀离心机　　　　图 3-3　翻袋式离心机

"三合一"（图 3-5）、"四合一"（图 3-6）过滤干燥设备。将"过滤、洗涤、干燥"或"结晶、过滤、洗涤、干燥"为一体的设备有利于提高工作效率和产品质量，并辅以在线清洁及在线灭菌功能，可实现全封闭、全过程的连续操作生产，减少了洁净厂房面积、降低操作人员的劳动强度，更适合于无菌产品或有毒产品的生产，体现了制药工业的工艺技术水平。

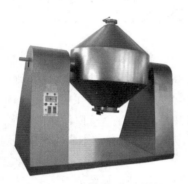 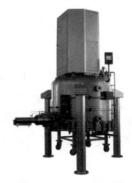 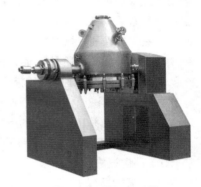

图 3-4　双锥真空干燥机　　　图 3-5　"三合一"　　　图 3-6　"四合一"

无菌分装设备。无菌分装设备体现了制药工程在硬件上的高端技术（包括原料药分装机 + 隔离器 /RABS 或无菌原料药分装系统），具有不漏粉、原料药利用率高、灌装环境小、可控等优点。

3. 化学制药工程的发展趋势

经过 60 多年的发展，我国已经形成门类齐全、产品配套、具有一定生产能力和水平的制药工业体系。而世界医药产业已经进入了一个全新的发展时期，表现出高技术、高投入、高集中、高效益的新特点，竞争非常激烈。相比之下，我国制药工业显露出创新研发能力、技术装备水平、国际化程度等方面的较大差距。

目前，我国已成为全球最大的化学原料药生产国和出口国，可生产 1500 多种化学原料药产品，年产能在 200 万 ~ 300 万吨，约占世界产量的 20%。但我国原料药的国际竞争力是建立在三个低成本（劳动力、资源和环境）"地基"上，尤其以资源消耗和环境污染为主要代价。因此，在目前国家高度重视资源和环境保护的大背景下，化学制药工程面临的新一轮发展遇到了极大的挑战。如何将发展的重点转向特色原料药和高附加值原料药的研发与生产，是业界共同的命题。近年来欧美制药企业为应对专利到期和研发效率低下等系列问题，纷纷将研发和生产外包给发展中国家，包括建立跨国研发中心，如罗氏（Roche）、葛兰素史克

（GlaxoSmithKline）、诺华（Novartis）等大集团都在我国创建了新药研发中心，以达到成本控制的目的和在价格竞争中掌握优势，这给我国医药产业的升级创新带来了空前机遇，加快了我国在新药原创领域进入国际列队的进程。

4. 国家对于化学制药工程的支持

研制具有自主知识产权的新药，是我国制药工业发展的历史性战略任务，也是从制药大国走向制药强国的必由之路。"十一五"期间，国家通过"重大新药创制"等专项，投入近200 亿元，带动社会资金约 600 亿元投入新药创制领域，通过产学研联盟等方式新建了以企业为主导的 50 多个国家级技术中心，技术创新能力不断增强，涌现出江苏恒瑞医药股份有限公司（以下简称"恒瑞医药"）、浙江海正药业股份有限公司（以下简称"海正药业"）、先声药业、正大天晴药业集团股份有限公司（以下简称"正大天晴"）等一批创新型企业。

5. 新技术、新工艺的应用

新技术、新工艺在化学制药工程中的应用程度体现了该领域的整体水平。近 10 年来，我国与发达国家看齐，将新技术新装备融入于新工艺研发并应用于工业大生产的进程。

（1）分子蒸馏技术

分子蒸馏（Molecular Distillation，MD）具有蒸馏温度低、物料受热时间短、分离产率高等特点，特别适用于热不稳定、易氧化的近代研发的高活性物质或高分子量、高沸点、高黏度物料的分离、浓缩与纯化，如天然产物中的各脂肪酸成分的分离与纯化、脂溶性高活性物质维生素 E 分离与富集等，是获得高产品质量的有效工具。

（2）不对称催化技术

2001 年度的诺贝尔化学奖颁发给了在不对称催化领域做出杰出贡献的诺尔斯（Knowles）、野依良治（Noyori）和夏普莱斯（Sharpless），这一技术已经在制药工业等领域得到成功应用。一个典型案例是金属催化的硫醚不对称氧化在（S）– 奥美拉唑工业制备中的应用。阿斯利康公司（AstraZeneca）在全球主要国家申请并获得了不对称氧化制备（S）– 奥美拉唑的专利授权，以及（S）– 奥美拉唑镁盐的化合物专利授权（催化反应见图 3-7）。不对称催化技术促进了化学制造工业的绿色生产。

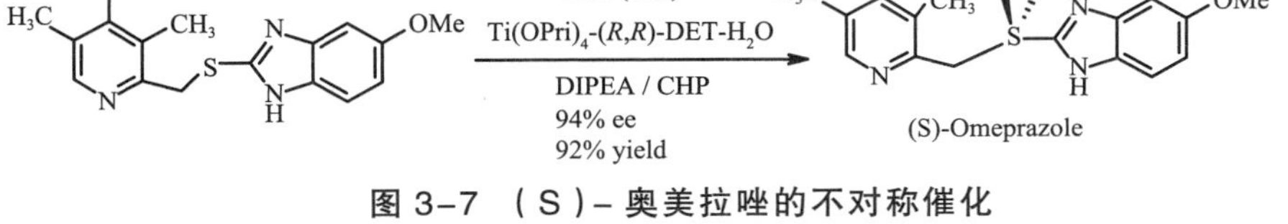

图 3-7　（S）– 奥美拉唑的不对称催化

（3）生物催化技术

近年来，生物催化技术自身迎来了突破性的技术变革，这为化学制药工程中手性药物的绿色生产或缩短化学药物的合成路线、提升药品质量提供了有效的手段。生物催化具有反应条件温和，优异的立体选择性、化学选择性和区域选择性（避免了传统化学合成中的异构化、消旋化和重排等副反应），可减少有害重金属、过渡金属催化剂和作为反应介质或分离纯化时有机溶剂的使用。成功案例是 β – 内酰胺类抗生素的重要中间体合成。荷兰皇家帝斯曼集团（DSM）拥有领先的全套技术，该技术在国内已有推广应用。类似的新工艺还有默沙东公司

（Merck）与克迪科斯公司（Codexis）合作开发的酶抑制剂西格列汀（Sitagliptin），辉瑞公司（Pfizer）利用酮还原酶等技术制造阿伐他汀（Atorvastatin），葛兰素史克公司利用蛋白酶技术制造帕罗西汀（Paroxetine）等。

（二）中药制药工程

中药制药工程是研究中药制药工业过程规律及解决生产实践中单元操作系统中的工程技术问题的一门应用科学。它是"现代高新技术与中药传统生产工艺相结合及现代药学理论与传统中医药理论相结合"的一门新型学科和一个新兴的产业。中药制药工程是实现中药现代化的重要组成部分，使生产过程和设备设计以及生产操作控制更为合理。

1. 中药制药工程发展历程

60 余年来，我国虽然在中药制药工程技术理论的研究与应用方面还处于起步阶段，但中药产业的生产技术水平有了巨大的提升，其经历了 3 个发展阶段：20 世纪 60 年代至 70 年代是中药机械化年代，即由机械设备替代传统的手工操作，称为第一代中药制药技术革命。80 年代是中药工业化年代，即通过管道化和半自动化使中药生产过程实现了前后工序连续化操作，称为第二代中药制药技术革命。90 年代提出了中药现代化的目标并逐步付诸实施，中药现代化概念在中药制药工程中的体现是中药生产过程实现制药工艺精密化、数字化及智能化。

2. 中药制药生产质量管理

我国现行生产质量管理规范是 2010 版 GMP，关于中药制药，设有"中药制药"和"中药饮片"两个附录。附录针对中药制药特点，要求对下述关键岗位或工段实现硬件设施到位并执行严格的管理制度。

在易产生粉尘的工段安装捕尘设备、排风设施或设置专用厂房（操作间）等；中药材前处理厂房内应设立工作面平整、易清洁、不产生脱落物的工作台；中药提取、浓缩等厂房应安装良好的排风、水蒸气控制及防止污染或交叉污染等的设施；中药提取、浓缩、收膏工序采用密闭操作系统并实现在线清洁，以防止污染或交叉污染，影响产品质量；设立专用的废渣暂存或处理区域；浸膏的配料、粉碎、过筛、混合等操作，中药饮片的粉碎、过筛、混合等操作，均需按洁净度级别的要求配备操作区，并配有良好的通风、除尘设施。

3. 中药制药工程人才培养需求

据统计，2013 年我国中药（包括天然中药药物）产品的生产企业约有 2500 家，对中药制药工程专业人才的需求量大。目前，除了遍布全国的中医药大学或专科学校外，各综合性大学都设有含中药教学的大药学专业。

人才培养用书比较著名的包括《中药工程学》，1994 年由中国医药科技出版社出版，主编曹光明，全书 179 万字，曾获 1996 年国家科技进步奖；《中药制药工程学》是中药制药工程专业本科的主要教材，曹光明主编，内容包括中药制药生产单元过程、中药的工业化生产过程和技术、中药制药工程设计、计算机智能化研究与应用等 4 个部分；《中药制药工程原理与设备》也是中药制药工程教科书之一，刘落宪主编。

4. 中药制药工程发展展望

目前，我国中药制药工艺水准低，生产操作粗放，缺乏制药过程质量在线监控方法，制药装备智能化程度较差，过程质量保障体系不完善，制药技术革新意识不强，企业技术创新驱动力不足，导致中药制药技术整体水平落后于时代要求，制约了中药产品标准进一步提高，成为阻碍中药工业大规模发展的瓶颈。中药制药工程当前亟须研究的重大关键技术有：快速有效的过程参数检测和化学物质在线分析手段；高效稳定的中药生产工艺；先进适用的过程优化控制方法和制药装备；科学可靠的全过程质量控制方法。这些关键技术的突破能为解决中药生产行业大规模工业化生产过程中所发生的各种工程技术问题奠定基础，也为中药生产从"定性"生产方式转化为"定量"生产方式奠定基础，为中药现代化迈出关键的一步。

5. 现代科学工程技术在中药工业化过程中的应用

随着现代科学工程技术的不断发展，为中药生产提供了许多新方法和新装备，促进了中药制药工程技术的迅速发展。新技术（含对应的新装备）包括提取分离技术、工业化膜分离、粉体工程、分子蒸馏、工业化色谱分离、半智能化控制、生物转化、指纹图谱等。

（1）提取分离新技术及应用

1）溶剂提取

水提或醇提是中药提取的常用方法。涉及的主要设备有多功能提取罐、双效浓缩器、多功能醇沉罐、酒精蒸馏塔、喷雾干燥机以及相关的过滤、除尘等辅助配套设施，全自动锥形动态提取设备等。

2）动态逆流提取

动态逆流提取装置由多组提取单元（包括提取罐、贮液罐、循环泵等）、热水机组和通风装置等组成，热水机组和通风装置置于安全区内。

3）超声波提取

逆向渗漉超声波连续化提取装置因融入了超声功能使得双相混溶效能提高、提取效果增强和扩大了单元操作的体积。

4）超临界流体萃取

超临界流体萃取技术（Supercritical Fluid Extraction，SFE）是近代化工分离中出现的高新技术，常应用于挥发油、生物碱以及内酯类等活性物质的提取。其利用超临界流体的溶解能力与其密度密切相关，通过改变压力或温度使超临界流体的密度大幅度改变。在超临界状态下，将超临界流体与待分离的物质接触，使其有选择性地依次把极性大小、沸点高低和相对分子质量大小不同的成分萃取出来。可选做超临界流体的物质范围较广，包括二氧化碳、一氧化亚氮、六氟化硫、乙烷、庚烷、氨等。其中，二氧化碳具有临界温度接近室温，且无色、无毒、无味、不易燃、化学惰性、价廉、易制成高纯度气体等特点，因此较为常用。本技术的主要设备包括高压萃取器、分离器、换热器、高压泵（压缩机）、储罐等。

5）微波提取法

微波提取罐由罐体、微波作用腔、搅拌器、进料口、出料口、微波源、功率调节装置、温控装置、压力控制装置等组成，适用对块状、片状、颗粒状、粉状物料的提取，可进行保温、恒温、正压、负压操作，满足了不同中草药提取的工艺参数要求。

6）新型大孔吸附树脂

新型大孔吸附树脂具有吸附性能好、对有机成分选择性高、洗脱剂安全、可再生利用、操作简单等优点，特别适合于同类物质的分离纯化。

（2）微粉化技术及应用

微粉化或超细微粉化技术应用于中药粉碎，可将原生药微粉化程度从传统工艺的 $75\mu m$（$150 \sim 200$ 目）中心粒径粉末提高到 $5 \sim 10\mu m$，在该细度状态下药材细胞壁的破壁率$\geqslant 95\%$，可显著提高药效，已应用于灵芝粉、珍珠粉等名贵药材的生产。

（3）分子蒸馏技术及应用

分子蒸馏，又称短程蒸馏，已在提取天然维生素 E 和浓缩鱼肝油方面取得了突破性应用。因在中药制备过程中被控制对象成分的复杂性使得智能化控制技术在中药制药工程中的应用更具有必要性并体现出强大的优势，将全部置于计算机的检测和控制之下。也可彻底改变中药生产的脏和劳动强度大等工作环境，目前在中药浸膏工段已经全部采用了这一生产技术。

6. 国家对中药制药工程发展的支持

在国家重视和支持下，中药制药工程在全国形成了广泛的技术协作网络，先后在我国东部、南部、北部和中部建立了国家级中药工程技术中心、中试基地和相关机构等，为中药工业的现代化起到推进作用。如地处合肥的"国家中药工程重点工业性试验基地"于 1999 年投入运行且完全对外开放（包括注射剂、软胶囊、固体制剂等中试净化生产车间），为新药和新工艺研发、新技术应用的中试放大等服务；位于华东理工大学的国家中药制药工程技术研究中心通过依托该校在化工、工程等方面的学科优势可发挥更大的综合性作用。在中药现代化进程中，华东中药工程设计院已经走在了前列，为国内重大中药生产工程的建设做出了贡献。

（三）生物制药工程

1. 生物制药工程发展历程

生物制药指利用生物体或生物过程生产药物的技术，如利用微生物生产抗生素、疫苗、胰岛素、蛋白质、核酸等，利用微生物菌体或酶进行生物转化等。生物制药工程包含微生物制药工程和以基因工程为核心组合运用细胞工程、酶工程、发酵工程和蛋白质工程的现代生物制药工程（1989 年我国批准了第一个基因工程药物干扰素 α–1b 的上市）。生物制药工程的核心技术是基因操作技术、规模化发酵（培养）技术、分离纯化技术、生物反应器设计等。在众多的生物制药工程的关键技术中，生物反应器内的生物过程的工程化问题如代谢控制和混合传质是重要的核心问题之一，内容包括过程放大、过程优化对生物反应器设计和操作（包括微生物发酵、动植物细胞培养和组织工程、生物催化与生物转化等）的要求，以此揭示生物反应器的放大规律和优化策略，最终解决工业化生产问题。

生物制药工程的发展可追溯到青霉素的发现及其青霉素的发酵生产。1928 年弗莱明（Fleming）发现了青霉素，1940 年弗洛里（Florey）和钱恩（Chain）制备出青霉素样品，1943—1945 年美国人采用通气搅拌的深层培养法规模化发酵生产出了青霉素药品，从此抗生素发酵工业诞生了。

1949 年我国就着手建立青霉素试验所，1951 年我国已生产出第一批青霉素，这标志着我国抗生素工业的诞生。1952 年我国创办了上海第三制药厂，1953 年 5 月 1 日正式投产，是我国第一个专业生产抗生素的工厂。随着我国抗生素工业的不断发展，上海第三制药厂为全国各生产基地输送了大量的工程技术人员，成为我国抗生素工业工程师的摇篮。

1953 年，抗生素研究委员会在上海成立，全国各地的科学家纷纷加入抗生素研发队伍中。

1954 年年底，高等教育部、卫生部和轻工业部决定在我国高校中新建抗生素制造工学专业。1955 年冬，中国科学院在北京召开由苏联、波兰等国专家参加的全国第一届抗生素学术会议。此时，马誉澂教授编著的《抗生素》一书由人民卫生出版社出版，这是我国最早的一部系统介绍抗生素研究、制备、检测等方面知识的专著，该专著为培养我国抗生素领域的专家人才做出了巨大贡献。1957 年，上海医药工业研究所成立（1961 年 2 月更名为上海医药工业研究院），所长陈善晃。化学工业部下属医药工业设计院也从石家庄迁来上海。这两家科研院所成为中国医药工业的科技骨干力量。

国民经济发展规划"一五"期间（1953—1957 年），国家重点投资建设了华北制药厂，从此我国抗生素的生产规模大幅度提高，生产品种从青霉素扩大到链霉素、土霉素和红霉素等。1958 年，童村教授调至上海医药工业研究所，领导抗生素生产工艺和新抗生素的开发研究。在童村教授的领导下，金霉素、链霉素、新霉素、四环素、土霉素、红霉素、卡那霉素、新生霉素、头孢菌素 C 等抗生素的新生产工艺相继在制药企业得到推广应用。

1960 年，我国用大肠杆菌酰胺酶裂解青霉素制取 6-APA 获得成功，并以此合成了二甲氧苯青霉素。这标志着我国进入了抗生素生产的新时期，即开始研究生产半合成抗生素。

1970 年，四环素提取工艺取得了突破性进展，使我国生产的四环素产品质量达到了国际先进水平，开始大量出口，这也是我国第一个出口的抗生素。改革开放以后，抗生素领域（现扩展为生物工程领域）的研发队伍有了飞速的壮大、重大工程技术难题被一一攻克。专业教材《抗生素生产工艺学》和《抗生素生产设备》被改编成《生物工艺学》。多项科研成果得到了国家的嘉奖。

2. 生物制药生产质量管理

我国现行生产质量管理规范是 2010 版 GMP，关于生物制药，设有"生物制品"附录。附录针对生物制药生产提出了以下特殊要求：①卡介苗和结核菌素类产品的生产厂房应与其他制品的生产厂房严格分开。②致病性芽孢菌在灭活操作完成前应当使用专用设施。炭疽杆菌、肉瘤梭状芽孢杆菌和破伤风梭状芽孢杆菌等制品必须在相应的专用设施内生产。其他种类的芽孢菌产品可以在某一设施或一套设施中分期轮换生产，但同一时间只能生产一种产品且必须彻底清场。③灭活疫苗（包括基因重组疫苗）、类毒素和细菌提取物等产品在灭活后可交替使用同一灌装间和灌装、冻干设施。每次分装后应采取充分的去污染措施进行清洗。④严格区分有毒和无毒区，根据生物安全要求设置生物安全隔离措施。有毒区的各类器具、物料、废弃物等移出有毒区时应经过彻底灭活处理。使用二类以上病原体进行生产时，对产生的污染和可疑污染物品应当在原位消毒，完全灭活后方可移出工作区。含活性物或有毒物的生产废水必须经过灭活处理后才能送至污水处理装置。⑤在生物制品车间洁净区内设置的冷库和恒温室，应当采取有效的隔离和防止污染的措施，避免对生产区造成污染。对于生产过程中有可能产生悬浮微粒导致的活性微生物扩散的离心或混合操作过程应采取有效隔离措施。⑥对于操作有致病作用的微生物应当在专门的区域内进行，并保持相对负压；采用无菌工艺处理病原体的负压区或生物安全柜，其周围环境应当是相对正压的洁净区。⑦对于有毒操作区而言，其净化空调系统应独立。在有毒区内，空调净化系统采用直排风系统（不能回风）。对于来自危险度为二类以上病原体操作区的空气应当通过除菌过滤器排放，且滤器应当定期检查。对于四类病原体（如减毒活疫苗），其有毒操作区空调净化系统是否回风及其回风应采取的措施应根据岗位具体情况和风险分析结果确定。

3. 新技术、新装置的应用

应用于生物制药领域的技术和装置近年来得到了长足的发展，主要包括以下几个方面。

（1）传感器技术

用于发酵过程检测的传感器技术有溶氧电极、pH 电极、压力传感器、质量传感器、发酵排气氧和二氧化碳含量测定、排气小分子物质检测、搅拌功率测定、温度检测等。其中技术含量高的仍是溶氧电极和 pH 电极。根据上述发酵参数的检测、计算、归纳并根据发酵代谢途径而形成的多尺度（基因网络尺度、代谢调控网络尺度、生物反应器传质混合尺度）发酵在线控制技术也已经在工业化生产中得到了应用。

（2）新型动物细胞培养装置

新型动物细胞培养装置（即细胞工厂）已经成功替代传统的转瓶细胞培养方式，使细胞培养效率大幅度提高，细胞培养密度可以达到 3×10^7 个 / mL。在生物反应器设计方面已经掌握了多种结构的大中型设备的设计并结合罐体开发成功了悬浮培养技术、深层通气培养技术、表层通气培养技术、微载体细胞培养技术等，大大改善和提升了生物反应器的生产能力，同时将一些难以人工培养或培养环境要求苛刻的细菌（细胞）的培养变成了可能。在新技术的支撑下，单个生物反应器的容积可以做到 $1000m^3$ 的规模，用于动物细胞培养的生物反应器可以做到 5000L 的培养容积，推动了生物制药的集成化、规模化和低能耗生产。实验室研究用的小型生物反应器（发酵罐）的型式则更多。

（3）分离纯化技术

生物制药工程的另一个重要技术层面是产物的分离纯化技术，特别是高活性、热不稳定的大分子药物如活性蛋白质和核酸的分离纯化。新型层析介质及其层析技术对这类大分子物质有极高的层析分辨率，为高纯度的产品制造提供了有效的分离纯化手段和保证。另外，各种孔径规格的膜分离纯化技术也是常用的一类分离纯化技术手段，在活性蛋白产物的生产中应用较广。

膜过滤是利用具有选择性的膜实现不同组分分离的技术，具有常温、无相变化、无化学反应等特点。其中的超滤在制药工程尤其是生物物质分离中应用普遍，是蛋白质药物纯化中必不可少的工艺。

4. 国家对生物制药工程学科的支持

"十五"期间，国家重大科技专项支持了多个工程技术平台的建设、支持了多项发酵工程关键技术的联合攻关，资助内容由传统的发酵工程延伸到动物细胞的培养与产物表达和生物技术药物规模化制备技术平台的建设等。由此带动了全国范围内的"产学研"联盟建设，培养了一大批专业技术人员，取得了多项科技成果。

（四）药物制剂工程

1. 药物制剂工程的发展历程

药剂学是一门包含研究药物制剂的基本理论、处方设计、制备工艺、质量控制和合理应用的综合性应用技术学科。在近代取得的成果推动了药剂学的发展。药剂学从发展初期的经验探索阶段到现在，以当代科学理论为指导采用现代应用科学技术开展研究的科学阶段，由此形成了物理药剂学、工业药剂学、药用高分子材料学、生物药剂学、药物动力学、临床药剂学等多个分支学科。这些分支学科围绕着以满足人们的用药需求为研究目的、以成功开发药物制剂为研究中心，对制剂研究的不同环节、不同要素展开研究工作。

从总体上来说，药物制剂工程学是一门以药剂学、工程学及相关科学理论和技术为基础，并综合了制剂生产实践的应用学科，是在现有工业药剂学的基础上分离出来的一门独立学科。与物理药剂学、药用高分子材料学、生物药剂学、药物动力学、临床药剂学等这些分支学科比较，药物制剂工程学在具体研究目标、具体研究内容上与之各有不同。药物制剂工程学主要研究目标是如何规模化、规范化的生产制剂产品。研究内容包括产品开发、工程设计、单元操作、生产过程和质量控制等，重点是研究制剂工业化生产所涉及的场地、设备等。

药物制剂工程的发展历程可总结为以下两个阶段。

（1）稳步发展时期

从1949年至改革开放前这一时期，国家的经济建设尚处于创业初期阶段，困难较多，因此药物制剂工程发展缓慢。1953年，中华人民共和国第一部《中国药典》颁布，其对药物制剂质量的规范化起到了重要的作用，并且医药生产已全部纳入国家生产计划的轨道，已建立我国特有的医药工业体系。这一时期开发的剂型主要有输液剂、注射剂、片剂、胶囊剂和软膏制剂等，其中片剂和注射剂不仅在数量上能满足医疗要求，在质量上也有很大的提高并取得了丰富的生产经验。

早期的高等药学院校在课程设置上很少涉及制剂工程及设备的相关内容，随着国家药品GMP认证制度的实施和日渐完善，制药工业对制剂工程技术和设备的要求也日趋提高，这就要求高等药学院校在人才培养方面必须侧重于培养既懂得工程技术又有药学专业知识的复合型人才。

（2）改革开放加速期

虽然在改革开放的前30年，我国制剂工业和药剂学均取得了稳定的发展，但与国外同行业对比，我国医药工业一直是比较薄弱的领域。改革开放为药剂学及制剂工业的迅速发展带来了契机。在改革开放中成立的国家医药管理局认真地研究了我国制剂发展的现状和对策。连续在国家"七五"至"九五"3个五年计划中制定了发展制剂工业和制剂新剂型、新技术和新工艺的具体目标，并对药学院校和研究院所的制剂研究给予了大力支持。在此期间，一批大型制剂企业或车间初步实现了符合GMP要求的技术改造，出现了一批具有先进生产设备和设施的新建制剂生产厂。同时，发展有特色的制剂品种，以高技术含量代替高产量的指导思想逐渐得到落实。另外，药剂学领域内的研究也十分活跃，在大专院校和研究院所，药物制剂的研究内容已经涵盖了几乎所有国际药剂学界正在研究和发展的领域，脂质体、微球和微囊、经皮给药系统等的研究均达到了较高的水平。生物药剂学、药动学、物理药剂学、药剂学等教科书以及相关著作、制剂手册、辅料手册等陆续出版。还有在药物新剂型等的研究方面也取得了一系列重要成果，许多口服缓控制剂成功进入大生产，开发出胃滞留、耳栓等国外尚未面世的新剂型，采用环糊精作为载体取得了高生物利用度的产品，肠溶丙烯酸树脂、可压性淀粉等药用新辅料填补了国内的空白。

此外，改革开放40年中，《中国药典》已陆续发布1985年版、1990年版、1995年版、2000年版、2005年版和2010年版，逐版增订制剂品种。例如1990年版收载的口服缓释制剂仅茶碱和地尔硫卓两种，而在2010年版已经增加至9种。还有，在药典通则中不断更新要求，使制剂的质量更符合国际要求，如溶出度、释放度、均匀度和微粒测定等。在此期间，《中华人民共和国药品管理法》《药品注册管理办法》《药品生产质量管理规范》等法律法规的颁布实施，特别是近年来加大了 GMP 实施力度和知识产权的保护，有效地遏制了产品低水平重复。我国制剂新技术、新辅料、新装备和新剂型从引进、仿制到开发创新，有力地推动了制剂工程的发展。制剂生产从手工到机械化，并在逐步实现自动化，制剂产品质量从感官到仪器分析，从成分量化到生物量化都上了一个新台阶。

2. 我国药物制剂工程学教育的人才培养

随着医药企业生产规模不断扩大，企业对高级工程技术人才的需求急剧增加。国家对工程学加倍重视，在医药行业组建了若干个医药方面国家工程技术中心，如药物制剂国家工程研究中心。教育部在大量缩减专业设置的情况下，于 1998 年在药学教育和化学与化学工程学科中增设了制药工程专业，特别列出制剂工程学位必修主课。自该专业设立以来，相继出版了《药物制剂与设备》《药物制剂技术与设备》《药物制剂生产设备及车间工艺设计》《药物制剂工程》等 10 余本供中专、大专、本科生及研究生学习使用的相关专著。全国各高等药学院校在特色制剂工程专业建设、精品教材建设、精品课程建设、实验教学示范中心建设、人才培养模式、大学生创新实验计划项目等方向，都取得了可喜的成绩。随着我国药剂学研究整体水平的提升，我国制剂工程学本科生和研究生的教育水平也不断提高。

3. 国家对药物制剂工程学科的支持

1995 年 8 月由原国家计划委员会批准立项筹建 "药物制剂国家工程研究中心"，主要以新剂型和新制剂的开发研究及生产转化为目标，解决中国新型药物制剂研究成果转化的瓶颈——工程化和产业化问题。该中心创新地设计了缓控释制剂关键设备，在电脑控制转盘式激光打孔自动检查机、透皮贴片制造机、颗粒挤出机、颗粒滚圆机、注射用微球连续制造设备、脂质体生产设备等方面做出了创造性贡献；建立和完善了缓控释制剂有关的标准、试验方法、测定方法，并被《中国药典》收载。

2010 年 1 月 6 日获得国家科技部批准建立了 "新型药物制剂与辅料国家重点实验室"（依托石药集团有限公司），研究方向主要为以脂质体为基础的靶向释药技术研究、口服缓控释制药技术及其释药机理研究、生物大分子释药技术研究、新型药用辅料研究，并于 2010 年 5 月 13 日通过论证。实验室已经在国内外著名专业杂志发表论文 180 余篇（最高影响因子达到 4.8），申请国内发明专利 58 项，申请国际 PCT 发明专利 12 项，首次实现国内新药研发领域知识产权向欧美发达国家的转让。承担国家 "863" 计划、重大科技专项、重大科技支撑计划等研究任务 21 项，获得国家课题经费近 2 亿元，取得各类新药证书 110 项，临床批件 55 项。其中丁苯酞软胶囊取得国家一类新药证书并实现产业化，盐酸多柔比星长循环脂质体取得临床批件并在国内首次实现产业化。

2010 年 6 月经天津市科学技术委员会批准，以天津药物研究院为依托单位筹建了天津市药物制剂工程技术研究中心。主要研究方向为创新药物制剂学、靶向释药技术、口服缓控释给药技术及制剂工程化参数、提高难溶性药物生物有效性释药技术等研究。研究中心已先后承担国家和天津市科委项目 24 项，总课题经费超过 8500 万元。工程中心拥有产业化、工程化及应用研究场地 13000m²，能满足新制剂从小试、中试到生产放大 3 个阶段工艺参数传递与验证。

2010 年，上海市科委筹建了上海呼吸系统药物工程技术研究中心，以治疗呼吸系统药物的研发及中试产业化为主要研究内容，包括药物体外细胞毒性评价、吸入气雾剂中 CFC 替代及工业化实施、时控脉冲控释制剂的中试放大、新型干粉吸入剂的产业化及给药装置设计等。该中心通过建立呼吸系统药物研究、评价、工程化开发的平台，进行呼吸系统疾病新产品的开发及产业化关键技术的研究，提升了我国制剂工程化的技术水平。

2012 年 11 月 6 日，药物制剂新技术国家重点实验室（依托于扬子江药业集团有限公司）通过科技部组织的专家验收。这是科技部批准的首批依托企业建设的国家重点实验室之一，主要从事缓控释给药系统和微粒载药系统的应用基础、制备技术与相关产品开发研究，以及与之配套的质量控制和产业化研究。该重点实验室定位准确，研究方向明确，符合我国药物制剂新技术和医药工业发展需求，在行业技术创新、辐射和推广方面发挥了作用。

2013 年 4 月 1 日经上海市科委批准，上海脂肪乳剂工程技术中心成立。中心由上海乔源生物制药有限公司和上海医药工业研究院共同组建。主要是通过脂肪乳剂等新品种研发，实现脂肪乳剂研发、中试和产业化关键技术和共性技术的突破，向行业提供业务平台。同时成立上海脂肪乳剂工程技术研究中心技术委员会，由上海市科协主席、上海中医药大学校长陈凯先院士担任技术委员会主任。该技术委员会作为中心的专家团队，为中心的发展方向定位、产品研发、关键技术突破、产业化研究和对外技术服务等重大事宜提供决策帮助。

4. 大科学研究模式的产生及对药物制剂工程学科的影响

（1）制药辅料的发展

无论哪种制剂都必须选择优良的（新）辅料，优良的新辅料也为新剂型和新制剂的开发并实现规模化生产奠定了基础。在液体药剂中表面活性剂、助悬剂和乳化剂的作用早已为人们共识，除吐温、司盘、十二烷基磺酸钠这些常用的表面活性剂外，泊洛沙姆、蔗糖酯、聚氧乙烯蓖麻油等候选辅料为制剂开发提供了更多的选择。在固体制剂中，水凝胶材料如卡波姆，膜材料如丙烯酸树脂，生物降解材料如聚乳酸等都具备良好的物理化学性质和生物性质。为了适应现代药物剂型和制剂的发展，辅料将继续向安全性、功能性、适应性、高效性等特点发展。

（2）制药机械和设备的研究开发

我国早期制药装备技术含量低，新技术的不断涌现为新制剂的研究提供了可能。如粉末粉碎细度现在可达到纳米级，热敏性物料可以在低温或超低温下粉碎；膜分离技术设备已广泛应用于制药工艺用水、药液除菌除热源等；程控、传感自动化等新技术的不断引入使操作全面实现自动化。

自 1969 年第 22 届世界卫生组织大会提出 GMP 以来，药品制剂生产设备如何符合 GMP 要求成为制剂机械设备发展的前提。为了获得对药品质量的更大保障和用药安全，制剂设备将向高效、多功能、连续化、自动化和密闭生产方向发展。例如，固体制剂生产中的流化床一步制粒设备和工艺在 20 世纪 60—70 年代即已得到推广应用，此后又升级成移动缸式和固定缸式高速混合制粒机，同时又开发成功了混合、制粒（制丸）、干燥、包衣为一体的高效流化制粒设备，满足了制作缓释颗粒或微丸和包衣的需要。在注射剂生产设备方面，新一代的生产设备整合了空气洁净技术装备，如入墙式流式注射灌装生产线、粉针灌封机与无菌室组合成整体净化层流装置等，这些措施大大减少了人员走动带来的污染机会，提高了工作效率。

此外，参照日本大冢塑料瓶生产线技术，国内成功开发了第一代从塑料粒料开始至注塑、灌装、封口的塑料瓶生产线，随后又开发成功 PVC 软袋、多层复合膜单室袋、多层复合膜多室袋、塑料软袋生产线及检漏装置以及相适应的灭菌柜等。其他先进的生产设备还有高效包衣机、高效干燥制粒机、连续在线混合机、多功能混合机等。

（3）制药新工艺和新技术

新辅料和新设备促进了新工艺和新技术的发展。

近年来，各种新技术在制剂工程中得到了充分应用，为提高制剂质量做出了重要贡献。如固体分散体技术，球形结晶技术，环糊精包合技术、超临界流体萃取、大孔吸附树脂分离、膜分离、超声提取、高速逆流色谱萃取、微波萃取、高速离心、超滤、超微粉碎、纳米、采用特殊吸附剂的新吸附、喷雾干燥和冷冻干燥、一步制粒等新技术可开发质量上乘的新制剂、新剂型。其中，固体分散体技术不仅可提高许多难溶性药物的溶出度和吸收，而且将这一技术与控释技术相结合已成功用于制备一些难溶性药物的缓释和控释制剂；纳米技术在制剂工程中的应用前景被十分看好。特别是碳布凯球（Buckyballs）、树状聚合物（Dendrimers）和金属纳米粒等纳米材料可用于体内和体外释药与诊断，且已有产品上市。此外，微机电系统及芯片技术与传统的制剂技术相结合也是一个新趋势。纳米技术和药物传送技术的交叉结合应用到靶向给药系统内的研究主要涉及微机电系统及芯片技术。

在药物制剂生产的技术方面，近年来应用了不少新工艺。例如，在片剂生产中应用了静电溶液包衣工艺以及快速包衣锅，改革了传统的糖衣操作；采用静电干粉包衣法革除了用溶剂包衣的旧方法。

二、研究机构与大学相关学科的分布及人才培养现状

1981 年 6 月，卫生部学位办公室提出将制药工程作为药学二级学科。1982 年开始按此学科、专业目录招收培养研究生。1983 年 1 月，国务院学位委员会将制药工程学确定为药学二级学科。1998 年 7 月，教育部颁布普通高等学校本科专业目录，首次将制药工程专业确定为普通高等学校本科专业，同年国务院学位办设立了制药工程领域工程硕士学位，天津大学等 6 所高校在次年开始招收制药工程领域的工程硕士。1999 年，制药工程专业招生时，全国共有 34 所高等院校设置制药工程专业，其中，医药类院校 13 所、理工类院校 12 所、综合性大学 9 所，招生人数仅为 1165 人。到 2003 年 8 月，全国已开设制药工程本科专业的高等院校达 98 所，年招生人数已达 6243 人，中国药科大学、天津大学等多所高校自主增设制药工程学博士点和硕士点。近年来，制药行业作为以高新技术为依托的朝阳产业发展迅猛，高等教育发展也进入了快车道，因此制药工程专业的发展速度和规模相当惊人。2010 年，设置该专业的高等院校达到 222 所，在所有工科专业中排名靠前。2011 年，制药工程专业进入教育部卓越工程师教育培养计划。

从 2003 年 8 月的统计数据来看，制药工程专业在各省市的分布并不均衡，最多的江苏省有 10 所以上的高校设置了制药工程专业，但是全国却有近 1/5 的省、自治区没有设置该专业。总体上，医药院校开办的制药工程专业偏理科，并且中药、西药分离；综合性大学开办的制药工程专业偏工科，与药学难以融合。许多院校设立该专业短时间内还未形成自身优势与特色，反而受所在学校的办学特色限制难以发挥其所长。当然有少数高校已明确其本科生培养

方向，放弃高大全培养模式，在众多高校制药工程专业本科生培养中突出了自己的特色，得到了社会的认可。如天津大学化工学院制药工程专业，其特点是培养方案围绕制药工程设计和制药工程中关键技术进行设定。中国药科大学近年特别设置生物制药专业，围绕生物药的研发、生产等环节开展课程，凸显其生物制药的特点。江南大学制药工程专业，其核心是围绕发酵工程在制药行业中的应用制定培养方案，突出学校老牌专业的特色。天津中医药大学特别设置的中药制药专业，结合自身中医院校的特点，突出中药制药环节。西北农林科技大学，其制药工程专业本科生培养计划就是围绕农药展开。2012年4月，东北农业大学召开制药工程专业培养研讨会，确立其生物制药方向。此外，也有不少地方院校采用订单式培养模式。

我国制药企业虽有近6000家，但大多企业规模较小、品种单一、研发经费不足，虽能积极与高校合作，但常出现资金匮乏、人才和研发产品供需脱节的情况。而制药工程专业培养的人才多偏向理论型和单一型，难以满足制药企业对既懂药物制剂、生产工艺、质量管理，又懂现代工程技术实践的复合型人才的需求。这主要是由于其新兴学科的属性，在课程设置、专业教学和人才培养等方面在国内尚未形成完善的模式和经验，属于高校教学中的薄弱环节，其学科建设和人才培养还在不断的研究和探索之中。

1987年，中国药学会制药工程专业委员会成立，委员会由全国制药企业、高等院校、科研单位及医药管理等专业人员共30多人组成，主任委员为张庆亚，副主任委员为张怀志、任德权、李瞬年，此后，制药工程专委会始终围绕我国制药行业的重点工作和热点问题，积极开展本专业领域的学术交流，并协助和完成中国药学会交办的各项学术活动、评选奖励项目、推荐各类人才等工作，在推动我国制药业的发展方面发挥了积极的作用。1988年9月，中国化学制药工业协会在北京成立，中国化学制药工业协会由全国34个制药企业发起，协会选举产生了59名理事，张思忠为会长，聘任沈永兴为秘书长。2001年，教育部高等学校化学与化工学科制药工程专业教学指导分委员会成立，在教育部领导下，对高等学校制药工程教学工作进行研究、咨询、指导、评估、服务。2011年12月，由教育部制药工程专业教学指导分委员会、国际制药工程协会和四川大学联合主办的第一届全国大学生制药工程设计竞赛在四川大学文华活动中心举行，后续每年举办一次，推动了制药工程专业学生的创造性思维建设。

三、对制药工程学科发展趋势的理解

统计数据显示，1978年，我国医药工业总产值只有72.8亿元。到2008年，我国医药工业累计实现总产值8666.82亿元，相当于1978年的119倍。IMS曾预测，2020年，中国医药产业将仅次于美国居世界第二位。在制药工业发展迅猛的前提下，制药工程学科迎来了良好的发展机遇。一是有高等教育良性发展的背景支持，2012年我国对高等教育的大力投资和对学科、专业人才的支持，为各个高校提供了政策和资金保障，同时也为各专业的多样化、特色化发展奠定经济和政策基础。二是制药企业对科研的高度重视，为制药工程专业发挥特长提供契机。目前，随着大型制药企业在国内外竞争压力的不断增加，如何增加新品种、获得产品自主知识产权，拓宽产品销路成为企业的首要任务，而大多数制药企业缺乏自主研发的实力，这为可作为其人才储备的制药工程专业学生提供了合作机遇。三是国家提出"卓越工

程师教育培养计划",即培养造就一大批创新能力强、适应经济社会发展需要的高质量工程型技术人才,这对于制药行业特色高校也是优势与发展机遇。

第十三节　海洋药物学学科

海洋药物学学科是一门新兴的药学分支学科,为药学研究的新领域。该学科是在研究开发来源于海洋的药物过程中逐渐发展形成的,其主旨是以海洋生物为源头,从海洋天然产物中筛选发现药物先导化合物,研制和开发海洋创新药物。海洋特殊的水体环境迥然不同于陆地环境,这赋予了海洋生物极其丰富的生物多样性,产生了种类繁多、结构新颖、功能独特的天然产物,为药物研究和开发提供了丰富而独特的资源。数千年来人们对海洋生物药用价值的认识,特别是现代海洋药物的研究,为海洋药物学科的发展奠定了坚实的基础。海洋药物的研究领域涉及药物化学、药理学、分子生物学、基因工程、遗传学、生物资源学、临床医学等众多相关学科,各学科的相互融合和渗透促进了海洋药物学科的发展。国际上,现代海洋药物的研究历经半个多世纪的发展,已从各类海洋生物中发现 3 万余种海洋天然产物,成功开发出 10 种重大创新海洋药物,并有 40 余种候选药物进入临床研究。在国际海洋药物研究的大背景下,中国在 20 世纪 70 年代末兴起了海洋药物的研究开发热潮,海洋药物学作为一门新的学科分支,在药学学科中逐步发展、成熟起来。纵观海洋药物的发展历史,可以看出,海洋药物显示了强劲的发展势头,已成为药学研究最有活力的领域。海洋药物的研究在药学乃至生命科学领域受到前所未有的高度重视,其无法估量的巨大发展潜力将被充分发挥和挖掘。

一、海洋药物学学科的定义、范畴及主要研究对象

海洋药物学是在海洋药物研究开发过程中逐步形成的一门新兴交叉应用学科,为药学研究的新领域。海洋药物学是研究海洋药物的一门科学,即以海洋生物为源头,从中筛选和分离海洋活性天然产物,发现和优化药物先导化合物,阐释药物结构与功能的关系,揭示药物作用机制,研制和开发海洋创新药物,研究和探索海洋药物的药学、生物学及工程化理论与技术。

海洋药物是指来源于海洋的药物,即以海洋生物中的有效成分为基础研制开发的药物。其中,在中国传统意义的海洋药物是海洋中药的范畴,即以海洋生物(及矿物)经加工处理后直接成药,或经组方配伍后制成的复方制剂;而现代意义的海洋药物属西药的范畴,即以海洋生物中活性天然产物为基础,提取分离或人工合成制成的化学成分药物。目前,海洋药物一词在未加特殊说明时,一般是指现代意义的药物概念。海洋药物来源于海洋药用资源,区别于陆生药用资源;海洋药物的物质基础海洋天然产物结构新颖,活性独特,显著不同于陆源天然产物;海洋药物研究思路和手段可沿袭陆源药物的研究思路和手段,但采样技术、资源调查和生物探测技术、药用生物养殖技术、特殊环境生物筛选技术以及药物研究相关技术也有其特殊性。

二、20世纪现代海洋药物学科学及本学科发展的趋势与重要变化

随着世界经济与社会发展，人类对健康的要求不断提高，与此同时，严重影响人类健康的疾病谱也在不断变化。因此，人类对新药的需求与日俱增，人们在依然热切关注植物与微生物等天然药物资源的同时，将寻求新药的希望寄托于开拓新的天然药物领域。特别是20世纪60年代以来，鉴于"回归大自然"的社会需求，"向海洋要药"成为国际医药界的热门话题，海洋药物逐渐发展成为令人瞩目的新药研究方向。

现代海洋药物具有迅速发展的学科背景。海洋天然产物研究是现代海洋药物研究的基础。19世纪末至20世纪初，随着近代化学、生物学及医学的发展，有机化学，特别是天然有机化学得以迅速发展。天然产物的研究范围逐渐由陆地拓展至海洋生物领域。20世纪40年代，美国的霍尔斯特德（Halstead）对海洋有毒生物进行广泛的调查，主编了《世界有毒及有毒腺的海洋生物》，并于1965年至1968年先后出版了多本专著。他总结了大量的科研文献，指出各门类的海洋生物特别是某些海洋动物中存在着大量毒性很强的具有潜在药用价值的活性物质。此间还有不少学者发表了有关海洋生物药用前景的文章与专著。这些专著的出版吸引了化学家、药理学家、生物学家的广泛兴趣，对海洋天然产物化学、海洋药学和毒理学的发展起到巨大的推动作用。

现代海洋药物的研究和开发具有现代科学技术的支撑。从20世纪60年代开始，美国、日本等国学者展开了对海洋生物的采集和生物活性筛选工作以及化学、药理、毒理的研究。1968年美国亚利桑那州大学肿瘤研究所佩蒂特（Pettit）教授对南北美洲大西洋和太平洋海岸以及亚洲太平洋海岸的无脊椎和脊椎海洋动物进行抗肿瘤筛选，发现所采集到的海洋生物10%以上具有抗癌活性。但由于海洋生物的采集有时十分困难，加上对海洋动植物的分类学研究不如陆地动植物清楚，化学成分的分离和鉴定比陆地植物的成分更为复杂，因此对海洋药物的研究进展较为缓慢。直至20世纪80年代，人们在该领域的研究已积累了一定的经验，加上新技术、新方法的应用，使海洋天然产物化学的研究出现新的高潮。在海洋天然产物研究发展的初期，海洋天然产物的研究主要集中在新结构的发现和具有独特结构的海洋天然产物的合成上。20世纪80年代以后，对海洋天然产物的生物活性研究引起学界的重视并逐渐形成一个明确的研究方向——海洋生物药学。在海洋生物药学发展初期，生物活性的研究主要集中在神经系统的膜活性毒素、离子通道活性、抗病毒、抗肿瘤、抗炎等方面的研究。90年代以后，随着分子和生物药理学实验的发展，重组DNA技术及基因分析技术的出现，越来越多的分子受体用于海洋天然产物药理活性的研究，致使海洋天然产物各种各样的生物活性被发现。

回顾历史可以发现，现代海洋药物的研究开发始于20世纪40年代，兴起于60至70年代，并形成热潮，80年代进入高速发展期，于90年代末形成第二次高潮，其间许多重要的发现和成就值得称道。如，1945年，意大利人布罗楚（Brotzu）从撒丁岛海洋污泥中分离到一株头孢菌 *C. acremonium*；1953年，亚伯拉罕（Abraham）分离获得头孢菌素C，奠定了头孢菌素C系列抗生素的基础，对后来的海洋药物的发现起到了鼓舞作用。1950—1956年，伯格曼（Bergmann）从加勒比海海绵中发现了特异海绵核苷，成为后来重要的抗病毒药物Ara-A和抗癌药物Ara-C的结构先导化合物，与头孢菌素类化合物一起，成为现代海洋药物研究最为成

功的典范。20世纪80年代以后，发达国家，特别是美国、欧盟与日本相继制定国家研究大计划，大幅度增加投入，使其在世界范围处于领先位置，形成本领域"三足鼎立"的局面。相应地，海洋天然产物的生物合成和化学合成研究也得到了迅速发展，如沙海葵毒素的全合成被认为是20世纪80年代有机合成的顶峰。由于科学技术的巨大进步，特别是高分辨磁共振、质谱等技术的应用，微量及复杂结构化合物的研究变得更加容易，海洋天然产物的研究进入高速发展期。20世纪90年代，海洋天然产物研究以前所未有的速度发展。以国际最著名的反映天然产物研究动态的刊物《天然产物杂志》(*Journal of Natural Products*)为例，海洋生物已成为新天然产物的重要来源。到21世纪初，已发现了一批重要的抗癌、抗病毒、抗艾滋病的有效的海洋天然产物，其中一些极有可能发展成为新药。特别是近年来，国际上又接连开发上市了一些海洋药物，即具有镇痛作用的齐考诺肽（2004年），具有抗肿瘤作用的曲贝替定（2007年）、艾日布林（2010年）和阿特赛曲斯（2011年），具有降甘油三酯作用的 $\Omega-3-$ 脂肪酸乙酯（2004年），以及具有抗流感病毒作用的硫酸多糖药物（2014年）。目前，还有20多种具有抗肿瘤、抑制神经精神系统疾病的海洋药物进入 I ~ III 期临床研究，有望从中产生具有临床应用前景的海洋药物。另外，在已发现的3万余个化合物中，有1420多个化合物显示较强的抗肿瘤、抗菌、抗病毒、抗凝血、抗炎、抗虫等活性。

由于海洋环境的特殊性及海洋生物资源的特殊性，使得海洋药物的研究开发需要高投入。海洋药物的大发展，与大的科技投入是分不开的。海洋药物的研究水平是科学技术发展水平的体现，也是综合国力的体现之一。

经过20世纪几十年的探索，各国科学家在海洋药物相关领域获得的宝贵经验和技术积累，无疑将成为21世纪海洋药物研究发展的巨大推动力。但反观历史，分析现状，不难看出，海洋药物的发展受到许多不利因素的限制，如样品采集困难、天然产物微量存在且结构复杂致使药源难以解决等。药源问题一直是海洋药物研究与开发的最重要的制约因素。寻找可人工再生的、环境友好的、稳定的、经济的药源已成为海洋药物研究领域最紧迫的课题。开辟新的资源领域，探索新的方法和技术，将是解决药源问题的有效途径。21世纪海洋药物资源的研究开发总的趋势将是从特殊到普遍，从部分到整体，从个别到系统。

现代生命科学及相关学科的高速发展对药学领域的发展产生了巨大的牵引力。近些年生物学、分子生物学、化学等学科领域出现的高新技术为现代药学研究创造了技术条件。综合运用这些学科领域的研究方法、技术和思路，特别是生物系统筛选技术、基因组学、蛋白质组学、代谢组学、生物组合化学、生物信息学及化学生态学等新兴学科方法和技术，必将对未来海洋天然产物和海洋药物的发展产生无法估量的推动作用。大半个世纪的技术和成果积累，乃至数千年的经验和智慧积淀，交汇现代高新技术和新兴学科的推动力，未来海洋药物的研究开发将在新的起点向广度和深度展开，海洋药物学也将作为一个新的药学学科分支快速成长、发展和完善。

三、国家对海洋药物学学科的支持

我国的现代海洋药物研究起始于20世纪70年代。自20世纪60年代开始，出现了一批开发调查我国沿海药用生物资源的先行者和开拓者，对我国沿海药用生物资源进行了多次大规模的系统的调查研究，为后来深入研究海洋新药起到很大推动作用。在国家的重视和中国药学会的支持下，逐步建立起海洋药物研究、教学等机构，壮大了海药科研队伍，涌现出一批海洋药物科研专门人才，出版了一批海洋药物著作，建立了海洋药物专业学术组织，创建了海洋药物学术刊物，海洋药物科研逐步纳入了国家发展序列。40余年来，国家及各省市的政府都逐年加大了对海洋药物研究开发的资助。特别是自"十五"以来，国家"863"计划将海洋药物研究列入独立专题，并启动了以新药先导化合物和创新药物为主题的海洋天然产物研究项目。以"十一五"为例，仅国家"863"计划就投入1亿元，资助了33个项目，包括5个重点项目（抗肿瘤、抗心脑血管疾病、抗神经系统疾病海洋药物研究开发），2个相关的重点项目（海洋微生物、海洋生物功能基因），3个专题集成性课题及25个相关的专题探索性课题。近40年来，在广大海洋药物科技人员的艰苦努力下，已发现2000多种活性化合物，新化合物500多种，开发出数种新药，上百种保健产品。随着海洋药物的快速发展，我国已初步构建海洋生物制药产业的技术体系。1999年成功建设了我国唯一的国家海洋药物工程技术研究中心，目前已成为我国海洋药物工程化、产业化的中试基地和我国海洋药物研究开发的技术辐射源。在此背景下有的院校建立了海洋药物专业，有计划地培养海洋药物学科的专业人才。此外，许多省市和的重点院校均成立了相应的海洋药物研究机构和学术团体，每年均召开各种类型的海洋药物学术研讨会。现在已在全国逐步形成了一个集教学、科研、生产为一体的较系统的海洋药物发展体系，并在我国药学研究和生物技术研究领域具有一定的地位，海洋药物科研也已形成一门新兴学科。

四、海洋药物学新的理论成就、方法

我国现代海洋药物的研制，实现了从直接利用海洋生物的传统海洋中药向利用药源生物体内活性单体化合物的现代海洋药物的大跨越。近40年来，我国应用现代技术，在研究开发现代海洋药物方面，取得了可喜成绩，并形成了自身特色和优势。

以传统海洋中药资源为药源，结合现代天然产物和海洋药物研究方法和技术，开发研制针对重大疑难病症的创新药物，是我国现代海洋药物研究开发的特色之一。20世纪70年代以来，我国学者运用现代科学技术理论和技术，对海洋中药从化学、药理、毒理、制剂、临床及药物资源等方面进行了较系统的研究，揭示了一些海洋中药特别是单味药的作用物质基础及其作用机制，并成功研制了现代意义上的海洋创新药物以及新的海洋中药或与其他中药配伍的中药复方。如已获准上市的藻酸双酯钠、甘糖酯、烟酸甘露醇、河豚毒素、多烯康、角鲨烯等药物即是以海洋中药材为药源研制开发的现代药物。

针对海洋药物研究开发中的瓶颈因素药源问题，以海洋本草中蕴藏量丰富的海洋多糖类化合物为药源，开发研制现代西药，是我国现代海洋药物研究开发的又一特色，并形成了优势。如以海带等海洋中药中的褐藻多糖为药源，开展了海洋多糖、寡糖的化学结构、生物活性、构效关系、作用机制、创新药物等一系列研究，创制了多个现代海洋药物。特别是中国海洋大学，1985年成功研制了我国第一个现代海洋药物藻酸双酯钠（PSS）。此后，又相继开发了甘糖酯、海力特、降糖宁3个海洋药物及系列海洋生物工程制品。目前，三个国家一类新药（抗艾滋病海洋药物聚甘古酯、抗脑缺血海洋药物D-聚甘酯、抗动脉粥样硬化海洋药物几丁糖酯）已顺利进入Ⅱ期临床研究；在研的国家新药——抗尿路结石海洋药物古糖酯、抗老年性痴呆海洋新药HS-971也已完成临床前研究开始进入临床研究。这些药物都是以资源量极为丰富的药用海洋动植物多糖为基础开发研制的。可以说，我国的海洋糖类药物的研究开发已形成了自身优势，在国际上占有一席之地，走出了中国海洋药物发展的特色之路，对我国乃至世界海洋药物的发展做出了应有贡献。

五、海洋药物学学科与其他学科的学科交叉及新学科与分支学科的产生、发展

海洋药物学的研究领域涉及药物化学、药理学、分子生物学、基因工程、遗传学、生物资源学、临床医学等众多相关学科。海洋药物学的发展既得益于来自上述各学科的研究方法和技术的进步，同时也促进了各学科的相互融合和相互渗透。

六、我国现代海洋药物学学科体系的构建与形成

传统海洋中药以及传统中医药理论，是我国现代海洋药物研究开发的基础和原动力。我国是世界上最早利用海洋生物作为药物的国家之一。数千年前，中国古代先民们经过长期的实践积累，以某些海洋生物及矿物直接用作药物。远在公元前 1027 年姬周于《尔雅》内 "药食同源" 的观点揭示了食物（包括海洋生物）在疗病过程中的作用；我国沿海古代居民使用了许多可供食用的海洋生物，并发现了其药用价值，开始了海洋药物的医疗实践。我国历代医药本草典籍，如《神农本草经》《本草纲目》《本草纲目拾遗》等，收录海洋本草药物 150 余种。在数千年的临床实践基础上，自 20 世纪后半叶以来，随着中药研究的迅速发展，被认识和收录的海洋药物种类显著增加。如，1975 年的《全国中草药汇编》收录海洋药物 166 种；1977 年的《中草药大辞典》收载海洋药物 144 种（128 味）。特别地，在新近开展的我国首次全国范围的大规模海洋药用生物资源调查评价中，又有新的发现和突破，至 2008 年，我国已记录的海洋药物达 676 味，其中植物药 195 味，动物药 470 味，矿物药 11 味；药用生物资源物种种类已达 1699 种，其中植物 309 种、动物 1372 种、矿物 18 种。这些资源无疑将成为我国包括现代海洋中药在内的现代海洋药物研究开发的源泉。

我国的现代海洋药物研究起始于 20 世纪 70 年代，至今已有 40 余年的历史。在这期间，在国际海洋天然产物、海洋药物研究的大背景下，我国许多学者致力于现代海洋药物的研究，取得了一些鼓舞人心的成绩。值得提出的是，早期，我国学者对我国南海的珊瑚类动物进行了较系统的化学成分研究，1985 年，首次从软珊瑚中分离得到两个具有双十四元环碳架的新型四萜，丰富了萜类化学的内容。90 年代以后，海洋天然产物的研究获得了迅猛发展，更多的学者对我国海洋中的海绵、珊瑚、棘皮类动物、草苔虫、海藻及海洋微生物进行了广泛的研究。迄今已研究的海洋生物约有 500 种，申请获得的发明专利 100 余件。

有关资料显示，我国真正直接作为药物广泛应用的海洋天然产物尚不多见，但以海洋生物活性物质作为分子模型或先导物，通过结构改造与修饰，或以其作为原料进行半合成来获得药用分子等领域的研究，已经取得了令人鼓舞的成就。目前，藻酸双酯钠、甘糖酯、河豚毒素、角鲨烯、多烯康、烟酸甘露醇、多抗佳、海力特等（前两个药物都是海洋多糖、低聚糖类药物）获国家批准上市；另有 10 余种获健字号的海洋保健品，更有一批药物在临床及临床前研究。

近 10 年来，我国在运用基因工程、细胞工程、发酵工程、蛋白质工程、生物反应器等生

物技术等方面取得了一定进展。特别是运用基因工程等技术研究开发海洋活性物质、诊断试剂、疫苗和药物也取得了显著进展。现已克隆到基因并进行重组表达的肽和蛋白质有：毒素（海葵毒素、芋螺毒素、海蛇毒素等）、胰岛素、降钙素、凝集素、鲨凝集素、血蓝蛋白、别藻蓝蛋白、金属硫蛋白、鲨鱼软骨血管新生抑制因子、超氧化物歧化酶、细胞色素 C 等。20世纪 80 年代以来生物表达受体开始从原核生物到真核生物，从微生物到大型生物，从细胞水平到整体水平，从陆地生物到海洋生物的转变。90 年代以来，随着大型海藻基因工程的可操作性被证实，藻类基因工程研究与开发的潜力正在被越来越多的人所认识。目前在麒麟菜、硅藻（*Cyclotella cryptica* 和 *Navicula saprophila*）、海带、条斑紫菜和坛紫菜等的瞬间表达体系及稳定表达体系等研究方面已取得重要进展。

随着海洋药物的快速发展，我国已初步构建海洋生物制药产业的技术体系。1999 年成功建设了我国唯一的国家海洋药物工程技术研究中心，目前已成为我国海洋药物工程化、产业化的中试基地和我国海洋药物研究开发的技术辐射源。此外，许多省市和的重点院校均成立了相应的海洋药物研究机构和学术团体，每年均召开各种类型的海洋药物学术研讨会。国家及各省市的政府都逐年加大了对海洋药物研究开发的资助。特别是自"十五"以来，国家"863"计划将海洋药物研究列入独立专题，并启动了以新药先导化合物和创新药物为主题的海洋天然产物研究项目。在此背景下有的院校建立了海洋药物专业，有计划地培养海洋药物学科的专业人才。现在已在全国逐步形成了一个集教学、科研、生产为一体的较系统的海洋药物发展体系，并在我国药学研究领域具有一定的地位。

七、现代海洋药物学学科发展进程中的重要事件

（一）现代海洋药学学科发展进程中的重要事件

1. 代表性成就

（1）我国第一个现代海洋新药藻酸双酯钠问世

由中国海洋大学管华诗博士发明的我国第一个海洋新药藻酸双酯钠（PSS），于 1985 年通过技术鉴定，被评价为国际先进水平。PSS 是酸性海洋多糖类药物，是在褐藻酸钠分子的羟基和羧基上分别引入磺酰基和丙二醇基而成的治疗高脂血症的海洋药物。PSS 被评价为中国首创的海洋新药，也是预防和治疗缺血性心脑血管疾病的安全、高效药物。该药得到卫生部和山东省的重点推广。40 余家医院临床研究确认，PSS 具有强分散性能，且不受外界因子影响，具有抗血栓、降血黏度、改善微循环、静脉解痉、红细胞及血小板解聚等作用。临床应用研究结果还表明，PSS 对高凝性梗塞症和高血黏度综合征如脑血栓、脑栓塞、脑动脉硬化症（老年性痴呆、假性球麻痹症）、冠心病以及上述病症所引起的功能障碍性失语、精神失常、头痛、颈强、记忆力减退、肢体瘫痪等均有显著的预防和治疗效果。对脑梗塞症的显效率为66.3%，总有效率为 93.1%，治疗高原地区高凝和高血黏度梗塞症的显效率高达 78.57%。藻酸双酯钠（PSS）自 1986 年以管华诗设计的工艺顺利投产以来，至今全国累计总产值已超过 35亿元，利税 10 亿元，获得了巨大的经济效益与社会效益。自 1986 年获山东省科委科学技术进步奖一等奖以来，PSS 已获得国内外大奖近 20 项，为中国医药工业赢得了国际性荣誉。

（2）海洋特征寡糖制备技术与应用开发获得国家技术发明奖一等奖

由中国海洋大学管华诗院士领衔完成的项目"海洋特征寡糖的制备技术（糖库构建）与

应用开发"，荣获了 2009 年度国家技术发明奖一等奖。"海洋特征寡糖制备技术与应用开发"是管华诗院士及其研究团队自 20 世纪 80 年代以来所从事研究方向的主要内容。该项目历时近30 年，是在众多科技计划，尤其是在国家"十五""十一五""863"计划、"973"计划、国家自然科学基金等项目的支持下，所结出的丰硕成果。该成果在海洋特征寡糖关键制备技术与方法及海洋药物开发方面，取得了众多重要突破。构建了国内外第一个海洋糖库，库中的海洋特征寡糖已在国内外广泛应用，为糖化学及糖生物学研究的深入开展提供了大量的模板分子；发现了特征寡糖的某些构效关系规律，建立了寡糖的定向分子修饰技术；据此，开发了 4个上市海洋新药和 4 个处于不同临床阶段的一类海洋新药及相关功能制品，为我国海洋制药业的兴起与发展奠定了坚实的基础；所制备的特征寡糖为医药、食品、化妆品、军工及农业等行业提供了活性寡糖原料，将为新产业的形成提供坚强的技术支持。上述技术的开发应用延长了海水养殖产业链，并带动其健康发展。

（3）首部海洋药物领域大型志书《中华海洋本草》出版发行

在中国海洋大学管华诗院士倡导下，2005 年中国国务院批准在"中国近海海洋综合调查与评价专项"（国家"908"专项）设立专题，以中国海洋大学医药学院为主要依托单位，由管华诗院士领衔，对中国海洋药用生物资源进行了为期 5 年的大规模系统调查与评价，对中国海洋药用生物资源状况有了一个更全面系统的了解。同时，管华诗院士提议并组织整编科学典籍《中华海洋本草》。它是以中国近代多次海洋调查，特别是本次调查结果为基础，结合对数千年来大量庞杂的历代典籍和科学文献资料系统的梳理和整编，加之对现代海洋药物研究特别是最新研究成果的总结，整编而成这部大型海洋本草典籍。编纂工作历时 5 年，涉及 40余所高等院校和科研机构，国内中医药学、海洋生物学、微生物学、化学、药理学等领域的专家学者 300 余人参与编写。全套著作 9 册，1400 万字，收载海洋药物生物物种彩色图片1500 余幅和 20000 个海洋天然产物的化学结构，图文并茂，装帧精美，是一部本领域首部大型工具书。

《中华海洋本草》主编管华诗、王曙光，上海科学技术出版社、海洋出版社、化学工业出版社联合出版，2009 年 9 月出版发行。这套著作由主篇《中华海洋本草》和两个副篇《海洋药源微生物》《海洋天然产物》构成。主篇包括总论、矿物药、植物药、动物药等。其中，总论部分首次对中华海洋本草发展史进行了较为系统的归纳总结，追踪溯源，阐述了海洋本草的发展脉络；首次阐释了海洋本草的特点，论述了海洋药用生物的栖息环境、资源状况、分类鉴定、采收及养殖，以及海洋药用生物资源珍稀物种与濒危物种保护等。各论部分，编写的药物达 613 味，涉及药用物种以及具有潜在药用开发价值的物种 1479 种，记载经典方、验方、偏方 3100 余方。按照本草学理论，详细记载了海洋中药的药名、别名、基原、炮制、药性、功效主治、配伍应用、用法用量、使用注意、附方、药论、制剂、现代临床与应用等，并对药物进行了释名和考证；系统记述了海洋药用物种以及具有潜在药用开发价值的物种的形态与生态特征、分布、采收与贮藏、药材鉴别、化学成分、药理毒理等现代海洋药物研究获得的大量翔实的数据资料。此次编纂对历史上混乱的药用物种拉丁学名进行了重新考证，对历史文献的物种学名纠偏达 200 余种；并首次记载了重要的海洋药用生物的指纹图谱 21 个。这些记载，为现代海洋药物的研究开发提供了基础性科学资料，并为海洋药物资源的合理利用和保护提供了决策资料性依据。

2. 专业委员会与学术活动

自 20 世纪 70 年代开始，我国学者开始了海洋药物研究与开发的探索性工作，学术活动不断增加，研究队伍日趋壮大，逐步形成了海洋药物学科方向及相关的专业委员会。海洋药物专业委员会组织了一系列学术活性，至 2013 年已召开 12 届全国海洋药物学术会议。其中，对海洋药物学科有重要影响的学术活动如下。

（1）成立海洋药物学术组和专业委员会

1976 年 10 月海军卫生部邀请了国内著名海洋生物学和药学专家于青岛召开了《中国药用海洋生物》一书的审稿会，与会代表关美君与张吉德就当时国内外海洋药物研究状况进行了深入的讨论。当谈到我国如何开创海洋药物研究新领域，如何组织起来形成协作力量，如何发展和培训海洋药物研究专门人才等问题，取得了共识。为加快海洋药物科研步伐，当时商定对海药资源联合调查。随后得到海军部队的大力支持，给予海上交通和住舱潜水采样等的方便，成功地对东南沿海药用生物进行了有系统的多次调查，并积极组织海药学术活动，广泛宣传开发利用海洋药用资源的可行性和重要性。关美君教授果敢的锲而不舍的宣传组织活动，促进了我国海洋药学事业的发展。

（2）海洋药物学术座谈会

1979 年 7 月在国家卫生部主持下于青岛召开了我国首次海洋药物学术座谈会，来自全国 52 个学术单位 64 名代表，交流论文 55 篇，大会报告 14 篇，海洋药物研究初见成效。如：我国首次从河豚卵巢中分离出河豚毒素结晶，鲎试剂的制备及应用检测输液热源的试验成功，从海星体内提取多糖研制成代血浆，刺参酸性多糖的分离及抗肿瘤的研究，褐藻淀粉硫酸脂降压抗凝的研究，海洋胃药的研制及 6 种海洋生物提取液凝血与纤溶系统影响的研究等。

在这次会议上关美君做了题为《海洋药物研究动态、特点、展望》的综述报告，翔实地阐述了国内外海洋药物研究的动态、特点和难度及开发的可行性，对我国海洋药学事业提出了 5 点建议：①制定我国海洋药物研究的重点发展规划；②建立专业研究和专业人才培训机构；③开展我国海洋药用资源的综合调查；④加强海洋药物标本馆和各种实验手段的建立；⑤加强海洋药物学术交流，建立海洋药物分科学会，创办专业性学术刊物，及时交流国内外研究进展，推动海洋药学事业的发展。

1980 年 8 月中国药学会于昆明召开了首届中药和天然药物学会，该学会设立海洋药物学术组，关美君当选该学会副主任委员，海洋药物学术组组长。张吉德当选该学会常务委员，海洋药物学术组副组长。

同年在青岛召开了首届海洋毒素药用研究工作会议，陈翼胜教授在会上做了《海洋毒素研究进展》的报告，与会代表交流河豚毒素和海参毒素分离成功的经验，制订了海洋毒素药用研究计划，加大科研协作取得共识。1981 年卫生部批准中国药学会委托青岛医科所试刊《海洋药物通讯》，随后创办发行《海洋药物》杂志。

（3）第一届海洋药物学术会议

1982 年 8 月中国药学会于青岛召开了全国海洋药物学术会议，来自全国 16 个省市 81 个单位 134 名代表参加了会议，交流论文 94 篇。中国药学会理事长蔷焰同志在会上致开幕词，首先肯定了海药科研以往取得的成绩，勉励海洋药学工作者为我国海洋药学事业的发展做出新的贡献。海洋药物学组的代表在会上提出《关于开发我国海洋药用资源和加强海药研究的建议》，与会代表畅所欲言，对如何开发海药科研新领域进行了热烈讨论。我国海洋药学事业得到了国家和沿海各省市政府的大力支持，科研院校广大科技人员的积极参与，海洋药物科研队伍有了进一步壮大。中国海洋大学开办了海洋药物分离提取学习班，培训60余名海洋药物科研技术骨干。同年国家政府批准青岛医科所为山东省海洋药物科学研究所，从此海洋药学纳入国家科研正规序列。孙曼霁、张兆耕等教授报道，对海南丁氏双鳍电鳐电器官烟碱样胆碱能受体的分离提纯，在分子水平上对受体功能特性进行了研究。龙康候、巫忠德教授报道，从南海软珊瑚分离得C30甾醇化合物的研究为国内外首次发现。上述报道均为国际领先水平。

（4）第二届海洋药物学术会议

1988年8月于青岛召开了全国海洋药物学术会议，与会代表135名，交流论文104篇。同年海洋药物杂志更名为《中国海洋药物》杂志。

（5）第三届海洋药物学术会议

1991年9月于大连召开了全国海洋湖沼药物开发研讨会，与会代表195名，交流论文185篇。同年中国药学会常务理事会批准将海洋药物学组更名为海洋药物专业委员会。

（6）第四届海洋药物学术会议

1994年10月于烟台召开了全国海洋湖沼药物开发研讨会，与会代表220名，交流论文212篇。

（7）第五届海洋药物学术会议

1998年10月于青岛召开了海洋湖沼药物学术开发研讨会，与会代表310名，交流论文223篇。

（8）第六届海洋药物学术会议

2000年9月中国药学会于宁波召开了海洋药物专业委员会和中国海洋湖沼学会药物分会学术开发研讨会，与会代表200余人，交流文章91篇。

（9）第七届海洋药物学术会议

2001年10月于大连市召开了海洋湖沼药物学术研讨会，与会代表100余名，交流论文50余篇。

（10）第八届海洋药物学术会议

2002年10月于青岛召开了海洋药物学术研讨会，此次会议是与海洋药物药理专业委员会和海洋生物技术专业委员会联合召开的，来自国内外专家学者100余名，交流论文64篇，大会报告20篇。本届中国海洋药物学术研讨会的主题是海洋药物研究发展前瞻。

（11）第九届海洋药物学术会议

2006年8月在大连由中国药学会海洋药物专业委员会、中国生物化学分子生物学会海洋生物化学与分子生物学分会、中国生物工程学会海洋生物技术专业委员会、中国微生物学会海洋微生物专业委员会、中国药学会生化药物专业委员会、中国航海医学会海洋生物工程专业委员会联合召开的大型学术会议，与会代表237名，交流论文198篇。

（12）第十届海洋药物学术会议

2009年11月7—9日，以"海洋创新药物——人类健康的新希望"为主题的中国海洋药物学术研讨会在青岛召开。本次研讨会由中国药学会海洋药物专业委员会主办，中国海洋大学承办，并由科技部"863"计划海洋技术领域办公室支持，中国生物工程学会海洋生物技术专业委员会协办。科技部"863"计划海洋技术领域办公室领导，以及来自国内海洋药物及其相关研究领域的 100 余位专家学者应邀到会。

（13）第十一届海洋药物学术会议

2013 年 10 月 18—20 日，第十一届海洋药物学术年会在海南省海口市召开。本届会议由国家"863"计划海洋技术领域办公室支持，中国药学会海洋药物专业委员会、中国生物化学与分子生物学会海洋分会、中国微生物学会海洋微生物学专业委员会联合举办，中国热带农业科学院热带生物技术研究所承办。会议的主题是"开发海洋创新药物，引领蓝色经济发展"。

（14）第十二届海洋药物学术会议

2015 年 10 月 26—27 日，第十二届海洋药物学术年会在浙江省舟山市召开。本届会议由国家"863"计划海洋技术领域办公室支持，中国药学会海洋药物专业委员会、中国生物化学与分子生物学学会海洋分会、中国微生物学会海洋微生物学专业委员会、中国海洋湖沼学会药物学分会、中国药理学会海洋药物药理专业委员会联合举办，浙江海洋学院、浙江省海洋水产研究所承办。会议的主题是"加快海洋创新药物研发，提升蓝色经济发展水平"。

（15）我国首届国际海洋药物学术研讨会

2004 年 10 月恰逢中国海洋大学 80 周年校庆，在中国青岛召开了"2004 国际海洋药物学术研讨会（2004 International Symposium on Marine Drugs）"。邀请了来自美国、日本、德国、意大利、西班牙、澳大利亚、韩国、俄罗斯等国家从事海洋药物领域研究的科学家及国内相关领域的专家学者百余人参会。中国海洋大学校长管华诗院士致开幕词，12 名国内外知名专家做了专题报告。此次会议，使我国步入国际海洋药物科研的学术交流和协作攻关的行列，必将对我国海洋药研注入新的活力，开拓新思路，实现海洋药研和技术开发的新跨越，促进我国海洋药学事业的快速发展。

（16）海洋药物高层论坛暨《中国海洋药物》创刊三十周年庆典

2012 年 12 月 1—2 日，由中国药学会海洋药物专业委员会主办，科技部中国 21 世纪议程管理中心海洋处支持，中国海洋大学承办的"海洋药物高层论坛暨《中国海洋药物》创刊三十周年庆典大会"在青岛召开。

八、研究机构与大学内海洋药物学相关学科力量的分布

中国的现代海洋药物研究起始于 20 世纪 70 年代，此后，国内沿海地区各相关医药研究机构和高等院校相继成立了海洋药物研究开发实验室、研究室、中心和基地，吸引了一批药学专业人才，从事海洋药物的研究、开发、教学、管理等工作。其中，中国海洋大学、北京大学、清华大学、中山大学、中国药科大学、南京大学、南京中医药大学、上海第二军医大学、上海海洋大学、沈阳药科大学、山东大学、浙江大学、宁波大学、浙江海洋学院、广东海洋大学、青岛科技大学、烟台大学等 30 余所大专院校，以及中国科学院上海药物所、中国科学院海洋研究所、中国科学院南海研究所、中国科学院烟台海岸带研究所、国家海洋局第一海洋研究所、国家海洋局第三海洋研究所、解放军防化研究所、解放军药物化学研究院、原山东海洋药物研究所等 20 余家研究机构，都是国内海洋药物研究开发领域重要、著名的研

究机构。其他参与海洋生物技术、海洋天然产物先导化合物、药用海洋生物基因及其医药化工原料等的科研单位还很多，达近 80 家。此外还有县市级海药科研及产业单位超过百余家。以下以中国海洋大学为代表介绍海洋药物研发力量情况。

中国海洋大学是海洋药物与生物制品研究中心牵头单位。该中心是青岛国家海洋科学中心的分中心之一。中心顺应国际海洋科技发展趋势、国家发展战略需求以及海洋药物学科发展规律，增强以新药研发为制高点的海洋生物资源综合开发的自主创新能力和国际竞争力的重要组织结构形式，是高度开放、深度融合、集聚力强的创新平台。围绕防治重大疾病海洋创新药物研发中的重大科学技术问题，重点开展海洋化学生态学与基因组学指导下的药用生物新资源的深度挖掘，先导化合物的高效发现，阐明其分子结构与作用机制；以海洋活性分子为探针，揭示疾病发生发展分子动态网络中的关键节点，发现药物作用新靶标；发展基于结构新颖复杂海洋活性化合物为模板的结构优化技术，探索其成药性规律，研发海洋创新药物；创新健全海洋药物研发技术体系，探索建立灵活高效的协同创新机制，提高海洋药物研发与成果转化效率，引领海洋生物资源的高值综合开发。通过建设，成为国家药物创新体系中的重要组成部分和国家海洋科技创新和产业发展的主要推动力量之一。

中国海洋大学于 1980 年创建了海洋药物研究机构，是我国最早从事海洋药物研究与开发的单位。成功研制了我国第一个现代海洋药物藻酸双酯钠（PSS）等 4 个海洋糖类药物并实现了产业化。目前，有 4 个具有自主知识产权的新药正处于 Ⅰ ~ Ⅲ 期临床研究，主要有：抗动脉粥样硬化新药几丁糖酯、抗脑缺血药物 D- 聚甘酯、抗艾滋病海洋药物聚甘古酯、抗老年性痴呆药物 971，逐步形成了海洋糖类药物研发的特色与优势，产生了一定的国际影响力。截至目前，发现新海洋天然产物 1600 余个，近年来每年发现新化合物 120 余个，占世界的 10%，国内的 60% 以上；首次发现海洋候选药物 HDN-1 可显著地抑制 Hsp90 的活性，是 Hsp90 的 C- 末端抑制剂。主持承担了我国糖化学与糖生物学领域的首个 "973" 计划项目，主持承担了 "十五" 海洋 "863" 设立创新药物临床研究课题 5 项中的 3 项，主持承担了 "十五" "863" "国家海洋药物研究与开发技术平台" 建设任务，"十一五" 海洋 "863" 设立的创新药物临床研究重点项目 3 项中的 2 项，"十二五" 海洋 "863" 设立的首个海洋中药研发的专项课题，是国家海洋药物研发领域重大科技计划项目的主要承担单位之一。现有 1 个国家级工程技术中心（国家海洋药物工程技术研究中心）、2 个省部级重点实验室（海洋药物教育部重点实验室、山东省糖科学与糖工程重点实验室）。是 "重大新药创制" 国家科技重大专项综合性新药研发技术大平台项目——山东省重大新药创制中心的主要承担单位之一，是《中国海洋药物》杂志的承办单位，是我国唯一的以海洋药物为特色的建有从本科、硕士、博士到博士后的完整的人才培养体系的海洋药物高层次人才培养基地。长期以来，注重与国内外新药研发领域的科研院所加强合作与交流，与国内外制药企业集团建立了良好的产学研关系，资源共享、人才培养等方面建立了广泛密切的合作交流网络。步入 "十二五" 时期，在国家海洋经济大发展的背景下，更加注重服务于区域经济社会发展。按照国家 "2011 计划" 的部署，主动响应山东省半岛蓝色经济区建设和青岛市蓝色硅谷战略的全面实施，组建了青岛海洋生物医药研究开发院，并以此为载体，获批建设山东省海洋药物研发协同创新中心。近五年，主持承担国家 "863" 计划项目 9 项，国家海洋公益项目 1 项，支撑计划项目 1 项，国家自然科学基金重点项目 2 项，"重大新药创制"科技重大专项项目 3 项，国际合作重点基金项目 3 项，国家自然科学基金面上和青年项目 48 项。抗老年性痴呆新药 971 于 2009 年转让美国 SINOVA 公司，转让合同额达 8100 万美元，是目前我国转给国外的第一个海洋药物，也是转让合同额最高的药物，目前已完成 Ⅱ 期临床研究，将有可能成为具有国际影响力的海洋创新药物；"海洋特征寡糖的制备技术与应用开发"获 2009 年度国家技术发明奖一等奖，是生命科学领域的首个一等奖；在首次对中国近海药用生物资源进行了大规模系统调查与评价的基础上，主持编撰了首部大型海洋药物典籍《中华海洋本草》。在 Cancer research、Glycobiology 等本领域权威期刊上发表 SCI 论文 400 余篇，获授权国家发明专利 35 项、国际 PCT 专利 1 项。

九、具有独特意义的中国海洋药物学学派和研究传统

传统海洋中药以及传统中医药理论，是我国现代海洋药物研究开发的基础和原动力。我国是世界上最早利用海洋生物作为药物的国家之一。数千年前，中国古代先民们经过长期的实践积累，以某些海洋生物及矿物直接用作药物。远在公元前 1027 年姬周于《尔雅》内"药食同源"的观点揭示了食物（包括海洋生物）在疗病过程中的作用；我国沿海古代居民使用了许多可供食用的海洋生物，并发现了其药用价值，开始了海洋药物的医疗实践。海洋本草是中国本草学的重要组成部分，它伴随着本草学由微至巨的不断丰实、完整、分化综合、发展提高而发展，彰显着与陆地药物的发现、认识和应用同源同步的规律特点。

我国现代海洋药物的研制，实现了利用海洋生物整体或部位的传统海洋中药向利用药源生物体内活性单体化合物的现代海洋药物的大跨越。

2010 年以前，基于海洋天然产物的现代海洋药物研究与开发是中国海洋药物学科的主流。进入 2010 年以后，海洋中药研究与现代海洋西药研究并举，成为中国海洋药物研究新动向。"海洋中药"是指以我国的中医中药理论为指导，以海洋动植物、矿物为药源，经过合理的配伍组方而成的具有显著疗效的单方、复方及中成药。海洋中药既可单独成药，也可与其他陆地中药配伍组方成药。海洋中药具有低毒性、多成分、多靶点、多途径协同作用的特点，在预防和治疗威胁人类生命健康重大疾病如病毒、肿瘤、心脑血管等方面具有显著优势。与西药以化合物为出发点不同，中药以生物体为本（但其作用基础乃是化合物或化合物的组合），其药效作用本质是多靶协同作用的"混合物"，迥然不同于现代西药的单一化合物。

海洋中药为我国特色的现代海洋药物的研究和开发起到了重要的启迪作用。海洋中药数千年宝贵的文献资料和临床实践经验，为现代海洋药物的研究开发提供了理论依据和物质基础；而现代海洋药物的研究和开发又为海洋中药的现代理解和价值体现提供了全新的视角、方法和技术。在我国，现代海洋药物的研究也需要传统海洋中药理论的支持，而传统海洋中药的出路更需要现代科学技术的推动。从海洋中药研究与应用的历史渊源来看，海洋中药在我国早期的中药发展史中已成为中药宝库不可分割的有机组成部分，其精髓有待现代理念的领悟，其奥妙亟待现代科学的诠释，其潜力急需现代技术的挖掘。作为我国中药资源宝库的重要组成部分，海洋中药的现代化是我国中医药现代化事业不可或缺的部分。

回顾现代海洋药物研究发展的历程，列数各个历史阶段的成就，人们清楚地认识到，海洋药物研究的水平、深度和广度与当时的科学技术发展水平密切相关。海洋药物的研究与开

发需要多学科的交叉、渗透与融合，需要多种方法和技术的综合运用和借鉴。由于一大批现代高新技术和新兴交叉学科的迅速发展，海洋药物研究又迎来一个空前发展的新阶段。进入21世纪以来，海洋药物的研究在药学乃至生命学科领域受到前所未有的高度重视，其无法估量的巨大潜力在21世纪将被充分发挥和挖掘。

十、海洋药物学学科人才的培养及存在的问题

在海洋药物发展的早期，一代海洋药物研究开发的倡导者、开拓者和奠基人，为我国海洋药物学科的发展打下了良好的基础。在他们的带领和培养下，年轻的一代迅速成长，特别是近10年来，一批在海洋药物研究发达国家留学的青年学者纷纷回国，海洋药物研究开发队伍日益壮大，形成了蒸蒸日上的良好势头。在本学科人才培养体系中，设立了多项海洋药物相关基金，用于奖励年轻的科学家，激励他们脱颖而出，引导他们成为海洋药物学科的领军人才。

"华实海洋药物奖励基金"是应我国海洋药物研究领域的开拓者之一、原中国海洋大学校长管华诗院士的倡议，由管华诗院士本人、中国海洋大学及相关制药企业共同捐助，于2008年8月经中国海洋大学批准而设立。基金设立的宗旨是：促进我国海洋药物研究领域高层次创新人才的培养与成长，推动海洋药物学科、海洋药物研究开发及产业又好又快地发展。

华实海洋药物奖励基金分别设立华实海洋药物青年科技奖和华实海洋药物奖学金。

华实海洋药物青年科技奖主要奖励40岁以下、在海洋药物研究领域做出突出贡献的优秀青年科技工作者，以鼓励支持海洋药物学科领域的青年学术骨干献身海洋药物事业，促进一批杰出青年学术骨干的脱颖而出，为我国海洋药物学科领域高层次领军人才的培养与成长乃至高水平研究队伍的建设奠定基础，为推动海洋药物学科、海洋药物事业的发展不断注入生机与活力。

华实海洋药物奖学金主要奖励中国海洋大学品学兼优、科技创新成绩突出的在校全日制本科生、统招研究生，以激励在校学生刻苦攻读、勤奋钻研、勇于创新，促进人才培养质量不断提高。

在海洋药学学科人才体系中，存在的主要问题是缺乏领军人才。今后，本学科需有顶层设计，着力培养具有开拓精神的引领学科发展的将才。

十一、对海洋药物学学科发展趋势的理解

现代海洋药物的发展有其严峻的历史背景和紧迫的社会需求。由于人类生存的陆地环境日益恶化，陆生资源日益匮乏，严重威胁人类生命健康的疑难病症频频发生，在此情况下，人们把目光敏锐地集中在海洋这个人类赖以生存的"第二疆土"，把解决人类危机的希望寄托于这个特殊的生态系统。人类在漫长的生存斗争中已经战胜或控制住了许多疾病。尽管如此，疾病对人类的严重威胁依然存在。老的疾病还有很多没有找到有效的治疗方法和特效药物，如心血管病、脑血管病和恶性肿瘤等疾病日益突出；传染病时有起伏，仍有潜在的威胁；对付病毒感染基本上没有办法，仅我国乙肝病毒感染者就达1亿人；最常见的感冒病毒至今难以控制；而曾被制服的结核病等又在全球回升。更为严峻的是，新的疾病不断滋生，严重威胁着人类的健康与生命。此外，由于人类寿命延长，老年性疾病日益突出，包括：老年性痴

呆、帕金森综合征、慢性支气管炎、肺心病、糖尿病、骨质疏松症、骨质增生、冠心病、脑血管病、恶性肿瘤、脏器衰竭、白内障等。随着现代生活方式的变化，又出现了不少"现代文明病"，如工业化社会造成的环境污染引起的中毒、致畸、致癌；旅游业发达引起的传染病；生活水平提高造成的新陈代谢病（如糖尿病、肥胖症及医源性疾病和药源性疾病）；现代化生活引发的精神紧张、应激紊乱、焦虑、忧郁等神经精神性疾病，以及吸毒、性病及艾滋病等。老的疾病和新生的疾病与人类顽强对抗，向人类提出了新的挑战。可以说，人类与疾病的斗争尚未有尽头，前面任重而道远。随着世界经济与社会发展和人们对化学药品毒副作用的逐渐认识，人类对健康的要求不断提高，严重影响人类健康的疾病谱也发生了变化，对新药的需求与日俱增。人们在热切关注植物与微生物等天然药物资源的同时，将寻求新药的希望寄托于开拓新的天然药物领域，海洋药物是历史发展的必然选择。

现代海洋药物的研究始于20世纪40年代，兴起于20世纪60年代。特别是20世纪60年代以来，鉴于"回归大自然"的社会需求，"向海洋要药"成为国际医药界的热门话题，海洋药物逐渐发展成令人瞩目的新药研究方向。海洋药物对药学、生物学乃至生命科学的重要作用，对医药产业及社会、经济发展的现实意义，已逐渐被人们认识。在此背景下，世界各国的药物学家把目光转向了海洋。一些沿海国家先后将海洋药物的研究开发列入国家重大科技发展计划，展开了大量的海洋生物、化学、药理和毒理研究，进行了广泛的生物活性筛选，海洋药物的研究和开发形成了多次高潮。

从20世纪50年代发现第一个海洋天然产物以来，国际现代海洋药物研究发展迅猛。在近代和现代科学技术的推动下，海洋天然产物研究取得了令人瞩目的成就，在半个多世纪的发展过程中，已发现30000余种新化合物，其中已有数十种化合物发展成了药物或药物先导化合物，为现代海洋药物的发展奠定了物质和技术基础。但反观历史，分析现状，不难看出，海洋药物的发展受到许多不利因素的限制，如样品采集困难、天然产物微量存在、化学结构复杂、难以获得大量药源等，制约了海洋药物的发展，特别是药源问题一直是海洋药物发展的瓶颈因素。此外，现代海洋药物学科发展的历史较短，先进方法、技术的运用与嫁接相对滞后。为了解决这些问题，人们进行了坚持不懈的努力，探讨了各种解决方案和途径，并拓展了海洋药物研究的新资源，探索了海洋天然产物研究和药物开发的新技术，为未来海洋药物的发展探索了新途径。

纵观海洋药物研究的发展过程和现状，可以预测，未来海洋药物研究开发的趋势是：① 探讨解决药源问题的方法和途径将是今后海洋药物研究的重要课题；② 从海洋生物中寻找活性化合物依然是海洋药物研究开发的主要内容；③ 重要海洋天然产物的化学修饰及全合成仍然是获得新药先导化合物的重要手段；④ 开拓微生物资源、微藻资源、深海生物资源等新的资源领域，特别是微生物资源将成为海洋药物研究开发的热点；⑤ 运用高新技术和新的研究思路，特别是运用基因工程等技术，将是今后海洋药物研究开发的重要技术支撑。

纵观海洋药物的发展历史和趋势可以预见，开辟新的资源领域，探索新的方法和技术，将是未来海洋药物研究开发的可行对策。运用生物系统筛选技术，结合海洋生物基因组学、蛋白质组学、生物组合化学等学科和技术，发现具有真正开发应用价值的药用资源，将是未来海洋药物研究开发的战略方向。此外，新的研究思路和模式，如海洋化学生态学的研究思路的运用，将为海洋药物先导化合物的发现提供新途径。

第十四节　生化与生物技术药物学科

　　本部分主要讲述了生化与生物技术药物在当代的发展趋势与重要变化。回顾了 20 世纪以来，国家对本学科研究的支持，特别是"重大新药创制"科技重大专项的重大推动作用；分析了大科学研究模式对生化与生物技术药物学科的影响；介绍了生化与生物技术药物新理论、新成就、新方法，与其他学科渗透，分化与整合，新学科及分支学科的产生、发展；简要回顾了我国生化与生物技术药物学科体系的构建与形成，学科发展进程中的重要人物与事件，学科相关学科力量的分布，以及成果产出的统计分析；最后，指出了生化与生物技术药物学科人才的培养及存在的问题，以及对学科发展趋势的理解。

一、生化与生物技术药物的定义、范畴及主要研究对象

　　生化与生物技术药物是利用生物体、生物组织或其成分，综合应用生物学、生物化学、微生物学、免疫学、物理化学和药学的原理与方法进行加工、制造，用于疾病诊断、预防和治疗。生化与生物技术药物包括生化药物（biochemical drugs）和生物技术药物（biotechnology drugs）。

　　生化药物是指直接从生物体分离纯化所得可用于预防、治疗和诊断疾病的生化物质，部分已可通过化学合成或生物技术制备，包括：小分子药物、维生素、抗生素，如氨基酸、多肽、多糖、核苷酸、脂和生物胺等及其衍生物、降解物、大分子药物的结构修饰物等。

　　生物技术药物是以微生物、细胞 / 分子、动物、人源组织和体液等为原料，应用现代生物技术或传统技术制成，用于人类疾病的诊断、预防和治疗的药物 / 制品。主要包括：重组蛋白 / 多肽治疗药物（细胞因子）、单克隆抗体、疫苗、核酸 / 基因治疗药物（DNA 和 RNA、反义寡聚核苷酸）、细胞治疗药物等具有生物活性的大分子药物或制剂（抗毒素 / 抗血清、新型生物给药系统和剂型），均被视为"现代生物药"（如图 3-8 所示）。

　　早期的生化与生物技术药物多数源自生物体，如动物脏器的传统分离纯化技术制备。20 世纪初，人们逐渐了解了动物脏器的有效成分如胰岛素、甲状腺素、各种必需氨基酸、必需脂肪酸以及多种维生素，并将其应用于临床治疗或保健。1982 年，第一个用 DNA 重组技术生产的生物技术产品（人胰岛素）上市，自此以基因重组技术为核心制备的生物技术药物数目一直位居全球研制的新药总数的首位。迄今，通过现代生物技术（包括基因工程、细胞工程、酶工程、发酵工程等）生产上市的生物技术药物有单克隆抗体和疫苗、人胰岛素、人生长素、α - 干扰素、乙肝疫苗、人组织纤溶酶原激活剂、超氧化物歧化酶、促红细胞生成素、人白介素 -2、脑啡肽等。

　　伴随着生物技术的成熟，生化与生物技术药物产业在全球范围内以极其迅猛的速度蓬勃发展。目前全球已经上市的生物医药产品达 100 多个，另有 400 多个品种正在进行临床研究。2014 年，全球畅销药物前 10 位中的 7 个席位已被生物技术药物占据（均为单抗），销售总额 585 亿美元，占前十位畅销药物的 74%。英国制药和生物科技行业预测及分析公司 Evaluate Pharma 预言，2018 年全球最畅销的 100 个药物中，将有半数为生物技术药物，全球 23% 的医药市场将被生物医药产品占据。

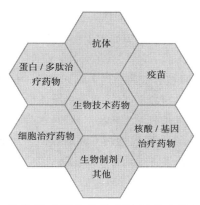

图 3-8　生物技术药物的分类及组成（杨向民绘制）

二、20 世纪现代生化与生物技术药物科学及学科发展趋势与重要变化

据全球知名市场调研公司 PMR（Persistence Market Research）发布的最新报告，全球生物药品市场在 2014 年年底的市值为 1610.5 亿美元，从 2014 年至 2020 年的 7 年内，该市场将以 10.1% 的年度复合增长率增长，并在 2020 年达到 2871.4 亿美元。美国《时代》周刊杂志曾报道："全球生物技术产业的销售额约每 5 年翻一番，增长率高达 25%～30%，是世界经济增长率的 10 倍左右。生物经济将成为 21 世纪增长最为迅速的经济领域。"从上市的产品来看，目前生化与生物技术药物的开发主要还是集中在重组蛋白/多肽治疗药物（细胞因子）、单克隆抗体、疫苗、核酸/基因治疗药物（DNA 和 RNA、反义寡聚核苷酸）、细胞治疗药物。

国内生物技术药物主要包括基因工程乙肝疫苗、干扰素－γ（IFN－γ）、白介素－2（IL-2）、粒细胞和巨噬细胞集落刺激因子（GM-CSF）、红细胞生成素（EPO）、重组胰岛素、重组链激酶、重组表皮生长因子、促肝细胞生成素等基因工程药物近 40 个品种（包括药物新剂型）。另外，组织纤溶酶原激活物（t-PA）、白介素-3（IL-3）、重组尿激酶（UK）、重组超氧化物歧化酶（rh-SOD）等品种仍在临床试验。此外，传统的生化药物（如透明质酸钠、肝素钠、低分子肝素钠等）在质量控制和新剂型改进等方面取得进展。过去 10 年间，我国已经批准了 4 个具有自主知识产权的生物技术药物：重组人脑利钠肽、碘［131I］美妥昔单抗注射液、重组人血管内皮抑制剂和重组人 5 型腺病毒注射液，我国的生化与生物技术药物研究已开始从仿制转入创新的阶段。

近年来，其生化与生物技术药物发展变化趋势可归纳如下。

（一）生物技术药物的发展趋势与重要变化

1. 利用基因工程技术开发生物活性物质

利用基因工程技术世界各国成功研究开发的生物技术药物近 100 个品种，并有近千种药物正在进行 I～Ⅲ期临床试验和 FDA 评价。这类药物如重组细胞因子和激素类药物：rhGH、rhFSH、rhHCG、rh-SOD 以及 IGF-1、TGF-β、FGF-21、NGF 等。

2. 研发蛋白修饰改构药物

利用蛋白质工程技术对现有蛋白质药物进行改造，使其具有较好性能。如为降低 IL-2 的副作用，将 125 位的 Cys 残基用 Ser 取代，成为一种新型的 IL-2，其生物活性和稳定性提高。蛋白质的修饰改构技术是获得具有自主知识产权生物技术药物最有效途径之一。

3. 发展反义寡核苷酸药物

目前国外至少有 18 种反义寡核苷酸药物进入临床试验，包括针对感染性疾病、癌症及慢性炎症的反义寡核苷酸，其中 ISIS2922 是 FDA 批准的第一个反义核酸药物。

4. 用人类基因组计划的研究成果研发生物技术药物

利用人类基因组成果研发新药主要包括两方面内容，一是直接利用功能基因研发蛋白质类药物，二是以致病基因为靶点研发各类药物（如化学药物、基因药物等）。

5. 利用基因工程技术开发血液替代品

传统的血液制品是采用大批混合的人体血浆制成的，但由于人血易被各种病原体所污染，如艾滋病病毒及乙肝病毒等，因此利用基因工程技术开发血液替代品是当今的发展趋势，我国已有上海海济生物工程有限公司等多家公司研发基因工程血清白蛋白。

（二）传统生化药物的发展趋势与重要变化

1. 加强生化药物的剂型研究

近年来，以缓、控释制剂以及靶向制剂为代表的生化药物剂型研究在世界范围内得到了飞速的发展。在欧美发达国家，创新药物制剂产品在现有药物品种中的比重已超过 20%，且呈快速增长之势。我国生化药物的剂型比较单一，多数药物只有一种或两种剂型，获准生产的新制剂、新剂型虽逐年递增，但目前市场占有率不到 5%。因而，生化药物传递系统的改造和创新，大有潜力可为。

2. 改进生化药物的制备方法和生产工艺

在生化药物的制备方法和生产工艺方面，过去广泛使用溶剂提取法、沉淀法、酶解法、吸附法和离子交换法等传统技术，从总体上看，是不够先进的。当前，改进制备工艺，修改、提高产品的标准，使产品具有较高的质量，是生化药物发展的一个重要趋势。

3. 完善生化药物的生物活性与药理作用等临床前研究

生化药物作为生物体中的化学成分，其天然结构具有一定的生物活性与药理作用，但有些生化药物的生物活性远远没有达到治疗上的预期效果，还有待于进一步的开发。对传统的生化药物，选择有特色的新适应证加以开发，加大临床前的投入和研究定有收效。另外，根据生化药物本身可能存在的某种优势，通过实验动物模型试验来充分发掘，是开拓市场、产生经济效益的重要途径。

4. 加强修饰性抗体药物的研发

抗体药物引发了生物技术药物开发革新的浪潮，因而一直是生物医药领域的研发热点，并以与日俱增的经济效益和社会价值跃居全球生物技术药物前列。2013 年全球销售前 20 的药物中，有 7 个为抗体药物；2014 年全球销售前十的药物中抗体药物占七席，并包揽了前三名。截至 2015 年，FDA 批准的抗体药物数量再创新高，达到 51 个。

当前，国际创新抗体药物种类不断丰富，修饰性抗体药物成为前沿热点，特别是通过功能性抗体重组、优效修饰技术获得的修饰性抗体药物成为当今抗体药物开发前沿热点，包括人源化抗体 ADCC 效应增强修饰技术、糖基化结构优化技术（变构恒定区序列）、重构抗体亚类、片段抗体、类抗体长效化修饰（PEG 偶联、融合蛋白技术）及双接头抗体等。

5. 研发新型基因工程疫苗

严重威胁人类健康和生命的疾病如艾滋病、病毒性肝炎等，目前尚无疫苗或现有传统疫苗效果及使用上存在诸多问题，亟须研究开发新疫苗和改进现有疫苗。采用基因工程技术，克隆和表达保护性抗原基因，利用表达的抗原产物或重组体自身制成的疫苗称为重组疫苗，是新一代疫苗的研制方向。目前我国已研究成功重组乙肝疫苗、福氏 - 宋内痢疾双价疫苗、霍乱疫苗、轮状病毒疫苗等。另外，预计联合疫苗、可控缓释疫苗、载体疫苗（多价）、偶联疫苗、DNA 疫苗、T 细胞疫苗和治疗性疫苗制造技术在 21 世纪会有较大进展，并应用于发展肝炎疫苗、腹泻疫苗、新一代细菌性疫苗和病毒性疫苗等。

6. 开展干细胞与组织工程研究

我国的干细胞研究经过 30 年的发展已有了一定的基础，其中研究和应用最多的是造血干细胞。20 世纪 90 年代以来，除骨髓移植外，外周血和脐血干细胞移植也逐步普及应用于治疗血液病和肿瘤。据不完全统计，到目前为止，我国各地共进行了 2000 多例造血干细胞移植，许多白血病和其他疾病患者接受治疗后已完全治愈。

除造血干细胞外，胚胎干细胞、诱导性多能干细胞、组织干细胞以及治疗性克隆的研究和应用已在我国多家研究机构中进行，如中国科学院动物所、中国科学院遗传所、中山大学等。由于干细胞研究的关键技术只是在最近几年才得以突破，我们和西方国家处在比较接近的起跑线上，所以在这一领域最有希望做出科学上的原创性贡献。

三、国家对生化与生物技术药物学科的支持

自 21 世纪以来，中国在发展现代生物科学技术、传承中医中药、研发创新药物方面取得了可喜成果，生化与生物技术药物学科领域的成就全球瞩目，一批自主创新的重大新药已经上市，并取得了较好的社会效益和经济效益，这一切均得益于国家对于生化与生物技术药物学科的政策支持，以及大量资金的投入。政策的鼓励和资本支持将给生物医药产业发展带来更多活力。

（一）国家生物医药产业政策的重要指导意义

《中华人民共和国国民经济和社会发展第十二个五年规划纲要》和《国家中长期科学和技术发展规划纲要（2006—2020 年）》明确指出，生物产业与节能环保、信息技术、生物、高端制造、新能源、新材料、新能源汽车等是我国 7 大新兴战略性产业；同时指出"生物技术和生命科学将成为 21 世纪引发新科技革命的重要推动力量"，生物医药产业是其中最具战略发展需求的产业之一，并把生物技术作为科技发展的 5 个战略重点之一，受到高度重视。中共中央、国务院《关于深化医药卫生体制改革的意见》指出要加大医学科研投入，鼓励自主创新，加强对重大疾病防治技术和新药研制关键技术等的研究。2013 年 1 月 7 日，国务院颁布的《生物产业发展规划》指出，2013—2015 年生物医药产业产值年均增速达 20% 以上，一批拥有自主知识产权的新药投放市场，形成一批年产值超百亿元的企业。新近，《生物医药产业"十二五"发展规划》已报国务院审批，未来将重点支持药物创新、新型疫苗、单抗药物、诊断试剂等领域的发展，中央财政扶持生物医药产业资金将超过 400 亿。根据国家生物产业"十二五"规划，到 2020 年我国生物产业将占 GDP 的 6%。一系列产业发展利好政策接连出台，对我国未来 5~10 年生物医药产业发展具有极强指导意义。

（二）"重大新药创制"科技重大专项的重大推动作用

"重大新药创制"专项是《国家中长期科学和技术发展规划纲要（2006—2020 年）》确定的 16 个重大科技专项之一，桑国卫院士担任技术总师。其总体目标包括加快实现中国药物研究和医药产业由仿制为主向自主创新为主的历史性、战略性转变，推动中国逐步从"医药大国"发展成为"医药强国"。专项共设置"创新药物研究开发""药物大品种技术改造""创新药物研究开发技术平台建设""企业新药物孵化基地建设"和"新药研究开发关键技术研究"5 个项目。同时，启动"新药临床研究"和"新药临床前研究"两个专题。该专项实施年限截至 2020 年，"十一五"期间重点目标是研制 30~40 个具有知识产权和市场竞争力的新药，完善新药创制技术平台，初步形成支撑中国药业发展的新药创制技术体系。"十二五"期间更加注重产业的实际需求，并且加大了对产学研联盟形式申报的支持力度。"重大新药创制"科技重大专项的实施，不仅促进了我国生物医药产业的蓬勃发展，同时带动了整个生化与生物技术药物学科与领域的全面快速发展。

"十一五""十二五"期间，"重大新药创制"专项共立项化学药课题 475 项，中央财政经费共计投入 32.9 亿元，共有 54 个创新品种获得新药证书，获临床批件 84 个；中药课题 376 项，中央财政经费共计投入 20.21 亿元；新药专项共立项生物药课题 406 项，中央财政经费共计投入 25.9 亿元，共有 10 个创新品种获得新药证书，获临床批件 28 个。"十二五"期间，国家"重大新药创制"总体投入 282.29 亿元，其中中央财政 71.93 亿元（25.48%），地方配套 40.87 亿元（14.48%），单位自筹 163.90 亿元（58.06%），其他渠道 5.59 亿元（占 1.98%），初步建立了中央、地方、企业等多元投入机制，形成了以专项资金为引导，以企业投入为主的局面，从全局上带动了我国新药创制的快速发展。

"重大新药创制"专项实施以来，以人民健康为根本，市场需求为导向，自主创新为动力，平台建设为支撑，新药创制为目标，加速了医药创新能力的全面提升。通过建章立制，目前已出台了《重大新药创制科技重大专项实施管理办法》，以及 15 个实施细则的征求意见稿，涵盖专项行政管理规则、专项技术管理规则，以及实施管理办公室管理 3 大类规则，形成了较为完善的专项管理规范体系。

四、大科学研究模式及对生化与生物技术药物学科的影响

随着生物基础研究在科学前沿全方位拓展以及在微观和宏观层面的深入发展，许多生物医学科学问题的范围、规模、成本和复杂性远远超出一个国家的能力，必须开展双边和多边的科技合作，组织或参与国际大科学研究计划以及耗资巨大的大科学工程成为进入国际医学科学前沿和提高本国生物基础研究实力和水平的重要途径。目前各个国家都加强了对以生物技术药物产业为代表的药学研究和产业发展的政策支持，尤其是全方位的联合和交叉的大科学研究模式对药学学科的发展产生了巨大的推动作用。

（一）美国

美国不仅是全球最大的生物技术药物市场，也是生物技术药物创新领域最为领先的国家。美国生物技术药物产业的成功归功于一系列因素，除了大量企业研发资金的投入外，美国政府的政策支持是一个非常重要的因素：①美国政府确立了以创新为动力的生物经济发展目标，采取"拉推并重"（pull and push）的政策，积极培养生物技术药物产业所需的创新能力。②美

国政府提供了强有力的知识产权保护，建立了非常健全、成熟的专利法和诉讼系统，出台了为生物技术药物提供12年数据保护期的相关政策。③尽管临床试验申请的审核流程十分严谨，但美国食品药品监督管理局（FDA）一直保持较高的工作效率，简化而高效的监管审批流程为生物技术药物制造企业提供大力支持，为申请者提供及时、具体、有针对性的指导并保证审批时间进度的可预见性。④美国政府为创新生物技术药物提供了宽松的市场准入环境。创新型生物技术药物可享有市场化定价并被纳入医疗报销计划。美国的商业保险高度发达且完善，约占美国医疗支出的1/3。同时，政府的公共医疗保险计划也为部分患者提供报销，其中涵盖大部分生物技术药物。因此，美国的市场环境对于创新型生物药而言极具吸引力。⑤相比其他国家，美国政府为生命科学研发提供的资金支持最多，吸引了全球各地最优秀的人才。小型生物技术公司可通过各类政府特设项目获得所需资金。美国联邦政府和各州政府还提供税收减免政策，以激励创新。⑥此外，美国拥有全球最发达的风险投资市场，每年投入生物技术药物公司的风险投资额居全球之首（近40亿美元），其中很大一部分投向正处于成长初期的企业。正因如此，美国拥有全球最大的生物技术产业集群。这些产业集群汇聚了全球数量最多的顶尖生命科学研究所在的大学和研究机构，以及全球数量最多生物技术创业公司，这些公司将基础研究成果进一步转化为创新型生物药。在这些产业集群中，大学、研究机构、生物技术公司以及风险投资机构比邻而居，他们之间有机协调并形成良性生态系统，由此加速创新型生物技术企业的创建和壮大。

（二）英国

英国也为激发创新和满足市场需求营造有利的市场环境。①与欧洲其他国家一样，英国建立了强有力的知识产权保护机制，提供11年的数据保护期、高效的监管审批制度以及全民医保覆盖。②政府关注培育和提升产业能力方面的政策杠杆，利用投资和激励政策，鼓励生物技术药物的研发，尤其是针对处于成长初期的生物技术公司开发新药。③此外，英国政府还着眼于培养国内多个产业集群的创新力量。

（三）日本

日本国内大部分创新型生物技术药物已纳入医保范畴，而且拥有高效的监管审批流程和健全的知识产权保护机制。在生命科学方面，日本具有坚实的科研基础和有利的市场环境，而且国内市场较大，但由于缺乏推动生物技术基础研究成果走向市场的商业化扶持政策，导致日本生物技术药物产业的发展速度较慢。战略联盟在日本并不多见，大型企业仍然依靠自主研发，外包的创新模式并非主流；大型企业之外的创新成果也非常有限。此外，企业内部研发中心以及高等院校的顶尖科学家和技术人员向业内创业型公司的流动也十分有限。同时，日本还缺少支持高风险投资项目的资金来源，以致日本生物技术公司的研发支出低于美国。

认识到上述问题，日本政府已将21世纪命名为"生命科学的世纪"，在强化国内生物技术药物产业的发展方面出台了一系列政策，以加速推进创新成果从科研院所进入市场的商业化进程。

（四）新加坡

新加坡政府投入大量资源并出台各类产业政策，以推动本国生物技术药物产业的发展。政府运用强有力的政策"推动"杠杆，投入大量资金和人才，寻求生物技术药物领域乃至整个制药业的突破性创新。在政府的大力支持下，慷慨丰厚的奖励政策吸引了世界各地生命科学领域一流的科研人员，生物技术药物产业的科研人员数量已从 2000 年以前的几乎空白激增到 2006 年的 2962 人，其中大部分为外籍人士。

新加坡政府还推出针对外商投资企业的大幅度税收减免政策，吸引全球企业在新加坡直接投资，例如龙沙集团（Lonza）和基因泰克公司（Genetech）已在新加坡建立了两个其全球最大的生物技术药物生产工厂。新加坡生物医药产业（包括生物技术药在内）的产值也从 2000 年的 50 亿美元攀升至 2010 年的 180 亿美元。新加坡政府在国内人口不多的情况下，吸引国外人才，加大投资力度，大力推动了生物技术产业的发展。

（五）韩国

韩国政府通过一系列投资来支持生物技术药物产业的发展，期望培育生物技术药物的创新能力，但实际上韩国本土企业仍多集中于生物类似物的生产。此外，过低的定价和过窄的医保报销范围也制约了该国生物技术药物的市场环境。韩国是否会从生物类似物转向创新型生物技术药物，还需拭目以待。尽管生物类似物的生产方法和工艺流程与创新型生物药相比有所类似，生物类似物的发展确实能够为产业发展奠定强大的生产和技术基础，但如果缺乏对于创新型生物药的重点关注，创新性研发在很多方面都无法全面发展壮大。

五、生化与生物技术药物新理论、新成就、新方法

药学是研究药物与机体相互作用的规律及其机制的学科，是生命科学的重要组成部分。在药学发展过程中形成的一些新理论、新技术和新方法又不断刺激和促进了药学的发展和新药的开发。目前，生化与生物技术药物的研究中已发现了一批针对重大疾病的先导化合物和候选药物，其中一些已进入临床前和临床研究；一些改善人们生活质量的药物研究也得到了药物化学研究者的重视，如镇痛、抗抑郁、抗氧化等药物的研究在最近几年进展迅速；对药物靶点的研发也逐渐得到国内药物化学研究者的青睐，重大疾病相关基因及蛋白功能转化领域取得了新进展，在阐明致病基因性状的基础上，根据其调控途径和网络进行药物研究的新模式，已成为现阶段创新药物开发的重要发展方向；针对肿瘤多药耐药、肿瘤信号转导和耐药菌的研究，均成为生化与生物技术药物研究的重点内容。

生化与生物技术药物作为生物技术最终的体现成果，依赖于医药生物技术和相关产业的发展。当前，医药生物技术新成就、新方法包括以下几个方面。

（一）高通量、大规模、功能化抗体制备技术

高通量抗体制备技术的常用方法有杂交瘤 - 快速筛选技术、工程抗体 - 抗体库和人记忆 B 细胞分选技术等。近年来，马蒂亚斯·乌伦（Mathias Uhlen）建立了高通量的单一性多克隆抗体的制备技术；伊丽莎白（Elisabetta）改进了人记忆 B 细胞分选技术，用 CpG 寡核苷酸提高了 B 细胞的永生化率，从而使单抗的制备更加快捷有效；宜百康（EPITOMIC）公司发展了兔杂交瘤技术，克服了鼠杂交瘤的缺点，获得了更多的低丰度及磷酸化蛋白质抗体；阿梅尔（Hamers）在研究骆驼抗体时发现，只含有重链的抗体同样具有抗体功能，在中和毒素和酶功能拮抗等方面有较好的发展前景。

（二）动物细胞表达蛋白产品的大规模培养技术

人们不断发展和完善了生物技术药物的表达体系，如细菌、酵母、昆虫细胞、哺乳动物细胞、植物细胞表达系统和体外翻译系统等。利用这些表达体系，科学家研发了很多药品，

这其中哺乳动物细胞表达产品种类占 60%~70%，市场份额占 65% 以上。虽然该体系也存在着产率低、某些糖基化产物不稳定、不易纯化、费用昂贵和自动化水平低等不足，但是分子量大、二硫键多、糖基化位点多、空间结构复杂的生物技术药物只有使用动物细胞表达系统，其产业化制备才能成为可能。

以 Merck、Genetech 等公司为代表的动物细胞流加培养规模达 25000L 以上，以贝尔公司为代表的灌流培养规模达 200L 以上，蛋白表达浓度为 1~5g/L。我国在该技术领域起步较晚，基础较差，但经过近年来的努力，已经实现了该项技术的突破。目前我国该项技术的主要工艺，流加培养规模达到 3000L 以上，灌流培养规模达到 100L 以上，蛋白质产量在 0.2~1.0g/L。我国已建立了涵盖 CHO、杂交瘤、HEK293、Vero 和 BHK 等工程细胞的大规模批次、流加、灌流培养工艺，突破了系列动物细胞高效表达载体构建与优化、高通量细胞培养筛选、系列无血清培养基研制、无血清悬浮驯化、动物细胞代谢调控模式的优化、新型灌流培养细胞截留系统、无载体固定化培养分散控制、工艺过程多参数系统控制、自动程控反馈补料、生物反应器放大与强化等关键生产技术。

（三）人源化及全人抗体的构建及优化技术

抗体药物已经进入基因工程抗体的时代，已有的抗体包括嵌合抗体、表面重塑抗体、重构抗体、全人抗体等。利用抗体结构信息、链置换、基因突变、互补决定区（CDR）空间变构等优化技术，可将抗体亲和力提高数十倍至上千倍。目前，人源化工程抗体的构建已基本成熟，包括鼠单抗可变区和人抗体恒定区组装的嵌合抗体，仅保留鼠抗体中与抗原结合的 CDR 区，其 FR 区替换成人源的抗体（称为改型抗体或 CDR 移植抗体），以及用抗体库技术，通过链更替将鼠 Fab 转化成完全人源的抗体。此外，噬菌体抗体库技术（包括转基因鼠技术）国际上已经取得突破，使得全人抗体的获得成为可能。

（四）抗体工程药物标联及增效技术

用抗体的特异性靶向功能及靶点拮抗作用，将抗体分子标记同位素、化学药物或毒素，可以大大提高抗体药物的疗效，降低用量。近年来，抗体药物的增效技术发展较快。免疫交联物增强的化学治疗方法，即采用化学药物 CPT-11 诱导并上调肿瘤细胞抗原 LY6D/E48，同时制备出其单抗，使用时将该单抗和化学药物 CPT-11 联合，可增强治疗效果。至今，美国 FDA 批准上市的抗体药物中，有 5 种为同位素标记抗体药物，1 种为化学药物标记物；临床试验药物中，有 10 种为同位素标记抗体药物，4 种为化学药物标记物，2 种为融合表达免疫毒素。其中同位素标记物使用的核素发展趋势为为：①具有较强杀伤力的高能 β 射线 ^{131}I、^{90}Y；②低能 β 射线和俄歇电子，如 ^{111}In，这类同位素具有较好的单细胞电离效应，可兼并用作诊断和治疗；③仅作诊断用途的 ^{99m}Tc。在标记方法方面，逐渐趋于温和、长效的标记方法，稳定性可达 72 小时以上。在化学药物标记物方面，可为阿霉素、卡奇霉素类药物。免疫毒素多为细菌毒素，如 PE38、白喉毒素、蓖麻毒素等，多采用重组融合表达方式。我国在发展该项技术方面也取得了很大的进展，第四军医大学发展的 ^{131}I 长效标记抗体技术制备肝癌药物利卡汀；中国医学科学院也报道了小分子工程抗体化学药物标记，并用于临床实践。

（五）疫苗学相关技术平台

为了提高疫苗的免疫保护效果，国内外正在开发新的疫苗剂型、佐剂（包括佐剂形式）、免疫接种枪等无针头疫苗接种器。这些新型疫苗剂型均是稳定、长效的疫苗剂型。目前，正在进行临床实验的佐剂有单磷酸脂蛋白 A，正在开发的有 CpG、细胞因子类等佐剂分子，以及在变态反应病和自身免疫性疾病的疫苗中能够引起免疫应答极化的佐剂。在高效表达载体及新型疫苗载体系统方面，正在建立与复制缺陷型病毒、单周期病毒突变株相匹配的互补型细胞系技术新体系（如单纯疱疹病毒的突变株等），以及细菌宿主/质粒平衡致死系统（染色体/质粒平衡致死系统）。

（六）生物诊断技术与检测试剂

目前发现的肿瘤标志物有癌特异性抗原及相关抗原、激素、受体、酶和同工酶、癌基因、抗癌基因及其产物，以及相关的单克隆抗体等 100 多种。基于抗体的肿瘤标志物的发现，科学家建立并获得了一系列特异性较强的癌标志物，为癌标志物的应用开辟了广阔的前景。目前，除广泛应用于临床的糖链抗原除癌胚抗原（CEA）和甲胎蛋白抗原（AFP）外，还有 CA（癌症抗原，Cancer Antigen）类抗原 CA199、CA153 等一系列抗原可用于癌的诊断和治疗；正在开发的肿瘤标志物如肝癌相关膜抗原（HAb18G/CD147）等。新型诊断及包括聚合酶链式反应（PCR）技术、基因测序技术、合成生物学、转基因技术、药物分子设计技术、基于芯片的细胞迁移新技术、活体动物体内光学成像技术的开发，以及模式生物的建立和完善，将进一步促进进生物诊断技术与检测试剂的长足发展。

（七）新型给药系统

在新型给药系统的研究中，某些新兴领域如纳米技术、透皮给药系统等发展迅猛，迎来了研究开发的高潮。除此之外，其他一些制剂新技术，如口服缓控释技术、吸入给药技术、长效微球的控释技术、微型乳剂的制备及稳定化、脂质体技术和靶向给药等，也获得重要的进展。胰岛素吸入剂已被批准上市。纳米粒与纳米药物制剂作为新型给药系统在某些领域发展潜力巨大。我国药物传递系统研究一直紧随国际动态，其内容几乎涵盖了国际该领域的各个方面。

此外，我国成立了国家微生物药物筛选中心、微生物药物研究工程中心等，研究并建立了几十种新的高通量药物筛选模型与方法，包括筛选抗肿瘤、抗病毒、抗耐药菌、抗真菌、抗感染、抗结核菌、抗骨质疏松、防治动脉粥样硬化及老年性疾病等药物的模型，为新药的研发打下了坚实的物质基础。生药学方面从形态学、显微水平观察发展到化学、基因水平研究药物，并从研究陆地药物发展到开始研究海洋资源，我国先后开展了别藻蓝蛋白、海葵毒素、鲨鱼软骨蛋白、芋螺毒素、降钙素等药用基因克隆与表达的研究，已形成一定的优势。目前已有一批海洋候选新药正在进行临床研究和临床前研究，国内专利申请主要集中在抗肿瘤药物、心脑血管疾病治疗药物及生物镇痛药物的研发方面，如新型抗艾滋病海洋药物 911 的研究开发，已获准进入 II 期临床试验，成为我国具有自主知识产权的第一个进入临床试验的抗艾滋病药物。

六、生化与生物技术药物学科与其他学科的学科渗透及新学科与分支学科的产生、发展

（一）生化与生物技术药物学科的特点与人才培养

中华人民共和国成立后，科技进步社会发展，各行各业对人才的需求逐渐提高，国内绝大多数医学院校先后成立了药学系或生物技术专业。我国生化与生物技术药物学科专业发展

及人才培养特点如下。

1. 学科专业口径窄

我国初期的高等教育体系往往忽视通才教育而注重专业教育，在专业设置上呈现出多、细、口径窄的特点。然而这种"重专业轻人文，重应用轻理论，重知识轻素质"的模式已经不能满足社会对人才的要求。今天，科学技术的发展呈现出交叉渗透，综合发展的趋势。现代生化与生物技术药物学科发展的特点是趋向综合性和学科交叉性，它以其独特的药学实验方法和技术，结合现代分子生物学方法、免疫学方法、遗传学方法等技术交叉与应用，已成为生命科学的重要研究领域。

2. 院校培养模式单一

现阶段，化学－药学仍是我国药学类专业人才培养模式的主要学科内容。这一现有模式的课程设置较为单一，多个课程都具有自身的完整性和系统性，导致课程之间重复较多；现行的多个版本教材大多内容落后陈旧，不能体现出药学领域的前沿内容；药学专业的实验课也多以验证为主，没有大量的引入具有设计性和综合性的实验；课堂教学方法单一，沿用传统的老师讲学生听的模式，学生的自主探讨受到限制；仅仅注重专业课教育，忽视相关的人文课程教学，对于专业性较强的学科，其德育课程的教学效果普遍不佳。就从药学人才的需求来讲，需要科研型、教育型、工程设计型、工艺型、政府管理型、企业管理型、市场营销型、临床药师等等不同类型的复合人才。

适应新世纪学科发展需求和人才培养需求，生化与生物技术药物学科与其他学科的多学科交叉渗透，已成为高等教育研究的新课题，也是培养适应新世纪发展的高层次和创新型复合型人才的希望所在。同时，新专业学科分化与整合必将对生化与生物技术药物产生巨大影响。

（二）生化与生物技术药物学科的分化与整合

从学科发展的历史来看，学科的分化与整合是一个历史发展过程，随着社会的变革，一方面学科分工的脚步加剧，另一方面则不断出现重新整合、跨领域的新兴学科。学科的分化与整合也是一个辩证发展过程，随着学术文化事业的繁荣，学科在不断细分中整合，在整合中细分，分化与整合相互渗透，形成一个研究更深入、更具有综合性的学科体系。药学学科在当今社会已占据举足轻重的地位。综观这一学科设立的基础和它近年来的发展，我们可以清晰地看到，它与其他学科一样有着分化与整合的过程，既表现为学科分化与整合历史发展过程的产物，也体现了学科分化与整合的辩证发展关系。

未来生化与生物技术药物学科的交叉和渗透可以简要概括为以下 4 个模块：

第一个模块为所有药学类范畴的人才都应该掌握的通用基础课程如高等数学、物理学和化学、计算机和信息学等；

第二个模块是生命科学范畴内的基础学科如像解剖学、细胞生物学、遗传学、计算药物学、药理学、药剂学等；

第三个模块包括与药学相关的社会公共课程如药政法、药事管理、GMP、药物的社会学、营销学等；

第四个模块包括工程设计和实现方法，为研发生产所必备的知识。

（三）新的生化与生物技术药物学科

随着科学技术及药学学科的迅猛发展，新的生化与生物技术药物学科不断涌现。这里简要介绍几个比较有代表性的。

1. 药事管理学

药事管理学是药学的重要组成部分，是 20 世纪后期才形成的学科，与现代药学科学和药学实践的发展紧密相关。现代药学学科和药学实践的发展日益受社会经济、法律、教育、公众心理等因素影响，药学与社会科学诸学科的相互交叉、相互渗透，形成了以社会学、法学、经济学、管理学科为主要基础的一个知识领域——药事管理学。药事管理学科是药学科学的分支学科，其基础和研究内容与药学的其他分支学科（药剂学、药物化学、药理学、临床药学等）不尽相同，在很大程度上具有社会科学的性质。它应用社会学、经济学、法学、心理学和管理科学的原理，研究药学事业中的人、经济、法律、信息、机构和制度；研究政治、社会、经济、文化等因素对药学事业的影响；探索药学事业科学管理的客观规律，以促进药学事业的发展。

2. 老年药学

老年药学是研究老年期用药特点，规律与科学用药及抗衰老药物的开发应用的一门新学科。随着老年学、老年医学、衰老生物学、衰老生物化学、长寿药理学和现代医药学等学科的深入发展形成的一门边缘学科，是在世界人口加速老龄化、抗衰老研究蓬勃发展中崛起的一门应用学科。它是老年医学的重要分支，又是现代药学的创新、延伸和发展。它在探求老年人科学用药规律与合理、安全、有效用药开发研究衰老药物，提高老年人生命质量、调整机体功能、延缓机体衰老、延长健康寿命、实现健康老化的人类大业中具有重要的作用和意义。

3. 药物动力学

药物动力学也称药动学，系应用动力学的原理与数学处理方法，定量描述药物通过各种途径（如静脉注射、肌肉注射、静脉滴注、口服给药等）进入机体内的吸收、分布和排泄等过程的动态变化规律，即研究体内药物的存在位里、数量（或浓度）与时间之间的关系，并提出解释这些数据所需的数学关系式的科学。

4. 网络药学

网络药学是以网络技术为代表的现代计算机科学与药学各学科相互交叉渗透而成的新的边缘学科。它是现代药学的重要组成部分，以网络技术为支持，以药学科学和实践为内容，以药学信息为核心，以网络活动为表现。网络药学探讨了网络在药学科研、药学教育、药学信息查询、药学管理、交流和服务，以及药品营销等药学工作的应用现状和发展方向。

七、我国生化与生物技术药物学科体系的构建与形成

我国将生化与生物技术药物学科纳入药学学科体系中（也有将生物技术专业归生物学科体系中）。

早期的药物学没有分科。20 世纪以来，化学、物理学、生物学、解剖学和生理学的兴起大大促进了药物学学科的快速发展。目前，药物学已发展成为独立的学科；而且药学又与其他学科互相渗透，逐渐衍生新的边缘学科。20 世纪 80 年代，受体学说和基因工程技术的创立，为药学事业的发展产生了一个新的飞跃，催生了生化与生物技术药物学科的出现。

在生化与生物技术药物学科体系的人才培养目标设置上，如对于初级药士，不仅需要完

成包括生理学、生物化学、微生物学、天然药化、药物化学、药物分析的基础知识，也需要完成药剂学、药事管理、药理学等相关专业知识学习；完成医院药学综合知识与技能（总论）、医院药学综合知识与技能（各论）专业实践能力培训。其培养目标即掌握药学各分支学科的基本理论和基础知识，接受药学科研方法和技能的基本训练。具备较扎实的基础和较宽广的专业知识。培养能从事药物化学、药物分析、药物评价、临床合理用药、医药经营及管理、新药研究与开发、药品生产与管理等方面工作的高级科学技术人才。在业务培养上，主要学习药学各主要分支学科的基本理论和基本知识，受到药学实验方法和技能的基本训练，具有药物制备、质量控制评价及指导合理用药的基本能力。

我国积极推动药学，包括生化与生物技术药物的相关专业的建立。目前，大多的综合院校均有生化与生物技术药物专业，同时也有专业的药学学院和相关的药物研究所。

生化与生物技术药物学科体系目前课程设置完善，同时含有必要的实践性教学环节。一般来说，开设这些专业和综合药科大学基本都开设主干学科如药学、化学、生物学、医学理论；需要完成主要课程包括：无机化学、有机化学、化学分析、物理化学、生物化学、微生物与免疫学、仪器分析、药物化学、药剂学、药理学、药物分析学、药事管理学、临床医学概论、药物合成；此外在中医药院校还开设中药学、中药化学、中药炮制学、中药药理学、中药药剂学。培训人员或学生在完成上述理论课程的学习同时，也需要参与主要实践性教学环节，包括生产实习、毕业论文设计等。修业年限：四年或者五年；授予学位：医学或理学学士。

八、生化与生物技术药物学科发展进程中的重要事件

中华人民共和国成立后，我国社会主义事业取得了伟大成就，政治稳定，经济繁荣，重大科学技术研究成果层出不穷。许多先进技术被引进医药学中，大大促进了生化与生物技术药物学科的发展。

中华人民共和国成立后，国家在生化与生物技术药物在一定的程度上投入了较大的研究支持，并获得了一系列重要成果／事件。1965年，中国首次实现人工合成结晶牛胰岛素，这是世界上第一个全合成的蛋白质，开辟了人工合成蛋白质的时代；之后我国科学家屠呦呦从中药青蒿中分离得到抗疟有效单体青蒿素，实验证明对鼠疟、猴疟的原虫抑制率达到100%；1975年我国第一代血源性"乙型肝炎疫苗"研制成功；1989年批准了第一个在我国生产的基因工程药物——重组人干扰素 α1b，标志着我国生产的基因工程药物实现了零的突破。21世纪以来，我国不仅上市了首个基因药物"今又生"，而且在2007年上市了具有我国自主知识产权的用于治疗原发性肝癌的单克隆抗体放射免疫靶向药物——碘美妥昔单抗注射液（利卡汀）。2015年，国家食品药品监督管理总局批准我国自主研发的预防用生物制品1类新药——肠道病毒71型灭活疫苗用于儿童手足口病防治。这些重要的事件或成果的获得也标志着我国生化与生物技术药物取得的巨大进步。

九、研究机构与大学内生化与生物技术药物学科相关学科力量的分布

我国生化与生物技术药物学科的发展，在中华人民共和国成立后经历了5次大的变化：分别是20世纪60年代末中药制剂；70年代开始研究临床药学和医院药剂学；70年代中期完善

药学管理；80 年代初期开始强调医院制品质量和药剂控制；以及 80 年代中后期开始完善生化与生物技术药物学科建设。

（一）60 年代末中药制剂

支撑这一技术工作的基础学科主要是以化学为主，其学科工作特点为：①以原生药或脏器为原料的粗制剂占的比例比较大；②处方调剂的工作量较大；③药品的含量测定是质控的唯一标准；④包揽一切医疗物资供应。

（二）70 年代开始研究临床药学

支撑这一技术工作的基础为化学、数学、药物动力学及高分辨率的检测技术，其学科工作特点：①药用标准的精制原料生产制剂增多；②处方的调剂工作量部分减少，转向关注药品的合理应用；③药物质量标准控制中除含量测定外，注意了药物稳定性，生物利用度测定；④开始了血药浓度监测工作；⑤药品与药材供应分开，供应工作走向专一。

（三）70 年代中期完善药学管理

1972 年 9 月经国务院批准，由卫生部牵头筹组了《中国药典》的编订工作，各省、自治区、直辖市成立了药品标准领导小组和办公室。中草药的发掘和利用得到广泛的开展，还基本上保证了防治疾病用药的需要。1979 年恢复成立了药典委员会，1980 年颁布了《中国药典》（1977 年版），还制定了部颁标准。药检机构的建设和质量监督检验工作有了较快的发展。

（四）80 年代医院制品质量和药剂控制

1980 年，国务院转发了《善于加强药政管理禁止制售伪劣药品的报告》，加强了对医药市场管理，对扰乱社会治安的非法游医药贩进行了取缔打击。建立国家医药管理总局，统一集中管理药品生产、经营；药事管理进入法制化新阶段；尤其是医院制品质量和药剂控制得到极大的管理和控制，1984 年我国通过了《中华人民共和国药品管理法》，中国的药事管理工作进入法制管理的新阶段。

（五）80 年代中后期开始完善生化与生物技术药物学科建设

生化与生物技术药物 / 药学专业主要是从事相关药品开发，生产，药品检验，药品调剂，药品零售和药品营销。

目前我国已经成立了一批国家生化与生物技术药物 / 药学国家重点学科、科研院所，一定程度上培养了相当的专业人才，但是还远远没有达到满足人民群众健康的需求数量。下面列举了自中华人民共和国成立以来成立的生化与生物技术药物学科相关大学和科研院所。包括浙江大学药学院、广东药科大学、四川大学华西药学院、上海交通大学药学院、河北医科大学药学院、北京大学药学院、复旦大学药学院、上海中医药大学、中国人民解放军第三军医大学、中国人民解放军第四军医大学、中国海洋大学药学院、中国药科大学、沈阳药科大学等。相关领域的国家重点学科包括：①微生物与生化药学：北京协和医学院；②药物化学：北京大学、北京协和医学院、中国药科大学等。

十、生化与生物技术药物中具有独特意义的中国学派和研究传统

由于健康和治疗疾病的需要，医术很早就引起人们的重视，并最先成为一个独立的研究领域。一些名医成为宫廷御医或贵族的私人医生，倍受社会的尊重。在医药化学时期，虽然出了不少名医，也发现了不少有效的治疗药物，但医药学家的医学理论仍然十分落后。由于

医药化学时期化学为医学提供了大量治疗疾病的有效药物，促使更多的医药学家涌向化学这片正待大力开发的绿洲沃土，这就造成在以后相当长的历史时期内众多的医学家或药剂师成为著名的化学家。所以在近代化学的发展中，医药学家确实为化学做出了重大贡献。化学的帮助不仅为医学提供了更多诊治疾病的医疗手段，而且发现和合成了许许多多的治疗各种疾病的特效药物，如解热镇痛药、降压药、磺胺药、抗生素、防腐剂、消毒剂、麻醉剂等，并大大丰富和发展了医学理论。可以说，在化学孕育、确立和发展的过程中，医药学家起到了非同寻常的作用，而化学的进步又反过来为医学的发展提供了必要的前提和理论基础。这种相辅相成、互相促进的关系至今仍是如此。

20世纪以来，一大批化学家又纷纷涌向医学领域，与医学家携手合作，为生理医学和药物学的发展做出了辉煌的贡献。不少化学家荣幸地成为诺贝尔生理医学奖得主，开辟了维生素和激素的合成、药物化学、酶化学、蛋白质化学、细胞化学、遗传基因工程等许多新领域。同时化学也成为医学家们的必修课程，从事医学和药物学研究的人员如果不懂化学，就根本无法在医学领域站住脚。在新的历史时期，医学和化学的亲缘关系不仅依然存在，而且更加亲密，充分体现了人类认识上的规律性和科学发展的内部机制。

十一、生化与生物技术药物学科成果产出的统计分析

近20年以来我国生物医药产业一直保持着高速的增长，年均增长率保持在15%~30%，远远高于全球医药行业年均10%左右的增长率。"十二五"以来，虽然全国GDP增速回落，但医药制造业相比较其他行业增速仍然较快。我国在生化与生物技术药物学科领域探索了既符合国际惯例又体现中国特色的发展体制机制，凝聚了一批高素质、正值创新高峰的海内外高层次人才，我国目前约有4万余人从事生物技术研发工作。与此同时，我国国家药品监督管理局也加强了药物审批力度，在2010—2012年度审评药物近6000项，1.1类新药接近80个，但仿制药重复率高，达60%以上，集中在抗肿瘤药、内分泌系统、神经系统等领域。

中国疫苗市场和疫苗研发进展迅速。我国疫苗市场的总体规模约为20亿元，年增长率达到15%，高于全球10%的年平均增长率。我国目前自主研发的基因工程痢疾疫苗和霍乱疫苗，也是全球同种产品中首批获准上市的生物技术药物；我国还率先在世界上研制成功了重组幽门螺旋杆菌疫苗，对幽门螺旋杆菌感染患者有预防和治疗作用。

在核酸药物方面，2004年我国批准了全球首个基因治疗药物重组人p53腺病毒注射液；2005年，我国批准第二种基因治疗产品H101用于头颈部肿瘤治疗。

"重大新药创制"科技重大专项在培育与发展"十二五"生物医药产业过程中发挥了重大作用。"重大新药创制"科技重大专项共获得52个品种，74件新药证书（占全国同期的91.4%），比"十五"期间增长64%。36个品种拥有自主知识产权，23个品种实现了产业化。世界首个戊肝疫苗、我国第一个小分子靶向抗肿瘤药物盐酸埃克替尼成功上市。

十二、生化与生物技术药物学科人才的培养及存在的问题

传统的生化与生物技术药物人才培养模式，概括地说：一是"见物不见人"，以药物为中心，而不是以"人"和患者为中心；二是单纯的知识、技术教育，是以药品（主要是化学类药品）开发为中心的知识、技术教育，与全面素质教育的要求相去甚远。

在传统药学教育思想指导下，所培养的人才往往存在明显的知识结构缺陷，如生物医学和临床实践技能缺乏，对临床药物治疗方案评价能力低；缺乏人文精神，只注重对药物的研制、生产和营销，忽视对患者的人文关怀。这种片面的药学教育思想，造成我国生化与生物技术药物学科领域从业人员整体结构不合理，临床药师和执业药师等药学服务人员严重缺乏，在合理用药、安全用药方面出现的问题越来越多，药源性疾病的比例很高而且呈增加趋势。因此，培养大批适应社会需求服务的复合型人才，建立完善的生物技术药物学科人才的培养体系，已经成为我国生化与生物技术学科领域发展亟待解决的重大战略课题，改革势在必行，任重而道远。

转变传统的药学教育思想要做许多工作：一是大力推进素质教育，加强对大学生创新精神和实践能力的培养教育，加强人文社会科学学科建设，特别要抓好以加强大学生文化素质教育为切入点的全面素质教育，让学生懂得以人为本，多一些人文关怀；二是确立药学服务的新概念即以患者为中心的全方位服务。20 个世纪 90 年代，美国佛罗里达大学药学院教授赫普勒（Hepler）等提出了药学服务的定义："药师以负责的态度提供药物治疗，以达到特定的治疗结果，因而改进病人的生活品质。"

生化与生物技术药物学科创新人才培养模式的探索，作为为社会发展培养和储备人才的高等教育，必须根据我国社会的发展趋势与目标，适时调整人才培养模式与标准。我国的高等药学教育界应当立即行动起来，解放思想，与时俱进，敢于创新，以对我国社会发展和人民身体健康负责的态度，按照市场经济的规律，在《中华人民共和国高等教育法》所规范的权限内，认真思考、论证乃至建立培养生化与生物技术药物专业和复合型人才模式，培养适应社会发展需求的相关药学服务专门人才，推动我国建立生化与生物技术药物学科及其研发体系的进程。

十三、对生化与生物技术药物学科发展趋势的理解

医学和药学的出现是伴随着人类健康而出现的，并伴随着疾病治疗而发展，其最终目的就是促进人类健康。随着医学和药学学科的发展，在未来的社会，人们谈论的话题将更多涉及"健康"。正如 1996 年，世界卫生组织在《迎接 21 世纪的挑战——21 世纪的医学》中明确西医学正在从"疾病医学"向"健康医学"的方向发展。其中，就有从"重治疗"向"重预防"发展；从"群体治疗"向"个体治疗"发展；从"强调医生作用"向"重视病人的自我保健作用"发展；在医疗服务方面，则是从"以疾病为中心"向"以病人为中心"发展。进入 21 世纪以来，人类对自身健康和保健的认识发生了根本性的变化，从 20 世纪的"对症治疗"模式已转变为当代的"干预治疗"模式，归结为"4P 医学"模式，即预防（Preventive）、预测（Predictive）、个体化（Personalized）和参与（Participatory）医学。在未来健康医学发展中，依托现代的生物技术获得的新型生化与生物技术药物将起到关键和核心的作用。随着医学的深入研究到分子医学研究水平，在临床疾病的早期诊断、个体化治疗以及疗效监测中，基于生化与生物技术药物学科的生物技术药物前景广阔，也将更深入地体现"以人为本"的医学理念。

生化与生物技术药物学科的发展直接关系人类健康，影响生活质量。生物药物的发展会使得已发现的病症有对应的药物，而且有能够获取的药物，换句话说"有药治，吃得起"，实

实在在解决没药吃，药物贵的现实问题。当前很多的疾病没有对应的药物，更很难说选用个体化药物；已有药物滥用且不对症应用也是引起成本增加的原因，而生化与生物技术药物学科的发展将会对这些问题带来解决途径。例如，针对常见病和多发病，研发具有我国自主知识产权、产业化前景、良好经济及社会效益的生物技术药物，如基因工程药物、治疗性抗体、基因治疗产品等；研发关系到国计民生的防治严重传染病的基因工程、亚单位、微生物载体、核酸等新型疫苗；研发针对病毒性疾病的新型治疗性疫苗。此外，充分运用现代技术，加强作用机制新、疗效高、毒副作用小的具有自主知识产权和市场竞争力的创新药物的研制。其中包括，开发具有新作用机制的抗高血压、血脂调节、心脑血管保护、抗恶性肿瘤、抗感染、抗炎免疫、抗糖尿病、抗神经退行性疾病、抗抑郁和抗精神障碍等创新药物和手性创新药物；优选新结构类型的全新化合物和新作用类型、作用靶点的化合物，以及已知结构类型的新化合物、天然产物中有效单体或有效组分，进行候选药物的结构设计与优化、制剂工艺和质量标准研究，以及一般药理学、药效学、毒理学、药物代谢动力学等临床前评价研究；对前景可观的重点候选药物进行人体耐受性试验、药代动力学试验以及药效学和安全性评价等临床试验研究。

总之，在生化与生物技术药物开发和保障人类生命健康的道路上，我们要走的路还很长，生化与生物技术药物学科在新的科学技术如组学技术、测序技术和大数据发展的推动下，必将能够发挥其认识生命本源、提高生命质量、尊重生命价值的作用。

十四、其他

以现代生物技术发展为基础的生化与生物技术药物学科的革新，为人类预防疾病、诊断疾病、治疗疾病及延缓衰老提供了全新的思路，也为我国医药产业发展奠定了创新的源泉。虽然我国的医药生物技术产业起步较晚，但通过30多年的发展已经形成了一定规模。我国是世界上疫苗生产量、使用量最大的国家；国产血液制品已代替进口产品，市场规模发展迅速；生物药物产业持续快速发展，市场规模逐步扩大；诊断试剂产业增长快速，市场潜力巨大。生化与生物技术药物的发展对人类健康，延长人类寿命，提高生活质量具有不可估量的积极作用。

中国药学大事记

公元前 21 世纪以前：

传说"神农尝百草"，始有医药。

广大劳动人民在长期生产和劳动实践中逐渐发现并认识了"酒"，从其应用方面对人类的健康起了"药"的作用。

公元前 21 世纪—前 11 世纪：

夏朝，巫开始出现。直至商代，医药活动全部为巫所掌握，巫即是医，医巫不分，医疗水平低下。

无数先民通过千百年的生活实践，发明了汤液。

公元前 11 世纪—前 220 年：

医与巫开始分离。

名医扁鹊著《难经》。

《黄帝内经》约成书于战国时期，后又经过秦汉一些医家的修订和补充，是我国早期的一部医学总集。

公元前 168 年：

马王堆简帛医书于此时下葬，其中《五十二病方》是我国已发现的最古老且首尾完整的医方专书，成书年代早于《黄帝内经》。

公元前 216—前 150 年：

名医淳于意始用《诊籍》，为现存最早的医案。

约公元 5 年：

《神农本草经》约草创于西汉，成书于东汉初年。

公元 58—88 年：

武威汉代医简《治百病方》成书。

公元 112—207 年：

华佗用"麻沸散"施行开腹术，被誉为世界上第一个使用麻醉术做腹腔手术的人。

公元 147—168 年：

东汉魏伯阳著《周易参同契》。

公元 196—204 年：

张仲景著《伤寒杂病论》，确立了"辨证施治"的医疗原则。

公元 200—220 年：

药物学著作《名医别录》约成书于此时。

公元 283—343 年：

葛洪著《肘后救卒方》《抱朴子》等。

公元 420—479 年：

雷敩著《雷公炮炙论》，是最早的炮制专书。

公元 443 年：

太医秦承祖奏置医学。

公元 479—557 年：

陶弘景著《本草经集注》《肘后百一方》等书。

公元 581—618 年：

隋朝政府于太常寺下设太医署，为医政管理和医学教育机构。

公元 581—682 年：

孙思邈编著《千金翼方》《千金要方》。

公元 621—714 年：

孟诜著《食疗本草》。

公元 624 年：

唐太医署设医药教育机构，分科传授医药学。

公元 659 年：

苏敬等编《新修本草》，由唐朝政府颁行，是中国也是世界上第一部药典。

公元 713—741 年：

陈藏器著《本草拾遗》。

公元 752 年：

王焘著《外台秘要》。

公元 755 年：

藏医玛哈亚纳等人编著《月王药诊》。

公元 765 年：

藏医学家宇妥·元丹贡布编著《四部医典》。

公元 907—925 年：

李珣著《海药本草》。

公元 908—923 年：

《日华子诸家本草》编成，作者不详。

公元 938—957 年：

韩保昇著《蜀本草》。

公元 973 年：

刘翰等编《开宝新详定本草》，次年重定为《开宝重订本草》。

公元 981 年：

贾黄中等编成医方书《普济方》。

公元 982—992 年：

王怀隐等编《太平圣惠方》。

公元 992 年：

设翰林医官院，改太医署为太医局。隶于太常寺。

公元 1046 年：

何希彭辑《圣惠选方》。

公元 1061 年：

宋廷刊行掌禹锡等编著的《嘉祐补注神农本草经》。

苏颂等编《图经本草》。

公元 1075 年：

沈括著《苏沈良方》。

公元 1076 年：

宋朝创设卖药所（又名熟药所），是我国也是世界医学史上最早开设的官办药局。太医局从太常寺中分出，成为医学教育专门机构，开医学教育独立发展的先河。

公元 1080 年：

太医局将卖药所使用的配方加上从各地征集来的验方，编制并刊行《太医局方》。

公元 1082 年：

唐慎微著《经史证类备急本草》。宋政府三次校订刊行，颁布全国。

公元 1092 年：

陈承编撰《重广补注神农本草图经》。

公元 1093 年：

沈括编著《梦溪笔谈》。

公元 1103 年：

宋廷设修合药所，为我国最早的制造中成药的官办机构。

公元 1107 年：

陈师文等校正《太医局方》，编成《和剂局方》5 卷。

公元 1108 年：

医官艾晟等编修并由宋廷刊行《大观经史证类备急本草》，简称《大观本草》。

公元 1111—1117 年：

医官曹孝忠等编《圣济总录》。

公元 1116 年：

医官曹孝忠等奉令编修并由宋廷刊行《政和新修经史证类备急本草》，简称《政和本草》。

寇宗奭编著而成《本草衍义》。

公元 1132 年：

许叔微著《普济本事方》。

公元 1133 年：

张锐著《鸡峰普济方》。

公元 1151 年：

全国卖药所均改称医药惠民局，修合药所改称医药和剂局。

《和剂局方》经许洪校订后改名《太平惠民和剂局方》，增为十卷。

公元 1156 年：

成无己著《伤寒论方》。

公元 1159 年：

医官王继先、高绍功等编修并由宋廷刊行《绍兴校订经史证类备急本草》，简称《绍兴本草》。

公元 1161 年：

郑樵著《本草成书》。

公元 1172 年：

刘完素著《宣明论方》。

公元 1186 年：

张元素著《珍珠囊》。

公元 1217—1221 年：

张从正著《儒门事亲》。

约公元 1230 年：

李杲著《用药法象》。

公元 1237 年：

元代仿宋制，开设惠民局。

公元 1247 年：

宋慈编著《洗冤录》。

公元 1249 年：

张存惠编撰《重修政和经史政类备急本草》。

公元 1253 年：

严用和著《济生方》。

公元 1284 年：

王好古著《汤液本草》。

公元 1330 年：

元代饮膳太医忽思慧著《饮膳正要》。

公元 1331 年：

元海宁医士吴瑞著《日用本草》。

公元 1347 年：

朱震亨著《局方发挥》。

公元 1370 年：

明政府于南京设置惠民局。

公元 1384 年：

徐彦纯著《本草发挥》。

公元 1406 年：

朱橚等编著《救荒本草》《普济方》。

公元 1413 年：

李恒等人著《袖珍方》刊行于世。

公元 1471 年：

太医董宿、方贤、杨文翰等编著《奇效良方》。

公元 1476 年：

兰茂著《滇南本草》。

公元 1492 年：

王纶著《本草集要》。

公元 1505 年：

明代官修本草《本草品汇精要》由太医刘文泰等人纂修完成，是我国历代官修本草的最后一部。

公元 1550 年：

张时彻著《摄生众妙方》刊行。

公元 1556 年：

滇南范洪在《滇南本草》基础上，结合自己所学本草，重新编成《滇南本草图说》。

公元 1565 年：

陈嘉谟著《本草蒙筌》。

公元 1575 年：

川沙开设"长生药材"中药店。

公元 1578 年：

李时珍著成《本草纲目》。

公元 1606 年：

德国人熊三拔来华，著有《泰西水法》一书，其中温泉疗法以及药露蒸馏法等内容，为西药制造法传入中国的开始。

公元 1613 年：

传教士艾儒略来华，著《西方问答》。

公元 1622 年：

缪希雍著《炮制大法》。

李中梓撰《雷公炮制药性解》刊行。

公元 1640 年：

施沛著《祖剂》。

公元 1664 年：

刘若金著《本草述》。

公元 1669 年：

乐显扬创办同仁堂药室。

公元 1682 年：

汪昂著《医方集解》。

公元 1694 年：

汪昂著《本草备要》。

公元 1695 年：

著名外伤科医生姜宾远开创姜衍泽堂药铺。

公元 1753 年：

黄元御著《长沙药解》。

公元 1757 年：

吴仪洛著《本草从新》。

公元 1759 年：

赵学敏著《串雅》。

徐大椿著《伤寒类方》。

公元 1761 年：

严洁等编著《得配本草》。

吴仪洛著《成方切用》。

公元 1765 年：

赵学敏著《本草纲目拾遗》。

公元 1773 年：

沈金鳌著《要药分剂》。

公元 1783 年：

童善长开设童涵春堂中药店。

公元 1820 年：

东印度公司医生皮尔森和英国人李文斯顿合伙在澳门开设澳门药房。

公元 1824 年：

开设沈阳天益堂药店。

公元 1832 年：

杨时泰著《本草述钩元》。

公元 1835 年：

美国传教士伯驾在广州开办中国最早的西医院，开设有西药房，从此开始国内西药调剂的工作模式。同时他还教授西医药知识，这是我国培养西药人才的开始。

公元 1840 年：

鸦片战争爆发，西方医药大量传入中国并开始广泛传播。

西藏的重要本草学著作《晶珠本草》编成。

公元 1844 年：

顾观光编成《神农本草经》重辑本四卷。

公元 1846 年：

鲍相璈著《验方新编》。

公元 1847 年：

中国近代最早去西方学习医学的留学生黄宽赴美麻省曼松（Manson）学校学习。

公元 1848 年：

吴其濬编著《植物名实图考》。

公元 1850 年：

叶志诜著《神农本草经赞》。

英国药师洛克在上海创办上海药房。英国医生霍尔与马锐在上海开设霍尔－马锐药房。英商在广州开设屈臣氏药房。

文晟辑《药性摘录》。

公元 1851 年：

龚自璋等著《医方易简新编》。

公元 1853 年：

王世雄著《潜斋简效方》。

公元 1854 年：

王世雄著《四科简效方》。

公元 1856 年：

张希白著《药性蒙求》。

公元 1862 年：

清政府开办京师同文馆，教习太医院医士、医生，是近代最早的医学校。

公元 1863 年：

屠道和著《本草汇纂》。

公元 1864 年：

吴尚先撰《理瀹骈文》，是一部以膏药为主的外治法专书。

公元 1865 年：

费伯雄著《医方论》。

公元 1881 年：

李鸿章在天津创办北洋施医局，1892 年更名为北洋医学堂，是我国自办最早的医学校。

公元 1884—1894 年：

唐宗海著《中西汇通医书五种》。

公元 1885 年：

乐清名医陈虬在浙江创办利济医学堂，是我国近代早期较有影响的中医药学校。

公元 1886 年：

徐士銮著《医方丛话》。

公元 1890 年：

李鸿章最早提出"中西医汇通"思想。

公元 1892 年：

姜国伊著《神农本经》。

朱沛文著《华洋脏象约纂》。

公元 1900 年：

英国人施德之在上海开设施德之药厂，是我国最早开设的西药制药厂。

公元 1901 年：

郑肖岩著《伪药条辨》。

公元 1902 年：

袁世凯在天津创办的北洋军医学堂，1906 年改名为陆军军医学堂，1908 年开始增设药科，从此我国有了近代的药学教育。

梁培基在广州创设的梁培基药厂开业，制售西成药。

公元 1904 年：

周岩著《本草思辨录》刊行。

公元 1907 年：

中华药学会成立于日本，是我国成立最早的全国药学学术团体。

留日医药两科学生创办《医药学报》并在日本东京出版。

清朝学部与日本千叶医专等学校约定收中国留学生办法，经费由各省分担。

公元 1908 年：

陆军军医学校设立药科，学制三年，为我国最早的高等药学教育机构。

公元 1910 年：

仲学辂等著《本草崇原集说》。

丁福保著《中西医方汇通》。

公元 1911 年：

上海第一家民族资本药厂——龙虎公司成立。

公元 1912 年：

北洋政府颁布的《医学教育规程》中，没有把中医药的内容列入，引起全国中医药界的反对。

陆军军医学堂改名为陆军军医学校。

公元 1913 年：

中国最早创办的药学专业学校——浙江公立医药专门学校成立。

公元 1914 年：

北洋军阀政府主张废止中医。

余云岫著《灵素商兑》，否定中医理论。

公元 1918—1934 年：

张锡纯著《医学衷中参西录》。

公元 1919 年：

黄胜白主编的《同德医学》杂志创刊于上海。该刊后改名《同德医药学》，1924 年改名为《医药学》，内容侧重报道药学进展，为中华人民共和国成立前发行时间较久的医药杂志之一。

公元 1920 年：

浙江医药专门学校药科师生主办的《药报》创刊。

曹绳彦著《古今名医万方类编》。

公元 1922—1935 年：

恽铁樵著《药庵医学丛书》。

公元 1924—1926 年：

从美国留学归来的陈克恢博士在北京协和医学院药理科工作时，从中药麻黄中提取出麻黄碱，并在药理实验中发现它有拟肾上腺素作用，证明麻黄碱是麻黄止喘的有效成分，这是第一个采用现代科技方法阐明中药有效成分的药理作用，并成功地应用于临床的范例。

公元 1925 年：

蒋玉伯著《中国药物学集成》。

公元 1927—1937 年：

南京政府成立北平研究院、中央研究院和中央卫生实验处，进行中药化学、生理学、生药学、生物化学、药物化学等方面的研究。

公元 1927 年：

曹炳章著《增订伪药条辨》。

公元 1928 年：

红军占领江西永新县城，获得五六百担药材，在茅坪附近的茶山源设立了红军最早的药材库。

公元 1929 年：

国民政府第一次中央卫生委员会通过余云岫等提出的"废止旧医以扫除医事卫生之障碍案"，企图消灭中医。遭到全国中医药界的激烈抗争，该提案被迫取消。

孙子云著《神农本草经注论》。

中法大学在上海成立药学专修科（四年制）。

齐鲁大学增设药科，是我国最早的高等药学专业之一。

公元 1930—1949 年：

齐鲁大学、华西协合大学开设"药房管理"课程、"药物管理与药学伦理"课程。

公元 1930 年：

陈克恢与施密特合著《麻黄素及有关化合物》一书在美国出版，为国际上公认的权威著作。

由著名药学家孟目的主编的《中华药典》出版。

齐鲁大学、华西协合大学开设"药房管理"课程、"药物管理与药学伦理"课程。到 1949 年停止。

公元 1931—1932 年：

赵燏黄著《中国新本草图志》。

公元 1931 年：

中央国医馆成立。

中国工农红军卫校（沈阳药科大学前身）创建于江西瑞金。

陈仁山著《药物出产辨》。

沈家征著《中国药物形态学》。

11 月 25 日，中华苏维埃共和国中央革命军事委员会成立，下设军医处，贺诚任处长，处下设科，材料科负责红军药材工作。

公元 1932 年：

华西协和大学理学院药学系（四川大学华西药学院前身）成立。

中国工农红军军医学校在雩都举行开学典礼，贺诚兼任校长。学校设有调剂班，学制 6 个月，长征前共办 5 期，毕业学员 75 名。

中央军委决定总军医处改为总卫生部，贺诚任部长兼政治委员，原属各科改称局。药材局局长唐仪贞，下设生产采购科、保管供应科。

国立北平研究院药物研究所成立，是我国最早的现代药物研究机构。

公元 1933 年：

丁福保著《中药浅说》。

公元 1934 年：

赵燏黄著《现代本草——生药学》。

赵燏黄与徐伯钧合编了《现代本草生药学》上册，1937 年叶三多编写了下册。

公元 1935 年：

阮其煜著《本草经新注》。

温敬修著《实验药物学》。

杨华亭著《药物图考》。

公元 1936 年：

国民政府于南京创办国立药学专科学校，为当时国内唯一独立设置的高等药学教育机构，学制 4 年。

国民政府颁布"中医条例"。

国立上海医学院成立药学系（复旦大学药学院前身）。

汪雪轩著《鉴选国药常识》。

赵燏黄著《祁州药志》。

吴克潜著《古今医方集成》。

李克蕙等著《验方辑要》。

公元 1937 年：

蔡陆仙著《中国医药汇海》。

公元 1938 年：

杨叔澄著《制药学大纲》。

公元 1939 年：

裴鉴编著《中国药用植物志》第一册出版。该书以后陆续出版，1958 年出至第六册。

朱恒璧著《药理学》出版。

八路军卫生材料厂（八路军制药厂）成立，李维祯任厂长。

公元 1941 年：

周志林著《本草用法研究》。

北京大学医学院药学系（北京大学药学院前身）成立。

公元 1942 年：

中华药学会在重庆重新立案，改名中国药学会，并召开第一次年会。

刘复著《神农古本草经》。

周复生著《（增订）药业指南》。

中国医科大学药科分立，定名延安药科学校，校长李维桢兼任。

公元 1944 年：

新四军军部批准建立新四军军医学校，在抗日根据地淮南新浦镇招生，江上峰任首任校长。

公元 1945 年：

经利彬等著《滇南本草图谱》（第一集）。

公元 1946 年：

北平中央防疫处处长汤飞凡与从欧美留学归来的童村、马誉徵和留日归来的许文思等开始在天坛中央防疫处进行青霉素研究。

延安药科学校龙在云带领部分人员到佳木斯组建东北药科专门学校，1948 年进沈阳，1950 年转交地方，现为沈阳药科大学。

公元 1948 年：

华东军区卫生部召开首届药材工作大会，出席代表 45 人，会议确定药材组织机构及领导系统、药材科工作任务和工作制度以及干部教育问题。

公元 1949 年：

尉稼谦著《国药科学制造法》。

9 月 15 日，军委卫生部在北平召开第二届全军药工会议，出席会议有各大军区药材处、药校、药厂的代表 62 人，修订药材工作制度标准和制药规章制度，通过药材生产提案，成立医药公司等。朱德副主席到会指示，发展药学事业，争取自足，并考虑面对群众。

中华人民共和国成立后将原天坛中央防疫处改名为北京生物制品研究所，设立青霉素室。

11 月，国家卫生部成立，医政司设中医科，确立中医药地位，为中药资源行业和中药材种植产业奠定政策基础。

公元 1950 年：

全国制药工业会议制定"原料为主、制剂为辅"方针。

陈毅市长批准在上海筹建了华东人民制药公司青霉素实验所，童村担任所长，领导研制成功青霉素钾盐结晶，进行青霉素中间实验和工业化生产研究。

卫生部从上海调药学专家孟目的负责组建《中国药典》编纂委员会和干事会，筹划编制新《中国药典》。

华北医科大学改为军委天津军医大学，华东人民医学院改为军委上海军医大学，长春医科大学改为军委长春军医大学。1951 年 7 月，中央军委决定依次改为第一、第二、第三军医大学。其中第一、第二军医大学设有药科。

药典工作座谈会在上海召开，讨论药典的收载品种原则和建议收载的品种；随后成立第一届《中国药典》编纂委员会。

成立中央人民政府卫生部药物食品检验所，组建了包括生物测定组在内的 3 个药品食品检验部门。

20 世纪 50 年代：

邹冈、张昌绍等报道吗啡镇痛作用部位在下丘脑和中脑导水管周围灰质，得到国际同行的赞许。

20 世纪 50—60 年代：

通过对萝芙木理化性质、临床应用及生产方面的综合研究，最终研发出我国第一种降压药——降压灵，以及复方丹参片、生脉饮等相关药物 100 多种。

公元 1951 年：

创办《药检工作通讯》，1981 年更名为《药物分析杂志》。

留美博士张为申回国，带回他参与研究的无色青霉素菌种 M133，开始了小批量试制青霉素研究，获得青霉素钾盐结晶，并成功试制我国第一支青霉素针剂。

军事医学科学院在上海成立。

华北区第一届城乡物资交流展览会在天津召开，重点展出黄芩、黄芪、甘草、麻黄等 56 种中药，开中华人民共和国中药材交易之先河。

公元 1952 年：

全国高等院校第一次院系调整，两院三系正式形成——沈阳药学院、南京药学院、上海第一医学院药学系、四川医学院药学系、北京医学院药学系。

全国各省、市、自治区逐步成立各自的药品检验所，每个药检所都设立了药品的生物测定部门。

中央军委发布《关于军医大学整编的决定》，将 7 所军医大学合并为 4 所，并将第一、第七军医大学的药科合到第二军医大学，成立药学系，黄鸣驹任主任。

上海青霉素实验所扩建为改名上海第三制药厂。

戴自英编著的《临床抗生素学》出版。

11 月 20—25 日，中国药学会在北京举行中华人民共和国成立后的第一次全国会员代表大会，总后勤部卫生部药材处处长李维祯当选为理事长。

第一部《中国药典》（1953 年版）由卫生部编印发行。只收载 111 种中药材及成方制剂。

公元 1953 年：

中国科学院成立独立建制的药物研究所。

华东人民制药公司青霉素实验所扩建为上海第三制药厂。

成立中央生物制品检定所抗生素室。

国家制订"第一个五年计划"，明确提出，轻工业优先发展制药工业，重点发展抗生素、磺胺、抗结核病药物等。

青霉素钾盐在上海第三制药厂正式投入生产，揭开了中国生产抗生素的历史。

公元 1954 年：

中药药剂学作为完整的学科概念被提出。高等教育部颁布的药学教学计划中，将"药事组织"列为药学类专业学生的必修课程和生产实习内容。

公元 1955 年：

沈阳药学院设置抗生素专业；上海华东化工学院设置抗生素制造工学专业。

在沈阳建立我国最早的医药工业研究机构——中华人民共和国轻工业部医药工业管理局制药工业研究院，是中华人民共和国成立以来第一所国家直属医药工业研究单位。

卫生部成立第二届药典委员会，但因故未能进行工作。

由中国科学院、卫生部、轻工业部，高教部与总后卫生部组成全国抗生素研究工作委员会，统一规划、协调与领导全国抗生素工作。

马誉澂编著《抗生素》由人民卫生出版社出版。

由全国抗生素研究工作委员会主持在北京召开了第一届全国抗生素学术会议，邀请了苏联、波兰、保加利亚、罗马尼亚、日本、越南、印度尼西亚、缅甸、蒙古等国的学者参加。李先念同志代表党中央与国务院致贺词，周恩来总理接见会议主席团成员和中外代表。

公元 1955—1965 年：

裴鉴、周太炎编著《中国药用植物志》，共八册。

公元 1956—1960 年：

成功研制并投产的抗生素有青霉素、链霉素、双氢链霉素、土霉素、金霉素、四环素和化学合成的消旋氯霉素。

公元 1956 年：

沈其震、张为申在北京领导组建了中央卫生研究院抗生素系。同年成立了化学工业部上海抗生素研究所。

我国成立北京、上海、广州、成都 4 所中医学院，以后相继建立 20 多所中医院校。沈阳药学院校成立药事组织学教研室，开设"药事组织学"。上海药物研究所胥彬首先在国内领导建立动物肿瘤的实验模型，如小鼠 S–180 肉瘤、艾氏腹水瘤等，并成功筛选获得抗肿瘤抗生素放线菌素 1779；该药当时被命名为放线菌素 K，收入《中国药典》，即更生霉素，是我国研发成功的第一个抗肿瘤新药，后经化学纯化，又被命名为放线菌素 D，一直使用至今。

上海药物研究所金国章系统研究了中药延胡索的药理作用，发现其有效成分左旋四氢巴马汀为 DA 受体阻断剂，具有镇痛、镇静和催眠作用；继而发现具有 D_2 阻滞 – D_1 激动双重作用的药物左旋千金藤啶碱，为抗精神病药物研究指明了新方向；此外，还从动物行为，神经生理与生化以及分子药理等多层次研究了四氢小檗碱同类物（THPBs）的生物学活性及其构效关系，确定了 THPBs 的绝对化学构型及其对 DA 受体的立体选择性。

中国药材公司成立。

在第十三届中国生理学会会员代表会议上宣布中国生理学会更名为中国生理科学会，下设 6 个专业组，包括药理专业组。

公元 1957 年：

化学工业部上海抗生素研究所与其他三个研究所合并成立上海医药工业研究所。第三届药典委员会成立，药学专家汤腾汉教授为主任委员。

国务院决定中药材的经营管理由商业部移交卫生部统一领导经营，是从政府机构层面上引导中药资源合理规划利用。

公元 1958—1962 年：

一些省区开展第一次中药资源普查工作。

公元 1958 年：

卫生部发出《关于改称"抗生素"为"抗菌素"的通知》。

中央卫生研究院抗生素系扩建成立中国医学科学院抗菌素研究所；中国科学院药物研究所、微生物研究所、上海医药工业研究院、北京医药工业研究院、福建师范学院等单位相继设立抗菌素研究室。华北制药厂抗生素生产一次试车成功，6 月全部投产。

北京中医学院中药系成立，是我国最早创建中药高等教育院系之一。

中国医学科学院药物研究所成立，其前身是 1952 年成立的中央卫生研究院。中检所生物测定室主编《药品的生物检定法》，是我国第一部系统讲解生物测定的药检药理方面的书籍。

公元 1959 年：

为加强抗生素领导，国家科学技术委员会成立抗生素专业组，由卫生部部长钱信忠任组长，中国医学科学院院长沈其震任副组长，中国医学科学院抗菌素研究所张为申所长任常务副组长。

卫生部制定《卫生部普查野生药源方案》，并在 1959—1961 年出版《中药志》四卷本，收载中草药 494 种，其中动物药 70 种、矿物药 46 种，成为中华人民共和国成立后我国首部中药资源学术专著。

各学校相继成立中药系，开设中药专业。

彭司勋受卫生部委托主编出版我国第一部药学专业"药物化学"教材。

公元 1960—1963 年：

开展了第一次全国中药资源普查。

公元 1960 年：

上海医药工业研究所更名为上海医药工业研究院，抗生素研究室建制不变。

成立全军药学专业组，由黄鸣驹、李承祜、张其楷先后任正副组长。

在上海、北戴河、济南、昆明、广州、成都先后召开了 6 届全军药学专业学术会议。至 1979 年成为全军医学科学技术委员会的一个专业组，由龙焜任组长。

徐国钧等主编 220 万字的巨著《药材学》。

军事医学科学院开始对火箭推进剂的毒性、毒理与防治进行研究，陆续阐明了几种火箭推进剂对人体损伤的机理，提供防治方案和防治药物。

20 世纪 60 年代：

邹冈等人共同发现了 GABA-A 受体拮抗剂荷包牡丹碱，这是 GABA 药理学研究的一个里程碑，而 GABA-A 受体是目前临床上所使用的催眠药的作用靶点。

刘传馈开始研究中枢胆碱能系统的药理，研制出特有的中枢 mAchR、nAchR 拮抗剂。

公元 1961 年：

潘启超从苏联留学回国后在中山大学肿瘤防治中心致力于肿瘤药理及化学治疗学工作，研究植物及合成药抗肿瘤作用及机制等。

公元 1961—1966 年：

成功研制并投产的抗生素有红霉素、卡那霉素、新霉素、杆肽菌、制霉菌素、灰黄霉素、曲古霉素、光辉霉素，半合成的甲氧西林、苯唑西林、萘夫西林、琥乙红霉素，以及全合成的环丝霉素等。

公元 1962 年：

冉小峰、胡长鸿主编的《全国中药成药处方集》出版，是继《太平惠民和剂局方》后又一次中成药的大汇集，起到了承前启后的重要作用。

在上海，中国生理科学会药理专业和生理专业联合举行学术会议，会后出版《药理学进展（1962）》（张昌绍、丁光生、胥彬主编），这是我国首次出版的反映国内外药理学研究的《药理学进展》，也为以后出版《药理学进展》丛书开了先例。

公元 1964 年：

卫生部发布《加强中药材市场管理的通知》。

雷兴翰教授课题组发明的抗血吸虫新药呋喃丙胺（F-30066）获国家科技发明奖一等奖。汪国芬、张楠森、钱漪等在全国药剂学研究工作经验交流会上，首先提出开展临床药学工作的建议。

我国开始推广复合型口服避孕片。此后，肖碧莲等在临床上成功应用了两款低剂量口服避孕药。

公元 1965 年：

卫生部公布《中国药典》（1963 年版），并发出通知和施行办法。

上海医药工业研究院抗生素研究室搬迁到四川省成都市，成立四川抗生素工业研究所。

徐锦堂利用野生蜜环菌在国内外首次人工栽培天麻成功。

中国首次实现人工合成结晶牛胰岛素，这是世界上第一个蛋白质的全合成，开辟人工合成蛋白质的时代。

公元 1966 年：

受"文化大革命"影响，药典委员会工作陷于停顿。

国家在重庆、兰州、长春、武汉、上海、天津等地设立首批中药材采购供应站，引导中药资源的合理利用与交易。

公元 1967 年：

中国医学科学院抗菌素研究所发现我国第一个全新抗生素——创新霉素。

国家科委和总后勤部在北京联合召开疟疾防治药物研究工作协作会议，制定《1967—1970 年疟疾防治药物研究工作协作规划》。

公元 1969—1972 年：

群众性中草药运动即第二次中药资源普查。编写《全国中草药汇编》《中药大辞典》和大量的《中草药手册》。

公元 1969 年：

福建省微生物研究所研制的庆大霉素通过技术鉴定，1978 年该科研成果获得全国科学大会奖。

我国推出复方 18-甲基炔诺酮（含炔雌醇 $50\mu g$，消旋 18-甲基炔诺酮 0.5mg）。

公元 1970—1975 年：

全国开展了第二次中药资源普查。

20 世纪 70 年代：

我国各地散发原因不明脑炎，温州医学院神经内科学家郑荣远等最终确认，驱虫药四咪唑（TMS）/左旋咪唑（LMS）是散发脑炎的主要病因。这是我国开创药物流行病学研究重要标志之一。

公元 1970 年：

徐州医学院医务人员率先进行了中药麻醉，最初是用中药汤剂口服，后发展为洋金花（总碱）静脉复合麻醉，再发展为东莨菪碱静脉复合麻醉。此研究获全国科技大会奖。

公元 1970—1980 年：

中药制药机械与技术得到快速发展，开始采用多能提取罐提取、微孔滤膜滤过、减压浓缩、沸腾干燥、一步制粒等新设备。

20 世纪 70—90 年代：

联苯双酯和双环醇研制成功。

公元 1971 年：

周恩来总理批示"要批判地吸收外国先进技术，研制甲烯土霉素"。中国医学科学院抗菌素研究所完成甲烯土霉素的合成、试制工作，并与华北制药、东北第六制药等厂合作，将其推向工业生产与临床应用。

公元 1972—1979 年：

中国药品生物制品检定所等单位编著了《中药鉴别手册》（3 册）。

公元 1972 年：

国务院批复卫生部"同意恢复药典委员会，四部（卫生部、石油化学工业部、商业部、解放军总后卫生部）参加，卫生部牵头"。

我国从中药青蒿中分离得到抗疟有效单体青蒿素，对鼠疟、猴疟的原虫抑制率达到100%。

公元 1973 年：

《中华人民共和国卫生部抗菌素标准》由人民卫生出版社出版。

四川抗菌素工业研究所在国际上首次从小单孢菌中分离得到利福霉素产生菌。

公元 1974 年：

浙江医学科学院桑国卫等成功研制了复方庚炔诺孕酮避孕针，被 WHO 推荐为最佳注射避孕药之一。

公元 1975 年：

中国中医研究院中药研究所等单位编写《全国中草药汇编》及彩色图谱（上、下册），由人民卫生出版社正式出版发行。

我国开始引种西洋参，在我国东北地区、华北地区等地引种栽培成功。

徐叔云主编《临床药理 20 讲》，由安徽科技出版社正式出版。

我国第一代血源性乙型肝炎疫苗研制成功，它又被命名为"7571 疫苗"。

公元 1976—1986 年：

南京药学院编写《中草药学》（上、中、下三册），由江苏科学技术出版社出版。

公元 1976 年：

四川抗菌素工业研究所创办《抗菌素》杂志，后改名为《中国抗生素杂志》。

公元 1977 年：

江苏新医学院编写了《中药大辞典》（上、下册），由上海科学技术出版社出版。

大型工具书《抗生素生物理化性质》出版。

上海人民出版社出版《实用抗菌素学》。

成都中医学院主编我国第一本高等院校《中药鉴定学》教材，确定了中药鉴定学的任务和四大鉴别方法。

我国有了独立的中药鉴定学科。

1977 年版《中国药典》开始收载显微鉴别内容。

公元 1978 年：

新抗肿瘤抗生素——平阳霉素通过投产鉴定，1982 年获国家发明奖二等奖。

韩锐等 N– 甲酰溶肉瘤素的研究和甄永苏等争光霉素的研究分获全国科学大会奖。

肖培根院士首次提出药用植物亲缘学概念，揭示植物亲缘关系、化学成分和疗效间存在内在规律，药用植物亲缘学作为一门新兴的边缘学科发展起来。

中国学者首次报道了棉酚对雄性的抗生育作用。

公元 1979 年：

在北京召开第一届全国临床药理学术研讨会。

在成都举行第一届全国药理学术会议。

卫生部颁布《中国药典》（1977 年版），自 1980 年 1 月 1 日起执行。

公元 1980 年：

刘国杰在《药学通报》发表论文《国外临床药学的发展与临床药师的培养》，首次明确提出改革药学教育与培养临床药师的建议。

国务院批示《关于中药广开生产门路的报告》，促进中药种植业发展。

在中国药学会设立海洋药物学术组，关美君当选该学会副主任委员、海洋药物学术组组长。

在中国药科大学举办第一次全国药物分析教学交流会。

刘昌孝编著《药物代谢动力学》出版，是我国第一本药物代谢学科的专著。

在周金黄教授的倡导下，在长沙举行了第一届心血管药理学学术会议，在本次会议上，成立了中国药理学会第一个专业委员会：心血管药理专业委员会。

世界卫生组织将农药残留测定单独列为检测项目。1986 年我国起步研究中药材中的农药残留检测。

卫生部药政管理局举办全国药政干部进修班，开设药事管理课程。

20 世纪 80 年代初：

一些医学院校开始在本科生中开设临床药理学课程；招收临床药理专业硕士生；招收临床药理专业博士生。

中科院上海药物研究所唐希灿深入浙江民间调研中草药，期间发现基层医疗单位应用蛇足石杉（*Huperzia serrata*，又称千层塔）粗提物用于治疗精神分裂症。唐希灿团队很快从中找到具有高效抑制乙酰胆碱酯酶（AChE）活性成分石杉碱甲（HupA）。

公元 1981 年：

上海药物研究所建立了我国第一株人肺癌裸小鼠移植瘤 LAX–83。

"六五"期间，开展"中药材同名异物的系统研究"。

由中国药学会武汉分会主办的《医院药学杂志》创刊，1984 年改称《中国医院药学杂志》。

卫生部学位办公室提出将制药工程作为药学二级学科。1982 年开始按此学科、专业目录招收培养研究生。

召开第四届全国抗生素学术会议，会上将"抗菌素"一词改回为"抗生素"，并自此恢复了每四年召开一届全国抗生素学术会议的惯例。在北京举行第二届全国药理学术会议，会后出版《药理学进展（1981）》（王振纲、李文汉主编）。

中国药学会在无锡市召开药物分析学术交流会。会上成立了药物分析分科学会，选出 36 名委员，其中 11 位为常务委员。

朱家壁教授翻译的《药物动力学》第一版，由科学出版社出版。

中国药学会成立抗生素专业委员会挂靠中国医学科学院医药生物技术研究所。

卫生部批准中国药学会委托青岛医科所试刊《海洋药物通讯》，随后创办发行《海洋药物》杂志。

中国药学会首届药剂分科学会成立。顾学裘和刘国杰共同出任首届主任委员。

徐叔云主编《临床药理》（上、下册）。

公元 1982 年：

卫生部《全国医院工作条例及医院药剂工作条例》列入临床药学内容。

中国药科大学、沈阳药科大学设立医药企业管理专业。

国家教委组织编写全国高等中医院校《中药药理学》教科书。

第二军医大学药学院张紫洞在卫生管理专业下招收药物情报方向硕士研究生。

卫生部在北京、上海、广州与湖南分别建立 4 个全国临床药理培训中心。

甄永苏等《广谱抗肿瘤抗菌素平阳霉素》获国家发明奖二等奖。

周金黄、卜如濂、胥彬、徐叔云、林志彬、李晓玉、钱玉昆等倡导组织创办了第一届中国抗炎免疫药理专业委员会。

卫生部正式宣布淘汰 127 种化学药品，这标志着我国医药界已开始关注上市药品的安全性及有效性再评价。

国务院第 45 次常务会议决定进行第三次中药资源普查。

公元 1983 年：

国务院学位委员会将制药工程学确定为药学二级学科。

中国药学会于安徽徽州地区召开全国首届临床药学学术论文交流与专题研讨会——黄山会议。

国家经委发出《关于开展全国中药资源普查的通知》，对全国 80% 以上国土面积的中药资源进行全面系统的调查，首次提出中药区划的原则和依据。并建立 362 种药材数据库。

在大连市召开第一次肿瘤药理和化疗学术会议，并成立肿瘤药理和化学治疗专业组，由胥彬和韩锐负责，成为中国药理学会肿瘤药理专业委员会的前身。

中国医学科学院药用植物资源开发研究所成立。

北京医科大学临床药理研究所、上海医科大学华山医院抗生素研究所被卫生部指定为首批抗生素临床基地。第二军医大学药学系创办《药学情报通讯》，后改为《药学实践杂志》。

公元 1983—1987 年：

开展第三次全国中药资源普查，表明我国中药资源已达 12807 种，其中药用植物 11146 种，药用动物 1581 种，药用矿物 80 种。第三次中药资源普查对 361 种中药材的蕴藏量进行了估算，分析了 361 种中药材的历史、药材分布和收购销售情况，并初步编订中国药材区划，收集民间验方。

公元 1984 年：

在伦敦举行的国际药理学联合会（IUPHAR）会员国代表会议上，一致通过接纳中国药理学会为 IUPHAR 成员。

经国务院批准，第二军医大学和军事医学科学院设立了药学博士学位授予点。

公元 1985 年：

第一部中药药理学科专业刊物《中药药理与临床》杂志创刊，主编周金黄。

第一部全国高等中医院校《中药药理学》教科书出版，并作为中药学专业的主干课程纳入中医药高等教育课程体系。

《中华人民共和国药品管理法》施行。

《中国药典》1985 年版出版，1986 年 4 月 1 日起执行。

第一个全国中药药理学术团体——中国药理学会中药药理学专业委员会成立，并召开首届全国中药药理学术交流会。

全军第四届医学科学技术委员会召开，药学专业组升格为药学专业委员会，主任委员龙崐。

王均默出版首部《中药药理学》专著。

我国第一个海洋来源预防和治疗缺血性心脑血管疾病新药藻酸双酯钠（PSS）问世。

《中国临床药理学杂志》《中国药理学通报》创刊。

徐州医学院率先开办麻醉学本科专业，组建了麻醉药理学教研室。

戴体俊主编的《麻醉药理学》出版。

中国药理学会成立，神经药理专业委员会成立。

公元 1986 年：

军事医学科学院成立新药研究中心，该中心是为了协调全院从事药物研究的 20 多个研究室，50 多个研究组的新药研究而成立的组织领导机构。

我国一批著名科学家倡导起草"高技术研究计划"——"863"计划，并将现代生物技术列为"863"计划最优先发展的项目和国家"七五""八五"攻关项目。

由药理学前辈宋振玉、曾衍霖，陈刚、刘昌孝等药学专家建立中国药理学会药物代谢专业委员会，是中国药理学会下属的二级学会。由宋振玉出任第一届主任委员，郁毓文、陈刚、苏承业、阮金秀、周宏灏、刘昌孝和张振清担任主任委员。天津药物研究院一直作为本专业委员会的挂靠单位。

中国药学会召开第十七届常务理事会第六次会议，决定成立药事管理分科学会。

中国药学会药事管理分科学会在昆明成立，选举唐国裕为主任委员，曹玉泉、裘雪友、李曼芳、江焕波为副主任委员。

曹春林主编的首部全国中医院校统编教材《中药药剂学》出版。

四川抗菌素工业研究所等研发的我国抗结核一类新药利福喷丁通过技术鉴定，并获国家创造发明奖二等奖。

公元 1987 年：

中国药学会老年药学分科学会暨中国保健食品协会抗衰老学术研究会，于沈阳召开第一次全国学术会议。

国家教委正式批准在部分高校试办中药资源学专业。

由卫生部及华西医科大学药学院联合投资兴建的药事管理培训中心在成都市竣工并投入

使用。

总后勤部卫生部第一届药品审评委员会成立。12 月 12 日，总后勤部卫生部颁布《中国人民解放军实施〈新药审批办法〉的规定》和《中国人民解放军总后勤部卫生部药品审评委员会章程》。

卫生部颁布《卫生部药物不良反应监测试点工作方案》。

中国药学会制药工程专业委员会成立。

国家教育行政主管部门颁布的药学专业学科目录中将药事管理学列为该专业的必修课程。

中国医学科学院抗生素研究所更名为中国医学科学院医药生物技术研究所。

《中国药事》杂志创刊。

公元 1988 年：

卫生部药政局组织，华西医科大学、上海卫生局药政处等参加编写的《药事管理学》由人民卫生出版社出版，李超进任主编。

中国科协批准《中国医院药学杂志》由中国药学会主办，武汉市药学会承办。

第一部英文版《中国药典》（1985 年版）正式出版。同年还出版《中华人民共和国药典（1985 年版二部）注释选编》。

卫生部公布我国第一部《药品生产质量管理规范》（1988 年版）。

中国化学制药工业协会在北京成立，中国化学制药工业协会由全国 34 个制药企业发起，协会选举产生 59 名理事，张思忠为会长，聘任沈永兴为秘书长。

公元 1989 年：

第二军医大学药学院命名大会在上海举行，经总后勤部同意，第二军医大学药学系对外称药学院，院长芮耀诚。

我国批准了第一个在我国生产的基因工程药物——重组人干扰素 α1b，标志着我国生产的基因工程药物实现了零的突破。

卫生部成立以朱永琫为主任的卫生部药品不良反应监察中心。

中国药学会第二届药剂分科学会召开，药剂分科学会正式更名为"中国药学会药剂专业委员会"，刘国杰担任主任委员。

国家教委在华西医科大学试办 5 年制临床药学专业，培养正规临床药师。

公元 1990 年：

中国药学会医院药学学术会议暨中国药学会医院药学分科学会成立会议在郑州召开，汤光当选为主任委员。

卫生部颁布《中国药典》（1990 年版），并自 1991 年 7 月 1 日起执行。

国务院学位委员会药学学科评议组同意在药剂、药理等专业中招收药事管理方向的硕士研究生。

国家教委批准设立中药药理学本科专业，国家中医药管理局将其列入局办专业。

《中国药物化学杂志》创刊。

《中药新药与临床药理》创刊。

正式出版了全国麻醉学专业试用教材《麻醉药理学》。

成立中国药理学会生殖药理专业委员会。

中检所与天津大学合作，开发了我国的内毒素定量测定仪，使内毒素检测从原来只能定性，提高至可以定量检测，紧跟国际发展步伐。

公元 1991 年：

北京协和医院、上海华山医院与广东省人民医院等 16 家医院被卫生部确定为全国临床药学试点单位。

沈阳药学院、中国药学会老年药学专业委员会及日本国际自然医学会在沈阳联合召开"1991 年首届老年药学国际学术研讨会"。

卫生部在医院分级管理中首次规定三级医院必须开展临床药学工作，并将其作为考核标准之一。

我国自主研发的促排有毒金属新药二巯基丁二酸钠被美国著名制药公司仿制，经 FDA 批准上市用于治疗儿童铅中毒。

公元 1992 年：

第一军医大学中医系增设中药专业。

《中药品种保护条例》颁布。这是中华人民共和国成立以来制定的第一部有关中药品种保护的行政法规。

首届中国药物资源开发研讨会在同期召开。

上海医科大学创刊《中国临床药学杂志》（原名《临床药学》，1996 年起经国家科委批准更名为《中国临床药学杂志》，由中国药学会主办、复旦大学药学院承办）。

卫生部对《药品生产质量管理规范》进行修订，并颁布新规范。

中国药学会武汉分会理事长周元瑶主编的《药物流行病学杂志》在武汉出版试刊。

公元 1992—1993 年：

先后编制出版《中国药典》（1990 年版）第一、第二增补本，一部注释选编，《中药彩色图集》等配套丛书。

《中国药典》（1990 年版）（英文版）亦于 1993 年 7 月出版发行。

公元 1993 年：

卫生部在上海医科大学药学院建立临床药学培训中心，面向全国培养临床药学工作人员。

卫生部颁布《药品生产质量管理规范（1992）》。

吴蓬主编药事管理学科第一本统编教材《药事管理学》，由人民卫生出版社出版。

卫生部决定将药典委员会常设机构从中国药品生物制品检定所分离出来，作为卫生部的直属单位。周荣汉主编出版第一本《中药资源学》。

国家教委关于印发《普通高等学校本科专业目录》等文件的通知，在药学学科项下增设中药药理学，学科代码为 100808。

成立中国中医药学会中药鉴定专业委员会。

公元 1994 年：

卫生部医院管理研究所成立了药事管理研究部，吴永佩担任主任。

华西医科大学召开药事管理学科发展研讨会，成立了"全国医药院校药事管理学科协作组"，吴蓬任组长。

肖培根等当选中国工程院首批院士。

卫生部批准颁布《中国药典》（1995年版），自1996年4月1日起执行。

《药品红外光谱集》（第一卷，1995年版）出版。

《临床用药须知》随《中国药典》（1995年版）同时出版。

沈阳药科大学开始招收药事管理方向硕士研究生。

根据第三次资源普查的相关资料，中国药材公司编写了《中国中药资源》等专著。

抗肿瘤新药丁氧哌烷在日本批准上市，这是我国第一个与国外公司合作开发成功进入国际市场的药物，被列为当年全球48个NCE药物之一。

公元1995年：

中国药学会药物流行病学专委会（筹）获中国药学会和中国科协批准成立。首届中国药物流行病学学术大会在武汉召开。

卫生部出版《中国医院制剂规范》（西药制剂第2版），共收载医院常用各类制剂249种，对每种制剂的处方组成、制备方法、质量控制均有详细论述，注解部分内容丰富，对原规范进行充实与修订。

第三次全国中药资源普查被评为全国十大科技成就之一。

人事部、国家医药管理局将"药事管理与法规"列为国家执业药师资格考试的科目，组织编写了考试大纲及应试指南。

国家医药管理局在天津药物研究院建立国内第一个部级药动学重点实验室。

公元1996年：

国家医药管理局在中国药科大学建立部级药物动力学重点实验室。

由《药物流行病学杂志》杂志社组织编写、周元瑶任主编的《药物流行病学》专著出版，这是我国第一部药物流行病学专著。

第二军医大学长海医院组建"医院药学教研室"，随即编写《医院药学》教材（人民军医出版社出版），供医疗系、药学系、护理系等学生进入临床时教学用。

《中国临床药理学与治疗学》创刊。

北京市科委以北京老年病医疗研究中心（宣武医院）为依托，投资1100万元组建北京脑老化重点实验室，研究老年性痴呆的流行病学、诊断、治疗、新药开发和发病机理，成为当时全国唯一老年性痴呆研究中心。

国家开始组织实施"中药复方药物标准化研究"和"中药材质量标准规范化研究"项目。

公元1997年：

国家医药管理局在沈阳药科大学建立部级药物动力学重点实验室。

中国药学会与法国施维雅研究院联合设立"中国药学会–施维雅青年药物化学奖"。

中国药理学会与法国施维雅研究院联合设立"中国药理学会–施维雅优秀青年药理学家奖"。

江苏省微生物研究所研制的抗感染新抗生素——硫酸依替米星获得新药证书和试生产批文。

公元1998年：

我国科学家以"跨世纪脑科学——老年性痴呆发病机理与诊治"为主题，召开了香山科学会议。

在首都医科大学宣武医院召开了第一届全国老年性痴呆及相关疾病学术会议。

教育部颁布普通高等学校本科专业目录，首次将制药工程专业确定为普通高等学校本科专业。

卫生部药典委员会更名为国家药典委员会，并成建制划转国家药品监督管理局管理。

分别在中国医学科学院医药生物技术研究所、福建省微生物研究所建立《国家新药研发1035 工程项目》——国家新药（微生物药物）筛选重点实验室。

国务院学位办设立制药工程领域工程硕士学位。

天津大学等 6 所高校开始招收制药工程领域的工程硕士。

国家药品监督管理局会同卫生部联合颁布《药品不良反应监测管理办法（试行）》。

第二次中药鉴定学教学研讨会在南京主持召开，成立中药鉴定学教学理事会。

中国药理学会在第十三届世界药理学大会上获得 2006 年第十五届世界药理学大会的主办权。

公元 1999 年：

国家药品监督管理局颁布《新药审批方法》，并于 1999 年 5 月 1 日正式实施。

国家药品监督管理局颁布《药品生产质量管理规范》（1998 修订），8 月 1 日起施行。

香港浸会大学中医药学院成立。

《中国药典》（2000 年版）经国家药品监督管理局批准颁布，2000 年 7 月 1 日起正式执行。

北京市卫生局主管的《药物不良反应杂志》创刊。

中国加入人类基因组计划，承担人类 3 号染色体断臂上约 3000 万个碱基对的测序任务，占整个基因组的 1%。

安徽医科大学设立临床药理学专业本科五年制，开始了临床药理专业本科生培养。

中国老年性痴呆专家协会申请加入中国药理学会，获得理事会批准，更名为中国药理学会抗衰老与老年痴呆专业委员会。

公元 2000 年：

国家药品监督管理局人事教育司组织编写，杨世民担任主编的《国家执业药师资格考试应试指南——药事管理》由中国医药科技出版社出版。

《中国临床药学杂志》主办的中美临床药学学术交流会议，分别在广州、北京、西安与上海举办。

国家海洋药物工程技术研究中心通过科技部验收。

上海医药工业研究院研发成功我国新型半合成头孢菌素——头孢硫脒（商品名"仙力素"），载入 2005 版《中国药典》。

周金黄中药药理发展基金设立。

吴以岭研发"通心络胶囊治疗冠心病的研究"和李大鹏研发"薏苡仁酯制剂及其抗癌作用机理和临床研究"两项目成果获国家科技进步奖二等奖。

沈阳药科大学在药理学专业下招收药事管理方向的博士生。

国家药品监督管理局在北京、上海等设立 6 个国家药品监督管理局药品临床研究培训中心。

黄璐琦等编著出版《分子生药学》（2000 年第一版），2006 年出版第二版。

段世明主编《麻醉药理学》被教育部列为"面向 21 世纪课程教材"，第二、第三版由戴体俊、喻田主编。

公元 2001 年：

雷菊芳申请的"传统外用藏药创新产品奇正消痛贴膏的开发与产业化生产"项目成果获国家科技进步奖二等奖。

公元 2001—2008 年：

中国医学科学院医药生物技术研究所相继建立国家药用微生物资源中心（2001 年）、科技部新药筛选（2002 年）、抗癌药物临床前药效学评价（2003 年）、抗生素临床前药代动力学评价（2003 年）、抗感染药效评价（2008 年）、化学药物合成的关键生物技术（2008 年）等多个平台。

公元 2002 年：

卫生部与国家中医药管理局颁布《医疗机构药事管理暂行规定》，全面规范医疗机构药事管理工作，并首次提出医疗机构要逐步建立临床药师制。

《中药材生产质量管理规范》（GAP）由国家药品监督管理局正式颁布并监督实施。

全国药品不良反应培训班暨中药上市后再评价研讨会在武汉召开。

宋民宪、郭维加主编《新编国家中成药》（第 1 版）出版。

国家药品监督管理局颁布《药品注册管理办法（试行）》，并于当年 12 月 1 日起正式施行。

"香港中药材标准"计划启动。

中国药科大学开始招收社会与管理药学专业博士生。

国家科技部等单位制定的《中药现代化发展纲要》正式实施。

"九五"和"十五"期间，科技部实施"中药现代化研究与产业化开发"项目，2002 年以后共支持了 182 种中药材的规范化种植研究。关永源课题组的论文发表在《循环研究》上，并于 2006 年应邀为《药理科学前沿》撰写研究报告。

公元 2003 年：

"中草药与民族药标本的收集整理和保存"项目通过科技部专家组验收，为中药资源研究保存了大量重要资料。

《中国药学杂志》岛津杯第六届全国药物分析优秀论文评选交流会"在苏州市召开。

第四届全国药物流行病学学术会议在深圳举行。同时召开中国药学会药物流行病学专委会成立大会，桑国卫当选主任委员。

中国药科大学、天津大学等多所高校自主增设制药工程学博士点和硕士点。

《中国药剂学杂志》创刊。

我国首次批准基因治疗药"今又生"上市，这也是世界上第一个获准上市的基因治疗药物。

天津药物研究院刘昌孝当选为中国工程院院士。

叶其壮、丁健等"现代药物筛选体系和高通量筛选技术的研究和应用"获国家科技进步奖二等奖。

由国家药典委员会和李波主持并组织了全国 30 余家药检所对药典中使用家兔法检测热原的 226 个品种进行了内毒素方法学的研究，最终确定了 142 个品种可使用细菌内毒素检测方法，并建立了方法学替代的指导原则。

公元 2004 年：

首家中药饮片物流中心在亳州开业。

卫生部、国家中医药管理局与总后卫生部联合颁布《抗菌药物临床应用指导原则》，规范医疗机构与医务人员用药行为，推动合理使用抗菌药物。

"首届全国药学服务与研究学术会议"在上海召开，这是国内首次召开的药学服务领域专题学术会议。

"《药物分析杂志》第一届普析通用杯全国色谱分析在药物分析中的应用优秀论文评选会议"在深圳召开。收到 600 余篇会议论文，200 多位代表参加会议。

全国药品不良反应与临床安全用药学术会议暨首届上海药物流行病学与合理用药国际研讨会在上海召开，大会主题为"加强药物警戒，促进合理用药"。

国家科技基础条件平台"基于 3S 技术的道地药材生态评价体系的构建"项目首次支持中国中医科学院中药资源中心应用 3S 技术（遥感技术 RS，地理信息技术 GIS，全球定位系统 GPS）开展道地药材区划研究。

中国医学科学院医药生物技术研究所获得"全球重大卫生挑战计划"的重大专项支持（美国 NIH 基金 / 比尔盖兹基金会），用于抗耐药病原微生物的药物研究。

四川大学华西药学院开始临床药学专业的硕士与博士学位研究生教育。

由国家食品药品监督管理局主管、国家食品药品监督管理局药品评价中心暨国家药品不良反应监测中心主办的《中国药物警戒》创刊。

魏克民申请的"蚕沙提取物研制中药 Ⅱ 类新药生血宁片"项目成果获国家科技进步奖二等奖。

罗建东课题组的论文发表在《循环》上。

公元 2005 年：

"药用植物种质资源标准化整理、整合和共享试点"研究工作正式启动。

国家食品药品监督管理局颁布《中国药典》（2005 年版）。

卫生部启动"临床药师培训试点基地建设"工作，公布《临床药师培训试点方案》，遴选批准 19 家医院作为第一批"临床药师培训试点基地"。

李国桥牵头《抗药性恶性疟防治药青蒿素复方的研发与应用》项目成果获国家科技进步奖二等奖。

教育部批准中国药科大学建立本科药事管理专业。

公元 2006 年：

1 月 5 日：中国药学会医院药学专业委员会发布《优良药房工作规范（2005 版）》，为药房的管理与服务提供行业标准。

第十五届世界药理学大会在北京隆重召开。300 多位国际著名学者在大会和专题报告会上围绕会议的主题——"21 世纪的药理学：连接过去与新分子时代的桥梁"做了精彩的演讲，反映了当时药理学领域的最新成就。其中约 1/10 的演讲人是我国学者，这也反映了我国药理学在赶上国际水平方面取得了很大进展。

2006 中国药学会学术年会在广州市召开，大会主题是医药自主创新与可持续发展。

中国医学科学院医药生物技术研究所科技人员被教育部评为"长江学者创新团队"。

中国测绘科学研究院、中国药材集团公司合作研发了"中药材产地适宜分析地理信息系统"（Geographic Information System for Tradition Chinese Medicine，TCMGIS），并且之后相关研究人员利用基于 GIS 的中药材产地适宜区分析平台，完成了中国常用中药材的产地生态适宜性数值区划。

军队特需药品研发与中试生产基地在第二军医大学药学院建成。

李大鹏带头"超临界二氧化碳萃取中药有效成分产业化研究"项目成果获国家技术发明奖二等奖。

陈士林率先将 DNA 条形码技术引入中药鉴定领域。

教育部批准沈阳药科大学建立本科药事管理专业。

国家启动建立了首批企业国家重点实验室。

公元 2007 年：

WHO 药物安全顾问委员会审议"中国议案"，作出"由于其安全性问题，左旋咪唑应该从 WHO 基本药物目录中删除"的决议。

卫生部颁布《处方管理办法》（卫生部第 53 号令）。

我国具有自主知识产权的用于治疗原发性肝癌的单克隆抗体放射免疫靶向药物——碘 [^{131}I] 美妥昔单抗注射液（利卡汀）在中国上市。

国家食品药品监督管理局颁布《药品注册管理办法》，并自 2007 年 10 月 1 日起施行。

中国药学会第 22 次全国会员代表大会在北京举行。全国人大常委会教科文卫委员会副主任、中国农工党中央副主席、中国工程院院士桑国卫当选为第 22 届理事会理事长。

2007 年世界药学大会暨国际药学联合会第 67 届年会在北京召开，来自五大洲 80 多个国家和地区的 3200 多名代表（其中外宾 2200 名）参加大会。

中国药学会百年盛典在北京饭店举行，全国人大常委会副委员长、中国科协主席韩启德，国际药学联合会主席卡玛儿－弥达，中国药学会理事长桑国卫，国家食品药品监督管理局局长邵明立，总后卫生部部长李建华，卫生部副部长马晓伟及 600 多位中外来宾出席，嵇汝运、彭司勋、沈家祥、肖培根、张礼和、姚新生、顾学裘、齐谋甲、周海钧、陈新谦荣获突出贡献奖。

国家食品药品监督管理局组建第九届药典委员会。本届新增委员的遴选首次向社会公开选拔，采取差额选举、无记名投票的方向选举新增委员。

卫生部下发《关于开展临床药师制试点工作的通知》，遴选批准 44 家医院为试点单位。

科技部、卫生部、国家中医药管理局等国务院 16 部门联合发布《国家中长期科学和技术发展规划纲要（2006—2020 年）》。

公元 2008 年：

卫生部办公厅发布"关于印发'重大新药创制'科技重大专项'十一五'计划第一批课题申报指南的通知"，国家重大新药创制计划推动实施。

在加拿大魁北克市召开的第九届世界临床药理学与治疗学大会上，魏伟当选 IUPHAR 临床药理学分会理事，并于 2010 年在哥本哈根召开的第十六届世界药理学大会上连任。

2008 中国药学会学术年会暨第八届中国药师周，在河北省石家庄市举办，大会主题为"推动药学发展 构建和谐社会"，1500 名代表参加会议。

"国家药用植物种质资源库"开始运行，是目前全世界收集和保存药用植物种质最多的专业种质库。

中国药学会药物流行病学专业委员会组织部分专家翻译的美国《药物流行病学教程》出

版，该书是近年来医药院校的必选教材。

中国药科大学"药事法规"被评为国家精品课程。

国家启动"重大新药创制"科技重大专项，重点依托科研院所、高校、医院和企业部署了一批新药临床研究综合性技术大平台、临床前药效评价和 GCP 等单元技术平台。

国家启动高层次人才引进计划，如"海外高层次人才引进计划"即"千人计划"。

公元 2009 年：

中国科学院上海药物研究所研发的盐酸安妥沙星获得国家新药证书，这是我国第一个具有自主知识产权的氟喹诺酮类新抗菌药物。

中国药理学会在杭州举办第一届国际天然与传统药物药理学会议。

四川抗菌素工业研究所被科技部授予"国际科技合作基地"称号。

2009 年中国药学大会暨第九届中国药师周在湖南省长沙市举行，大会的主题是药学科技创新与医药卫生体制改革，2000 名代表参加大会。

管华诗、王曙光主编《中华海洋本草》出版发行。

管华诗领衔完成研究项目"海洋特征寡糖的制备技术（糖库构建）与应用开发"，荣获国家技术发明奖一等奖。

丁健等"拓扑异构酶 Ⅱ 新型抑制剂沙尔威辛的抗肿瘤分子机制"获国家自然科学奖二等奖。

国际药物代谢研究会（ISSX）在中国成立唯一办事机构。

国家食品药品监督管理局将"药品管理的法律法规"列为公务员培训内容，组织编写的培训教材《药品管理的法律法规》出版使用。

公元 2010 年：

教育部制药工程专业教学指导委员会、高等教育出版社为制药工程专业组织编写的《药事管理与法规》教材由高等教育出版社出版。

卫生部关于印发《医院处方点评管理规范（试行）》的通知（卫医管发［2010］28 号），规范医院处方点评工作，提高处方质量。

经卫生部批准，《中国药典》（2010 年版）颁布，并自 2010 年 10 月 1 日起执行。

在戴体俊倡导下，中国药理学会麻醉药理专业委员会成立。

药事管理专业委员会组织编写《中华医学百科全书》药事管理分卷，边振甲任主编。

2010 年中国药学大会暨第十届中国药师周在天津市举行，大会的主题是"发展生物医药新兴产业，保障人民身体健康"，2000 名代表参加大会。

卫生部首次将临床药学学科与临床专科并行评选国家重点专科建设单位，按重点专科评审标准评选出 5 家首批国家临床药学重点专科建设单位。

由华北制药集团牵头，浙江海正药业股份有限公司等 15 个抗生素研发、生产单位共同承担"十一五"国家"重大新药创制"科技重大专项——微生物药物技术创新与新药创制产学研联盟。

陈士林等编著《中药 DNA 条形码分子鉴定》一书，2010 年《中国药典》增补本中列入中药材 DNA 条形码分子鉴定指导原则。

公元 2011 年：

国家食品药品监督管理局正式颁布《药品生产质量管理规范（2010 年修订）》，并于同年

3 月 1 日起正式施行。

宋民宪、杨明主编《新编国家中成药》（第 2 版）出版。

卫生部与国家中医药管理局联合颁布《医疗机构药事管理规定》。

我国自主研发的第一个靶向肿瘤治疗的小分子药物盐酸埃克替尼获国家食品药品监督管理总局批准上市。

中美药典 2011 年第一次高层会谈在北京举行。

国家中医药管理局主持启动第四次全国中药资源普查试点工作。

第六届亚洲药物流行病学学术会议暨中国药学会药物流行病学专委会学术年会在北京召开。

2011 年中国药学大会暨第十一届中国药师周在山东省烟台市召开，大会主题是"加快转变医药发展方式，占领科学技术制高点"。1600 名代表参加会议。

由教育部制药工程专业教学指导分委员会、国际制药工程协会和四川大学联合主办的第一届全国大学生制药工程设计竞赛在四川大学举行。

中国医学科学院医药生物技术研究所蒋建东等"我国抗感染药物临床前药效评价平台关键技术的建立及应用"获 2011 年度国家科技进步奖二等奖。

制药工程专业进入教育部卓越工程师教育培养计划。

公元 2012 年：

中美药典 2012 年第一次高层会谈在北京举行。

卫生部发布《抗菌药物临床应用管理办法》（卫生部第 84 号令），自 2012 年 8 月 1 日起实施。

第四次全国中药资源普查试点野外调查全面展开。

中国药学会第 23 次全国会员代表大会在北京举行，第十一届全国人大常委会副委员长、中国工程院院士桑国卫连任理事长。

中国药理学会在上海举办第十二届亚太地区药理学家大会。

第五届中美药典国际论坛暨 2012 年中国药典科学年会在西安举办；第二届药物分析学科战略发展研讨会在杭州召开。

中国药学会药物流行病学专业委员会组织专家翻译的美国卫生健康研究与质量管理署编撰的《评估患者结局注册登记指南》出版发行。

2012 年中国药学大会暨第十二届中国药师周在江苏省南京市举行，大会主题是创新型生物医药产业发展与临床合理用药，2500 名代表参加大会。

由中国药学会海洋药物专业委员会"海洋药物高层论坛暨《中国海洋药物》创刊三十周年庆典大会"在青岛召开。

杨明主编的全国中医药行业高等教育"十二五"规划教材《中药药剂学》（第九版）出版。

李波主审、高华主编的《药理学实验方法》一书出版。

公元 2013 年：

全国药物流行病学学术年会暨药品注册登记研究培训班在广州举行。

首届药物分析国际论坛暨第 11 次全国药物分析教学交流会在沈阳药科大学举行。

2013 年中国药学大会暨第 13 届中国药师周在广西南宁市举行，大会主题是："推动重大新药创制提高人民健康水平"，1800 名代表参加大会。

中国药科大学王广基当选为中国工程院院士。

公元 2014 年：

国家卫生计生委评选出 12 家医院为第二批国家临床药学重点专科建设单位。

军事医学科学院高月领衔的"中药安全性关键技术研究与应用"项目，获国家科技进步奖一等奖。

2014 年中国药学大会暨第 14 届中国药师周在河北省石家庄市召开，大会主题是：服务创新驱动战略推进健康产业发展。2000 名代表参加大会。

全国药物分析大会理事会在上海成立，并召开第四届全国药物分析大会。

由中国医学科学院医药生物技术研究所牵头国内优势单位承担的国家"重大新药创制"科技重大专项顶层设计项目"抗 G− 耐药菌新药的发现研发"正式启动。

中国药事管理学科建立 30 周年，杨世民主编的《中国药事管理学科发展 30 年》由中国医药科技出版社出版。

公元 2015 年：

我国自主研发的亚型选择性组蛋白去乙酰化酶口服抑制剂西达本胺获得 CFDA 批准上市。

经卫生计生委批准，国家食品药品监督管理总局颁布《中国药典》（2015 年版），于 2015 年 12 月 1 日起执行。

国家卫生计生委颁布实施《抗菌药物临床应用指导原则（2015 年版）》（国卫办医发〔2015〕43 号），原《抗菌药物临床应用指导原则》（卫医发〔2004〕285 号）同时废止。

中国药学大会暨第 15 届中国药师周在天津市召开。大会主题是：中医药理论、文化与创新。3000 余名代表参加本次大会

国家食品药品监督管理总局批准我国自主研发的预防用生物制品 1 类新药——肠道病毒 71 型灭活疫苗（人二倍体细胞生产）注册申请用于儿童手足口病防治。

"人工麝香研制及其产业化"获得 2015 年度国家科技进步奖一等奖。

我国首个超级细菌疫苗——重组金黄色葡萄球菌疫苗获得国家食品药品监督管理总局批准临床研究。

首届"China Nanomedicine 国际会议"在杭州举行。

屠呦呦研究员因发现青蒿素获得诺贝尔医学奖。

参考文献

第一章　古代药学学科史概论（远古—1840 年）

［1］甄志亚. 中国医学史：2 版［M］. 北京：人民卫生出版社，2008.

［2］赵璞珊. 中国古代医学［M］. 北京：中华书局，1983.

［3］薛愚. 中国药学史料［M］. 北京：人民卫生出版社，1984.

［4］李经纬，林昭庚. 中国医学通史（古代卷）［M］. 北京：人民卫生出版社，2000.

［5］贾得道. 中国医学史略［M］. 太原：山西人民出版社，1979.

［6］陈邦贤. 中国医学史［M］. 北京：商务印书馆，1957.

［7］陈新谦. 中华药史纪年［M］. 北京：中国医药科技出版社，1994.

［8］马王堆墓帛书整理小组. 五十二病方［M］. 北京：文物出版社，1979.

［9］尚志钧. 名医别录［M］. 北京：人民卫生出版社，1986.

［10］俞慎初. 中国药学史纲［M］. 昆明：云南科技出版社，1987.

［11］傅维康，张慰丰，王慧芳，等. 医药史话［M］. 上海：上海科学技术出版社，1982.

［12］渠时光. 中国药学史［M］. 沈阳：辽宁大学出版社，1989.

［13］常存库. 中国医学史［M］. 北京：中国中医药出版社，2003.

第二章　近代药学学科史概论（1840—1949 年）

［14］李经纬，林昭庚. 中国医学通史（近代卷）［M］. 北京：人民卫生出版社，2000.

［15］中国近代史资料丛刊编委会. 鸦片战争：第 1 册［M］. 上海：上海人民出版社，2000.

［16］陈新谦，张天禄. 中国近代药学史［M］. 北京：人民卫生出版社，1992.

［17］申报［N］. 1872-5-22.

［18］刘步青. 中华民国药学会略史［J］. 中华药学杂志，1936，1（1）：79.

［19］薛愚，宋之琪. 中国药学会成立前后存在的几个问题［J］. 药学通报. 1986，21（3）：180.

［20］余前春. 西方医学史［M］. 北京：人民卫生出版社，2009.

［21］王吉民，伍连德. 中国医史［M］. 天津：天津印刷局，1935.

［22］第八届年会报道及有关资料［J］. 中华药学杂志，1936，1（1）：288-306.

第三章　药学学科在当代的发展（1949 年—现在）

第一节　药物化学学科

［23］尤启冬. 药物化学［M］. 北京：人民卫生出版社，2011.

[24] 尤启冬. 药物化学［M］. 北京：化学工业出版社，2008.

[25] 肖卓殷. 四川医学院药学系简介［J］. 药学通报，1980，15（9）：16–18.

[26] 上海医科大学志编纂委员会. 上海医科大学志（1927—2000）［M］. 上海：复旦大学出版社，2005.

[27] 张淑芳. 中国药科大学简介［J］. 中国医院药学杂志，1988，8（1）：1.

[28] 陈荣乐. 中国科学院药物研究所［J］. 化学通报，1982（12）：54–55.

[29] 王本奇. 神圣的使命，光辉的历程——记创办于中央苏区的沈阳药科大学［N］. 中国医药报，2001-6-23，第1版.

[30] 陈新谦. 建国以来的中国药学会（1949—1983）［J］. 药学通报，1984，19（5）：46–50.

[31] 南京药学院教务处. 南京药学院简介［J］. 药学通报，1980，15（6）：34–35.

[32] 尔东. 无悔的选择——记中国工程院院士、药物化学家、药学教育家彭司勋教授［J］. 中国药师，1999，2（5）：232–233.

[33] 史录文. 北京医科大学药学院简介［J］. 大学化学，1993，8（2）：63–64.

[34] 上海第一医学院药学系. 上海第一医学院药学系简介［J］. 药学通报，1980，15（8）：23–25.

[35] 朱琪，罗勇. 求实创新 与时俱进——记浙江大学药学院［J］. 中国经济信息，2006（3-4）：104.

[36] 本刊编辑部. 热烈庆祝天津药物研究院建院40周年［J］. 国外医药——植物药分册，2000，15（1）：1.

[37] 周伟澄. 上海医药工业研究院［M］//彭司勋. 中国药学年鉴. 上海：第二军医大学出版社，2007.

[38] 本刊编辑部. 怀念雷兴翰同志［J］. 中国医药工业杂志，1989，20（3）：97–98.

[39] 周后元. 以国家需为科研目标［J］. 中国医药工业杂志，2013，44（11）：1199–1200.

[40] 作者不详. 利福喷丁［J］. 中国药学杂志，1992，27（4）：242–243.

[41] 朱巧贞. 中国科学院上海药物研究所简介［J］. 药学通报，1979，14（7）：327–329.

[42] 张丽丽. 儿童铅中毒防治的新进展［J］. 国外医学（卫生学分册），2000，27（3）：129–133.

[43] 中国医学科学院药物研究所科研办公室. 简介中国医学科学院药物研究所［J］. 药学通报，1979，14（9）：426–427.

[44] 姜芸珍. 梁晓天院士集［M］. 北京：人民军医出版社，2014.

[45] 唐赟，蒋华良，陈凯先，等. 计算机辅助药物设计正在走向成功［J］. 生命科学，1996，8（4）：5–9.

[46] 杨臻峥，孙大柠. 我国首个氟喹诺酮类创新药物——盐酸安妥沙星研制成功［J］. 药学进展，2009，33（7）：附页2.

[47] 郭宗儒. 国家1类新药艾瑞昔布的研制［J］. 中国新药杂志，2013，21（3）：223–230.

[48] 吴红月. "十一五"重大新药创制专项结硕果——抗癌新药盐酸埃克替尼成功上市［N］. 科技日报，2011-8-18，第9版.

[49] 张晔，严天白，童达君. 抗晚期胃癌新药阿帕替尼上市［N］. 科技日报，2014-11-8，第1版.

[50] 作者不详. 我原创抗癌新药西达苯胺获准全球上市［J］. 科技与出版，2015，2：47.

第二节　药理学学科

[51] 林志彬. 回顾20世纪中国药理学的发展历程［J］. 医药导报，2008，27（1）：1–4.

[52] 陈维州. 我国心血管药理事业的新近进展：药理学进展［M］. 北京：科学出版社，1999.

[53] 吴熙瑞，李章文，吕富华. 国产毒毛旋花——羊角拗的药理作用［J］. 中华医学杂志，1956，7：643–650.

[54] 金祝秋. 药理学家——陈修教授［J］. 药学人物，1997，32（1）：42–43.

[55] 许超千，杨宝峰. 不断刷新药理学研究记录［J］. 科协论坛，2011（7）：30–31.

[56] 杨宝峰，蔡本志. 心律失常发病机制研究进展［J］. 国际药学研究杂志，2010，37（2）：81–88.

[57] 军事医学科学院. 军事医学研究院神经精神药理学研究进展［J］. 中国科学：生命科学，2011（41）：884–889.

[58] 张均田. 神经药理学研究进展［M］. 北京：人民卫生出版社，2002.

[59] Li J. Recent progress in the research field of neuropharmacology in China［J］. Cell Mol Neurobiol, 2008（28）：185–204.

［60］张均田，张庆柱，张永祥．神经药理学［M］．北京：人民卫生出版社，2008．

［61］冯建明，缪泽鸿，丁健．抗肿瘤药物药理学概论［M］．北京：科学出版社，2013．

［62］Bin Xu, Jian Ding, Kai-Xian Chen, et al．Advances in Cancer Chemotherapeutic Drug Research in China［M］// Xin Yuan Liu, Sidnay Pestka, Yu-Fang Shi．Recent Advances of Cancer Research and Therapy．London：Elsevier Inc，2012．

［63］胥彬，吴德政，刘明章，等．抗肿瘤药物的研究 I．抗生素 23-21 和 1779 对小白鼠艾氏腹水瘤的作用［J］．实验生物学报，1957，5（4）：525-534．

［64］蔡润生，徐子渊，包琴珠，等．放线菌素 K——一种抑制癌的物质［J］．科学通报，1957（23）：717-718．

［65］丁健，缪泽鸿．药效学评价方法［M］// 甄永苏．抗肿瘤药物及其研究方法．北京：化学工业出版社，2004．

［66］丁键，缪泽鸿，袁胜涛，等．抗肿瘤药的研究方法［M］// 韩锐，孙燕．新世纪癌的化学预防与药物治疗．北京：人民军医出版社，2005．

［67］朱珊珊．麻醉学发展史［M］// 邓小明，曾因明．米勒麻醉学：7 版．北京：北京大学医学出版社，2011．

［68］戴体俊．麻醉药理学在中国［M］// 戴体俊，喻田，徐礼鲜．2012 年麻醉药理学进展．上海：第二军医大学出版社，2012．

［69］戴体俊，喻田．麻醉药理学：3 版［M］．北京：人民卫生出版社，2011．

［70］顾芝萍，桑国卫，陈俊康．生殖药理学：1 版［M］．合肥：安徽教育出版社，1990．

［71］朱焰，谢淑武，曹霖．新型孕激素及抗孕激素国外研发进展［J］．中国新药杂志，2011，20（19）：1880-1885．

［72］彭允中．米非司酮药理作用和临床研究新进展［J］．医药导报，2013，32（1）：60-62．

［73］顾芝萍，朱明康，姜秀娟，等．双炔失碳酯（抗孕 -53）的药理研究［J］．中国科学，1975，2：229-235．

［74］程蔚蔚．上海市计划生育技术发展报告［M］．上海：上海交通大学出版社，2012．

［75］刘以训．我国男性避孕研究的发展前景［J］．自然科学通报，1975（3）：249-254．

［76］李国停，谢淑武，朱焰．男性节育药物的研发进展［J］．中国新药杂志，2014，23（1）：55-61．

［77］刘昌孝．药物代谢动力学［M］．长沙：湖南科学技术出版社，1980．

［78］M.吉伯尔迪．药物动力学：1 版［M］．朱家壁，译．北京：科学出版社，1981．

［79］刘昌孝，刘定远．药物动力学概论［M］．北京：中国学术出版社，1984．

［80］M.吉伯尔迪．药物动力学：2 版［M］．朱家壁，译．北京：科学出版社，1984．

［81］周文霞，程肖蕊，张永祥．网络药理学：认识药物及发现药物的新理念［J］．中国药理学与毒理学杂志，2012，26（1）：4-9．

［82］Chiara Fabbri, Stefano Porcelli, Alessandro Serretti．From Pharmacogenetics to Pharmacogenomics：The Way Toward the Personalization of Antidepressant Treatment［J］．Can J Psychiatry, 2014, 59（2）：62-75．

［83］Penrod N M, Moore J H．Data Science Approaches to Pharmacogenetics［J］．Curr Mol Med, 2014, 14（7）：805-813．

［84］Pirmohamed M．Personalized Pharmacogenomics：Predicting Efficacy and Adverse Drug Reactions［J］．Annu Rev Genomics Hum Genet, 2014, 15：1-22．

［85］丁健．高等药理学［M］．北京：科学出版社，2013．

［86］蔡卫民，吕迁州．临床药学的理论与实践：1 版［M］．北京：人民卫生出版社，2012．

第三节　中药学与天然药物学

［87］国家药典委员会．中行华人民共和国药典（2010 年版一部）［M］．北京：中国医药科技出版社，2010．

［88］王文全．中药资源学［M］．北京：中国中医药出版社，2012．

［89］肖培根，陈士林．中药资源研究战略构架［J］．中国天然药物，2009，7（5）：321．

［90］肖培根，王永炎．中药资源与科学发展观［J］．中国中药杂志，2004，29（5）：385-386．

［91］肖培根. 中药资源：在流失的宝库［N］. 北京科技报，2011–05–02（004）.

［92］黄璐琦，郭兰萍. 中药资源生态学［M］. 上海：上海科学技术出版社，2009.

［93］黄璐琦，胡之璧. 中药鉴定新技术新方法及其应用［M］. 北京：人民卫生出版社，2010.

［94］陈士林，郭宝林，张贵君，等. 中药鉴定学新技术新方法研究进展［J］. 中国中药杂志，2012，37（8）：1043–1055.

［95］中医学与中药学学科发展报告. 中药药剂学科［R］. 2006.

［96］中药药理与临床编辑部.《中药药理与临床》第二次编委会纪要［C］. 北京：中药药理与临床，1987.

［97］李连达. 全国首届中药药理学术会议暨中国中药药理学会成立大会纪要［C］. 北京：中西医结合杂志，1986.

［98］周荣汉. 中药资源学［M］. 北京：中国医药科技出版社，1993.

［99］段金廒，吴启南，宿树兰，等. 中药资源化学学科的建立与发展［J］. 中草药，2012（9）：1665–1671.

［100］刘屏，王昌恩. 我国中药资源基础研究的现状与热点［J］. 中国科学基金，2004：5–7.

［101］段金廒，周荣汉，宿树兰，等. 我国中药资源科学发展现状及展望［J］. 自然资源学报，2009，24（3）：378–376.

［102］黄璐琦. 分子生药学［M］. 北京：北京大学医学出版社，2006.

［103］贾敏如. 二十一世纪的生药学与中药鉴定学的关系及发展［J］. 成都中医药大学学报，2008，31（4）：9–12.

［104］周荣汉，段金廒. 植物化学分类学［M］. 上海：上海科学技术出版社，2005.

［105］郭兰萍，黄璐琦. 中药资源的生态研究［J］. 中国中药杂志，2004，29（7）：615–618.

［106］张贵君. 中药鉴定学［M］. 北京：科学出版社，2002.

［107］肖培根. 中药分子鉴定评介［J］. 中国中药杂志，2005，30（19）：1559–1560.

［108］黄璐琦，肖培根. 分子生药学［M］. 北京：北京中医药出版社，2008.

［109］陈士林. 中药DNA条形码分子鉴定［M］. 北京：人民卫生出版社，2012.

［110］陈士林，姚辉，韩建萍，等. 中药材DNA条形码分子鉴定指导原则［J］. 中国中药杂志，2013，38（2）：141–148.

［111］杨明. 中药药剂学［M］. 北京：中国中医药出版社，2012.

［112］中华中医药学会制剂分会. 中药药剂学学科发展报告［R］. 2011.

［113］罗杰英. 中华中医药学会第九届制剂学术研讨会论文汇编［C］. 吉林：中华中医药学会中药制剂分会，2008.

［114］岳鹏飞，吴彬. 论中药复方缓控释制剂随方同步/异步释放行为评价模式的创新与商建［J］. 中草药，2010，41（9）：1413–1417.

［115］岳鹏飞，郑琴，朱根华，等. 基于物质粗糙集理论的中药复方缓释制剂"总量"释放动力学评价模式［J］. 药学学报，2010，45（11）：1354–1360.

［116］李姝琦，冯怡，徐德生，等. 影响粉末直接压片的中药提取物物理性质研究［J］. 中国药学杂志，2010，45（8）：608–611.

［117］徐国良，汤喜兰，单义民，等. 以药效动力学方法评价复方丹参骨架缓释片的缓释作用［J］. 中国临床药理学与治疗学，2010，15（7）：794–798.

［118］赵燕敏，夏爱晓，魏颖慧，等. 聚山梨酯80修饰的神经毒素纳米粒跨血脑屏障转运及细胞毒性［J］. 药学学报，2010，45（10）：1312–1316.

［119］赵宁，程巧鸳，俞文英，等. 微透析技术在药动–药效学结合研究中的应用［J］. International Journal of Pharmaceutical Research，2008，35（2）：100–105.

［120］张海燕，陈晓燕，万娜，等. 壳聚糖修饰栀子苷聚乳酸–羟基乙酸纳米粒的制备及经鼻入脑的靶向性［J］. 中国新药与临床杂志，2010，29（6）：448–453.

［121］邓文龙. 全国首届中药药理学术会议简讯［C］. 重庆：药学学报，1986.

［122］ 王建华. 中药药理研究的途径［J］. 中药药理与临床，1993（1）：1-15.

［123］ 潘卫松，刘美凤，石钺，等. 血清药理学、血清化学与中药药代动力学［J］. 世界科学技术，2002，4（3）：53-57.

［124］ 杨奎，郭力，周明眉. 中药血清药化学与中药血清药理学协同研究方法初探［J］. 中药药理与临床，1998，14（4）：41-43.

［125］ 李敏，杜力军，孙虹，等. 中药复方药代动力学常用研究方法概况［J］. 中国中西医结合杂志，1998，18（10）：637-639.

［126］ 卢弘，李敏，邢东明，等. 对中药复方药代动力学研究中血药浓度测定方法的评述［J］. 世界科学技术 - 中药现代化，2000，2（4）：22-26.

［127］ 邓文龙. 中药药理学研究的现状与问题讨论［J］. 中药药理与临床，2010，26（5）：1-3.

［128］ 刘干中，王建华，周金黄. 世纪之交现代中药药理学的回顾与展望［J］. 基础医学与临床，2000，20（5）：385-387.

［129］ 周金黄. 从传统中医中药向现代中医中药前进的思路［J］. 中国药学杂志，1994，29（11）：641-642.

［130］ 陈竺. 结合我国优势开展基础研究，走出肿瘤治疗的新路子［J］. 世界科学，1997（10）：2-5.

［131］ 任钧国，刘建勋. 中药功效评价研究的思路与方法［J］. 中药药理与临床，2012，28（5）：237-240.

［132］ 王建华，王汝俊. 论现代中药药理学的发展与评价体系［J］. 世界科学技术——中药现代化，2001，3（3）：29-32.

第四节　医院药学学科

［133］ 屈建，刘高峰，朱珠，等. 我国医院药学学科的建设与发展（上）［J］. 中国医院药学杂志，2014，34（15）：1237-1246.

［134］ 张晓乐. 现代调剂学：1版［M］. 北京：北京大学出版社，2011.

［135］ 张宜，汤韧. 医院药学的格局演变与医院药师的定位分析［J］. 中国医院药学杂志，2005，25（2）：174-176.

［136］ 屈建. 临床药学的回顾与展望［J］. 中国医院药学杂志，2008，28（22）：1897-1905.

［137］ 黄泰康. 现代药事管理学：1版［M］. 北京：中国医药科技出版社，2004.

［138］ 胡晋红. 实用医院药学：1版［M］. 上海：上海科学技术出版社，2000.

［139］ 赵晶，金进. 社会药学：1版［M］. 昆明：云南科技出版社，2001.

［140］ 周维书. 现代医院药学：1版［M］. 北京：中国医药科技出版社，1993.

［141］ 胡晋红. 医院药学：3版［M］. 上海：第二军医大学出版社，2010.

［142］ 李德爱，郭荣珍. 医院药事管理学：1版［M］. 北京：人民卫生出版社，2004.

［143］ 中国药学会医院药学专业委员会. 医院药学60年回顾与展望［J］. 中国药学杂志，2009，44（19）：1465-1469.

［144］ 袁锁中，史卫忠，赵志刚. 对医院药学发展的回顾及其面临的机遇与挑战分析［J］. 药品评价，2010，7（8）：53-55.

［145］ 马尔丽. 中国医院制剂的历史、现状与发展策略［J］. 中国药事，2007，21（9）：713-715.

［146］ 黄良明. 评《医院制剂》（修订本）［J］. 中国医院药学杂志，1983，3（4）：44-45.

［147］ 吴永佩. 我国临床药学建设与发展趋势（上）［J］. 中国执业药师，2012，9（10）：3-7.

［148］ 中国药学年鉴编辑部. 中国药学年鉴（1983—1984年）［M］. 北京：人民卫生出版社，1985.

［149］ 史录文，陈薇，高秀云. 我国医院开展临床药学工作现状的调查分析［J］. 中国药师，1998，1（1）：36-38.

［150］ 韩凤，章捷，岳来发，等. 中国药学会1998年—2001年大事［J］. 中国药学杂志，2002，37（6）：471-476.

［151］ 作者不详. 成功举办《首届全国药学服务与研究学术会议》［J］. 药学服务与研究，2004（4）：19.

［152］ 中国医院协会药事管理专业委员会［EB/OL］. http://www.chinadtc.org.cn.

［153］ 屈建，居靖. 临床药学服务的理论与实践［M］// 李大魁，彭名炜. 国家级继续医学教育项目教材：临床药学：1 版. 北京：中华医学电子音像出版社，2006.

［154］ 胡晋红. 我国医院药学的现状与发展［C］. 2006 第六届中国药学会学术年会大会报告集，2006：62-69.

［155］ 蒋华华. 全国高等学校教材：临床药学导论：1 版［M］. 北京：人民卫生出版社，2007.

［156］ 蔡卫民，吕迁州. 临床药学的理论与实践：1 版［M］. 北京：人民卫生出版社，2012.

［157］ 中国研究生招生信息网［EB/OL］. http://yz.chsi.com.cn/.

［158］ 屈建，刘高峰，朱珠，等. 我国医院药学学科的建设与发展（中）［J］. 中国医院药学杂志，2014，34（16）：1327-1337.

［159］ 吴永佩. 我国临床药学建设与发展趋势（下）［J］. 中国执业药师，2012，9（11）：3-7.

［160］ 屈建. 医院药学研究的选题方法与切入点（Ⅰ）——选题的方法与原则［J］. 中国医院药学杂志，2011，31（21）：1747-1751.

［161］ 李大魁，袁锁中，赵志刚，等. 医院药学学科发展［M］// 中国科学技术协会. 2008—2009 药学学科发展报告：1 版. 北京：中国科学技术出版社，2009.

［162］ 屈建. 医院药学研究的选题方法与切入点（Ⅱ）——临床药学方面的选题［J］. 中国医院药学杂志，2011，31（22）：1833-1840.

［163］ 王育琴，李玉珍，甄健存. 医院药师规范化培训教材：医院药师基本技能与实践：1 版［M］. 北京：人民卫生出版社，2013.

［164］ 郑利光. 回溯性文献分析探讨国内医院药学科研的发展［J］. 中国卫生事业管理，2011（12）：146-148.

［165］ 孙世光，闫荟. 新编医院药学：1 版［M］. 北京：军事医学科学出版社，2010.

［166］ 中国药学会. 中国药学会百年史（1907—2007）：1 版［M］. 北京：中国人口出版社，2008.

［167］ 韩凤，岳来发. 医院药学专家——汤光主任药师［J］. 中国药学杂志，1996，31（7）：436-437.

［168］ 袁锁中，朱珠. 医院药学发展的领军人物——李大魁［J］. 中国药学杂志，2009，44（2）：153-154.

［169］ 刘宏. 勤奋耕耘四十载——记北京协和医院陈兰英教授［J］. 药学通报，1988，23（9）：564-567.

［170］ 凌曙，徐铭甫. 医院药学专家——张楠森主任药师［J］. 中国药学杂志，1996，31（10）：625-626.

［171］ 沉痛悼念孙定人教授逝世［J］. 中国用药评价与分析，2005（3）：160.

［172］ 刘霏. 王汝龙：我的一生很平凡［J］. 首都医药，2007（5）：37-41.

［173］ 中国医院药学杂志编辑部. 高清芳主任获中国药学发展奖医院药学管理奖［J］. 中国医院药学杂志，2001，21（8）：509.

［174］ 120 健康网［EB/OL］. http://www.120.net/yisheng/jieshao/oahsvdxc47ivbon8.html.

［175］ 中南大学湘雅二医院网站［EB/OL］. http://www.xyeyy.com/Template/LCKS/ChannelInfo.aspx?listid=580&deptid=34.

［176］ 好大夫在线网站［EB/OL］. http://www.haodf.com/doctor/DE4r08xQdKSLvCpnLGNoD0ioO33P.htm.

［177］ 风雨同舟 共创辉煌——中国药学会医院药学专业委员会成立 20 周年纪念画册［M］. 2010.

［178］ 赵曦，岳来发，章捷，等. 中国药学会 1993 年—1997 年大事［J］. 中国药学杂志，1997，32（10）：624-631.

［179］ 边友珍. 第 2 届东亚临床药学教育与实践学术会议在沪召开［J］. 上海医药，1999（9）.

［180］ 屈建，刘高峰，朱珠，等. 我国医院药学学科的建设与发展（下）［J］. 中国医院药学杂志，2014，34（17）：1423-1433.

［181］ 邵宏，史录文. 临床药师培养途径与方向的思考［J］. 中国处方药，2008（3）：48-49.

［182］ 胡晋红，王卓. 临床药学，任重道远——我国临床药学的发展现状（续）［J］. 世界临床药物，2003，24（3）：132-135.

［183］ 于星，蔡鸿生. 临床药学"现象"解析［J］. 中国医院药学杂志，2004，24（12）：777-778.

［184］ 郑利光. 回溯性文献分析探讨国内医院药学科研的发展［J］. 中国卫生事业管理，2011（12）：146-148.

［185］ 屈建. 医院药学研究的选题方法与切入点（Ⅳ）——软科学方面的选题［J］. 中国医院药学杂志，2012，

32（2）：81–90.

[186] 张钰宣，都丽萍，梅丹. 美国医院药学全国调研简介［J］. 中国医院药学杂志，2011，31（3）：173–180.

[187] 陈高洁，席晓宇，褚淑贞. 关于我国医院药学服务法规政策的现状研究［J］. 中国执业药师，2011，8（8）：45–49.

[188] 杨男，胡明，蒋学华. 国外临床药学服务的质量标准与评价及其对我国的启示［J］. 中国药房，2009，20（7）：486–488.

[189] 姜德春，刘春光，朱珠. 从世界药学大会看医院药学发展［J］. 中国药学杂志，2009，44（17）：1357–1358.

[190] 梅丹，都丽萍，张健，等. 全球医院药学大会共识［J］. 中国医院药学杂志，2009，29（6）：433–435.

[191] 吴永佩，颜青. 临床药师参与临床药物治疗工作模式探讨［J］. 中国药房，2008，19（20）：1588–1590.

[192] 国家卫生和计划生育委员会. 2012年我国卫生和计划生育事业发展统计公报［C］.

第五节　微生物药物学科

[193] 张为申，等. 133菌种的研究Ⅰ［J］. 微生物学报，1953，1（1）：57–63.

[194] 张为申，等. 133菌种的研究Ⅳ［J］. 微生物学报，1956，4（1）：127–136.

[195] 戴自英. 临床抗菌药物学［M］. 北京：人民卫生出版社，1985.

[196] 陈肖庆，黄乐毅，陈曾湘，等. β–内酰胺抗生素［M］. 上海：上海科学技术文献出版社，1989.

[197] 甄永苏，李电东，林赴田，等. 争光霉素A5和争光霉素A2的抗肿瘤作用与毒性研究［J］. 药学学报，1979，14（2）：79–83.

[198] Zhen Y S, Li D D, Li Q, et al. Studies on Antitumor Effect and Pharmacology of Pingyangmycin［C］//Proceeding of International Symposium and Adriamycin and Other Drugs in Antitumor Chemotherapy. Beijing China Academic Publishers, 1981.

[199] 邵荣光，甄永苏. 新烯二炔类大分子抗肿瘤抗生素C1027的分子构成与活性关系［J］. 药学学报，1995，30（5）：336–342.

[200] 尚广东，戴剑漉，王以光. 生技霉素稳定型基因工程菌的构建［J］. 生物工程学报（中、英文版），1999，15（2）：171.

[201] Shang Guangdong, Dai Jianlu, Wang Yiguang. Studies on A Stable Bioengineered Strain of Shengimycin［J］. The J of antibiotics, 2001, 54（1）：66.

[202] 李焕娄，蔡年生. 从抗生素到微生物药物［J］. 中国抗生素杂志，1993，18（2）：85–89.

[203] 程元荣. 生物药物素及其寻找［J］. 中国抗生素杂志，1993，18（2）：90–105.

[204] 张致平. 微生物药物学［M］. 北京：化学工业出版社，2003.

[205] 甄永苏. 抗肿瘤药物研究开发［M］. 北京：化学工业出版社，2004.

[206] 司书毅，张月琴. 药物筛选——方法与实践［M］. 北京：化学工业出版社，2007.

[207] 陈代杰. 微生物药物学［M］. 北京：化学工业出版社，2008.

[208] 中国科学技术协会. 2006—2007. 药学学科发展报告［M］. 北京：中国科学技术出版社，2007.

[209] 中国科学技术协会. 2008—2009. 药学学科发展报告［M］. 北京：中国科学技术出版社，2009.

第六节　军事药学学科

[210] 刁天喜，刘超. 高技术局部战争条件下军事药学的发展趋势［J］. 人民军医，2001，44（4）：190–191.

[211] 芮耀诚，魏水易，陈盛新. 我国军事药学的进展和展望［J］. 中国药学杂志，1997，32（11）：662–667.

[212] 万新样，陈志良，刘强. 军事药学［M］. 北京：中国医药科技出版社，2003.

[213] 蒯丽萍，陈征宇. 国际药学联合会军事与急救药学分委会简介［J］. 药学实践杂志，2008，26（3）：220–221.

[214] 储文功，蒯丽萍，刘照元，等. 军队药学勤务再定义［J］. 解放军医院管理，2005，12（1）：4–5.

［215］ 金进. 中国军事药学的历史与发展［J］. 人民军医药学专刊, 1997, 13（1）: 29-31.

［216］ 姜远英, 柴逸峰, 舒丽芯, 等. 构建有军事特色的药学人才培养模式［J］. 药学服务与研究, 2008, 8（4）: 241-243.

［217］ 秦伯益. 军事药学与现代化建设［J］. 人民军医药学专刊. 1997, 13（2）: 88-90.

［218］ 王松俊, 吴乐山, 雷二庆, 等. 军事医学系统论［M］. 北京: 科学出版社, 2011.

［219］ 王冠良. 中国人民解放军医学教育史［M］. 北京: 军事医学科学出版社, 2001.

［220］ 金进. 军队药学情报信息的历史、现状与发展［J］. 军队医药, 2001, 11（2）: 5-6.

［221］ 吴久鸿, 史宁. 军事与急救药学组会议情况介绍［J］. 中国药学杂志, 2007, 42（24）: 1918-1920.

［222］ 姜远英, 黄宝康, 柴逸峰, 等. 中国百年药学教育的历史回顾［J］. 药学教育, 2009, 25（5）: 58-62.

［223］ 姜远英, 储文功, 舒丽芯. 加强军事与急救药学教学的思考［J］. 药学教育, 2009, 25（3）: 28-30.

［224］ 中国人民解放军历史资料丛书编审委员会. 忆后勤工作 回忆史料（2）［J］. 北京: 解放军出版社, 1999.

［225］ 朱克文, 高恩显, 龚纯. 中国军事医学史［M］. 北京: 人民军医出版社, 1996.

第七节 药物流行病学学科

［226］ Wallerstein R O, Condit P K, Kasper C K, et al. Statewide study of chloramphenicol therapy and fatal aplastic anemia［J］. JAMA, 1969, 208（11）: 2045-50.

［227］ Lenz W. Malformations caused by drugs in pregnancy［J］. Am J Dis Child, 1966, 112（2）: 99-106.

［228］ Temple R. Policy developments in regulatory approval［J］. Statistics in Medicine, 2002, 21: 2939-2948.

［229］ Finney D J. The design and logic of a monitor of drug use［J］. J Chronic Dis, 1965, 18（1）: 77-98.

［230］ Inman W H. Prescription-event monitoring［J］. Br Med J（Clin Res Ed）, 1982, 285（6344）: 809-810.

［231］ Beard K. We are all in this together（ISPE Presidential Address, 15th Annual Conference on Pharmacoepidemiology, Boston, 27 August 1999）［J］. Pharmacoepidemiol Drug Saf, 2000, 9（2）: 159-162.

［232］ Lawson D H. Pharmacoepidemiology: a new discipline（editorial）［J］. Brit Med J（Clin Res Ed）, 1984, 289（6450）: 940-941.

［233］ Venulet J. From experimental to social pharmacology. Natural history of pharmacology［J］. Int J Clin Pharmacol, 1974, 10（3）: 203-205.

［234］ Judith K Jones. The Status and Future of Pharmacoepidemiology（Part 1）［J］. Pharmacoepidemiol Drug Saf, 1992, 1（2）: 99-103.

［235］ Abraham G H. The Beginnings of Pharmacoepidemiology in the Annals［J］. The Annals of Pharmacotherapy, 2006, 40（9）: 1647-1648.

［236］ 杜文民. 上海市药品不良反应监测和药物流行病学研究的起源与发展［J］. 中国临床药学杂志, 2009, 18（5）: 323-327.

［237］ 郑荣远, 王小同, 林正章, 等. 浙江温州市"脑炎"病因探索［J］. 药物流行病学杂志, 1993, 2（4）: 157-170.

［238］ 关颖卓. 葛根素注射液致急性溶血性贫血合并肝、肾损害［J］. 药物不良反应杂志, 2004, 6（6）: 413.

［239］ 邓培媛, 李群娜, 朱玉珍, 等. 葛根素注射剂 ADR 及其影响因素分析［J］. 药物流行病学杂志, 2005, 14（1）: 14.

［240］ 陈颖, 毛宗福, 任经天. 双黄连注射剂儿童不良反应病例对照研究［J］. 药物流行病学杂志, 2007, 16（3）: 158.

［241］ Du W, Levine M, Wang L, et al. Building a structured monitoring and evaluating system of postmarketing drug use in Shanghai［J］. Can J Clin Pharmacol, 2007, 14（1）: 40.

［242］ 唐镜波. 绪论［M］// 周元瑶. 药物流行病学. 北京: 中国医药科技出版社, 1996.

［243］ Strom B L. 什么是药物流行病学［M］//Strom BL and Kimmel SE, ed. 药物流行病学教程, 曾繁典, 施侣元, 詹思延, 主译. Singapore: John Wiley & Sons（Asia）Pte Ltd, 2008.

［244］ Strom B L. 药物流行病学研究设计［M］//Strom BL and Kimmel SE, ed. 药物流行病学教程，曾繁典，施侣元，詹思延，主译．Singapore: John Wiley & Sons（Asia）Pte Ltd, 2008.

［245］ 曾繁典．药物流行病学与药物警戒［J］．药物流行病学杂志，2004, 13（6）：285-286.

［246］ CDER Report to the Nation：2002 Drug Safety and Quality［EB/OL］．http://www.fda.gov/cder/reports/rtn2002-3.HTM.

［247］ 龚时薇，张亮，黄杰敏，等．药品安全与风险管理［J］．中国药房，2007, 22（18）：1687-1690.

［248］ Wright J M, Carleton B C. Evidence-based pharmacotherapy：Review of basic concepts and applications in clinical practice［J］．The Annals of Pharmacotherapy, 1998, 32（11）：1193-1200.

［249］ 詹思延．流行病学：7版［M］．北京：人民卫生出版社，2012.

［250］ 张政，詹思延．病例交叉设计［J］．中华流行病学杂志，2001, 22（4）：304-306.

［251］ 王涛，詹思延，胡永华．病例-时间-对照设计［J］．中华流行病学杂志，2002, 23（2）：142-144.

［252］ 陈延，詹思延．药物流行病学研究进展［M］//谭红专．现代流行病学．北京：人民卫生出版社，2008.

［253］ 陶庆梅，詹思延．处方序列分析与处方序列对称分析在药物流行病学中的应用［J］．药物流行病学杂志，2012, 21（10）：517-519.

［254］ 曾繁典．我国药品风险管理与药物警戒实践［J］．药物流行病学杂志，2013, 22（3）：140-143.

第八节　药剂学学科

［255］ 张强，吴凤兰．药剂学［M］．北京：北京大学医学出版社，2005.

［256］ 魏树礼，张强．生物药剂学与药物动力学［M］．北京：北京大学医学出版社，2004.

［257］ 梁文权．生物药剂学与药物动力学［M］．北京：人民卫生出版社，2000.

［258］ 张鸣皋．药学发展简史［M］．北京：中国医药科技出版社，1993.

［259］ 吕万良，王坚成，张强．建国60年来我国药剂学科的发展与展望［J］．中国药学杂志，2009, 44（19）：1448-1450.

［260］ 武曲，霍美蓉，周建平．新型药物递送系统研究新进展［J］．中国药科大学学报，2013, 44（2）：97-104.

［261］ 章航宇，陈燕，吕慧侠，等．药物释放系统研究进展［J］．药学进展，2013, 37（7）：289-295.

［262］ 涂家生，王华锋．知不足而奋进——试论我国药用辅料产业的现状及未来［N］．中国医药报，2010-12-16（B08）.

［263］ 屠锡德，朱家璧，张钧寿．药剂学［M］．北京：人民卫生出版社，2002.

［264］ 崔福德．药剂学［M］．北京：人民卫生出版社，2007.

［265］ 渠时光．中国药学史［M］．沈阳：辽宁大学出版社，1989.

［266］ 屠锡德．生物药剂学［M］．北京：中国医药科技出版社，1997.

［267］ 斯陆勤，黄建秋，李高．生物药剂学分类系统及其应用［J］．中国药师，2008, 2：160-162.

［268］ 彭司勋．中国药学年鉴2008［M］．上海：第二军医大学出版社，2009.

第九节　老年药学学科

［269］ 王永炎，张志强，王燕平．大科学背景下的中医药学形势及整合［J］．环球中医药，2011, 4（5）：321-325.

［270］ 黄文龙，吴镭．药学科学基础研究的重要前沿领域［J］．中国科学基金，2012, 1：19.

［271］ 冯前进，刘润兰．理论中医学图说——中医药科学中的"诺贝尔奖"问题研究［M］．北京：中国中医药出版社，2011.

［272］ Barabási A L, Oltvai Z N. Network biology: understanding the cell's functional organization［J］．Nat Rev Genet, 2004, 5（2）：101-113.

［273］ Hopkins A L. Network pharmacology: the next paradigm in drug discovery［J］．Nat Chem Biol, 2008, 4（11）：

682-690.

[274] Keith C T, Borisy A A, Stockwell B R. Multicomponent therapeutics for networked systems [J]. Nat Rev Drug Discov, 2005, 4（1）: 71-78.

[275] Csermely P, Agoston V, Pongor S. The efficiency of multitarget drugs: the network approach might help drug design [J]. Trends Pharmacol Sci, 2005, 26（4）: 178-182.

第十节 药物分析学科

[276] 杭太俊. 药物分析学教学特色的彰显 [J]. 药学教育, 2005, 21（3）: 30-31.

[277] 黄承志. 现代药物分析 [J]. 中国科学: 化学, 2010, 40（6）: 597-598.

[278] Queiroz M E, Melo L P. Selective capillary coating materials for i olid-phase microextraction coupled to liquid chromatography to determine drugs and biomarkers in biological samples: a review [J]. Anal Chim Acta, 2014, 826: 1-11.

[279] Van Nostrum C F. Molecular imprinting: A new tool for drug innovation [J]. Drug Discov Today Technol, 2005, 2（1）: 119-124.

[280] Novakova L, Matysova L, Solich P. Advantages of application of UPLC in pharmaceutical analysis [J]. Talanta, 2006, 68（3）: 908-918.

[281] Lurie I S, Li L, Toske S G. Hydrophilic interaction chromatography of seized drugs and related compounds with sub 2 μm particle columns [J]. J Chromatogr A, 2011, 1218（52）: 9336-9344.

[282] Bic, Beeram S, Li Z, et al. Kinetic analysis of drug-protein interactions by affinity chromatography [J]. Drug Discov Today Technol, 2015, 17: 16-21.

[283] Zhao X, Chen W, Liu Z, et al. A novel mixed phospholipid functionalized monolithic column for early screening of drug induced phospholipidosis risk [J]. J Chromatogr A, 2014, 1367: 99-108.

[284] Thiangthum S, Vander Heyden Y, Buchberger W, et al. Development and validation of an ion-exchange chromatography method for heparin and its impurities in heparin products [J]. J Sep Sci, 2014, 37（22）: 3195-3204.

[285] Zhang Y, Wu D-R, Wang-iverson D B, et al. Enantioselective chromatography in drug discovery [J]. Drug Discovery Today, 2005, 10（8）: 571-577.

[286] Schebb N H, Huby M, Morisseau C, et al. Development of an online SPE-LC-MS-based assay using endogenous substrate for investigation of soluble epoxide hydrolase（sEH）inhibitors [J]. Anal Bioanal Chem, 2011, 400（5）: 1359-1366.

[287] Adaway J E, Keevil B G. Therapeutic drug monitoring and LC-MS/MS [J]. J Chromatogr B, 2012, 883-884: 33-49.

[288] Khakar PS. Two-dimensional（2D）in silico models for absorption, distribution, metabolism, excretion and toxicity（ADME/T）in drug discovery [J]. Current Topics in Medicinal Chemistry, 2010, 10（1）: 116-126.

[289] 刘瑶, 洪岚, 余露山, 等. 创新药物转化研究中 ADME 的评价 [J]. 药学学报, 2011, 46（1）: 19-30.

[290] Lindon J C. HPLC-NMR-MS: past, present and future [J]. Drug Discovery Today, 2003, 8（22）: 1021-1022.

[291] Li M, Hou XF, Zhang J, et al. Applications of HPLC/MS in the analysis of traditional Chinese medicines [J]. Journal of Pharmaceutical Analysis, 2011, 1（2）: 81-91.

[292] Hou X, Wang S, Zhang T, et al. Recent advances in cell membrane chromatography for traditional Chinese medicines analysis [J]. J Pharm Biomed Anal, 2014, 101: 141-150.

[293] Han S, Zhang T, Huang J, et al. New method of screening allergenic components from Shuanghuanglian injection: With RBL-2H3/CMC model online HPLC/MS system [J]. J Pharm Biomed Anal, 2013, 88C: 602-608.

[294] Song Z, Wang H, Ren B, et al. On-line study of flavonoids of Trollius chinensis Bunge binding to DNA with ethidium

bromide using a novel combination of chromatographic, mass spectrometric and fluorescence techniques [J]. J Chromatography A, 2013, 1282: 102-112.

［295］ Li D Q, Qian Z M, Li S P. Inhibition of three selected beverage extracts on alpha-glucosidase and rapid identification of their active compounds using HPLC-DAD-MS/MS and biochemical detection [J]. J Agric Food Chem, 2010, 58 (11): 6608-6613.

［296］ He M, Yan J, Cao D S, et al. Identification of terpenoids from Ephedra combining with accurate mass and in-silico retention indices [J]. Talanta, 2013, 103: 116-122.

［297］ Gao J, Liu X, Chen T, et al. An intelligent digital microfluidic system with fuzzy-enhanced feedback for multi-droplet manipulation [J]. Lab Chip, 2013, 13 (3): 443-451.

［298］ Gao D, Liu H, Lin J M, et al. Characterization of drug permeability in Caco-2 monolayers by mass spectrometry on a membrane-based microfluidic device [J]. Lab Chip, 2013, 13 (5): 978-985.

［299］ Luo Z, He J, Chen Y, et al. Air flow-assisted ionization imaging mass spectrometry method for easy whole-body molecular imaging under ambient conditions [J]. Analytical Chemistry, 2013, 85 (5): 2977-2982.

［300］ 贺浪冲, 李绍平, 田颂九. 中国药物分析的发展状况与前景 [J]. 中国药学杂志, 2007, 42 (20): 1525-1528.

［301］ 郭常川, 曾苏. 药物分析几种新技术的应用进展 [J]. 浙江大学学报（医学版）, 2011, 40 (1): 1-6.

［302］ 杨伯群, 陈长龄. 药品检验专家涂国士教授 [J]. 科学通报, 1982, 17 (9): 36-37.

［303］ 杨树德. 我国著名药物分析化学家周同惠教授 [J]. 中国药学杂志, 1986, 21 (11): 680-681.

［304］ 柯莎, 拉希德. 我的导师——安登魁教授 [J]. 中国药学杂志, 1994, 29 (8): 501-502.

［305］ 张红. 药品检验专家黄乔书 [J]. 中国药学杂志, 1998, 11 (30): 694-695.

［306］ 刘彬裕. 药品仪器分析专家——田颂九研究员 [J]. 中国药学杂志, 2001, 36 (6): 424.

［307］ 张卫红. 金少鸿: 为振兴祖国的医药事业 [J]. 科学中国人, 2003, 11 (13): 24-25.

第十一节　药事管理学学科

［308］ 吴蓬, 刘良述, 杨世民. 十年来我国药事管理学科的发展 [J]. 中国药事创刊十周年特刊, 1996.

［309］ 裴雪友, 刘镇宇, 陈寅卿. 药事管理专业委员会二十年 [C]. 2006 年中国药事管理热点问题研讨会论文集, 2006.

［310］ 杨世民. 中国药事管理学科发展 30 年 [M]. 北京: 中国医药科技出版社, 2014.

［311］ 杨世民, 张琦, 裴雪友. 药事管理工作进展 [M] // 中国药学年鉴编辑委员会. 中国药学年鉴 2001 卷. 北京: 北京科学技术出版社, 2002.

［312］ 杨世民, 侯鸿军, 裴雪友. 我国药事管理学科建设与展望 [M] // 中国药学年鉴编辑委员会. 中国药学年鉴 2002—2003 卷. 上海: 第二军医大学出版社, 2003.

［313］ 杨世民, 冯变玲, 方宇, 等. 我国药事管理学教材建设的探讨 [J]. 药学教育, 2012, 28 (2) 12-16.

［314］ 裴雪友, 杨世民. 我国药事管理工作的回顾与展望 [C]. 1999 中国药学会学术年会大会报告集, 1999.

［315］ 杨世民. 我国药事管理学科的创始人吴蓬教授 [J]. 西北药学杂志, 2013, 28 (3): 326-327.

［316］ 杨世民, 冯变玲, 潘欣, 等. 论我国高等院校药事管理学师资队伍的建设 [J]. 药学教育, 1998, 14 (2) 41-44.

［317］ 胡明, 蒲剑, 蒋学华, 等. 我国高等药学院校药事管理学科师资情况调查 [J]. 中国药房, 2008, 25: 1933-1935.

［318］ 中国科学技术协会. 药学学科发展报告（2006—2007）[M]. 中国药学会. 北京: 中国科学技术出版社, 2007.

［319］ 中国科学技术协会. 药学学科发展报告（2008—2009）[M]. 中国药学会. 北京: 中国科学技术出版社, 2009.

［320］ 中国科学技术协会. 药学学科发展报告（2010—2011）[M]. 中国药学会. 北京: 中国科学技术出版社,

2011.

[321] 中国药学年鉴编辑委员会. 中国药学年鉴（1983—1984 卷）[M]. 彭司勋. 北京：人民卫生出版社，1985.

[322] 中国药学年鉴编辑委员会. 中国药学年鉴（1985—1991 卷）[M]. 彭司勋. 北京：人民卫生出版社，1992.

[323] 中国药学年鉴编辑委员会. 中国药学年鉴（1994—2000 卷）[M]. 彭司勋. 北京：中国医药科技出版社，2001.

[324] 中国药学年鉴编辑委员会. 中国药学年鉴（2001 卷）[M]. 彭司勋. 北京：北京科学技术出版社，2002.

[325] 中国药学年鉴编辑委员会. 中国药学年鉴（2007—2012 卷）[M]. 彭司勋. 上海：第二军医大学出版社，2013.

[326] 吴蓬. 药事管理学 [M]. 北京：人民卫生出版社，1993.

[327] 胡明，蒲剑，蒋学华，等. 我国高等药学院校药事管理学科本科课程体系调查 [J]. 中国药房，2008（22）：1683–1687.

[328] 杨世民. 药事管理学：5 版 [M]. 北京：人民卫生出版社，2011.

[329] 四川大学华西药学院. 药事管理培训中心 [EB/OL]（2011–12–26）[2013–5–15]. http://pharmacy.scu.edu.cn/news.aspx?id=55.

[330] 岳慧，石金秋，王星云，等. 药事管理专业人才的培养 [J]. 医学研究与教育，2009（04）：104–108.

[331] 杨世民，冯变玲. 指导药事管理学毕业设计的探索 [J]. 中国药学杂志，1997，32（8）：58–59.

[332] 杨世民. 培养药事管理硕士研究生的探索 [J]. 药学教育，2005，21（3）：30–33.

[333] 常云程，叶桦. 关于药事管理学科建设和研究生培养的思考 [J]. 中国药事，2007（05）：62–66.

[334] 中国药学会. 中国药学会百年史 [M]. 北京：中国人口出版社，2008.

[335] 杨洁心，杨世民. 药事管理研究进展 [M] // 中国药学年鉴编辑委员会. 中国药学年鉴 2014 卷. 北京：中国医药科技出版社，2015.

第十二节　制药工程学学科

[336] 谭广慧，曲凤玉，王宇，等. 制药工程专业的发展现状 [J]. 中国新技术新产品，2009（8）：188.

[337] 渠时光. 中国药学史 [M]. 沈阳：辽宁大学出版社，1989.

[338] 梁毅. 新版 GMP 教程 [M]. 北京：中国医药科技出版社，2011.

[339] 陆兵. 制剂工程出现新趋势 [N]. 中国医药报，2007–8–2（B08）.

[340] Jiang Biao, Zhao Xiao-long, Dong Jia-jia, et al. Preparing optically active omeprazole enantiomers, useful to treat stomach diseases, comprises oxidizing prochiral sulfide compound with oxidizing agent in presence of titanium complex catalyst and reacting the catalyst with chiral diols [P]. DE102005061720. 2006–10–19.

[341] Cotton H, Elebring T, Larsson M, et al. Asymmetric synthesis of esomeprazole [J]. Tetrahedron: Asymmetry, 2000, 11（18）：3819–3825.

[342] Xie X K, Tang Y. Efficient synthesis of simvastatin by use of whole-cell biocatalysis [J]. Applied and Environmental Microbiology, 2007, 73（70）：2054–2060.

[343] Bruggink A. Synthesis of β–lactam antibiotics: chemistry, biocatalysis & process integration [M]. Kluwer Academic Publishers, 2001.

[344] 张东风. 中药制药工程引领中药现代化——访全国制药装备技术评审专家许传国研究员 [N]. 中国中医药报，2004.

[345] 周伟澄. 高等药物化学 [M]. 北京：化学工业出版社，2006.

[346] 沈平嬢. 我国中药制药工程发展初见成效 [N]. 中国医药报，2007.

[347] 程翼宇，瞿海斌，张伯礼. 论中药制药工程科技创新方略及其工业转化 [J]. 中国中药杂志，2013，38（1）：3–5.

［348］瞿海斌，程翼宇，王跃生. 论加速建立现代化中药制造工业的若干制药工程技术问题［J］. 中国中药杂志，2003，28（10）：904-906.

［349］曹光明. 中药制药工程学：1 版［M］. 北京：化学工业出版社，2007.

［350］华东. 现代中药工业化历程及中药制药工程学理论的创建［N］. 中国中医药报，2004.

［351］超临界流体萃取［EB/OL］. http://baike.baidu.com/link?url=xiD9bZOxgrI4rx1iwBiml5eW89iOHhNL-Epo9Vqzfd sNP0sLAk2Vvc68DvuBNQ0bU83VIKnyuPwgPsP72dvFW.

［352］林涛，王宇，梁晓光，等. 分子蒸馏技术浓缩合成维生素 E［J］. 化工进展，2009，28（3）：496-498.

［353］曹光明. 中药制药工程理论研究与实践［J］. 世界科学技术——中药现代化，2002，4（5）：12-17.

［354］宋赞梅，平其能. 药物制剂工程学本体论［J］. 药学教育，2006，22（4）：7-10.

［355］吕万良，王坚成，张强. 建国 60 年来我国药剂学科的发展与展望［J］. 中国药学杂志，2009，44（19）：1448-1450.

［356］郑穹. 制药工程基础［M］. 武汉：武汉大学出版社，2007.

［357］张鸣皋. 药学发展简史［M］. 北京：中国医药科技出版社，1993.

［358］平其能. 现代药剂学［M］. 北京：人民卫生出版社，1998.

［359］梁文权. 生物药剂学与药物动力学［M］. 北京：人民卫生出版社，2000.

［360］魏树礼，张强. 生物药剂学与药物动力学［M］. 北京：北京大学医学出版社，2004.

［361］陆彬. 药物新剂型与新技术［M］. 北京：人民卫生出版社，2005.

［362］朱盛山. 药物新剂型［M］. 北京：化学工业出版社，2003.

［363］郭维图. 中国制药装备的发展与展望［J］. 机电信息，2010（14）：8-12.

第十三节　海洋药物学学科

［364］管华诗，王曙光. 中华海洋本草（9 卷）［M］. 上海：上海科学技术出版社，2009.

［365］管华诗，王长云，耿美玉. 海洋药物研究开发现状、前景与思考［M］// 国家发展和改革委员会高技术产业司中国生物工程学会. 中国生物技术产业发展报告 2005. 北京：化学工业出版社，2006.

［366］管华诗，王长云，顾谦群，等. 海洋药物和保健食品开发［M］// 中国海洋年鉴编纂委员会. 中国海洋年鉴编辑部主编杨文鹤：中国海洋年鉴 1997—1998. 北京：海洋出版社，1998.

［367］管华诗，耿美玉，王长云. 21 世纪，中国的海洋药物［J］. 中国海洋药物，2000（4）：44-47.

［368］关美君，丁源. 我国海洋药物主要成分研究概况（Ⅰ）［J］. 中国海洋药物，1999（1）：3237.

［369］林文翰. 中国海洋生物的药学研究思考［J］. 中国天然药物，2006，4（1）：10-14.

［370］刘宸畅，徐雪莲，孙延龙，等. 海洋小分子药物临床研究进展［J］. 中国海洋药物，2015，34（1）：73-89.

［371］郭跃伟. 欧洲海洋药物的研究现状及对我国海洋药物研究的启示［J］. 中国新药杂志，2001（10）：81-84.

［372］谭仁祥，杨玲. 浅谈海洋药物研究与开发战略［J］. 中国新药杂志，2000（9）：435-437.

［373］王长云，邵长伦. 海洋药物学［M］. 北京：科学出版社，2011.

［374］王长云，耿美玉，管华诗. 海洋药物研究进展与发展趋势［J］. 中国新药杂志，2005，14（3）：278-282.

［375］相建海，曾呈奎. 海洋生物技术［M］. 济南：山东科学技术出版社，1998.

［376］易杨华，焦炳华. 现代海洋药物学［M］. 北京：科学出版社，2006.

［377］张吉德，管华诗，关美君，等. 回顾海洋药物专业委员会的创建与海药学科的发展——纪念中国药学会成立百周年［J］. 中国海洋药物，2007a，26（3）：57-62.

［378］张吉德，管华诗，关美君，等. 回顾海洋药物专业委员会的创建与海药学科的发展——纪念中国药学会成立百周年（续）［J］. 中国海洋药物，2007b，26（4）：50-56.

［379］Fusetani，N. Drugs from the sea［M］. Karger，Basel Freiburg Paris London New York，2000.

［380］Haefner B. Drugs from the deep：marine natural products as drug candidates［J］. Drug Discov Today，2003，8（12）：536-544.

[381] Martins A, Vieira H, Gaspar H, et al. Marketed marine natural products in the pharmaceutical and cosmeceutical industries: tips for success [J]. Mar. Drugs, 2014, 12, 1066–1101.

[382] Mayer A M S, Glaser K B, Cuevas C, et al. The odyssey of marine pharmaceuticals: a current pipeline perspective [J]. Trends Pharmacol Sci, 2010, 31 (6): 255–265a.

第十四节　生化与生物技术药物学科

[383] 袁勤生, 李素霞. 我国生化与生物技术药物研究进展与问题 [R]. 中国药学会生化与生物技术药物专业委员会, 2011 年 6 月.

[384] 江洪波, 毛开云, 陈大明. 生物技术药物发展态势分析 [J]. 生物产业技术, 2013 (5): 79–84.

[385] EvaluatePharma World Preview 2018 [R/OL]. http://www.evaluategroup.com/Public/Reports/Evaluate-World-Preview-2013-Outlook-to-2018.aspx. 2012-6.

[386] H M Dowden, A Jonsson, et al. Industry and Regulatory Performance in 2012: A Year in Review [J]. Clinical Pharmacology & Therapeutics, 2013, 94 (3): 359–366.

[387] 王友同, 吴文俊, 李谦, 等. 近年来我国生物技术药物研究进展和趋势 [J]. 药物生物技术, 2013, 20 (1): 1–11.

[388] 胡显文, 陈惠鹏, 汤仲明, 等. 美国、欧盟和中国生物技术药物的比较 [J]. 中国生物工程杂志, 2005, 25 (2): 82–94.

[389] 武志刚, 吉树杰, 王兵峰, 等. 我国生物制药业现状及发展制约因素分析 [J]. 中国药物经济学, 2012, 37 (4): 186–187.

[390] 陆怡, 江洪波. 全球生物医药产业现状与发展趋势 [J]. 科学, 2012, 64 (5): 59–62.

[391] 韩迎. 生物技术药物的优势与前景展望 [J]. 中国医院药学杂志, 2013, 33 (13): 1083–1085.

[392] 汪楠. 我国生物制药产业竞争力分析 [J]. 中国医药生物技术, 2013, 8 (5): 392–396.

[393] 张莹, 孙颖. 产业政策推动创新型生物技术药物产业快速发展 [J]. 中国医药技术经济与管理, 2013 (4): 90–93.